全国高等学校医学规划教材

（供临床·基础·预防·护理·检验·口腔·药学等专业用）

"十二五"江苏省高等学校重点教材（编号：2014-1-086）

临床诊断学

Linchuang Zhenduanxue

第2版

主　编　曹克将

副主编　许　迪　李金鹏

编　者（以姓氏拼音为序）

曹克将	南京医科大学	陈芳源	上海交通大学
陈明龙	南京医科大学	郭　涛	昆明医科大学
蒋云生	中南大学	李金鹏	河北医科大学
林金秀	福建医科大学	刘成玉	青岛大学
王　东	江苏大学	王　虹	南京医科大学
王志荣	徐州医学院	吴　明	温州医科大学
许　迪	南京医科大学	杨延宗	大连医科大学
周　宇	广东医学院	周红文	南京医科大学

秘　书　李汇明　南京医科大学　姜苏蓉　南京医科大学

高等教育出版社·北京

内容简介

　　临床诊断学是一门由基础医学向临床医学过渡的桥梁课程,是医学本科生的必修科目。本教材共7篇,21章,主要内容有:症状学、病史采集、体格检查、病历书写、器械检查、疾病的临床诊断及诊断技术,横跨多个学科,内容涉及面广,实践性强,强调教材的系统性、实用性和可读性,图文并茂。采用纸质教材配数字课程的形式出版,数字课程中有教学PPT、自测题以及重要知识点的视频、音频、动画等,使学生在体格检查等基本技能学习中,对所学知识更易理解和记忆,手法更加规范,方法更加正确。

　　本教材主要适用于医学专业本科学生使用,也可供医学专业研究生及临床医生学习参考。

图书在版编目(ＣＩＰ)数据

　　临床诊断学 / 曹克将主编. -- 2版. -- 北京 : 高等教育出版社,2016.1(2023.12重印)
　　供临床、基础、预防、护理、检验、口腔、药学等专业用
　　ISBN 978-7-04-044276-2

　　Ⅰ. ①临… Ⅱ. ①曹… Ⅲ. ①诊断学-医学院校-教材 Ⅳ. ①R44

　　中国版本图书馆CIP数据核字(2015)第320265号

策划编辑　瞿德竑	责任编辑　瞿德竑	封面设计　张　志	责任印制　刘思涵

出版发行	高等教育出版社	网　　址	http://www.hep.edu.cn
社　　址	北京市西城区德外大街4号		http://www.hep.com.cn
邮政编码	100120	网上订购	http://www.hepmall.com.cn
印　　刷	高教社(天津)印务有限公司		http://www.hepmall.com
开　　本	889 mm×1194 mm 1/16		http://www.hepmall.cn
印　　张	26.5		
字　　数	740千字	版　　次	2011年2月第1版
			2016年1月第2版
购书热线	010-58581118	印　　次	2023年12月第9次印刷
咨询电话	400-810-0598	定　　价	86.00元

数字课程（基础版）

临床诊断学

（第2版）

主编 曹克将

全国高等学校医学规划教材

临床诊断学（第2版） 主编 曹克将

用户名　　密码　　验证码 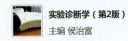 4038 进入课程

内容介绍　　纸质教材　　版权信息　　联系方式

临床诊断学（第2版）数字课程与纸质教材配套使用，是纸质教材的拓展和补充。各章均有教学PPT、自测题，体格检查、器械检查和临床常用诊断技术部分设有重要知识点的视频、音频、动画、图片等，以丰富学生的知识、提高学习效果。

相关教材

实验诊断学（第2版）
主编 侯治富

高等教育出版社

http://abook.hep.com.cn/44276

扫描二维码，下载Abook应用

第 2 版前言

临床诊断学是一门由基础医学向临床医学过渡的桥梁课程，是医学本科生的必修科目。为适应我国高等医学教育的改革与发展，为了反映当前和未来医学发展的趋势及其对医师能力的要求，根据教育部教学大纲的要求，我们对《临床诊断学》教材进行了修订，修订是围绕着培养从事临床医疗工作的各科医师这一目标进行的，旨在为实现这个目标打下坚实基础。

《临床诊断学》教材自使用以来，受到广大师生的充分肯定和好评，并在使用过程中提出了许多建设性的宝贵意见。本次修订在保持本教材第 1 版的编写风格和特色，保持教材整体框架结构不变的基础上，按照临床医学专业教材的统一要求进行。内容总体修订原则：要求更贴近临床，加强实用性和可操作性；强调规范性，按照临床诊查和病例书写最新标准编写相关内容；重视与执业医师考试衔接。

主要修订内容如下：

症状学部分：修订版按照临床各系统常见症状的病因、发病机制、临床表现、伴随症状及诊断思路进行编写。其中，伴随症状以表格的方式呈现，让学生一目了然，易于记忆和理解。诊断思路及问诊要点采用统一的流程图来阐述，循序渐进、逻辑性强，为学生更好地掌握问诊的方法和技巧打下基础。

体格检查部分：删减了一些重复、不完善或不全面的内容，如 Korotkoff 5 期测血压法、皮下出血的原因、水肿的原因等，增加了部分章节后思考题。

器械检查部分：为适应临床知识和技术的更新，增加了部分内容（如胶囊内镜的检查前准备、临床应用等）。

补充了数字化资源内容：各部分内容根据教学需求进行设计，其中包括各章教学 PPT 和自测题（执业医师考试题型）。问诊部分：问诊示范举例。体格检查部分：重要知识点的视频、音频文件。器械检查部分：动画、视频、图片等。临床常用诊断技术部分：三大穿刺视频。数字资源以满足学生需求，帮助学生学习、教师教学为原则。放到数字资源的内容，在教材中都列出标题，并加网上学习的标识，提示上网学习，这样既不破坏学科的完整性，又利于学生学习。

本书修订过程中紧密围绕诊断学教学大纲，强调教材的系统性、实用性和可读性，尽可能做到图文并茂，删除冗长的文字叙述，力求文字精炼，能用图表表达的尽量选用图表，增加学生的感性认识，使学生在体格检查等基本技能学习中，对所学知识更易理解和记忆，手法更加规范，方法更加正确。

本书编写过程中得到了《临床诊断学》第 1 版编写组全体成员和高等教育出版社的大力支持、指导和帮助，编者们在编写修订过程中，参阅了大量的国内外最新版本教材及相关论著，力求充分体现本书的特色和水平，保证了本教材的修订工作能如期顺利完成。对于他们辛勤的工作，我们谨在此致以诚挚的感谢。

由于修订时间较为仓促，难免存在疏漏和谬误，我们期待广大师生和读者不吝赐教，惠予指正，以便在下一次修订时进一步完善。

编者
2015 年 11 月

第 1 版前言

临床诊断学是一门由基础医学向临床医学过渡的桥梁课程,是医学本科生的必修课目。为适应临床医学人才培养的需要,根据教育部教学大纲的要求,我们编写了这本面向五年制医学本科学生的《临床诊断学》教材。本书主要内容有:症状学、病史采集、体格检查、病历书写、器械检查、疾病的临床诊断、诊断技术,横跨多个学科,内容涉及面广,实践性强。

本书的特点如下:

症状学重点介绍临床各系统常见症状的发病原因、发生机制、问诊要点。病史采集主要介绍问诊的内容、方法与技巧。体格检查详细讲解体格检查的基本检查方法、各系统检查的内容及常见体征的临床意义、全身体格检查的要求和项目。病历书写主要介绍病历书写的基本要求、病历种类、书写格式及方法。器械检查选择临床常用的检查项目,包含心电图检查、超声检查、肺功能检查、内镜检查等,重点讲解器械检查的基本理论、检查方法、临床用途等。疾病的临床诊断试图让学生将所学的临床基本技能与理论知识加以融合,培养其科学的临床思维方式和正确的诊断思路,为日后临床课程的学习打下良好的基础。诊断技术主要介绍临床内科常用的诊断技术的适用证、检查方法和注意事项。

本书编写紧密围绕诊断学教学大纲,强调教材的系统性、实用性和可读性,尽可能做到图文并茂,删除冗长的文字叙述,力求文字的精炼,能用图表表达的尽量选用图表,增加学生的感性认识,使学生在体格检查等基本技能学习中,对所学知识更易理解和记忆,手法更加规范,方法更加正确。此外,在编写格式上,设置了"本章要点"和"思考题",帮助学生有目的地进行预习和复习。

本书编写过程中得到了全国多家医学院校同行专家的大力支持、指导和帮助,参加编写的编委均是各高校在诊断学教学中的中坚力量,他们热心医学教育事业,具有丰富的临床和教学经验,同时具有很高的专业造诣,因此,保证了本书的质量。与此同时,编者们在编写过程中,参阅了大量的国内外最新版本教材及相关论著,力求充分体现本书的特色和水平。对于他们辛勤的工作,我们谨在此致以深深的谢意。

由于成书时间较为仓促,难免存在疏漏和谬误,我们期待同道们不吝赐教,提出宝贵意见,供再版时修改完善。

编者
2010 年 10 月

目 录

第四篇　病历书写

第五篇　器械检查

第六篇　疾病的临床诊断

第七篇　诊 断 技 术

绪　　论

一、临床诊断学的重要性

临床诊断学（clinical diagnostics）是一门应用医学基础理论、基本技能和临床思维方法对疾病进行诊断的学科，是在医学生学习了医学基础课程，如解剖学、生理学、生物化学、微生物学、组织胚胎学、免疫学、病理学和病理生理学等之后，为过渡到临床医学各学科学习而设立的桥梁课程。临床诊断学的主要内容涉及各种疾病的常见症状及发生机制，病史询问与采集，体格检查的方法与技巧以及心电图、肺功能和内镜等检查技术及其临床意义。通过临床诊断学课程的学习，医学生应当掌握疾病诊断的基本原理和方法，准确搜集临床资料，客观、科学地进行综合与分析，从而得出符合疾病本质的临床诊断。

临床诊断的目的是为了疾病的预防与治疗。早期与确切的临床诊断，能使疾病得到及时与合理的治疗，从而促使疾病早日康复；如若对疾病误诊或漏诊，则会贻误病情，丧失治疗时机，甚至危及患者的生命。因此，临床诊断是疾病预防与治疗的前提与基石。

特别需要指出的是，随着现代医学的迅速发展，新的临床检查手段日新月异，层出不穷。三维超声检查、先进的计算机断层扫描（CT）、磁共振成像（MRI）、仿真内镜、数字化放射摄影系统以及心电三维标测系统（EnSite 3000 与 Carto 标测系统）等诊断新技术，无疑对我们的临床诊断有很大的帮助，提高了临床诊断水平，使疾病得以及时治疗。然而，先进的辅助检查系统并不能代替临床医生的实践活动。通过问诊及基本的物理检查方法即视诊、触诊、叩诊和听诊所获得的病人信息，很难从上述高新诊断技术中获得。有研究结果表明，高精尖诊断技术未必都能提高临床诊断符合率，甚至有的误诊恰恰由于对高新技术检查结果解释的误导所致。由此可见，在医学如此迅速发展的今天，临床诊断学仍然是一门非常重要的学科。加强医学生临床基本技能的培训和建立正确的临床诊断思维是不容忽视的。

二、临床诊断学的主要内容

1. 病史采集（history taking）　病史是指疾病发生与发展的过程以及患者对疾病的各种反应，其通过问诊，即医生的询问与患者或其家属的回答获取。医生良好的交流态度和问诊技巧非常重要，这直接影响病史采集的真实性和全面性。许多疾病经过详细的病史采集，结合系统的体格检查，可以得出初步诊断。

2. 症状与体征（symptom and sign）　症状是患者对疾病的感知所表达的不适或异常感受，如发热、咳嗽、疼痛、闷胀、恶心和眩晕等。这些症状常出现在疾病早期，可在问诊患者中获得。症状是病史的重要组成部分，研究其发生、发展及演变，对作出初步诊断有重要价值。

体征是患者体表或内部结构发生的可察觉的变化，如皮肤黄染、肝脾大、异常包块、心脏杂音和肺部啰音等。症状与体征可单独出现，也可共存。体征结合症状，对疾病诊断的建立起主导作用。

3. 体格检查（physical examination）　临床医生利用自己的感官或借助传统的辅助工具（听诊器、血压计、体温计、叩诊锤等），对患者进行系统的观察和检查，以揭示机体解剖结构或生理功能的客观变化。体

1

格检查的操作具有很强的技艺性,一个训练有素的医生在进行体格检查时动作灵活、协调、轻柔,既不会使患者感到不适,又可获得满意而又准确的检查结果。

4. 辅助检查(assistant examination)　包括心电图、X 线、肺功能、超声波、内镜检查以及近年来发展起来的各种介入检查技术等。这些辅助检查结果对于疾病的临床诊断具有重要的参考价值。

5. 病历记录(medical record)　是将问诊、体格检查及相关辅助检查所获得的临床资料经过思维加工,形成书面的文字记录。它既是医疗实践的重要文件,也是患者病情的法律文件,其格式与内容均有严格的具体要求。病历记录的质量直接反映医学生的业务水平和学习态度,也反映医院的医疗质量和管理水平。

三、 建立正确的诊断思维

诊断思维是医生在疾病诊断过程中所应用的逻辑推理方法。临床诊断的正确与否,关键在于是否拥有正确的临床思维。近年来流行病学与循证医学(evidence-based medicine)的兴起,对传统的以经验为主的诊断思维提出了挑战。循证医学强调应该以来源于大样本随机对照的临床研究结果作为制定诊治指南的金标准,提倡将个人的专业技能和经验与循证医学的证据结合起来,使诊疗决策达到客观、科学、经济和高效的水平。循证医学的出现,使传统的临床诊断思维发生了新的变革,临床医生不能再满足于个人的实践经验,而要不断进行知识更新,提高临床诊治水平。医学生要逐步形成循证医学的理念,学会对各种症状、体征在疾病诊断中的价值进行评估及正确判断各种辅助检查和实验室检查结果,明确疾病诊断,确定最佳治疗方案。

正确的临床思维有时并非依靠独立思索而形成,临床会诊、病例讨论等可起到相互启发、相互交流、取长补短的作用。医学领域涉及面广,尤其在医学科技发展如此迅速、信息量成倍增长的今天,包括医学生在内的各级医生必须努力学习新的东西,扩大知识面,以适应新形势的发展。此外,临床医生在日常的实践中要不断总结诊断过程中成功的经验,分析失败病例的原因,并从中吸取教训,以促进正确临床思维的形成与发展。

四、 临床诊断学的学习方法与要求

与医学基础课程不同,临床诊断学是一门实践性很强的课程。除了诊断学的基础理论与基本知识在课堂学习外,大量的教学任务是在病房内进行的。医学生不仅要学好临床诊断学的基本理论,还要学会与患者交流,取得患者的信任与配合。学习的重点为如何通过问诊确切而客观地了解病情,如何正确运用视诊、触诊、叩诊、听诊和嗅诊等物理检查方法来获取患者相关的生理与病理信息,并结合相关实验室检查及辅助检查结果,通过反复推敲与分析思考,从而得出初步临床诊断。

临床诊断学的基本内容建立在医学基础课的基础上,诊断学的学习过程实际上也是医学理论知识在实践中转化与积累的过程。为了加深理解,融会贯通,医学生要不时复习这些课程,主动分析临床诊断学学习中的问题。只有完全掌握了症状学和查体诊断的知识与技能,才能对临床各科的学习起到承上启下的桥梁作用。因此,医学生在临床诊断学的学习过程中,要利用一切学习机会,多看、多查、多听、多问,为将来临床各科的学习打下坚实的诊断学基础。

学习临床诊断学的基本要求如下:

1. 在深入领会各个症状的病因和发生机制的基础上,能独立进行系统且有针对性的问诊,掌握主诉、症状、体征间的内在联系和临床意义。

2. 能用规范的手法进行全面、系统、有序和重点突出的体格检查。

3. 能将问诊、体格检查资料进行系统的归纳、整理,写出格式正确、文字通顺、表达清晰的高质量病历,并能做流畅、重点突出的病例报告。

4. 掌握心电图机操作程序,熟悉正常心电图,能基本识别常见的异常心电图改变。

5. 能根据病史、体格检查及必要的辅助检查资料,按照诊断程序进行综合与分析,作出初步临床诊断。

(曹克将)

第一篇

症 状 学

第一章

临床常见症状

症状学(symptomatology)是医生问诊的主要内容,是诊断、鉴别诊断的重要线索和主要依据,研究症状的病因、发生机制、临床特点、变化规律及其在诊断中的作用,医生通过病史采集(history taking),了解各种症状发生发展的过程,联系其病理生理基础,得出诊断的印象(impression)或可能性诊断(tentative diagnosis),以利于确定进一步检查的重点。这种通过症状进行诊断的过程称为症状诊断(symptomatic diagnosis),是诊断疾病的初级阶段。

症状(symptom)是指患者主观感受到的不适或痛苦的异常感觉或病态改变,包括生理功能的变化(如发热、咳嗽等)和病理形态改变(如皮疹、肿块等)。这些改变有多种形式,有些既有主观感觉也可通过客观检查发现,如黏膜出血、黄疸、肝脾大等;还有些生命现象发生了质量变化(过度或不足),如肥胖或消瘦、身材高大或矮小、多尿或少尿等,需通过客观评定才能确定。凡此种种,广义上均可视为症状。

症状是患者在阐述疾病的自然过程时描述的现象,是病史的重要内容,其发生、发展和演变是疾病诊断或鉴别诊断的重要线索和主要依据,也是反映病情的重要指标之一。疾病的症状很多,同一疾病可有不同的症状,不同的疾病又可有某些相同的症状。因此,在诊断疾病时必须结合临床所有资料,综合分析,切忌单凭某一个或几个症状而作出诊断。症状学的学习是采集病史进行症状诊断的基础。

本篇仅扼要阐述临床上常见的部分症状。

▶▶▶ 第一节 发 热 ◀◀◀

● 本 节 要 点 ●

1. 发热的病因与分类。
2. 发热的临床分度、起病方式、临床过程。
3. 常见热型及其临床意义。
4. 发热的伴随症状与鉴别诊断。

体温(body temperature)一般是指机体内部的温度,临床上通常以口腔、直肠或腋窝的温度代表体温。正常口腔温度通常为 36.3~37.2℃,直肠温度较口腔温度高 0.3~0.5℃,腋窝温度较口腔温度低 0.2~0.4℃。生理情况下,在不同个体之间体温略有差异,且常受机体内、外因素的影响而稍有波动。在 24 h 内,下午体温较早晨稍高,剧烈运动、劳动或进餐后、高温环境下体温可略升高,但波动范围一般不超过 1℃。妇女月经前及妊娠期体温略高于正常。老年人因代谢率偏低,体温相对低于青壮年。正常人在体温调节中枢的调控下,通过神经、体液因素使产热和散热过程保持动态平衡,体温维持在相对恒定的范围内。当机体在致热原(pyrogen)的作用下或各种原因引起体温调节中枢功能障碍时,导致产热增加或者散热减少,体温升高超出正常范围,称为发热(fever,pyrexia)。

一、病因

根据致热源的来源和性质的不同,可分为感染性发热和非感染性发热两大类,以前者多见。

(一)感染性发热

常见的病原体如细菌、病毒、支原体、立克次体、螺旋体、真菌、寄生虫等侵入机体后,均可引起相应的疾病,并引起发热。以细菌引起的感染性发热最常见,其次为病毒感染。

(二)非感染性发热

常见的病因有:

1. 无菌性坏死物质的吸收 由于组织蛋白分解及组织坏死产物的吸收所致无菌性炎症引起的发热,也称为吸收热(absorption fever)。常见于:① 物理、化学或机械性损害。② 血管栓塞或血栓形成。③ 组织坏死与细胞破坏。

2. 抗原 – 抗体反应 如风湿热、血清病、药物热、结缔组织病等。

3. 内分泌代谢障碍 如甲状腺功能亢进症、重度脱水等。血液病:白血病、淋巴瘤、恶性组织细胞病。

4. 皮肤散热减少 常表现为低热。如广泛性皮炎、鱼鳞病、慢性心力衰竭、大面积烧伤等。

5. 体温调节中枢功能失常 致热因素直接损害体温调节中枢致使其功能失常引起的发热,称为中枢性发热(centric fever),高热无汗为其特点。常见于:① 物理性:如中暑。② 化学性:如重度安眠药中毒。③ 机械性:如脑出血、脑外伤等。

6. 自主神经功能紊乱 属功能性发热,常为低热。① 原发性低热:由自主神经功能紊乱所致。② 感染后低热:感染已经控制,而体温调节功能尚未恢复正常所致。③ 夏季低热:多见于幼儿,因体温调节中枢功能不完善所致;数年后多可自愈。④ 生理性低热:如排卵后、妊娠期、精神紧张、剧烈运动后以及高温环境引起的生理性低热。

7. 恶性肿瘤 各种恶性肿瘤均能引起发热。

二、发生机制

由于各种原因导致人体的产热增加或散热减少,则出现发热。一般根据发热机制不同,可将其分为两类:致热原性发热和非致热原性发热。

(一)致热原性发热

各种发热激活物(activators)作用于机体,激活内源性致热原细胞产生或释放内源性致热原(endogenous pyrogen,EP),再通过一些后续环节引起发热。

1. 外源性致热原 指来自体外的致热物质,包括各种微生物病原体及其产物;体内致热产物主要包括致炎物(如尿酸结晶)、炎性渗出物及无菌性坏死组织、抗原 – 抗体复合物、淋巴细胞激活因子、某些类固醇产物(如本胆烷醇酮、石胆酸)等。因其多为大分子物质,不能通过血 – 脑脊液屏障,而是通过内源性致热原的作用引起发热。

2. 内源性致热原 也称白细胞致热原,指在外源性致热原的作用下内源性致热原细胞(如中性粒细胞、嗜酸性粒细胞和单核吞噬细胞系统)产生和释放的能引起体温升高的致热物质,包括白细胞介素 –1(IL-1)、肿瘤坏死因子(TNF)、干扰素(IFN)、IL-6 等,相对分子质量小,可通过血 – 脑脊液屏障,直接作用于体温调节中枢的体温调定点(温阈),使调定点上升。体温调节中枢必须对体温加以重新调节而发出冲动,并通过垂体内分泌因素使代谢增加或通过运动神经使骨骼肌阵缩(寒战),产热增加;另一方面,可通过交感神经使皮肤血管及竖毛肌收缩排汗停止,散热减少。这一综合调节作用使产热大于散热,引起发热。

有些发热激活物或其成分,如能通过血 – 脑脊液屏障,也可能以一定方式作用于体温调节中枢,而发挥双重作用(既可促使内源性致热原产生,又可直接作用于中枢),或还可能通过内源性致热原以外的中介物从外周进入脑内,参与发热的机制。

（二）非致热原性发热

非致热原性发热见于：① 体温调节中枢直接受损，如颅脑外伤、炎症、出血等；② 引起产热过多的疾病，如癫痫持续状态、甲状腺功能亢进症等；③ 引起散热减少的疾病，如广泛性皮肤病、心力衰竭等。

三、临床表现

（一）临床过程与特点

发热的临床过程一般分为三期。

1. 体温上升期　为发热的早期阶段。常伴有疲乏无力、肌肉酸痛、畏寒或寒战。体温升高有两种形式：① 骤升型：多于数小时内体温上升达 39℃以上，常伴寒战。② 缓升型：体温逐渐上升，数日内达高峰，多不伴寒战。

2. 高热持续期　为发热的高潮阶段，指体温达高峰后保持一段时间，持续时间的长短因病因不同而有差异。常伴有头痛，甚至中枢神经功能紊乱，如意识障碍或谵妄、惊厥，呼吸深快，心率加快，口干舌燥、食欲减退、腹胀或便秘等。

3. 体温下降期　体温下降有两种形式：① 骤降型：指体温于数小时内骤降至正常，常伴大汗淋漓。② 缓降型：指体温于数日内逐渐降至正常。

（二）发热的分度

以口腔温度为标准，一般将发热分为四等程度：① 低热：37.3~38℃。② 中等度热：38.1~39℃。③ 高热：39.1~41℃。④ 超高热：41℃以上。

（三）热型及临床意义

在临床上，根据发热时患者的体温变化规律及波动情况描绘成体温曲线，该曲线的规律性即称为热型（fever type）。发热的病因不同所致热型也常不同，临床上常见热型有稽留热（continued fever）、弛张热（remittent fever）、间歇热（intermittent fever）、波状热（undulant fever）、回归热（recurrent fever）、不规则热（irregular fever）六种（表 1-1-1）。

表 1-1-1　临床上常见热型及其特点

热型	特　点	临 床 意 义	体 温 曲 线
稽留热	体温恒定地维持在 39~40℃以上，达数天或数周。24 h 内体温波动范围不超过 1℃	常见于大叶性肺炎、斑疹伤寒及伤寒高热期	
弛张热	又称败血症热。体温常在 39℃以上，波动幅度大，24 h 内波动范围超过 2℃，但都在正常水平以上	常见于败血症、风湿热、重症肺结核及化脓性炎症等	
间歇热	体温骤升达高峰后持续数小时，又迅速降至正常水平，无热期（间歇期）可持续 1 天至数天，如此高热期与无热期重复交替出现	见于疟疾、急性肾盂肾炎等	
波状热	体温逐渐上升达 39℃或以上，数天后又逐渐下降至正常水平，持续数天后又逐渐升高，如此反复多次	常见于布鲁菌病	

续表

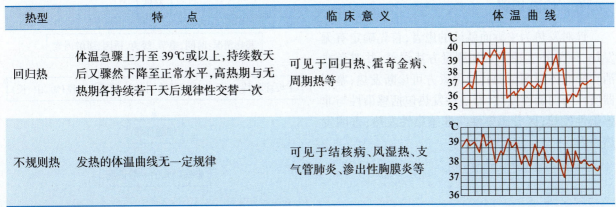

热型	特　点	临 床 意 义	体 温 曲 线
回归热	体温急骤上升至39℃或以上,持续数天后又骤然下降至正常水平,高热期与无热期各持续若干天后规律性交替一次	可见于回归热、霍奇金病、周期热等	
不规则热	发热的体温曲线无一定规律	可见于结核病、风湿热、支气管肺炎、渗出性胸膜炎等	

表中的图引自(高等教育出版社出版,张桂英主编的《诊断学》)。

　　根据热型的不同有助于发热病因的诊断或鉴别诊断。但必须注意:① 个体差异:热型与个体反应的强弱也有关,如体质衰弱、老年人或危重患者,感染时可有低热或无发热。② 热型可交互存在:如肺炎合并脓胸。③ 药物的影响:抗生素、解热药或糖皮质激素的应用,可使某些疾病的特征性热型变得不典型或呈不规则热型。例如,药物热即是药物本身引起的发热,在临床上常与疾病所引起的发热相混淆。特别是用药前已有发热者,需要鉴别是由于原来疾病引起的发热未退,还是由于药物所引起的发热。因为,如发热为药物所引起,则应立即停用一切可能引起药物热的药物,密切观察停药后体温及全身情况。多数药物热停用相关药物1~2天后体温可恢复正常。

　　临床上,通常将中等度以上、时间超过2周而病因尚未明确的发热称为发热原因待查或原因不明的发热(fever of unknown origin,FUO)。这些患者体内多有潜在性病灶,只是短期内尚未查明,经过临床观察和特殊检查,大多数可明确诊断。但仍有约10%的患者长期发热虽然经各种检查仍难确诊。

四、伴随症状

　　发热的伴随症状有助于病因的诊断或鉴别诊断。发热常见的伴随症状与疾病的关系见表1–1–2。

表 1–1–2　发热常见的伴随症状与疾病的关系

伴随症状	常 见 疾 病
寒战	大叶性肺炎、败血症、急性胆囊炎、急性肾盂肾炎、流行性脑脊髓膜炎、疟疾、钩端螺旋体病、药物热、急性溶血或输血反应等
皮疹	麻疹、猩红热、风疹、水痘、斑疹伤寒、风湿热、结缔组织病、药物热等
结膜充血	麻疹、流行性出血热、斑疹伤寒、钩端螺旋体病等
单纯疱疹	急性发热性疾病,常见于大叶性肺炎、流行性脑脊髓膜炎、间日疟、流行性感冒等
皮肤黏膜出血	重症感染及某些急性传染病,如流行性出血热、病毒性肝炎、斑疹伤寒、败血症等。也可见于某些血液病,如急性白血病、重症再生障碍性贫血、恶性组织细胞病等
淋巴结肿大	传染性单核细胞增多症、风疹、淋巴结结核、局灶性化脓性感染、丝虫病、淋巴瘤、白血病、转移癌等
肝脾大	传染性单核细胞增多症、病毒性肝炎、肝及胆道感染、布鲁菌病、疟疾、结缔组织病、白血病、淋巴瘤及黑热病、急性血吸虫病等
关节肿痛	败血症、猩红热、布鲁菌病、风湿热、结缔组织病、痛风等
昏迷	先发热后昏迷者常见于流行性乙型脑炎、斑疹伤寒、流行性脑脊髓膜炎、中毒性菌痢、中暑等;先昏迷后发热者见于脑出血、巴比妥类中毒等

五、诊断思路

针对发热为主诉而就诊的患者，首先确定有无发热，须除外生理因素和测量方法误差，并避免或消除影响体温测量的其他因素方可诊断发热；鉴别器质性与功能性发热，器质性发热包括感染性与非感染性发热；区分感染性与非感染性发热；查明发热原因。

问诊要点见图 1-1-1。

思考题

1. 发热的主要原因是什么？
2. 临床常见的热型及其特点有哪些？
3. 名词解释：白细胞致热原、稽留热、弛张热、间歇热。

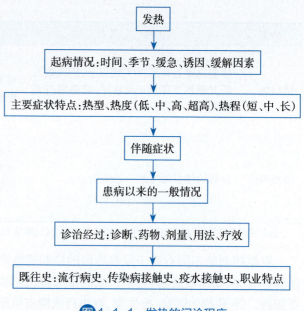

图 1-1-1 发热的问诊程序

（吴汉妮 周红文）

▶▶▶ 第二节 皮肤黏膜出血 ◀◀◀

● 本 节 要 点 ●

1. 皮肤黏膜出血的基本病因。
2. 各种出血临床表现与不同疾病及不同出血机制的关系。

正常人体具备完善而又极为复杂的止血功能。当小血管损伤出血时，血液迅速在损伤处发生凝固，防止因轻微损伤而导致持续出血。皮肤黏膜出血（mucocutaneous hemorrhage）是指由于机体止血功能障碍所引起的自发性或轻微外伤后出血，血液自毛细血管进入皮肤或黏膜下组织。

一、病因

皮肤黏膜出血的基本病因包括：血管壁缺陷，血小板数量或功能异常及凝血功能障碍三个主要因素（表 1-1-3）。

表 1-1-3 皮肤黏膜出血的基本病因与常见疾病

病因	常 见 疾 病
血管壁缺陷	遗传性：常见于遗传性出血性毛细血管扩张症、家族性单纯性紫癜等 获得性：常见于过敏性紫癜、单纯性紫癜、老年性紫癜、维生素缺乏性紫癜等
血小板数量和功能异常	数量异常：主要见于各种原发性和继发性血小板减少症，包括血小板生成减少、破坏过多、消耗过多等，如原发性血小板减少性紫癜、继发性免疫性血小板减少性紫癜、再生障碍性贫血、脾功能亢进等 功能异常：既可为先天性异常，如血小板无力症、巨大血小板综合征；也可为获得性异常，如继发于药物、尿毒症、肝疾病、异常球蛋白血症等的血小板功能异常
凝血功能障碍	凝血因子缺乏或活性降低：先天性凝血障碍，常见于血友病、低纤维蛋白原血症、凝血因子 V 缺乏症、低凝血酶原血症等；获得性凝血障碍，多见于维生素 K 缺乏症、严重肝疾病、尿毒症等循环血液中抗凝物质增多：大多为获得性因素引起，如获得性凝血因子抑制物、肝素样抗凝物质增多和抗凝药物过量等 纤维蛋白溶解亢进：较多见的是病理状态下出现的继发性纤维蛋白溶解亢进，如弥散性血管内凝血

二、发生机制

(一) 血管壁缺陷

血管壁结构与功能的正常是保证血液在血管内畅流的重要因素。动脉和静脉壁由内膜、中膜和外膜三层组织构成，毛细血管的管壁主要是一层内皮细胞，内皮外仅有基膜和薄层结缔组织。在正常情况下，血管受损可通过轴突反射使血管壁中层的平滑肌反射性收缩，引起远端毛细血管闭合，减缓局部血流，以利止血。此外，一些体液因子如儿茶酚胺、5-羟色胺、血管紧张素以及血小板活化后所产生的血栓素 A_2 (TXA_2)、血管内皮细胞产生的内皮素等，也可引起血管收缩。当血管尤其是毛细血管，因遗传性或获得性缺陷引起结构异常和收缩功能障碍时，可导致皮肤、黏膜出血。

(二) 血小板数量和功能异常

在正常情况下，当血管受损时，血小板在 von Willebrand 因子(vWF)等黏附因子的作用下，黏附于血管损伤处暴露的内皮下组织，黏附的血小板被内皮下的胶原以及局部产生的凝血酶等物质激活而发生释放反应，花生四烯酸代谢释放出的 ADP 和代谢产生的 TXA_2，可引起血小板的聚集，形成白色血栓。活化的血小板还同时释放出血小板因子、5-羟色胺和贮存的凝血因子，参与凝血过程和促使血块收缩。血小板数量或功能的异常可因初期止血的缺陷引起皮肤、黏膜出血。

(三) 凝血功能障碍

1. 凝血因子缺乏或活性降低　人体凝血过程极为复杂，是一系列血浆凝血因子相继酶解激活的过程，最终生成凝血酶，形成纤维蛋白凝块。凝血因子在整个凝血过程中彼此相关、环环相扣，形成凝血连锁反应并受到精细调节。因此，任何凝血因子的缺乏或功能异常均可引起凝血障碍，从而导致皮肤、黏膜出血。

2. 循环血液中抗凝物质增多　大多为获得性因素引起，如获得性凝血因子抑制物、肝素样抗凝物质增多和抗凝药物过量等。

3. 纤维蛋白溶解亢进　纤维蛋白溶解系统的主要作用是溶解沉积在血管内的纤维蛋白，维持血管腔的通畅，防止血栓形成。但若纤维蛋白溶解功能过强，则可影响到正常止血而致出血。

三、临床表现

皮肤、黏膜出血以血管和血小板疾病最为常见。根据出血部位、出血程度或范围，皮肤、黏膜出血有以下几种常见类型，各种出血表现可单独存在或同时存在于同一患者。

(一) 出血点

出血点(petechia)又称瘀点，指直径不超过 2 mm 的皮肤、黏膜出血，大多如针头大小，可见于全身各部位，尤以四肢和躯干下部为多见。出血点通常不高出皮面，压之不褪色，早期呈暗红色，1 周左右可被完全吸收。小的出血点常需与小红痣相鉴别，两者按压均不褪色，但后者色泽较鲜亮，略高于皮面。出血点常见于血小板减少和功能异常。

(二) 紫癜

紫癜(purpura)为直径 3~5 mm 的皮下出血，特点与出血点基本相同，常见于血小板减少、功能异常和血管壁缺陷。

(三) 瘀斑

瘀斑(ecchymosis)为直径 5 mm 以上的皮下片状出血，常见于肢体易摩擦和磕碰的部位和针刺处，一般不高出皮面，按压不褪色，初期呈暗红色或紫色，逐渐转为黄褐色、黄色或黄绿色，2 周左右可被完全吸收。瘀斑常提示血管壁缺陷和凝血障碍，大片瘀斑见于严重凝血障碍性疾病、纤维蛋白溶解亢进以及严重血小板减少和功能异常。

(四) 皮下血肿

皮下血肿(hematoma)表现为大片皮下出血伴皮肤明显隆起。常见于严重凝血障碍性疾病，如血友病。

(五) 血疱

血疱 (blood blister) 为暗黑色或紫红色水疱状出血，大小不等，多见于口腔和舌等部位。常见于严重血小板减少。

(六) 鼻出血

鼻出血 (鼻衄, epistaxis) 大多情况下出血量较少，偶因大量出血而急诊就医。鼻出血的原因除了鼻黏膜损伤和炎症外，鼻黏膜局部血管异常 (如遗传性毛细血管扩张症)、血小板减少和功能障碍及凝血功能异常均为其常见原因。

(七) 牙龈出血

牙龈出血多由牙龈炎症及损伤引起，也见于血小板减少、严重凝血障碍和维生素缺乏等。

四、伴随症状

皮肤、黏膜出血常见的伴随症状与疾病的关系见表 1-1-4。

表 1-1-4　皮肤黏膜出血常见的伴随症状与疾病的关系

伴 随 症 状	常 见 疾 病
四肢对称性紫癜伴有关节痛及腹痛、血尿	过敏性紫癜
广泛性出血，如鼻出血、牙龈出血、血尿、黑便等	血小板减少性紫癜、弥散性血管内凝血
黄疸	肝病
自幼有轻伤后出血不止，有关节肿痛和畸形	血友病
牙龈肿胀、皮肤毛囊过度角化	维生素 C 缺乏病
颅内压增高症状及中枢神经压迫症状	合并颅内出血
关节炎或多系统损伤	弥漫性结缔组织病

五、诊断思路

皮肤黏膜出血是许多不同疾病及不同出血机制的共同表现。为明确诊断，必须详细了解既往史、临床特征，尚需结合实验室检查，综合分析，以作出正确判断。

问诊要点见图 1-1-2。

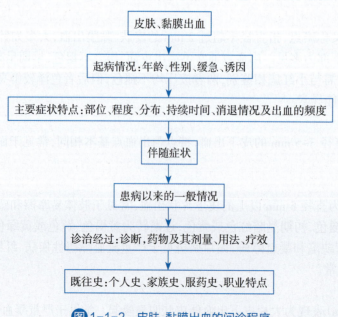

皮肤、黏膜出血

↓

起病情况：年龄、性别、缓急、诱因

↓

主要症状特点：部位、程度、分布、持续时间、消退情况及出血的频度

↓

伴随症状

↓

患病以来的一般情况

↓

诊治经过：诊断，药物及其剂量、用法、疗效

↓

既往史：个人史、家族史、服药史、职业特点

图 1-1-2　皮肤、黏膜出血的问诊程序

思考题

1. 引起皮肤黏膜出血的主要因素有哪些?
2. 简述皮肤黏膜出血的诊断思路。
3. 名词解释:瘀点、紫癜、瘀斑。

(吴汉妮 周红文)

▶▶▶ 第三节 咳嗽与咳痰 ◀◀◀

● 本 节 要 点 ●

1. 咳嗽、咳痰的病因。
2. 咳嗽的临床表现。咳嗽的性质、时间与节律、音色以及痰的性状和量等临床特征的临床意义。

咳嗽(cough)是一种保护性反射动作,由于延髓咳嗽中枢受刺激所引起。通过咳嗽能有效地清除呼吸道内的分泌物及进入气道内的异物。长期、频繁、剧烈的咳嗽则属于病理现象。咳痰(expectoration)是通过咳嗽动作将呼吸道内病理性分泌物或渗出物排出口腔之外的病态现象。

一、病因

引起咳嗽、咳痰的常见刺激类型包括物理性、炎症性和心因性等。咳嗽、咳痰常常是器质性疾病的表现,主要病因为呼吸道、胸膜、心血管疾病,但也可因精神神经因素等诱发(表 1-1-5)。

表 1-1-5 引起咳嗽、咳痰的常见病因

支气管肺组织疾病	当鼻咽部至小支气管整个呼吸道的黏膜受到刺激时,均可引起咳嗽。如呼吸道各部位,包括咽、喉、气管、支气管和肺等病变,物理、化学、过敏因素等刺激呼吸道的黏膜。刺激效应以喉部杓状间腔和气管分叉部黏膜最敏感。肺泡受刺激所致咳嗽,一般认为除由于肺泡内稀薄分泌物、渗出物、漏出物进入小支气管引起外,也与分布于肺的 C 纤维末梢受刺激尤其是化学性刺激有关
胸膜疾病	胸膜各种炎症以及受刺激时,如胸膜炎、自发性或外伤性气胸、血胸、胸膜腔穿刺等
心血管疾病	各种原因引起左心衰竭,导致肺淤血、肺水肿,以及右心及体循环静脉栓子脱落或羊水、气栓、瘤栓引起肺栓塞时,肺泡及支气管内的渗出物或漏出物刺激肺泡壁和支气管黏膜
精神神经因素	从大脑皮质发出的冲动传至延髓咳嗽中枢,人可随意咳嗽或抑制咳嗽反射,脑炎、脑膜炎时也可引起咳嗽
胃食管反流	由于抗反流机制减弱,反流物刺激和损伤咽喉、气道等食管外组织,少数患者以咳嗽与哮喘为首发或主要症状,个别患者因反流物吸入气道,可引起吸入性肺炎,甚至肺间质纤维化
药物因素	血管紧张素转化酶抑制剂(如卡托普利)可能引起体内缓激肽等致咳物质蓄积而导致刺激性干咳

二、发生机制

咳嗽反射(cough reflex)的感受器位于喉、气管和支气管的黏膜。大支气管以上部位的感受器对机械刺激敏感,二级支气管以下部位对化学刺激敏感。这些感受器接受来自呼吸系统及呼吸系统以外器官(如脑、耳、内脏)的刺激,触发咳嗽反射,传入冲动经迷走神经、舌咽神经和三叉神经与皮肤的感觉神经纤维传入延髓咳嗽中枢,经喉下神经、膈神经与脊神经等传出神经分别传到咽肌、声门、膈与其他呼吸肌等处,引起一系列协调而有次序的咳嗽动作。咳嗽动作的开始,先为短促而深的吸气,膈下降,声门迅速关闭;随即呼气肌快速收缩,使肺内压迅速升高;继之声门突然开放,肺内高压气

流喷射而出,冲击声门裂隙而发生咳嗽动作与特别声响,呼吸道内过多的分泌物或异物等也随之被排出。

正常支气管黏膜腺体和杯状细胞只分泌少量黏液,使呼吸道黏膜保持湿润。当咽、喉、气管、支气管和肺因各种原因(生物性、物理性、化学性、过敏性)使黏膜或肺泡充血、水肿,毛细血管通透性增高和腺体、杯状细胞分泌增加,漏出物、渗出物(含白细胞、红细胞、吞噬细胞、纤维蛋白等)及黏液、浆液、吸入的尘埃与组织破坏产物等混合成痰。在呼吸道感染和肺寄生虫病时,痰中还可含有病毒、细菌、肺炎支原体、衣原体、立克次体、阿米巴原虫和某些寄生虫卵等。此外,在肺淤血和肺水肿时,因毛细血管通透性增高,肺泡和小支气管内有不同程度的浆液漏出,也会引起咳痰。

三、临床表现

(一) 咳嗽的性质

咳嗽无痰或痰量甚少,称为干性咳嗽(简称干咳)。干咳常由于急性咽喉炎、喉及肺结核、急性支气管炎初期、支气管异物、支气管肿瘤、肺间质病变、胸膜炎、二尖瓣狭窄、原发性肺动脉高压以及血管紧张素转化酶抑制剂等引起。心因性咳嗽亦常为干咳。

咳嗽伴有痰液,称为湿性咳嗽。见于支气管炎、支气管扩张症、肺炎、慢性阻塞性肺疾病(COPD)、肺脓肿、空洞型肺结核等。

(二) 咳嗽时间与节律

突发的咳嗽常由于吸入刺激性气体所致急性上呼吸道炎症、气管与支气管异物、百日咳、支气管内膜结核、气管或支气管分叉部受压迫刺激(如淋巴结结核、肿瘤或主动脉瘤)等引起。支气管哮喘有时也可表现为长时间(3个月以上)发作性咳嗽,在嗅到各种异味、吸入冷气、运动或夜间更易出现,而并无明显呼吸困难(咳嗽变异性哮喘)。长期的慢性咳嗽多见于慢性呼吸道病变,如慢性支气管炎、支气管扩张症、肺结核等。清晨起床及夜间睡眠时咳嗽明显,多见于慢性支气管炎。夜间咳嗽多见于左心衰竭、肺结核等。餐后咳嗽或平卧、弯腰、夜间阵发性咳嗽,与季节无关,见于胃食管反流病。

(三) 咳嗽的音色

金属音调的咳嗽,多见于纵隔肿瘤、支气管肺癌等气管受压的疾病。声音嘶哑的咳嗽,多见于喉炎、喉结核、喉癌和喉返神经麻痹等。声音低微或无声的咳嗽,多见于声带麻痹、极度衰弱等。阵发性连续剧咳伴高调吸气回声(鸡鸣样咳嗽)多见于百日咳、会厌和喉部疾患及气管受压等。

(四) 痰的性状和量

黏液性痰多见于急性支气管炎、支气管哮喘。黏液泡沫样痰多见于慢性阻塞性肺疾病,当痰量增多,且转为脓性,常提示急性加重。浆液性或泡沫样痰多见于肺水肿。黏液脓性痰见于支气管炎、肺结核。脓性痰见于肺脓肿、支气管扩张症。急性咽喉炎、急性支气管炎痰量较少。支气管扩张症、肺脓肿痰量较多,且排痰与体位有关,清晨与晚睡前增多,痰量多时静置后出现分层现象:上层为泡沫、中层为浆液或浆液脓性、底层为坏死组织碎屑。日咳数百至上千毫升浆液泡沫样痰,还应考虑弥漫性肺泡癌的可能。

(五) 痰的颜色与气味

铁锈色痰见于肺炎链球菌肺炎;粉红色乳状痰见于金黄色葡萄球菌肺炎;砖红色胶冻状痰见于肺炎克雷伯杆菌肺炎;粉红色泡沫状痰见于急性肺水肿;黄绿色痰见于支气管肺组织铜绿假单胞菌(绿脓杆菌)感染;脓痰有恶臭味提示厌氧菌感染;痰白黏稠,牵拉成丝,难以咳出,提示有白色念珠菌感染;反复剧烈咳嗽后,咳出淡红色或乳白色有弹性树枝状物,较韧,提示为纤维素性支气管炎;大量稀薄浆液性痰中含粉皮样物,提示棘球蚴病(包虫病)。

四、伴随症状

咳嗽、咳痰常见的伴随症状与疾病有密切关系,见表1-1-6。

表 1-1-6 咳嗽、咳痰常见的伴随症状与疾病的关系

伴随症状	常 见 疾 病
发热	多见于急性呼吸道感染、急性胸膜炎、肺炎、肺脓肿、肺结核等
胸痛	多见于肺炎、胸膜炎、自发性气胸、支气管肺癌、肺梗死、肺脓肿、肺结核等
呼吸困难	见于喉头水肿、喉肿瘤、气管与支气管异物、支气管哮喘、慢性阻塞性肺病、重症肺炎、肺结核、肺淤血、肺水肿、大量胸腔积液、自发性气胸
咯血	见于肺结核、支气管扩张症、支气管肺癌、肺梗死、肺脓肿、二尖瓣狭窄、支气管结石、肺含铁血黄素沉着症和肺出血肾炎综合征（goodpasture syndrome）等
哮鸣音	见于支气管哮喘、慢性支气管炎喘息型、心源性哮喘、气管与支气管异物、支气管肺癌所致气管与大支气管不完全阻塞等
杵状指（趾）	主要见于支气管扩张症、慢性肺脓肿、支气管肺癌、脓胸等
心窝部烧灼感、反酸、饭后咳嗽明显	提示为胃食管反流性咳嗽

五、诊断思路

根据是否有痰，咳嗽分为干性咳嗽和湿性咳嗽两类；根据持续时间，分为急性和慢性咳嗽两类。问诊时应注意询问发病的急缓、持续的时间、发生的季节，咳嗽的特点（干性咳嗽或湿性咳嗽、痰的性状等）、出现的时间、诱发和加重的因素、伴随症状、吸烟史等。

问诊要点见图 1-1-3。

思考题

1. 咳嗽、咳痰伴有咯血常见于哪些疾病？
2. 引起干性咳嗽的常见疾病有哪些？
3. 名词解释：湿性咳嗽、干性咳嗽。

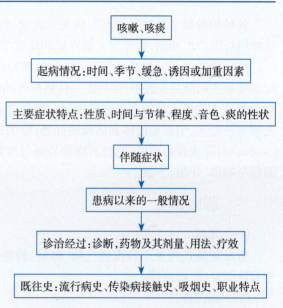

图 1-1-3 咳嗽、咳痰的问诊程序

（吴汉妮　周红文）

第四节 胸 痛

本 节 要 点

1. 胸痛的临床表现。
2. 通过胸痛部位、性质、持续时间和影响疼痛因素等临床表现判断胸痛的病因。

胸痛（chest pain）是由于各种刺激因素刺激胸部的感觉神经纤维产生痛觉冲动，并传至大脑皮质的痛觉中枢而引起。主要由胸部疾病所致，源于内脏疾病的胸痛则往往有重要临床意义。

一、病因

根据疼痛的起源，可将胸痛的常见病因区分为胸壁疾病、呼吸系统疾病、心血管疾病、纵隔疾病、消化系统疾病、其他疾病六类（表 1-1-7）。

表 1-1-7　引起胸痛的常见病因

胸壁疾病	软组织炎症(如急性皮炎、皮下蜂窝织炎、带状疱疹、肌炎)、乳腺炎、胸部外伤(如肋骨骨折)、胸壁肿瘤、肋间神经炎、肋软骨炎、脊柱疾病等
呼吸系统疾病	肺炎、肺脓肿、肺结核、支气管肺癌、胸膜炎、气胸、胸膜肿瘤等
心血管疾病	冠心病(如心绞痛、急性心肌梗死)、心肌病、二尖瓣脱垂、主动脉瓣膜病、急性心包炎、主动脉夹层、肺动脉栓塞等
纵隔疾病	纵隔炎、纵隔气肿、纵隔肿瘤等
消化系统疾病	食管炎、食管癌、食管裂孔疝、肝胆疾病、消化性溃疡等
其他疾病	过度通气综合征、膈下脓肿、脾梗死、痛风、多发性骨髓瘤、白血病等;颈椎病时可致心前区痛,称"颈源性心绞痛"

二、发生机制

各种刺激因子如缺氧、炎症、肌张力改变、组织坏死、癌肿浸润以及物理、化学因子都可刺激胸部的感觉神经纤维产生冲动,并传至大脑皮质的痛觉中枢引起胸痛。

传导胸痛的感觉神经纤维有:① 肋间神经感觉纤维。② 支配气管和支气管的迷走神经纤维。③ 支配心脏和主动脉的交感神经纤维。④ 膈神经的感觉纤维。非胸部内脏疾病引起的胸痛,是因为病变内脏与分布体表的传入神经进入脊髓的同一节段并在后角发生联系,故来自内脏的痛觉冲动直接激发脊髓体表感觉神经元,引起相应体表区域的痛感,称为放射痛(radiating pain)或牵涉痛(referred pain)。如心绞痛(angina)时除表现心前区、胸骨后疼痛外还可放射至左肩、左臂内侧达无名指和小指,或放射至左颈、左侧面颊与咽部、牙龈、下颌。

三、临床表现

(一) 年龄

青壮年胸痛可见于自发性气胸、肺炎、胸膜炎等,而 40 岁以上胸痛者还应注意心绞痛、心肌梗死、急性冠脉综合征、肺癌等。

(二) 胸痛部位

胸壁疾病的疼痛常局限于病变部位;自发性气胸、胸膜炎的疼痛多在侧胸部;心绞痛、心肌梗死的疼痛多在心前区或胸骨后;食管及纵隔病变的疼痛多在胸骨后;肝胆疾病及膈下脓肿可引起右下胸痛,侵犯膈肌中心部时疼痛向右肩部放射。

(三) 胸痛性质

肋间神经痛为阵发性灼痛或刺痛;气胸为撕裂样痛;胸膜炎为尖锐刺痛或撕裂样痛;肺癌常为胸部闷痛;心绞痛多为心前区或胸骨后压迫、发闷或紧缩感,心肌梗死时疼痛更加剧烈并有恐惧、濒死感;主动脉夹层为突然发生的胸背部难忍性撕裂样剧痛;肺栓塞为突然发生的剧烈刺痛或绞痛;食管炎呈烧灼样痛。

(四) 胸痛持续时间及影响因素

急性心肌梗死疼痛可持续数小时或更长,含服硝酸甘油不能缓解;心绞痛多在劳累或精神紧张时诱发,持续 1~5 min,含服硝酸甘油后能缓解;胸膜炎及心包炎的疼痛则可因深呼吸或咳嗽而加剧;反流性食管炎的疼痛多在饱餐后发生,卧位、弯腰或腹压增高时加重。

四、伴随症状

胸痛常见的伴随症状及与疾病的关系见表 1-1-8。

表 1-1-8 胸痛常见的伴随症状与疾病的关系

伴 随 症 状	常 见 疾 病
咳嗽、咳痰、发热	炎症疾病
咯血	肺栓塞、肺结核、肺脓肿、支气管肺癌等
呼吸困难	肺炎、气胸、肺癌、肺栓塞等
苍白、大汗、血压下降或休克	心肌梗死、主动脉夹层、主动脉瘤破裂、大块肺梗死等
吞咽困难	食管和纵隔疾病

五、诊断思路

　　胸痛是常见的临床症状,许多疾病均可引起胸痛,详细的病史采集有助于胸痛的诊断和鉴别诊断。问诊时应详细询问疼痛部位、疼痛性质、疼痛时间、影响疼痛的因素、疼痛的伴随症状、相关病史等。

　　问诊要点见图 1-1-4。

思考题

1. 引起胸痛的主要原因有哪些?
2. 简述心绞痛的主要临床特点。
3. 名词解释:放射痛。

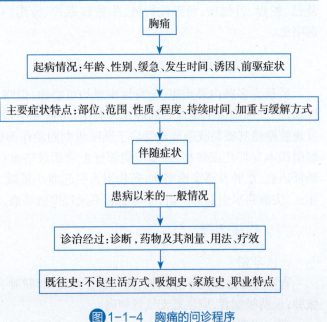

图 1-1-4 胸痛的问诊程序

(吴汉妮　周红文)

▶▶▶ 第五节　咯　血 ◀◀◀

● 本 节 要 点 ●

1. 咯血的病因和临床特点。
2. 咯血与呕血的鉴别要点。

　　咯血(hemoptysis)是指喉及喉以下呼吸道任何部位的出血,经口排出。少量咯血表现为痰中带血;大量咯血时血液从口、鼻涌出,常可阻塞呼吸道,造成窒息死亡。咯血须与口腔、咽部、鼻部出血或上消化道出血引起的呕血鉴别。

一、病因

(一) 支气管肺组织疾病

　　咯血常见于支气管扩张症、肺结核、肺炎、肺脓肿、支气管肺癌。慢性支气管炎、肺淤血、肺栓塞、肺真菌病、肺吸虫病等也可咯血。

(二) 心血管疾病

　　咯血可见于风湿性心脏病二尖瓣狭窄、高血压心脏病、左心衰竭所致肺水肿、肺动静脉瘘等。

(三) 全身性疾病

咯血可见于血液病(如血小板减少性紫癜、白血病、血友病、再生障碍性贫血等)、急性传染病(如流行性出血热、钩端螺旋体病、鼠疫等)、风湿性疾病、支气管子宫内膜异位症等。

(四) 药物因素

药源性疾病,如药源性肺水肿、药源性血小板减少性紫癜等可引起咯血。抗凝血药物,如肝素等过量,可引起凝血功能障碍而导致肺出血、咯血;氯霉素、氨苄西林、利福平、保泰松、吲哚美辛,以及抗肿瘤药如环磷酰胺、柔红霉素、甲氨蝶呤等引起血小板减少而导致肺出血、咯血。中药及中成药如水蛭、茋己、蛇毒、苦楝皮、丹参注射液、牛黄解毒片、云南白药、六神丸、十滴水、狼毒、蝮蛇抗栓酶等,也可引起咯血。

二、发生机制

虽然许多肺内外疾患、全身性疾患均可咯血,但咯血的机制各有不同。例如细菌毒素使血管壁通透性增加,红细胞由毛细血管间隙逸入肺泡,可使痰中均匀地混血或有小血点;各种原因的急、慢性炎症侵及血管壁使其破裂或造成血管病于剧咳或剧烈动作而破裂则引起较大量的咯血或危及生命的大咯血;肿瘤组织本身坏死或溃疡,肿瘤侵犯邻近血管而致咯血;外伤使肺血管破裂引起咯血;异物引起黏膜损伤、局部出血、水肿及感染而咯血;药物因素引起血小板减少或凝血功能障碍而导致肺出血。此外,肺动脉高压、二尖瓣狭窄引起肺淤血,亦可引起不同程度的咯血。

三、临床表现

(一) 年龄

青壮年咯血多见于肺结核、支气管扩张症、肺脓肿、心脏瓣膜病二尖瓣狭窄;40岁以上见于肺结核、肺脓肿;长期吸烟者,应注意支气管肺癌。

(二) 咯血量

按程度可分为痰中带血、小量咯血、中量咯血、大量咯血。病因、发生机制及病变程度不同可引起不同程度的咯血(表1-1-9)。

表1-1-9 咯血量及与疾病的关系

咯 血 量(mL/d)	常 见 疾 病
小量 <100	浸润型肺结核、支气管肺癌、二尖瓣狭窄等
中量 100~500	肺结核、支气管扩张症、肺脓肿、肺出血型钩端螺旋体病等
大量 >500(或一次咯血 100~500 mL)	肺结核空洞、支气管扩张症、肺脓肿、支气管肺癌等

(三) 咯血的颜色和性状

咯鲜血,见于肺结核、支气管扩张症、肺脓肿等;咳少许暗红色血丝痰,可见于支气管肺癌、慢性支气管炎;咳血丝痰或粉红色乳状痰,见于金黄色葡萄球菌肺炎;咳血丝痰或砖红色胶冻状痰,见于肺炎克雷伯杆菌肺炎;咳粉红色泡沫状痰,见于二尖瓣狭窄急性肺水肿。

四、伴随症状

咯血可伴随多种其他症状,对诊断与鉴别诊断有一定作用。咯血常见的伴随症状有发热、盗汗、胸痛、脓痰、皮肤黏膜出血等(表1-1-10)。

表 1-1-10 咯血常见的伴随症状与疾病的关系

伴随症状	常见疾病
发热	肺炎、肺结核、流行性出血热、肺出血型钩端螺旋体病等
脓痰	支气管扩张症、肺脓肿、肺结核空洞、肺囊肿继发感染等
胸痛	肺炎、肺栓塞、肺脓肿、支气管肺癌等
皮肤黏膜出血	血液病、流行性出血热、肺出血型钩端螺旋体病等,使用抗凝药物、抗肿瘤药物以及某些抗生素等药物

五、诊断思路

病史采集中应详细询问咯血的诱因、咯血量、颜色、夹杂物、咯血前后情况、伴随症状、生活习惯及既往史。咯血须与呕血及口腔、咽部、鼻部出血鉴别(表 1-1-11)。

表 1-1-11 咯血与呕血的鉴别

	咯 血	呕 血
病因	肺结核、支气管扩张症、肺炎、肺脓肿、肺癌、心脏病等	消化性溃疡、肝硬化、急性糜烂性出血性胃炎、胆道出血等
出血前症状	咽喉痒感、胸闷、咳嗽等	上腹不适、恶心、呕吐等
出血方式	咯出	呕出,可为喷射状
血色	鲜红	棕黑,暗红,有时鲜红
血中混合物	痰、泡沫	食物残渣、胃液
酸碱性	碱性	酸性
黑便	除非咽下,否则没有	有,可为柏油样便,呕血停止后仍持续数日
出血后痰性状	常有血痰数日	无痰

问诊要点见图 1-1-5。

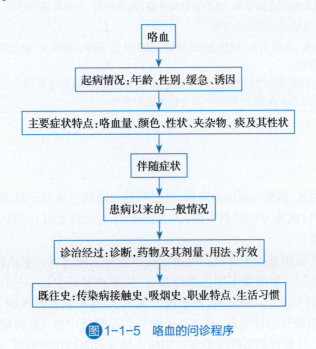

图 1-1-5 咯血的问诊程序

思考题

1. 咯血与呕血如何鉴别？
2. 咯血伴有胸痛常见于哪些疾病？
3. 名词解释：咯血。

（吴汉妮　周红文）

▶▶▶ # 第六节　呼 吸 困 难 ◀◀◀

━━━● 本 节 要 点 ●━━━

1. 呼吸困难的发生机制和临床表现。
2. 肺源性呼吸困难的类型。
3. 心源性呼吸困难的发生机制和临床特点。

呼吸困难(dyspnea)是指患者感到空气不足或呼吸费力，客观表现为呼吸运动用力，重者鼻翼扇动，张口呼吸，耸肩，辅助呼吸肌活动加强，并伴有呼吸频率、节律、幅度的异常改变。

一、病因

呼吸困难主要由呼吸系统疾病和循环系统疾病所致(表 1-1-12)。

表 1-1-12　引起呼吸困难的常见病因

呼吸系统疾病	气道阻塞通气不足：喉与气管疾病、慢性支气管炎、支气管哮喘、支气管肺癌等 肺组织疾病：肺炎、肺脓肿、肺不张、肺水肿、间质性肺纤维化等 胸膜及胸廓疾病：胸膜炎、胸廓畸形等
心血管疾病	各种原因所致心力衰竭、心脏压塞、原发性肺动脉高压和肺栓塞等
中毒	尿毒症、糖尿病酮症酸中毒、肾小管性酸中毒、药物中毒、一氧化氮中毒等
血液病	重度贫血、高铁血红蛋白血症等
神经精神因素	脑、脊髓病变，如脑出血、脑栓塞、脑肿瘤、颅脑外伤、脑炎、脑膜炎、癔症等。此外，神经、肌肉疾病，如呼吸肌麻痹等
药物因素	肌肉松弛剂、氨基苷类抗生素、克林霉素、磺胺类抗菌药物、青霉素、阿司匹林、维生素 K、右旋糖酐、新斯的明、复方甘草合剂、西咪替丁及含碘类造影剂等

二、发生机制

(一) 呼吸系统疾病

由于：① 上、下气道阻塞，胸廓与膈运动障碍，呼吸肌肌力减弱与活动受限，致肺通气量降低、肺泡氧分压(PAO_2)降低等；② 肺通气/血流(V/Q)比例失调；③ 弥散障碍，致动脉血氧分压(PaO_2)降低而引起呼吸困难。

(二) 心血管系统疾病

1. **左心衰竭**　发生呼吸困难的主要机制是由于心肌收缩力减退或心室负荷(收缩期、舒张期)加重，心功能减退，左心搏出量减少，致舒张末期压力升高(二尖瓣狭窄缺少这一过程)，相继引起左心房压、肺静脉压和毛细血管压升高，引起：① 肺淤血，血浆成分漏出，导致间质性肺水肿、血管壁增厚，弥散功能障碍；② 肺泡张力增高，刺激肺张力感受器，通过迷走神经兴奋呼吸中枢；③ 肺泡弹性降低，致肺泡通气量减少；④ 肺循环压力升高，反射性刺激呼吸中枢。因输血输液过多过快所致者，尚有血容量过多致肺血管静水压增高因素参与。

2. 右心衰竭 发生呼吸困难的主要机制为:① 右心房与上腔静脉压升高,刺激压力感受器反射性兴奋呼吸中枢;② 血氧含量减少,及乳酸、丙酮酸等酸性代谢产物增多,刺激呼吸中枢;③ 淤血性肝大、腹腔积液和胸腔积液,使呼吸运动受限,肺受压气体交换面积减少。

(三) 中毒性呼吸困难

各种中毒所致呼吸困难的发生机制略有不同:① 某些疾病过程中出现机体酸碱失常,如急、慢性肾衰竭,糖尿病酮症酸中毒和肾小管性酸中毒时,血中酸性代谢产物增多,出现酸中毒深大呼吸。② 毒物中毒,如某些药物或化学物使呼吸受抑制,呼吸频率、节律改变。药物因素:如肌肉松弛剂、氨基糖苷类抗生素、克林霉素等致呼吸肌麻痹;磺胺类抗菌药物、青霉素、阿司匹林、维生素 K、右旋糖酐、新斯的明、复方甘草合剂、西咪替丁及含碘类造影剂等可引发变态反应,诱发支气管痉挛、喉头水肿,或引起急性左心衰竭等,导致呼吸困难。③ 急性感染或急性传染病时,由于体温升高和毒性代谢产物的影响,刺激呼吸中枢(表1-1-13)。

表 1-1-13 各种中毒所致呼吸困难的主要发生机制

中毒原因	发 生 机 制
酸中毒	间接通过刺激颈动脉窦和主动脉体化学受体或直接兴奋呼吸中枢,致使呼吸深而规则
急性(或重症)感染	体温升高及毒性代谢产物的影响,刺激呼吸中枢,使呼吸频率增快
吗啡类、巴比妥类中毒	呼吸中枢受到直接抑制,致呼吸减弱、变慢,肺泡通气减少
亚硝酸盐中毒、急性一氧化碳中毒	形成碳氧血红蛋白和亚硝酸盐、苯胺类,使血红蛋白转变为高铁血红蛋白而失去氧合功能,血氧含量降低,引起深而慢的呼吸
氰化物中毒	氰离子抑制细胞色素氧化酶活性致细胞呼吸受抑制(内窒息),导致组织缺氧而引起呼吸困难
刺激性气体吸入中毒、有机磷中毒、严重过敏反应	气道分泌功能亢进、肺毛细血管通透性增加,导致气道、肺泡内分泌物、漏出物增多

(四) 血液病

红细胞携氧减少,血氧含量降低,组织氧供不足可引起呼吸困难。大出血或休克时,呼吸加速,则与缺血和血压下降刺激呼吸中枢有关。

(五) 神经精神性呼吸困难

器质性颅脑疾患,因呼吸中枢兴奋性受颅内压增高和供血减少的影响而降低;精神或心理疾病,是由于受到精神或心理因素影响致呼吸频率明显增快。

三、临床表现

呼吸困难的临床表现有以下几种类型。

(一) 肺源性呼吸困难

肺源性呼吸困难是由呼吸系统疾病引起肺通气或换气功能障碍,导致缺氧或伴有二氧化碳潴留。临床上分为三种类型(表 1-1-14)。

表 1-1-14 肺源性呼吸困难的临床类型及表现

临床类型	常 见 疾 病	临 床 表 现
吸气性呼吸困难	喉、气管、中央气道的炎症、水肿、异物或肿瘤等	吸气费力,严重者胸骨上窝、锁骨上窝、肋间隙吸气时明显凹陷,即三凹征 (three depressions sign)
呼气性呼吸困难	支气管哮喘、慢性支气管炎、慢性阻塞性肺气肿等	呼气费力,呼气期延长,可伴有呼气期哮鸣音
混合性呼吸困难	重症肺炎、重症肺结核、气胸、急性肺损伤等	呼吸频率增快、变浅,吸气、呼气均费力

（二）心源性呼吸困难

心源性呼吸困难主要由左心衰竭引起，轻者表现为活动后气促，休息减轻，或夜间阵发性呼吸困难，坐位可减轻。急性左心衰竭严重者呈端坐呼吸、发绀、出汗、心悸，甚至咳大量粉红色泡沫样痰，此种呼吸困难也称心源性哮喘（cardiac asthma）。右心衰竭患者也常采取半坐位以缓解呼吸困难，如慢性肺源性心脏病。心包积液患者常采取坐位并前倾以减轻增大的心脏对左肺的压迫（表 1-1-15）。

表 1-1-15　心源性呼吸困难与肺源性呼吸困难的鉴别

	心源性呼吸困难	肺源性呼吸困难
发病年龄	多于 40 岁以后起病	多于儿童、青年时期起病
相关病史	有高血压、冠心病或风心病史	常有家族史、过敏史、哮喘发作史，无心脏病史
发作时间	常在夜间	任何时间，以冬、春季多发
发作症状	阵发性发作，端坐呼吸，咯血性泡沫痰	间歇发作，发作终止前咳出黏稠痰
肺部体征	两肺底较多湿啰音甚至满肺湿啰音	两肺弥漫干啰音
心脏体征	左心增大，心动过速，奔马律，瓣膜杂音	心脏正常
X 线表现	左心增大，肺淤血	肺野清晰或有肺气肿征
其他检查	臂舌循环时间延长，肺毛细血管楔压增高	通气障碍，$PaCO_2$ 明显增高
药物疗效	洋地黄、吗啡治疗有效	支气管解痉药有效

（三）中毒性呼吸困难

尿毒症、糖尿病酮症酸中毒可出现酸中毒深大呼吸（Kussmaul respiration），表现为呼吸深而规则，伴有鼾音。巴比妥等药物中毒与有机磷中毒时，可出现节律异常，如间停呼吸（Biot respiration）或潮式呼吸（Cheyne-Stokes respiration）。间停呼吸表现为有规律地呼吸几次后，突然停止一段时间，又开始呼吸，即周而复始的间停呼吸。潮式呼吸表现为呼吸由浅慢逐渐变为深快，然后由深快变为浅慢，随后出现一段呼吸暂停后，又开始如上变化的周期性呼吸，亦见于老年人。

（四）精神神经性呼吸困难

重症颅脑疾病或脑外伤可出现神经性呼吸困难，如脑炎、脑膜炎、颅内压增高等中枢神经系统疾病可出现间停呼吸和潮式呼吸。癔症可出现精神性呼吸困难，表现为呼吸浅快，伴有叹息样呼吸，由于过度通气可出现呼吸性碱中毒。

（五）血源性呼吸困难

贫血等血液病可引起组织缺氧，导致呼吸加快，心率加速。

四、伴随症状

呼吸困难可伴随多种其他症状，对诊断与鉴别诊断有一定作用。治疗过程中，如突然出现呼吸困难或原有的呼吸困难加重，要考虑到药源性呼吸困难（表 1-1-16）。

表 1-1-16　呼吸困难常见的伴随症状与疾病的关系

伴随症状	常见疾病
哮鸣音	支气管哮喘、急性左心衰竭等；骤然发生的严重呼吸困难出现哮鸣音，多见于急性喉水肿、气管异物、大块肺栓塞、自发性气胸等
胸痛	大叶性肺炎、急性渗出性胸膜炎、肺梗死、自发性气胸、急性心肌梗死、支气管肺癌
咳嗽、咳痰	慢性支气管炎、阻塞性肺气肿并发感染、化脓性肺炎、肺脓肿、支气管扩张症并发感染
发热	肺炎、肺脓肿、肺结核、急性心包炎、胸膜炎、咽喉壁脓肿等
昏迷	脑炎、脑膜炎、脑出血、肺性脑病、糖尿病酮症酸中毒、尿毒症、急性中毒等

五、诊断思路

呼吸困难表现在呼吸频率、节律、幅度的改变,如间歇、潮式、叹息样或抽泣样呼吸,或浅慢、浅快、深大呼吸,辅助呼吸肌参与活动。发绀是缺氧的主要症状,可呈现在血流量大的口唇、指甲。

问诊要点见图 1-1-6。

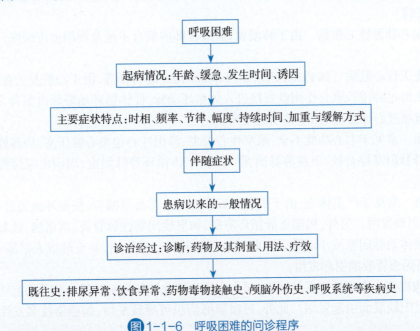

图 1-1-6　呼吸困难的问诊程序

思考题

1. 简述心源性呼吸困难的主要临床特点。
2. 左心衰竭发生呼吸困难的主要机制是什么?
3. 名词解释:呼吸困难、Kussmaul 呼吸、潮式呼吸。

(吴汉妮)

▶▶▶ 第七节　发　　绀 ◀◀◀

● 本 节 要 点 ●

1. 发绀的病因与分类。
2. 发绀的临床表现。

发绀(cyanosis)亦称紫绀,是指血液中还原血红蛋白增多,导致皮肤和黏膜青紫色改变的表现。广义的发绀还包括由异常血红蛋白衍生物(高铁血红蛋白、硫化血红蛋白等)所致的上述改变。发绀在皮肤较薄、色素较少和毛细血管丰富的部位表现明显,如口唇、舌、鼻尖、颊部、耳垂、甲床等。

一、病因

(一) 血液中还原血红蛋白增多

1. 呼吸系统疾病

(1) 呼吸道阻塞性病变　如上呼吸道阻塞综合征、重度支气管哮喘、肺闭锁综合征等。

（2）肺实质和间质病变　如肺炎、阻塞性肺气肿、弥漫性肺间质纤维化、肺淤血、肺水肿、急性呼吸窘迫综合征等。

（3）肺血管疾病　如原发性肺动脉高压、肺栓塞、肺动静脉瘘等。

（4）胸廓、胸膜疾病　如严重胸廓畸形、大量胸腔积液、气胸、严重胸膜肥厚等。主要是由于呼吸功能不全，通气或换气功能障碍，肺氧合作用不足，致体循环毛细血管中还原血红蛋白增多引起。

2. 心血管疾病

（1）心力衰竭和肺源性心脏病　由于肺淤血，血液在肺内氧合不足及周围血流缓慢，血液在毛细血管中脱氧过多所致。

（2）发绀型先天性心脏病　如 Fallot 四联症、Eisenmenger 综合征等，由于心脏及大血管间存在异常通道，部分静脉血未经过肺进行氧合作用就直接进入体循环动脉，使体循环动静脉血混合，血中还原血红蛋白增多，如分流量超过心排血量的 1/3 即引起发绀。

（3）静脉淤血　常见于右心功能不全、缩窄性心包炎、渗出性心包炎心脏压塞、局部静脉病变（如血栓性静脉炎、上腔静脉阻塞综合征、下肢静脉曲张）等，由于体循环静脉淤血，周围血流缓慢，氧在组织中消耗过多引起。

（4）动脉缺血　常见于严重休克，由于周围血管收缩及心排血量减少，使循环血流量不足，组织缺氧，可致皮肤和黏膜出现发绀。另外，局部血液循环障碍，如血栓闭塞性脉管炎、雷诺病、肢端发绀症、冷球蛋白血症等，由于肢体动脉闭塞或小动脉强烈收缩也可引起局部性发绀，甚至健康人暴露于冷空气或冷水中时间过长，也可因血管收缩引起发绀。

3. 神经、肌肉疾病　中枢神经系统感染、颅内出血和缺血缺氧性脑病等疾病可引起呼吸中枢抑制，导致肺通气不足，组织缺氧而引起发绀。此外，呼吸肌麻痹也可导致发绀，如感染性多发性神经根炎、重症肌无力等。

4. 吸入气中氧分压低　在海拔超过 3 500 m 的地区，由于大气中氧分压过低，致肺泡内氧分压下降，动脉血氧饱和度不足，组织缺氧，即使无原发心肺疾病也可引起发绀，重者可引起高原心脏病。

（二）血液中存在异常血红蛋白衍生物

1. 高铁血红蛋白血症　有后天获得性、先天性、特发性三种。以后天获得性常见。主要是由于各种药物或化学物质中毒引起血红蛋白分子的二价铁被三价铁所取代，形成高铁血红蛋白，失去与氧结合的能力所致。当血中高铁血红蛋白达 30 g/L 时可出现发绀。常见于磺胺类、亚硝酸盐、氯酸钾、次硝酸铋、硝基苯、苯胺等中毒。其中以亚硝酸盐中毒最常见，如将亚硝酸盐误当食盐放入食物中，或大量进食含亚硝酸盐的变质蔬菜可引起肠源性青紫症。一般提到的先天性高铁血红蛋白血症，是常染色体隐性遗传病，还有一种被称为血红蛋白 M 病则是常染色体显性遗传病。

2. 硫化血红蛋白血症　凡能引起高铁血红蛋白血症的药物或化学物质也能引起硫化血红蛋白血症。但患者必须同时有便秘或服用硫化物，在肠内形成大量硫化氢为先决条件。所服含氮化合物或芳香族氨基酸起媒促作用，使硫化氢作用于血红蛋白，生成硫化血红蛋白，当血中含量达 5 g/L 即可出现发绀。

二、发生机制

发绀绝大多数是由于血液中还原血红蛋白的绝对含量增多所致。正常人平均血红蛋白为 150 g/L，主要为氧合血红蛋白，其次为还原血红蛋白，前者呈鲜红色，后者呈暗红色。还原血红蛋白浓度可用血氧未饱和度表示。正常动脉内血氧未饱和度为 5%（1 容积 %），静脉内血氧未饱和度为 30%（6 容积 %），毛细血管内血氧未饱和度约为前两者的平均数。每 1 g 血红蛋白约与 1.34 mL 氧结合。当毛细血管血液中还原血红蛋白超过 50 g/L（5 g/dL），即血氧未饱和度超过 32.5%（6.5 容积 %）时，皮肤和黏膜可出现发绀。但临床实践证明，此种说法不完全可靠，因为按正常血红蛋白浓度 150 g/L 计算，50 g/L 为还原血红蛋白时，提示已有 1/3 血红蛋白不饱和，此时动脉血氧饱和度（SaO_2）不足 66%，相应动脉血氧分压已降至 4.5 kPa

(34 mmHg)的危险水平。事实上,在血红蛋白浓度正常的患者,如 SaO_2<85% 时,口腔、黏膜和舌部的发绀已明确可辨,而轻度发绀患者中,SaO_2>85% 者有 60% 左右。此外,发绀是缺氧的表现,但缺氧不一定都导致发绀。如重度贫血(Hb<60 g/L)患者,虽 SaO_2 明显降低,亦不能显示发绀;在红细胞增多症时,因血红蛋白量明显增多,虽 SaO_2>85%,亦可出现发绀。

三、临床表现

(一) 血液中还原血红蛋白增多

1. 中心性发绀　特点是发绀呈全身性,除四肢及面颊外,也见于黏膜和躯干的皮肤,且受累部位的皮肤是温暖的,局部加温或按摩发绀不消失。此类发绀主要是由于心肺疾病所致,有如下两种表现:

(1) 肺性发绀　见于各种呼吸系统疾病,可同时有咳嗽、咳痰、胸痛、呼吸困难等症状。

(2) 心性混合性发绀　见于发绀性心脏病,除发绀外常有心悸、咳喘等症状。

2. 周围性发绀　其特点是发绀常出现于肢体的末梢和下垂部位,如肢端、耳垂和口唇等。这些部位的皮肤发凉,但给予按摩或加温,可使皮肤变暖,发绀也可消退,此特点有助于与中心性发绀的鉴别,后者即使按摩或加温,发绀也不消失。淤血性周围性发绀的患者,还有颈静脉怒张、肝大、双下肢水肿等体循环淤血的表现,或局部发绀部位有静脉迂曲、怒张或压痛;缺血性周围性发绀还表现有局部冰凉、苍白或青紫并存,动脉搏动减弱或消失。

3. 混合性发绀　即中心性发绀和周围性发绀并存,常见于心力衰竭、肺源性心脏病。

(二) 血液中存在异常血红蛋白衍生物

1. 后天获得性高铁血红蛋白血症　其特点是有中毒依据,发绀急剧出现,可呈暂时性,大多病情严重,静脉血为深红色,暴露于空气中也不能转变为鲜红色,经过氧疗发绀不能改善。静脉注射亚甲蓝或大量维生素 C,可使发绀消退。用分光镜检查可证实血中高铁血红蛋白的存在。

2. 先天性高铁血红蛋白血症　患者自幼即有发绀而无心肺疾病及引起异常血红蛋白的其他原因,有家族史,身体健康状况一般较好。血红蛋白 M 病:患者除发绀外,一般无其他临床症状,但有些可有轻度溶血。

3. 特发性高铁血红蛋白血症　见于育龄妇女,发绀出现多与月经周期有关,机制未明。

4. 硫化血红蛋白血症　特点是发绀持续时间很长,可达几个月或更长,患者血呈蓝褐色,分光镜检查可确定硫化血红蛋白的存在。

四、伴随症状

发绀的伴随症状与疾病的关系见表 1-1-17。

表 1-1-17　发绀常见的伴随症状与疾病的关系

伴随症状	常 见 疾 病
呼吸困难	重症心肺疾病和急性呼吸道阻塞、气胸等
杵状指(趾)	发绀型先天性心脏病及某些慢性肺部疾病,提示病程较长
意识障碍及衰竭	某些药物或化学物质急性中毒、休克、急性肺部感染等

五、诊断思路

针对发绀为主诉而就诊的患者,首先明确发绀的特点;鉴别是由于血液中还原血红蛋白增多,还是由于血液中存在异常血红蛋白衍生物而引起发绀;区分中心性发绀和周围性发绀;查明发绀原因。

问诊要点见图 1-1-7。

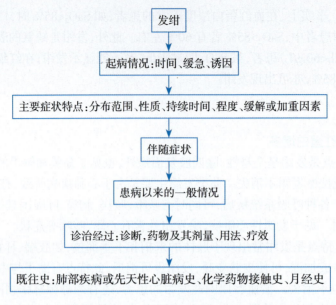

图1-1-7　发绀的问诊程序

思考题

1. 试述发绀的定义。
2. 试述中心性发绀与周围性发绀的鉴别。
3. 试述发绀的临床表现。
4. 名词解释：中心性发绀、周围性发绀、混合性发绀、高铁血红蛋白血症。

（杨延宗）

▶▶▶ 第八节 心 悸 ◀◀◀

● 本 节 要 点 ●

1. 心悸的概念。
2. 心悸的发生机制。
3. 心悸的主要病因。

心悸（palpitation）是一种常见症状，是人们主观上感觉对心脏搏动的一种不适或心慌感。心率缓慢时常感到心脏搏动有力，心率加快时常感到心跳不适。心悸发生时，心率可快、可慢，也可心律不齐，心率和心律正常时亦可发生心悸。

一、发生机制

心悸发生机制尚无满意解释，一般认为心脏活动过度是心悸发生的基础，与心率、心搏量改变有关。在心动过速时，舒张期缩短明显，心室充盈度不足，心脏收缩期心室肌与心瓣膜紧张度突然增加，心搏增强，从而引起心悸。在心动过缓时，舒张期延长，心室充盈度增加，心搏强而有力，引发心悸。心悸出现亦与个体敏感性和病人注意力有关，神经过敏者，一般的心率加快或偶发的期前收缩即可感心悸；注意力集中时，心悸容易出现。许多慢性心律失常，由于长时间逐渐适应，反而感觉不到心悸。心悸与心脏病也无必然联系，心悸不一定有心脏病，反之，心脏病病人也可不发生心悸，如无症状的冠状动脉粥样硬化性心脏病,就无心悸发生。

二、病因与临床表现

病因可分为生理性与病理性。

(一) 生理性

生理性者见于:

1. 剧烈运动后或精神过度紧张状态。

2. 饮酒、浓茶或咖啡后。

3. 使用某些类型的药物,包括肾上腺素、氨茶碱、阿托品、甲状腺素等。

4. 妊娠。

(二) 病理性

病理性者见于:

1. 各种心脏病引起心脏搏动增强　高血压性心脏病、心瓣膜病、心肌病、先天性心脏病等。以上疾病均可导致心室肥大,心脏搏动增强,心工作量增加,引发心悸。

2. 心律失常　如心动过速、心动过缓或心律失常的其他类型。

(1) 心动过速　窦性心动过速、阵发性室性或室上性心动过速、快速性心房颤动和心房扑动等均可引发心悸。

(2) 心动过缓　窦性心动过缓、高度房室传导阻滞、病态窦房结综合征和迷走神经兴奋性过高等也会引起心悸。

(3) 其他心律失常　期前收缩、心房颤动或扑动,由于心律不规则病人会感到心悸。

3. 引起心脏搏动增强的全身性疾病

(1) 贫血　急性失血与长期严重的慢性贫血亦可引起心悸,此时心悸常伴有血压下降、脉搏微弱、皮肤黏膜苍白、心功能不全等临床表现。心悸发生的机制是贫血时血液中血红蛋白含量减少,血液携氧能力减弱,不能满足器官及组织的要求,机体为了保证氧的供应会启动代偿机制,心率加快,心排血量增加,进而引发心悸。

(2) 甲状腺功能亢进症　基础代谢率与交感神经兴奋性增加,怕热、多汗、腹泻等,心率加快,引发心悸。

(3) 感染或发热　由于基础代谢率增加,心率加快,心排血量增加,也会引起心悸。

(4) 低血糖与嗜铬细胞瘤　可引起肾上腺激素释放增多,心搏增强,也可发生心悸。

4. 心脏神经症　多见于青年女性,是自主神经功能紊乱性疾病,心脏本身无器质性病变。临床表现有心悸、心动过速、心前区或心尖部隐痛等,除此之外,还有头晕、头痛、失眠、耳鸣、记忆力减退、注意力不集中、焦虑、紧张、全身无力及四肢麻木等神经衰弱表现。这些表现在焦虑、情绪激动等情况下更易发生。β - 肾上腺素能受体反应亢进综合征也是自主神经功能紊乱性疾病,在情绪紧张时容易发生,临床表现除心悸、心动过速、胸闷、头晕外,还有心电图改变,如出现窦性心动过速、轻度 ST 段下移和 T 波平坦或倒置,易误诊为心脏器质性疾病。本病进行普萘洛尔试验(心得安试验)有临床价值,β - 肾上腺素能受体反应亢进综合征应用普萘洛尔后心电图改变可恢复正常,提示其改变为功能性。

三、伴随症状

心悸常见的伴随症状与疾病的关系见表 1-1-18。

表 1-1-18　心悸常见的伴随症状与疾病的关系

伴随症状	常 见 疾 病
心前区疼痛	冠状动脉粥样硬化性心脏病(如心绞痛、心肌梗死)、心肌炎、心包炎,还可见于心脏神经症
发绀	先天性心脏病(尤其是发绀型先天性心脏病)、右心功能不全、休克等
呼吸困难	急性心肌梗死、心肌炎、心包炎、心力衰竭、重症贫血等
发热	急性传染病、风湿热、心肌炎、心包炎、感染性心内膜炎等
晕厥或抽搐	高度房室传导阻滞、心室颤动、阵发性心动过速、病态窦房结综合征等
贫血	各种原因引起的急性失血(此时常有虚汗、脉搏微弱、血压下降或休克),慢性贫血时心悸多在劳累后明显
消瘦、出汗、食欲亢进	甲状腺功能亢进症
阵发性高血压	嗜铬细胞瘤

四、诊断思路

针对心悸为主诉的患者,要注意除外生理性原因,鉴别生理性与病理性心悸,病理性心悸常见于心脏本身的器质性疾病和其他原因所致的心脏搏动异常或心律失常。

问诊要点见图 1-1-8。

思考题

1. 引起心悸的病因有哪些?
2. 简述心悸的诊断思路。
3. 名词解释:心悸、心脏神经症、贫血。

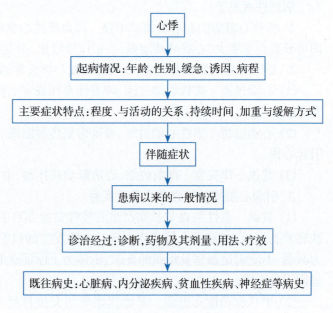

图 1-1-8　心悸的问诊程序

(杨延宗)

▶▶▶ 第九节　水　　肿 ◀◀◀

● 本 节 要 点 ●

1. 水肿的发生机制、病因、分类及特点。
2. 心源性水肿与肾源性水肿的鉴别要点。

人体组织间隙因潴留过多的液体而使组织肿胀即为水肿(edema)。水肿可弥漫性地分布于组织间隙,即全身性水肿;亦可局限于某一组织,即局部性水肿。水肿也可分为凹陷性水肿与非凹陷性水肿。体腔内出现液体积聚时称为积液,如心包积液、胸腔积液、腹腔积液,是水肿的特殊形式。通常情况下,水肿不包括如脑水肿、肺水肿等内脏器官的局部水肿。

一、病因

(一) 全身性水肿

1. 心源性水肿　常见于各种原因引起的右心衰竭,如肺源性心脏病、肺动脉高压症等;亦可见于缩窄性心包炎等。

2. 肾源性水肿　常见于各型肾炎和肾病,如急性肾小球肾炎、慢性肾小球肾炎、肾病综合征、梗阻性肾病、微小病变性肾病、特发性膜性肾病等。

3. 肝源性水肿　常见于肝硬化失代偿期、重症肝炎、肝肿瘤等。

4. 营养不良性水肿　常见于慢性消耗性疾病长期营养缺乏、胃肠吸收不良、维生素缺乏、重度烧伤等。

5. 内分泌性水肿　常见于黏液性水肿、皮质醇增多症、经前期紧张综合征等。

(二) 局部性水肿

1. 局部静脉回流受阻　如上腔静脉阻塞综合征、下腔静脉阻塞综合征及肢体静脉血栓形成、下肢静脉曲张导致的局部水肿等。

2. 淋巴回流受阻　如丝虫病所致。

3. 毛细血管壁的通透性增加　见于局部炎症、创伤、过敏引起的血管神经性水肿。

(三) 其他

1. 药物因素性水肿　常见于使用肾上腺皮质激素、雄激素、雌激素、甘草制剂、萝芙木制剂、扩血管药物等。

2. 特发性水肿　一种原因未明的水肿症候群,其病因较复杂,可能是多因素作用的结果。

二、发生机制

在正常人体,血管内液体从毛细血管小动脉端不断渗出到组织间隙,形成组织液,而组织液又不断地从毛细血管小静脉端回吸收入血管,通过这种交换来维持人体组织液的动态平衡。保持该平衡的因素有:① 毛细血管静水压。② 血浆胶体渗透压。③ 组织间隙的机械压(组织压)。④ 组织液的胶体渗透压等。毛细血管静水压和组织液的胶体渗透压促使液体向毛细血管外滤出,毛细血管内的胶体渗透压和组织压促使液体返回毛细血管内。当维持平衡的因素发生改变,组织液的生成超过回吸收时,水肿就发生了。其常见机制为:① 毛细血管流体静水压升高,如心功能不全、渗出性心包炎等。② 血浆胶体渗透压降低,如肾病综合征、肝疾病、营养不良、低蛋白血症等。③ 毛细血管通透性增加,如急性肾炎、过敏反应或免疫损伤造成的毛细血管内皮损伤等。④ 淋巴回流受阻,如丝虫病等。⑤ 水钠潴留,如肝硬化、继发性醛固酮增多症等。

三、临床表现

(一) 全身性水肿

1. 心源性水肿　特点是水肿通常最早出现于身体低垂部位,以后逐渐发展为全身性。水肿呈对称性、凹陷性,可伴有颈静脉怒张、肝大、肝颈静脉反流征阳性,严重者甚至出现胸腔积液、腹腔积液等表现。水肿亦可随体位变化而改变,如站立时双下肢踝部明显,卧床者以腰骶部、阴囊、阴唇明显,颜面一般不出现水肿。

2. 肾源性水肿　特点是水肿首先出现于眼睑及面部,晨起明显,以后随病情加重出现下肢及其他部位水肿,常伴有尿常规改变、高血压、肾功能损害等表现。在水肿出现之前常有上呼吸道感染、皮肤感染等前驱病史。

肾源性水肿应与心源性水肿相鉴别,鉴别要点见表1-1-19。

表 1-1-19 肾源性水肿与心源性水肿的鉴别要点

鉴别点	肾源性水肿	心源性水肿
开始部位	从眼睑、颜面开始延及全身	从足部开始向上延及全身
发展速度	发展迅速	比较缓慢
水肿性质	软,移动性大	比较坚实,移动性小
伴随症状	伴有其他肾病征象,如高血压、蛋白尿、血尿、管型尿	伴有心功能不全的症状,如心脏大、心脏杂音、肝大、颈静脉怒张

3. 肝源性水肿　特点是水肿发生较缓慢,常出现于踝部,以后逐渐向上蔓延,而头、面部及上肢常无水肿。肝硬化失代偿期,最突出的表现为腹腔积液。此外,可伴有肝病的症状和体征,如蜘蛛痣、肝掌、腹壁静脉曲张、肝质地变硬、脾大等。实验室检查可有低蛋白血症、白/球蛋白比例倒置、肝功能损害等。

4. 营养不良性水肿　特点是水肿发生前常有消瘦、体重减轻等表现。水肿为全身性,首先出现在组织疏松部位,以后逐渐扩散至全身皮下,水肿组织柔软,凹陷性明显。水肿移动性大,身体低垂部位的水肿明显,站立时水肿主要在下肢,平卧一定时间后下肢水肿可减轻,而出现背部、臀部水肿。可伴有肌肉萎缩、皮下脂肪减少、皮肤弹性减低等表现。

5. 内分泌性水肿

(1) 黏液性水肿　非凹陷性水肿,多发生于颜面及下肢,水肿部位皮肤增厚,粗糙,苍白,温度降低。多数黏液性水肿为全身性,并可发生心包、胸腔、腹腔积液,不受体位影响。

(2) 皮质醇增多症　特点是水肿为全身性,面部及下肢较明显,下肢水肿为凹陷性,而面部因皮下脂肪积聚而使水肿凹陷性不明显。

(3) 经前期紧张综合征　月经前1~2周在眼睑、踝部、手部出现轻度水肿,可伴乳房胀痛及盆腔下坠感,月经后水肿消退。

(二) 局部性水肿

1. 局部静脉回流受阻

(1) 上腔静脉阻塞综合征　临床特点是头面部、颈部、双上肢及上胸部水肿,可伴颈静脉怒张、胸壁浅静脉曲张及纵隔刺激症状等。

(2) 下腔静脉阻塞综合征　临床特点是下肢、会阴部水肿明显,可伴腹壁及下肢静脉曲张、腹腔积液,亦可伴有肝脾大等。

2. 淋巴回流受阻　如丝虫病引起的象皮肿,患处皮肤粗糙、增厚,皮下组织也可增厚。

3. 毛细血管壁的通透性增加　如局部炎症、创伤、过敏等引起的血管神经性水肿,其特点为突然发生的、无痛的、硬而有弹性的水肿,多见于面部、舌、颈部,若累及声门可危及生命。

(三) 其他

1. 药物性水肿　均发生于应用某些药物之后,根据药物引起水肿的不同,临床表现亦不相同。

2. 特发性水肿　多见于妇女,水肿呈周期性,主要发生在身体低垂部分,立卧位水试验有助于诊断。

四、伴随症状

水肿常见的伴随症状与疾病的关系见表 1-1-20。

表 1-1-20　水肿常见的伴随症状与疾病的关系

伴随症状	常见疾病
呼吸困难、发绀	心脏病、上腔静脉阻塞综合征等
肝大	心源性、肝源性与营养不良性水肿,若同时出现颈静脉怒张,则为心源性水肿
蛋白尿、管型尿	肾源性水肿,还可伴少尿、血尿等,心源性水肿也可伴轻度蛋白尿

续表

伴随症状	常见疾病
黄疸、蜘蛛痣、肝大	肝源性水肿
乏力、怕冷、毛发脱落、反应迟钝	黏液性水肿
消瘦、贫血	营养不良性水肿

五、诊断思路

针对以水肿为主诉而就诊的患者,首先应明确起病情况;其次应询问伴随症状,有助于确定病因;最后询问既往史、服药史。女性患者应注意水肿与月经、妊娠、体位和天气的关系以及昼夜的变化等。

问诊要点见图 1-1-9。

思考题

1. 试述水肿的概念。

2. 试述水肿的病因。

3. 试述心源性水肿与肾源性水肿的鉴别。

4. 名词解释:心源性水肿、肾源性水肿、肝源性水肿、黏液性水肿。

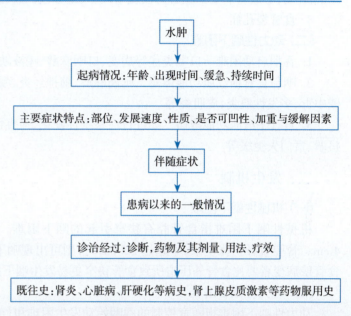

图 1-1-9　水肿的问诊程序

(杨延宗)

▶▶▶ 第十节　咽下困难 ◀◀◀

● 本 节 要 点 ●

1. 咽下困难的病因与分类。
2. 咽下困难的临床表现、伴随症状及问诊要点。

咽下困难(dysphagia)是指食物从口腔至胃贲门运送过程中受到阻碍而产生的咽部、胸骨后或剑突部位的黏着、停滞、阻塞或疼痛感的症状。食管炎症、肿瘤等病变造成食管管腔狭窄,咽后壁脓肿与包块、甲状腺极度肿大、纵隔肿物等外部的肿块压迫食管,吞咽肌肉的运动障碍及中枢神经系统疾病,均可引起咽下困难。假性咽下困难并无食管梗阻的基础,只是患者自觉咽喉部有堵塞感,或有痰黏着感,或感到球状异物在咽部上下活动,但不妨碍进食。

一、病因与分类

(一)机械性咽下困难

1. 腔内外来因素　如食团体积过大或食管异物。

2. 管腔狭窄

(1) 良性病变　口腔,如口咽炎、口咽损伤(机械性、化学性)、扁桃体炎等;食管,如食管炎、反流性食管病、腐蚀性食管炎、食管炎症(Crohn 病、结核病、真菌感染)、食管良性肿瘤(平滑肌瘤、脂肪瘤、血管瘤、息肉);其他,如缺血、手术后及放射治疗后改变、先天性因素等。

(2) 恶性肿瘤　如食管癌、贲门癌、肉瘤、淋巴瘤等。

(3) 食管蹼　Plummer-Vinson 综合征(缺铁性咽下困难)。

(4) 黏膜环　食管下端黏膜环(Schatzki ring)。

3. 外压性狭窄　颈骨关节病、咽后壁脓肿与包块、甲状腺极度肿大、食管旁膈裂孔疝、纵隔占位病变(纵隔肿瘤,心血管病变如左心房极度增大、大量心包积液、主动脉瘤等)。

4. 食管裂孔疝。

(二) 动力性咽下困难

1. 吞咽启动困难　口咽炎症等病变、口咽麻醉、唾液缺乏,如干燥综合征。

2. 咽与食管横纹肌功能障碍　延髓麻痹、脑神经炎、颅底肿瘤或动脉瘤,重症肌无力、肉毒中毒、有机磷中毒,多发性肌炎、皮肌炎等。

3. 食管平滑肌功能障碍　如进行性系统性硬化、强直性肌营养不良、糖尿病或酒精中毒性肌病、食管痉挛、贲门失弛缓等。

二、发生机制

(一) 机械性咽下困难

机械性咽下困难指食管腔有狭窄引起的咽下困难。正常食管壁具有弹性,管腔直径可扩张超过 4 cm。管腔直径扩张受限,不超过 2.5 cm 时,则可出现咽下困难,如管腔直径 <1.3 cm 即必有咽下困难。食管壁病变者要比食管外压迫所致食管狭窄更易发生咽下困难。

(二) 动力性咽下困难

动力性咽下困难指随意控制的吞咽始动发生困难和(或)随后一系列吞咽反射运动的障碍,以致不能将食物从口腔顺利地运送到胃。其中最常见的是支配吞咽动作的神经(如舌咽神经、迷走神经)或其神经核受损害、各种延髓麻痹;也可由肌痉挛(如狂犬病)或吞咽性神经抑制失常(如环咽失弛缓症或贲门失弛缓症)引起;还包括食管平滑肌失常所致蠕动减弱(如进行性系统性硬化症)或异常收缩(如原发性或继发性食管痉挛)引起的咽下困难。

有时以上两种机制同时存在,其中一种较为突出。如口咽病变既可使吞咽始动困难与吞咽反射障碍致动力性咽下困难,也可引起管腔狭窄;食管癌主要是管腔狭窄所致机械性咽下困难,但也可因病变浸润邻近管壁,使局部食管蠕动减弱或消失。

三、临床表现

咽下困难在不同机制的疾病表现出不同的特点及不同的伴随症状。

(一) 机械性咽下困难

先天性食管狭窄在婴儿期可以不呈现临床症状,开始进食厚糊状或固体食物时即呈现咽下困难。反流性食管炎的咽下困难通常不重,且多伴有反酸、反食、胃灼热、胸痛等反流症状。食管良性肿瘤引起的咽下困难症状较轻,有时仅表现为一种阻挡感。中晚期食管癌以进行性咽下困难为主要症状,一般在半年内从干食发噎到半流质、流质也难以下咽。食管异物主要表现为咽下困难,同时感到胸部有阻塞感的机械性咽下困难。患者进食后能明确指出梗阻及疼痛发生在胸骨后的某部位,常是病变所在位置。机械性咽下困难多有流涎、恶心和呕吐,呕吐物可带发酵的臭味。管腔梗阻明显者可因反流物进入气管引起咳嗽,重者会引起肺部感染,甚至出现化脓性肺炎与肺脓肿的症状,可在餐后或晚上出现呛咳。纵隔或食管外压迫所致者,也可能出现呼吸困难、咳喘及哮鸣音等。恶性肿瘤引起咽下困难者多有贫血、消瘦,且呈进行性经过。缺铁性咽下困难由钩虫病引起者,除贫血外常有异嗜症。

(二) 动力性咽下困难

贲门失弛缓症的咽下困难在早期呈间歇性,暴饮、暴食或吃过冷、过热食物后容易发作,后期出现咽下费力,进食时间明显延长。动力障碍性咽下困难由延髓麻痹引起者,可能同时有发音含糊、声音嘶哑、呛咳、流涎等,也常出现呼吸道继发感染;口咽性吞咽障碍者可能发现局部的蓄食、软腭或咽后壁瘫痪等。动力性咽下困难无固体、液体之分。

咽下困难还可引起全身表现。严重咽下困难患者有营养不良及失水等表现。

四、伴随症状

了解下列伴随症状,对咽下困难的病因诊断有一定的帮助(表 1–1–21)。

表 1–1–21 咽下困难常见的伴随症状与疾病的关系

伴随症状	常 见 疾 病
胸痛	先天性食管狭窄、食管溃疡、食管异物、食管癌、贲门癌、平滑肌瘤、主动脉瘤及纵隔肿瘤
咽痛	食管憩室
胃灼热	腐蚀性食管炎、贲门失弛缓症、胃食管反流等
头痛	脑血管意外、脑干肿瘤等
肌肉疼痛	重症肌无力、原发性肌炎、肌萎缩等

五、诊断思路

针对咽下困难为主诉而就诊的患者,首先确定有无咽下困难,须除外假性咽下困难;区分机械性与动力性咽下困难;查明咽下困难原因。

问诊要点见图 1–1–10。

思考题

1. 试述咽下困难的临床表现。
2. 试述咽下困难的病因。
3. 试述咽下困难的问诊要点。
4. 名词解释:咽下困难、机械性咽下困难、动力性咽下困难。

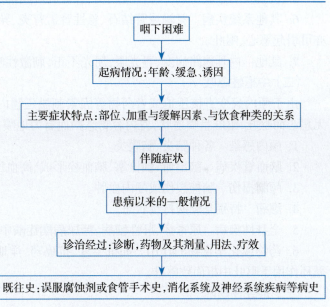

图 1–1–10 咽下困难的问诊程序

(杨延宗)

第十一节 恶心与呕吐

• 本 节 要 点 •

1. 恶心与呕吐的概念。
2. 恶心与呕吐的病因和发病机制。
3. 恶心与呕吐的临床表现和诊断思路。

恶心(nausea)、呕吐(vomiting)是临床上常见的症状。恶心是一种上腹部不适、紧迫欲吐的感觉,可能同时伴有皮肤苍白、出汗、流涎、血压下降及心动过缓等迷走神经兴奋的表现,经常为呕吐的前期症状,恶心之后有时即呕吐,两者多伴随发生,也可单独出现。呕吐是通过胃及部分小肠的强烈收缩蠕动,将胃或部分小肠的内容物经食管、口腔排出体外的现象。呕吐可将咽入胃内的有害物质吐出,是机体的一种保护性反射,但频繁而剧烈的呕吐可引起脱水、电解质紊乱和食管贲门黏膜撕裂等。

一、病因

引起恶心与呕吐的原因很多,按发生机制可归纳为以下几类。

(一) 反射性呕吐

当某个器官或组织有病理变化或者受到刺激时,经神经反射而引起的呕吐,一般先有恶心后呕吐。

1. 口咽部炎症和受物理化学因素刺激　见于鼻咽部炎症或溢脓、剧咳、吸烟等。
2. 胃十二指肠疾病　急慢性胃肠炎、消化性溃疡、幽门梗阻、急性胃扩张、十二指肠壅滞、胃癌等。
3. 肠道疾病　急性阑尾炎、肠梗阻、急性出血性坏死性肠炎、腹型过敏性紫癜等。
4. 肝胆胰疾病　急性肝炎、肝硬化、肝淤血、急慢性胆囊炎、胰腺炎等。
5. 腹膜及肠系膜疾病　急性腹膜炎、急性肠系膜淋巴结炎等。
6. 其他系统疾病　肾输尿管结石、急性肾盂肾炎、异位妊娠破裂、急性盆腔炎、心肌梗死、心力衰竭等亦可引起恶心、呕吐。
7. 其他　内耳迷路病变,青光眼,屈光不正,刺激性嗅觉、味觉及视觉引起呕吐。

(二) 中枢性呕吐

由于颅内病变直接压迫或者药物等因素刺激延髓内的呕吐中枢,使其兴奋性增加而引起的呕吐,常无恶心而呕吐,呕吐呈喷射状,胃内容物急剧而有力地喷出,顽固性发作,呕吐后胃内不觉轻松。

1. 颅内感染　各种脑炎、脑膜炎。
2. 脑血管疾病　脑出血、脑栓塞、脑血栓形成、高血压脑病及偏头痛。
3. 颅脑损伤　脑挫裂伤或颅内血肿。
4. 癫痫　特别是癫痫持续状态。
5. 全身性疾病　尿毒症、肝性脑病、糖尿病酮症酸中毒或低血糖、甲状腺功能亢进、低钠血症等。
6. 药物或化学毒物的作用　如抗生素、抗癌药、洋地黄、吗啡、有机磷农药、乙醇、重金属等可经血液循环作用于呕吐中枢而致呕吐。

(三) 神经性呕吐

如胃肠神经症、神经性厌食、癔症、贪食症等。

二、发生机制

呕吐可分为恶心—干呕—呕吐三个阶段。恶心时胃张力和蠕动减低,十二指肠张力增加,可伴有或不伴有十二指肠液反流;干呕时胃上部放松而胃窦部短暂收缩;呕吐时胃窦部持续收缩,贲门开放,腹肌收缩,腹压增加,胃被挤压,迫使胃内容物急速而猛烈地从胃里反流,引起呕吐。这种复杂而协调的反射动作是通过呕吐中枢来完成的。

呕吐中枢位于延髓,它有两个机构,一是神经反射中枢——呕吐中枢,位于延髓外侧网状结构的背侧;二是化学感受器触发带,位于延髓第四脑室的底面。前者接受来自消化道、冠状动脉、内耳前庭、化学感受器触发带以及大脑皮质的传入冲动,直接支配呕吐的动作;后者接受各种外来的化学物质或药物(如阿扑吗啡、依米丁、洋地黄等)与内生代谢产物(如发生感染、酮中毒、尿毒症等时)的刺激,并由此引发神经冲动,传至呕吐中枢而引起呕吐。

呕吐与反食不同,后者指无恶心与呕吐的协调反应,胃内容物经食管、口腔溢出体外的过程。

三、临床表现

（一）呕吐的时间

清晨呕吐，多见于早期妊娠，亦可见于尿毒症、慢性酒精中毒、鼻窦炎或功能性消化不良，及鼻窦炎患者因起床后脓液经鼻后孔刺激咽部引起晨起恶心、干呕。如呕吐发生在夜间，且量多有发酵味者，常见于幽门梗阻、胃及十二指肠溃疡、胃癌等。

（二）呕吐与进食的关系

食后即有恶心、呕吐伴腹痛、腹胀者常见于幽门管溃疡；餐后近期呕吐，常见于急性胃肠炎、阿米巴痢疾，如果是集体发病者，多由食物中毒所致；神经性呕吐多表现为进食前后即出现恶心、呕吐；餐后 1 h 以上呕吐称延迟性呕吐，提示胃张力下降或胃排空延迟，可见于胃炎、胃溃疡和胃癌；餐后 4~6 h 呕吐，可见于十二指肠溃疡；餐后较久或数餐后呕吐，见于幽门梗阻。

（三）呕吐的特点

神经性或颅内压增高性呕吐，恶心很轻或缺如，喷射性呕吐为颅内高压性呕吐的特点；呕吐量大时多见于幽门梗阻和肠梗阻。

（四）呕吐物的性质

带发酵、腐败气味或称宿食味，提示胃潴留；带粪臭味提示低位小肠梗阻；不含胆汁说明梗阻平面多在十二指肠乳头以上，含多量胆汁则提示在此平面以下；含有大量酸性液体者多有促胃液素瘤或十二指肠溃疡，而无酸味者可能为贲门狭窄或贲门失迟缓症所致。上消化道出血常呈咖啡渣样呕吐物。

四、伴随症状

了解下列伴随症状，对恶心、呕吐的病因诊断有一定的帮助（表 1-1-22）。

表 1-1-22　恶心、呕吐常见的伴随症状与疾病的关系

伴 随 症 状	常 见 疾 病
腹痛、腹泻	急性胃肠炎或细菌性食物中毒和各种原因的急性中毒等
慢性、节律性、周期性上腹痛	胃、十二指肠溃疡
右上腹痛及发热、寒战或黄疸	胆系感染或胆石症
左上腹胀、沿腰带部位向左侧背部放射	胰腺炎
头痛及喷射性呕吐	颅内压增高或青光眼
转移性右下腹痛	阑尾炎
眩晕、眼球震颤	前庭器官疾病
应用某些药物（如抗菌或抗癌药物等）	药物不良反应
已婚育龄妇女，停经伴晨起呕吐	早孕

五、诊断思路

针对以恶心、呕吐就诊的患者，病史采集时应详细询问呕吐发生的时间，呕吐与进食的关系，了解呕吐的特点，是否为喷射性呕吐，详细了解呕吐物的性质，询问恶心、呕吐的伴随症状。

问诊要点见图 1-1-11。

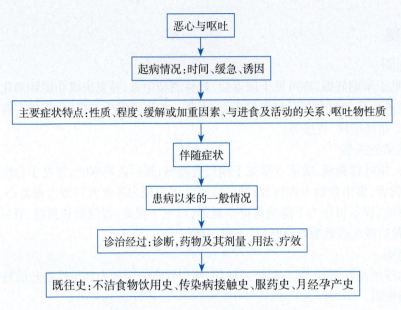

图 1-1-11 恶心与呕吐的问诊程序

思考题

1. 试述恶心与呕吐的病因。
2. 试述恶心与呕吐的临床表现。
3. 试述恶心与呕吐的诊断思路。
4. 名词解释：恶心、呕吐、中枢性呕吐、反射性呕吐。

(杨延宗)

▶▶▶ 第十二节 腹 痛 ◀◀◀

● 本 节 要 点 ●

1. 急性及慢性腹痛的病因。
2. 腹痛的发生机制。
3. 腹痛的临床表现。
4. 腹痛的伴随症状。
5. 腹痛的问诊要点。

　　腹痛(abdominal pain)是临床上极其常见的症状,是许多疾病的先兆信号,也是促使患者就医的主要原因之一。腹痛多数由腹部脏器疾病所致,但腹腔外疾病及全身性疾病亦可引起。病变性质可为器质性,也可为功能性。由于发病原因比较复杂,引起疼痛的机制各异,同时又存在个体差异,故对腹痛病人必须深入询问病史,全面地进行体格检查,有针对性地选择实验室检查与器械检查,综合分析,才能作出正确的诊断。临床上一般将腹痛按起病缓急、病程长短分为急性与慢性腹痛,其中属于外科范畴(须作外科紧急处理)的急性腹痛称为"急腹症(acute abdomen)"。

一、病因

(一)急性腹痛

急性腹痛起病急,病情重,发展快,需及时作出诊断和处理。

1. 腹腔脏器疾病所致的急性腹痛

(1) 腹腔脏器急性炎症 如急性胃炎、急性肠炎、急性胰腺炎、急性胆囊炎、急性阑尾炎、急性出血性坏死性肠炎等。

(2) 空腔脏器阻塞或扩张 如幽门梗阻、肠梗阻、肠套叠、胆道结石、胆道蛔虫症、泌尿系统结石梗阻等。

(3) 脏器或肿块的扭转或破裂 如肠扭转、肠绞窄、肠系膜或大网膜扭转、卵巢囊肿蒂扭转、肝破裂、脾破裂、异位妊娠破裂等。

(4) 腹膜炎症 多由胃肠穿孔引起胃液、肠液、胰液、胆汁的外漏所致,小部分为自发性腹膜炎。

(5) 腹腔内血管病变 如缺血性肠病、腹主动脉夹层、门静脉血栓形成、肠系膜的动脉栓塞、脾栓塞等。

(6) 腹腔脏器其他疾病 如急性胃扩张、痛经等。

2. 腹外脏器疾病(包括全身性疾病)所致的急性腹痛

(1) 胸腔疾病 如肺炎、肺梗死、心绞痛、心肌梗死、急性心包炎、胸膜炎、食管裂孔疝、胸椎结核、急性纵隔炎等。

(2) 腹壁疾病 如腹壁挫伤、脓肿及腹壁皮肤带状疱疹等,腹壁肌肉的炎症或损伤引起的腹痛多为腹壁肌肉本身的疼痛。

(3) 中毒及代谢障碍性疾病 如糖尿病酸中毒、尿毒症、铅中毒、砷中毒、卟啉病等。

(4) 变态反应及结缔组织疾病 腹型过敏性紫癜、腹型风湿热、系统性红斑狼疮、结节性动脉炎等可引起腹痛,多与肠壁小血管炎症缺血有关。

(5) 其他 如急性溶血、神经精神性疾病、功能性急性腹痛等。

(二) 慢性腹痛

慢性腹痛起病缓慢、病程长,疼痛多为间歇性,或为急性起病,随后腹痛迁延不愈。

1. 腹腔脏器的慢性炎症 如反流性食管炎、慢性胃炎、慢性胆囊炎及胆道感染、慢性胰腺炎、结核性腹膜炎、溃疡性结肠炎、克罗恩病等。

2. 空腔脏器的张力变化 如胃肠痉挛或胃肠胆道运动障碍等。

3. 消化性溃疡。

4. 腹腔脏器的扭转或梗阻 慢性胃肠扭转、十二指肠壅滞、肠粘连所致的慢性肠梗阻等。

5. 实质性脏器的增大 实质性器官因病变肿胀,导致被膜张力增加而发生的腹痛,如肝淤血、肝炎、肝脓肿、肝癌等。

6. 腹内肿瘤的压迫与浸润 以恶性肿瘤居多,可能与肿瘤不断长大,压迫与浸润感觉神经有关,如胃癌、结肠癌、肝癌、胰腺癌等。

7. 中毒与代谢障碍 如铅中毒、尿毒症等。

8. 神经精神因素 胃肠神经症、肠易激综合征等。

二、发生机制

腹痛是腹部神经受到各种疾病刺激的一种反应,其发生机制可以分为三种:内脏性腹痛、躯体性腹痛、牵涉性腹痛。

(一) 内脏性腹痛

腹内脏器病变是引起内脏性腹痛的主要原因,临床上最为常见,是指腹内某一器官受到刺激,信号经交感神经传入脊髓。其特点为:

1. 疼痛范围弥漫,定位不确切,接近腹中线。

2. 疼痛感觉模糊,多为痉挛、不适、钝痛、灼痛、绞痛。

3. 常伴有恶心、呕吐、出汗等其他自主神经兴奋症状。

(二) 躯体性腹痛

躯体性腹痛多见于腹膜炎或腹膜癌性浸润,表示腹内脏器病变已累及壁腹膜或肠系膜根部,是指来

自腹膜壁层及腹壁的痛觉信号,经体神经传至脊神经根,反映到相应脊髓节段所支配的皮肤。其特点为:

1. 定位较准确,一般位于受累器官邻近的腹壁区域。
2. 疼痛程度尖锐、剧烈而持续。
3. 可伴有局部压痛、反跳痛和腹肌强直。
4. 疼痛可因体位改变或咳嗽而加剧。

(三) 牵涉性腹痛

内脏疾病引起体表相应部位的疼痛或痛觉过敏称牵涉痛。在脏器受到较强刺激或痛阈下降时出现,其发生部位对腹痛的定位诊断有时很有帮助。腹内或腹外脏器病变时,可在离开该器官内脏传导之外的腹部体表甚至腹外某一区域产生痛觉,即内脏痛觉信号传至相应脊髓节段,引起该节段支配的体表部位疼痛。其特点为:

1. 定位明确,常发生在远离病变器官的体表,也可发生在病变脏器的体表,其部位所属与病变器官的神经节段性分布是一致的。
2. 疼痛剧烈,可伴局部压痛、肌紧张和皮肤感觉过敏。
3. 对牵涉痛的理解有助于判断疾病的部位和性质,熟悉神经分布与腹部脏器的关系(表 1-1-23)对疾病的定位诊断有利。

表 1-1-23　神经分布与内脏

内脏	传入神经	相应的脊髓节段	体表感应部位
胃	内脏大神经	胸脊节 6~10	上腹部
小肠	内脏大神经	胸脊节 7~10	脐部
升结肠	腰交感神经链与主动脉前神经丛	胸脊节 12 与腰脊节 1	下腹部与耻骨上区
乙状结肠与直肠	骨盆神经及其神经丛	骶脊节 1~4	会阴部与肛门区
肝与胆囊	内脏大神经	胸脊节 7~10	右上腹及右肩胛
肾与输尿管	内脏最下神经及肾神经丛	胸脊节 12 与腰脊节 1、2	腹部与腹股沟部
膀胱底	上腹下神经丛部	胸脊节 11、12,腰脊节 1	耻骨上区及下部
膀胱颈	骨盆神经及其神经丛	骶脊节 2~4	会阴部及阴茎
子宫底	上腹下神经丛	胸脊节 11、12,腰脊节 1	耻骨上区及下部
子宫颈	骨盆神经及其神经丛	骶脊节 2~4	会阴部

比如,急性阑尾炎时,开始的脐周痛,属于内脏性疼痛,部位不确定,同时伴有恶心、呕吐等迷走神经兴奋症状;以后出现转移性自发性右下腹痛,这属于牵涉痛;如出现明显压痛及反跳痛则属于躯体性腹痛。

三、临床表现

(一) 腹痛部位

最先出现腹痛或腹痛最严重的部位往往是相应病变所在。胃、十二指肠疾病、急性胰腺炎疼痛多在中上腹部;肝和胆囊疾病疼痛多在右上腹部;阑尾和回盲部病变疼痛多在右下腹部;降结肠和乙状结肠病变疼痛多在左下腹部;膀胱炎、盆腔炎及异位妊娠破裂疼痛亦可见于下腹部;小肠病变疼痛多在脐部或脐周;弥漫性或腹部不定的疼痛见于急性弥漫性腹膜炎、机械性肠梗阻、急性出血坏死性肠炎、卟啉病、铅中毒、腹型过敏性紫癜等。

(二) 腹痛性质和程度

突发的中、上腹剧烈刀割样痛、烧灼样痛,多为胃、十二指肠溃疡穿孔,消化液刺激腹膜所致;中、上腹持续性剧痛或阵发性加剧,应考虑急性胃炎、急性胰腺炎;阵发性剧烈绞痛提示空腔脏器痉挛,常见于肠梗阻、胆石症或泌尿系结石;阵发性剑突下钻顶样疼痛多由胆道蛔虫症引起;持续性、广泛性剧烈腹痛伴腹壁肌紧张或板样强直,提示急性弥漫性腹膜炎;隐痛或钝痛提示为内脏痛,多由胃肠张力变化或轻度炎症引起;胀痛可能为实质脏器的包膜牵张所致,如慢性肝炎与淤血性肝大(三种绞痛鉴别见表1-1-24)。

表 1-1-24 三种绞痛鉴别

疼痛类别	疼 痛 部 位	其 他 特 点
肠绞痛	多位于脐周、下腹部	常伴有恶心、呕吐、腹泻、便秘、肠鸣音增加等
胆绞痛	位于右上腹,放射至右背与右肩胛	常有黄疸、发热,肝可触及或 Murphy 征阳性等
肾绞痛	位于腰部并向下放射,位于腹股沟、外生殖器及大腿内侧	常有尿频、尿急,小便含蛋白质、红细胞等

(三) 诱发缓解因素

高脂肪饮食可诱发胆囊炎或胆石症;不洁饮食可引起急性胃肠炎;急性胃扩张,急性胰腺炎及胃、十二指肠溃疡穿孔,常有酗酒、暴饮暴食史;部分机械性肠梗阻多与腹部手术有关;腹部受暴力作用引起的剧痛并有休克者,可能是肝、脾破裂所致;卟啉病常因精神刺激、感染或药物诱发;消化性溃疡的疼痛常与进食有关,进食可诱发或加重胃溃疡的疼痛,十二指肠溃疡的疼痛则在进食后减轻或缓解;肠炎引起的腹痛常在排便后减轻,幽门梗阻引起的腹痛、腹胀一般在呕吐后减轻;而肠梗阻引起的腹痛常在呕吐或排气后缓解。

(四) 发作及持续时间

餐后痛可能由于胆胰疾病、胃部肿瘤或消化不良所致;饥饿痛发作呈周期性节律性者,见于胃窦、十二指肠溃疡,常发生于两餐之间,持续不减至下餐进食后;胃溃疡疼痛发生于餐后约 1 h,持续 1~2 h 后逐渐缓解;子宫内膜异位者,腹痛与月经来潮有关;卵泡破裂者发作在月经间期。

(五) 与体位的关系

胃黏膜脱垂者左侧卧位可使疼痛减轻;十二指肠壅滞症者,胸膝位或俯卧位可使腹痛及呕吐缓解;胰体癌者仰卧位时疼痛明显,前倾位或俯卧位时减轻;反流性食管炎者烧灼痛在躯体前屈时加重,而直立位时减轻。

(六) 腹痛的放射

胆道疾病疼痛向右肩背部放射;胰腺炎常向左腰背放射;泌尿系结石向会阴部放射;此外,心绞痛、心肌梗死、大叶性肺炎可放射到上腹部。典型的转移性腹痛如阑尾炎,扩散性腹痛如胃、十二指肠溃疡穿孔和肠穿孔。

四、伴随症状

腹痛常见的伴随症状与疾病的关系见表1-1-25。

表 1-1-25 腹痛常见的伴随症状与疾病的关系

伴随症状	常 见 疾 病
发热、寒战	提示腹腔内有感染或炎症存在,见于急性胆道感染、胆囊炎、肝脓肿、腹腔脓肿、阑尾炎、腹膜炎等,也可见于腹腔外疾病
黄疸	可能与肝胆胰疾病有关,急性溶血性贫血也可出现
休克	同时有贫血者可能是腹腔脏器破裂(如肝、脾或异位妊娠破裂),无贫血则见于胃肠穿孔、绞窄性肠梗阻、肠扭转、急性出血性坏死性胰腺炎等。腹腔外疾病,如心肌梗死、肺炎等,也可有腹痛与休克,应高度警惕
呕吐	提示胃肠道慢性炎症、吸收不良、胆胰疾病、泌尿系结石等,亦见于慢性肝病
呕吐、腹泻	提示胃肠病变,如急性胃炎、食物中毒等
反酸、嗳气	慢性胃炎或消化性溃疡
血便	呕血、柏油样便者,多为上消化道出血,见于消化性溃疡、肝硬化、胃底食管曲张静脉破裂出血、胃癌等;排较新鲜血便不伴呕血,则提示下消化道出血,见于溃疡性结肠炎、克罗恩病、肠结核、结肠癌等
包块	注意肿瘤、炎症性包块、胃黏膜脱垂症、痉挛性结肠、慢性脏器扭转等疾病
血尿	泌尿系结石

五、诊断思路

以腹痛为主诉的患者,急性起病者首先要除外各种急腹症,如急性胃肠穿孔、急性胰腺炎、阑尾炎、尿道结石、内脏出血等。缓慢起病者要注意鉴别功能性与器质性,良性与恶性疾病。根据年龄、性别、职业,腹痛的部位、性质、程度等,明确腹痛原因。

问诊要点见图 1-1-12。

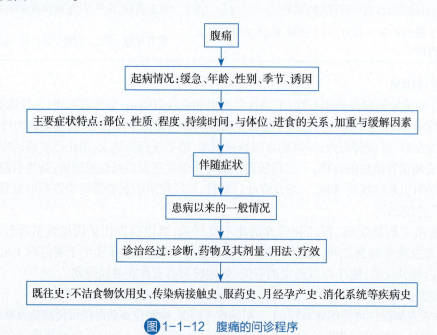

图 1-1-12　腹痛的问诊程序

思考题

1. 试述腹痛的临床表现。
2. 试述腹痛的问诊要点。
3. 试述三种绞痛的鉴别。
4. 名词解释:急腹症、内脏性腹痛、躯体性腹痛、牵涉性腹痛。

(杨延宗)

▶▶▶ 第十三节　肥　　胖 ◀◀◀

● 本 节 要 点 ●

1. 肥胖的定义、病因。
2. 单纯性肥胖的临床表现。
3. 肥胖的问诊要点。

肥胖(obesity)是指人体因为各种原因引起脂肪储量过多,显著超过正常人的一般平均量并表现出的一种状态。肥胖可由许多疾病引起,故肥胖实际上是一种症候群。

任何年龄都可以发生肥胖,但以中年人较多见,且女性多于男性。肥胖者的体重增加是由于体内脂肪组织增加,但肌肉组织并不增多或反而萎缩,故肥胖者的体重增加应与肌肉特别发达或者水肿者相区别。

一、肥胖和肥胖程度的判断

(一) 身体质量指数

身体质量指数(简称体质指数,又称体重指数,body mass index,BMI)是一种最常用的标准体重测量方法,BMI= 实际体重(kg)/ 身高的平方(m^2),我国标准:BMI 18.5~23.9 为正常,BMI 24~27.9 为超重,BMI ≥ 28 为肥胖。世界卫生组织标准:BMI 18.5~24.9 为正常,BMI 25~29.9 为超重,BMI ≥ 30 为肥胖。

(二) 理想体重与肥胖度

理想体重(kg)= 身高(cm)−105 或理想体重(kg)= [身高(cm)−100]× 0.9(男性)或 0.85(女性)。实际体重超过理想体重的百分数为肥胖度,即肥胖度 = [(实测体重 − 标准体重)/ 标准体重]× 100%。正常为 ± 10%,10%~20% 为超重,超过 20% 为肥胖。

(三) 腰围和腰臀比

腰围是受试者取站立位,双足分开 25~30 cm 以使体重均匀分布,在肋骨最下缘和髂骨上缘之间的中点水平,在平稳呼吸时测量。臀围在臀部(骨盆)最突出部测量周径。腰臀比[腰围、臀围比(waist hip rate,WHR)]即腰围与臀围的比值。男性 WHR<0.90,女性 WHR<0.85。超过此比值为中心性肥胖。现在更倾向于用腰围代替腰臀比预测中心性脂肪含量,正常成人男性腰围 >90 cm,女性 >85 cm 定为中心性肥胖。

(四) 皮褶厚度法

人体约有 50% 的脂肪组织分布在皮下,通过测量皮褶厚度,按公式推算出皮下脂肪和人体脂肪总量。通常的测定部位是肱二头肌区、肱三头肌区、肩胛下区、腹部、腰部等处。肱三头肌是最常用的部位,因为其测量简便,且通常无水肿影响。正常成年男性平均为 10.4 mm,成年女性平均为 17.5 mm。

(五) 人体总脂测定

人体总脂测定是间接测定体内脂肪(简称体脂)总质量的方法。大多数方法是测定无脂肪组织的质量,再用人体总质量减去无脂肪组织的质量,即得体脂总质量。这种方法的前提是假定身体组成只有两部分,即脂肪组织和无脂肪组织。双能 X 线吸收法是测量体脂含量的较理想的方法,此外,还有生物电阻抗法、总体水测定法、总体钾测定法、身体密度测量法等。

二、病因与发生机制

(一) 单纯性肥胖

单纯性肥胖无明显神经、内分泌系统形态和功能改变,但伴有脂肪、糖代谢调节过程障碍。

1. 体质性肥胖 由于物质代谢过程较慢,合成代谢超过分解代谢易致肥胖。

2. 过食性肥胖 由于有意识或无意识的进食过多,尤喜进甜食或肥腻食物,通常其本人也往往有致肥胖的体质因素,或者活动过少如体育锻炼停止、疾病恢复期卧床休息等,可使脂肪合成增快导致肥胖。

(二) 继发性肥胖

继发性肥胖由内分泌紊乱或代谢障碍等疾病所引起,肥胖只是这些疾病的重要症状与体征之一,同时还会有其他的临床表现,属于病理性肥胖。

1. 神经系统疾病引起肥胖 当下丘脑发生病变时,如炎症后遗症期、创伤、肿瘤等,饱感中枢腹内侧核被破坏,饥感中枢腹外侧核相对兴奋而致食欲亢进,引起肥胖。

2. 内分泌系统疾病引起肥胖 垂体促肾上腺皮质激素细胞腺瘤、皮质醇增多症等,由于皮质醇分泌增多而致机体脂肪组织堆积引起肥胖。胰岛素瘤患者一方面由于反复低血糖致多食,一方面因胰岛素分泌增多促进脂肪合成而致肥胖,其他如甲状腺、性腺功能减退等也可引起肥胖。

3. 药物性肥胖 长期使用异丙嗪、胰岛素、促进蛋白质合成制剂、糖皮质激素、氯雷他定等,可使患者食欲亢进而致肥胖。

4. 其他 痛性肥胖、水钠潴留性肥胖、颅骨内板增生症、性幼稚 − 色素性视网膜炎 − 多指(趾)畸形综合征、三低肥胖综合征、肥胖 − 通气不良综合征等。

三、临床表现与伴随症状

(一)单纯性肥胖

一般在排除继发性肥胖的一切可能性后,才能诊断为单纯性肥胖。这是临床上最常见的一种肥胖,常有家族史,多无内分泌代谢性疾病。患者往往从童年期就较肥胖,多为均匀性肥胖,腹部脂肪堆积较为明显,出汗多,易疲劳,部分患者可出现腹胀、身体疼痛或皮肤化脓性感染。严重肥胖者可出现肺泡–换气受限综合征等,女性可伴有月经失调、闭经、不育;男性可有阳痿。此型肥胖者有发生糖尿病、高血压、动脉粥样硬化、冠心病、胆囊炎、胆石症等病的危险。

(二)继发性肥胖

1. 下丘脑性肥胖 是由于多种原因累及下丘脑使其代谢和功能受损所致。多为均匀性肥胖,常伴有下丘脑功能异常及轻度的神经、精神症状,如体温调节功能失调、神经功能紊乱、多食、嗜睡、失眠、尿崩症等。

2. 间脑性肥胖 为间脑器质性病变所致,多为普遍性肥胖,常伴有自主–内分泌功能障碍,出现食欲波动,睡眠节律改变,体温、血压、脉搏易变,糖耐量异常,性功能减退,尿崩症等。

3. 肥胖性生殖无能症 由于下丘脑–垂体邻近组织器官损伤所致,少数原因未明。以肥胖及生殖器官发育不良为主要特征。多见于少年期,脂肪常积聚于颈、乳房、胸、腹、臀及股部,臂及小腿细瘦,常伴肘外翻或膝内翻畸形,生殖器不发育,第二性征推迟或不出现。

4. 垂体性肥胖

(1)垂体促肾上腺皮质激素细胞腺瘤 患者常表现为向心性肥胖,满月脸、水牛背,皮肤菲薄、紫纹、痤疮,高血压,代谢异常,四肢肌肉萎缩等。

(2)垂体生长激素细胞腺瘤或增生 患者因全身骨骼和软组织增生肥大,体重增加,形成典型肢端肥大外貌。如发病年龄在青春期前可导致巨人症。

(3)垂体泌乳素瘤 为垂体瘤中较多见的一种。大多为女性,表现为溢乳、月经紊乱或闭经、不育、肥胖、水肿、视力减退等;男性患者少见,表现为阳痿、头痛、视力减退或视野缺损。

5. 皮质醇增多症(又称库欣综合征) 大量皮质醇引起脂肪、蛋白质、糖代谢紊乱及多种器官功能障碍。患者多逐渐形成向心性肥胖,表现为满月脸,颈、胸、腹部肥胖而四肢无明显肥胖。常伴有血质面容、水牛背、皮肤紫纹、多毛、高血压、糖尿病、骨质疏松等。

6. 胰源性肥胖 多见于胰岛素瘤和 2 型糖尿病早期,前者症状严重,常有精神神经症状、抽搐、昏迷等。常反复多次发作,病情逐渐加重。后者多见于中年或中年以上人群,常在糖尿病发生前已有肥胖,肥胖分布呈普遍性,皮下脂肪丰满,伴多食、多饮、多尿等。

7. 甲状腺功能减退症 大部分患者体重增加是由黏液性水肿所致,并非肥胖。部分患者可有肥胖,脂肪沉着以颈部明显,面容虚肿、皮肤苍白、皮肤干而粗糙、怕冷、食欲缺乏、便秘、心率减慢、反应迟钝等。

8. 性腺性肥胖 多在切除性腺或放射性损伤性腺后出现,脂肪主要分布在腰部以下、臀部及大腿等处,女性在闭经或绝经期后发生的肥胖与切除性腺所致肥胖无明显差异。此外,多囊卵巢综合征也可导致肥胖,表现为多毛、月经不规则或闭经、不育、长期不排卵、基础体温呈单相。

9. 其他

(1)痛性肥胖 多见于绝经期妇女,其特征为肥胖伴有疼痛性皮下脂肪结节,多见于颈腋部,结节可持续多年。常有停经过早和性功能早衰等表现。

(2)水钠潴留性肥胖 多见于妇女,肥胖发展较快,脂肪分布不均,以乳房、腹部、臀部和下肢显著,皮肤可有凹陷性水肿,水肿程度与体重增加常在活动后加剧,休息后减轻。

(3)颅骨内板增生症(Morgagni-Stewart-Morel syndrome) 本病罕见,几乎全是女性,多发生于绝经期之后。约半数患者有肥胖,以躯干及四肢近端为主,常伴有剧烈头痛、精神失常、多毛、月经过少或闭经,基础代谢率降低及糖代谢障碍。

（4）性幼稚 – 色素性视网膜炎 – 多指（趾）畸形综合征（Laurence-Moon-Biedl syndrome）　本病少见，常有家族史，男性居多，主要表现为肥胖、色素性视网膜退行性变、多指（趾）畸形、身材矮小、卷发、长眉毛及长睫毛、生殖器发育差、智力低下等。

（5）三低肥胖综合征（Prader-Willi syndrome）　主要表现为肥胖伴肌张力低下、智力低下、性腺功能低下。

（6）肥胖通气低下综合征（obesity-hypoventilation syndrome）　原因未明，表现为肥胖、矮小、嗜睡、发绀、杵状指、通气功能减退、继发性红细胞增多症、周期性呼吸和心力衰竭等。

四、诊断思路

针对肥胖而就诊的患者，首先确定肥胖的程度；鉴别单纯性肥胖和因其他疾病引起的继发性肥胖；查明肥胖原因。

问诊要点见图 1-1-13。

思考题

1. 试述肥胖的定义。
2. 试述肥胖的病因。
3. 试述肥胖的诊断思路。
4. 名词解释：体重指数、腰臀比、单纯性肥胖。

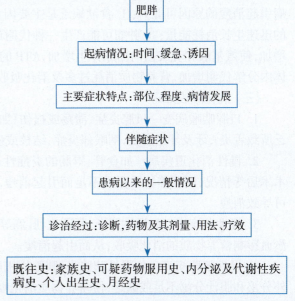

图 1-1-13　肥胖的问诊程序

（杨延宗）

▶▶▶ 第十四节　消　瘦 ◀◀◀

● 本 节 要 点 ●

1. 消瘦的定义、病因。
2. 消瘦的临床表现及伴随症状。
3. 消瘦的问诊要点。

消瘦（emaciation）是指由于某些疾病或某种因素造成体重低于正常低限值的一种状态。一般体重较正常标准值下降 10% 以上即可诊断为消瘦，但是实际中由于许多低体重者并非患有某种疾病，所以有学者主张将体重下降少于标准体重的 10% 称为低体重，体重下降超过标准体重的 20% 称为消瘦。

一、病因及发生机制

（一）神经内分泌及代谢疾病

1. 甲状腺功能亢进症　由于机体的基础代谢率增高，分解代谢旺盛，消耗能量过多，使机体呈现代谢负平衡状态，引起消瘦。

2. 糖尿病　患者代谢紊乱，血糖、尿糖增高，脂肪、蛋白质分解代谢代偿性增加，能量消耗过多，引起消瘦。

3. 慢性肾上腺皮质功能减退症（Addison 病）　患者因慢性失水、食欲不振、胃肠功能紊乱，消化吸收不良导致消瘦。

4. 下丘脑综合征　下丘脑损伤后,腹外侧核摄食中枢损害,而腹内侧核饱食中枢相对兴奋,从而拒食、厌食,引起消瘦。

(二)慢性消耗性疾病

1. 慢性传染病　如肺结核、肝炎、血吸虫病、原虫病、艾滋病等。

2. 恶性肿瘤及血液病　多见于消化道肿瘤(如食管癌、胃癌、肝癌、胰腺癌)、白血病和淋巴瘤等。肿瘤引起消瘦的原因可能为:① 食欲缺乏是主要因素,尤其因焦虑和治疗反应等,加重了食欲缺乏;② 肿瘤的迅速生长消耗能量;③ 肿瘤可能产生一种代谢毒素,使患者葡萄糖利用率降低,游离脂肪酸的氧化代谢增加,使氨基酸和乳酸盐向糖原异生增加,ATP的无效消耗增多;④ 肿瘤继发感染、出血、渗出等,使患者体内分解代谢增加,营养物质消耗过多及消化吸收功能障碍导致消瘦。

(三)消化吸收障碍

1. 口腔咽喉病变　口腔炎症、溃疡或损伤(如核黄素缺乏、白塞综合征所致口腔溃疡、炎症,烟酸胺缺乏所致舌炎),牙及牙龈病变,咽喉部炎症、结核或癌肿等,由于疼痛而致进食或吞咽困难,引起消瘦。

2. 慢性消化道疾病　如食管、胃肠的炎症性、溃疡性、梗阻性病变,还有胃大部切除术后等胃肠道手术术后等情况,因营养物质摄入不足而引起消瘦,此外,胃肠吸收不良综合征等引起的严重呕吐、腹泻均可导致消瘦。

3. 慢性肝疾病　如慢性肝炎、肝硬化、肝癌等,由于肝功能低下,合成蛋白质的能力下降,外加胃肠道淤血影响营养物质的消化吸收,从而引起消瘦。

4. 慢性胰腺疾病　如慢性胰腺炎、胰腺周围脓肿、胰腺癌等,常伴恶心、呕吐、腹泻等症状,由于胰腺外分泌和胆汁分泌不足或缺乏,使营养物质消化吸收障碍而致消瘦。

(四)重度创伤与大面积烧伤

患者因大量失血或血浆渗出,蛋白质消耗显著增加;又因贫血、毒素作用、神经营养障碍等使组织分解代谢增加,从而导致消瘦。

(五)药物所致的消瘦

某些抗生素、雌激素、氨茶碱等,长期使用能引起食欲减退;甲状腺制剂、苯丙胺等,可促进分解代谢;长期使用泻药能影响肠道吸收功能。这些因素均可使机体内热量呈现负平衡状态,从而导致消瘦。

(六)神经、精神性厌食

患者情绪紊乱,导致食欲减退、摄食减少,从而引起消瘦。

二、临床表现及伴随症状

(一)神经内分泌及代谢疾病

1. 甲状腺功能亢进症　可有怕热多汗、性情焦躁、易怒、心悸、多食、消瘦、突眼、甲状腺肿大等。

2. 糖尿病　可有多食、多饮、多尿、高血糖、消瘦、疲乏无力、易感染、皮肤感觉异常、视力障碍等。

3. 慢性肾上腺皮质功能减退症　可有色素沉着、乏力倦怠、纳差、恶心、呕吐、腹泻、低血压、低血糖等。

4. 下丘脑综合征　下丘脑的各种病变由于病变部位不同,可表现为以内分泌代谢障碍为主,伴自主神经功能紊乱的复杂症候群,包括睡眠、体温、进食、性功能障碍以及尿崩症、精神异常等。

(二)慢性消耗性疾病

1. 结核病　全身症状有乏力,消瘦,食欲不振,长期低热,多在下午或傍晚升高,盗汗,面颊潮红,重症可出现高热不退,周身衰竭。呼吸道症状多表现有咳嗽,早期轻微干咳或少量黏液痰,随病变进展可咳大量黏液性或脓性痰。

2. 肿瘤　局部表现有肿块、疼痛、溃疡、病理性分泌物、出血、梗阻等;全身表现有病因不明的发热持续或反复出现的夜间疼痛、消瘦、无力、贫血或低热等,可伴有恶病质及肿瘤特有的症状和体征。

(三)消化吸收障碍

1. 肝疾病　可伴有发热、消瘦、衰弱、疲劳、食欲下降、恶心、黄疸、蜘蛛痣、肝掌、上腹部不适等。

2. 胰腺病变　可有上腹部不适、腹痛、发热、腹泻、恶心、呕吐、黄疸和消瘦等症状。体征:急性水肿型胰腺炎患者可仅有上腹部压痛,压痛往往与腹痛程度不相称。出血坏死型胰腺炎患者上腹压痛显著,出现腹膜炎时,压痛可遍及全腹,并有肌紧张及反跳痛;并发肠麻痹时则明显腹胀,肠鸣音减少而弱。

3. 小肠吸收不良综合征　腹泻(大多情况粪便稀薄而量多,且含有较多油脂,又称脂肪泻)和消瘦为主要症状。可有腹部轻压痛,四肢末梢感觉异常,口舌炎或溃疡,糙皮病样色素沉着,水肿、凹甲、肌压痛、杵状指(趾)等体征。

(四) 神经性、精神性厌食

神经性、精神性厌食可有厌食、消瘦、皮肤干燥、脱发、头晕、乏力、心悸、气短、四肢末端发凉、继发性闭经及抑郁症的一些症状等。

三、诊断思路

针对以消瘦为主诉而就诊的患者,应详细询问消瘦出现的时间、身体变化显著的部位以及引起变化的诱因。了解患者的饮食习惯、饮食结构和每日摄入量。询问患者工作、生活压力情况以及家族史等。寻找消瘦的病因。

问诊要点见图1-1-14。

思考题

1. 消瘦的病因有哪些?
2. 试述消瘦的临床表现和伴随症状。
3. 名词解释:消瘦、Addison病。

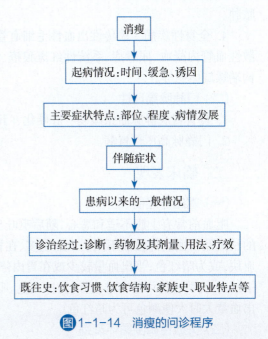

图1-1-14　消瘦的问诊程序

(杨延宗)

▶▶▶ 第十五节　呕　血 ◀◀◀

● 本 节 要 点 ●

1. 呕血的病因。
2. 呕血的临床表现。
3. 呕血的伴随症状及鉴别诊断。

呕血(hematemesis)是指屈氏韧带以上的消化道,包括食管、胃、十二指肠、肝、胆、胰疾病或全身性疾病所致的上消化道出血,血液经口腔呕出。常伴有黑便,严重时可有急性周围循环不足或衰竭的表现。

一、病因

引起呕血的原因很多,临床上最常见的病因是消化性溃疡,占40%以上,其次是食管或胃底曲张静脉破裂、急性胃黏膜病变及胃癌。此外,如频繁干呕后出现呕血,应考虑食管贲门黏膜撕裂(Mallory-Weiss综合征)。年龄大的患者除考虑胃癌外还应注意恒径动脉综合征(Dieulafoy病)。当病因未明时,也应考虑一些少见疾病,如平滑肌瘤、血管畸形、血友病、原发性血小板减少性紫癜等。为方便起见,通常将呕血分为门静脉高压性和非门静脉高压性两类。

(一) 非门静脉高压性

1. 食管疾病　食管炎(反流性食管炎、食管憩室炎)、食管癌、食管溃疡、食管损伤等。

2. **胃部疾病及十二指肠疾病** 胃溃疡、十二指肠溃疡、急性胃黏膜病变、吻合口或残胃黏膜糜烂或溃疡、胃癌（包括残胃癌）、胃息肉、胃血管异常（血管瘤、动静脉畸形、Dieulafoy 病）、其他肿瘤（淋巴瘤、平滑肌瘤/肉瘤、神经纤维瘤）、胃黏膜脱垂伴溃疡、急性胃扩张、胃扭转、胃血吸虫病、胃克罗恩病、胃结核、十二指肠溃疡、十二指肠憩室、十二指肠非特异性炎症、十二指肠肿瘤。

3. **胃肠邻近器官疾病** 胆道结石、胆道蛔虫病、胆囊或胆管癌、肝癌、肝脓肿、肝动脉瘤破入胆道、胰腺癌、急性胰腺炎并发脓肿破溃累及十二指肠、主动脉瘤、肝及脾动脉瘤破裂入上消化道、纵隔肿瘤或脓肿。

4. **全身性疾病** 遗传性出血性毛细血管扩张症、过敏性紫癜、血友病、血小板减少性紫癜、白血病、弥散性血管内凝血、尿毒症、系统性红斑狼疮、结节性多动脉炎累及上消化道、其他血管炎、流行性出血热、钩端螺旋体病等。

（二）门静脉高压性

1. **食管胃底静脉曲张破裂** 肝硬化、门静脉阻塞、Budd-Chiari 综合征。

2. **门静脉高压性胃病。**

二、临床表现

（一）呕血与黑便

呕血前常有上腹不适和恶心，随后呕吐出血性胃内容物。其颜色视出血量的多少及在胃内停留时间的长短及出血的部位而不同。出血量多、在胃内停留时间短、出血位于贲门或食管，则血色鲜红或混有凝血块，或为暗红色；当出血量较少或在胃内停留时间长，则因血红蛋白与胃酸作用形成酸化正铁血红蛋白（hematin），呕吐物可呈咖啡渣样，为棕褐色。呕血的同时因部分血液经肠道排出体外，可形成黑便（melena），出血量大时大便颜色可为暗红色。

（二）失血性周围循环衰竭

出血量占循环血容量 10% 以下时，病人一般无明显临床表现或稍无力；出血量占循环血容量 10%~20% 时，可有头晕、无力等循环血容量不足的表现，多无血压、脉搏等变化；出血量达循环血容量的 20% 以上时，则有冷汗、四肢厥冷、心慌、脉搏增快等急性失血症状；若出血量在循环血容量的 30% 以上，则有神志不清、面色苍白、心率加快、脉搏细弱、血压下降、呼吸急促等急性周围循环衰竭的表现；慢性失血循环血容量不足者，症状较急性失血者轻。

（三）血液学改变

出血早期可无明显血液学改变，出血 3~4 h 以后由于组织液的渗出及输液等情况，血液被稀释，红细胞、血红蛋白及血细胞比容逐渐降低。血尿素氮（BUN）升高，表现为肠源性氮质血症。

（四）其他

可出现发热等表现。

三、伴随症状

了解伴随症状对确定病因及估计失血量很有帮助（表 1-1-26）。

表 1-1-26　呕血常见的伴随症状与疾病的关系

伴随症状	常见疾病
上腹痛	中青年人，疼痛具有一定周期性与节律性，而且反复发作，出血后上腹痛能缓解多为消化性溃疡；中老年人，慢性上腹痛，疼痛无明显规律性或疼痛规律较前改变并伴有厌食、消瘦或贫血者，应警惕胃癌
黄疸	右上腹绞痛、黄疸、畏冷发热伴呕血者，提示可能有胆道出血。黄疸、发热及全身皮肤黏膜有出血倾向者，见于某些感染性疾病，如败血症及钩端螺旋体病等
肝脾大	脾大，皮肤有肝掌、蜘蛛痣、色素沉着、腹壁静脉曲张或伴有腹腔积液，化验有肝功能异常，提示肝硬化门静脉高压；肝区疼痛、肝大、质地坚硬、表面凹凸不平、黄疸、消瘦、血清甲胎蛋白（AFP）阳性者，多为原发性肝癌

续表

伴随症状	常 见 疾 病
腹部肿块	胃、胰腺、肝胆肿瘤
头晕、黑蒙、口渴、冷汗	提示血容量不足,于出血早期可随体位变动(如由卧位变坐、立位时)而发生;伴有肠鸣音亢进者,提示有活动性出血
其他	近期有服用非甾体消炎药(NSAID)史、酗酒史、大面积烧伤、颅脑手术、脑血管疾病和严重外伤伴呕血者,应考虑急性胃黏膜病变;在剧烈呕吐后继而呕血,应注意食管贲门黏膜撕裂

四、诊断思路

　　疑为呕血,应首先排除口腔、鼻咽部出血和咯血;寻找呕血诱因;根据呕血量估计失血量;根据呕血颜色推测出血的部位和速度;观察是否存在周围循环不足或衰竭的症状;询问既往是否有慢性上腹部疼痛、反酸、胃灼热、嗳气等消化不良病史,注意疼痛规律是否改变,近期是否有消瘦、食欲不振史,是否有肝病、黄疸史和长期药物摄入史,并注意药名、剂量及反应等,询问既往史有助于出血病因分析。

　　问诊要点见图 1-1-15。

思考题

1. 试述临床对呕血量的判断,如症状、体征等。
2. 试述最常见的呕血病因。
3. 名词解释:呕血、失血性周围循环衰竭。

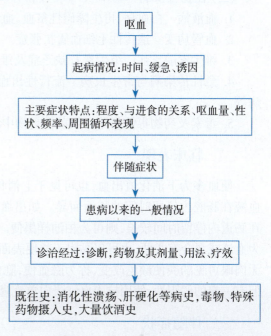

图 1-1-15　呕血的问诊程序

（林金秀）

▶▶▶ ## 第十六节　便　　血 ◀◀◀

● 本 节 要 点 ●

1. 便血的病因。
2. 便血的临床表现及伴随症状。

　　便血(hematochezia)是指消化道出血,血液由肛门排出。由于出血的部位不同、出血量的多少及血液在消化道内停留时间的长短差异,便血颜色可呈鲜红、暗红或黑色;少量出血不造成粪便颜色改变,须经隐血试验才能确定者,称为隐血(occult blood)。

一、病因

(一)下消化道疾病

　　1. 肛管疾病　痔、肛裂、肛瘘、肛管损伤。

　　2. 直肠疾病　直肠损伤、直肠息肉、直肠癌、非特异性直肠炎、放射性直肠炎、直肠溃疡、邻近恶性肿瘤或脓肿侵入直肠等。

　　3. 结肠疾病　急性细菌性痢疾、阿米巴痢疾、溃疡性结肠炎、缺血性结肠炎、嗜酸性肠炎、结肠憩室炎、血吸虫病、结肠癌、结肠息肉等。

4. 小肠疾病　肠结核、肠伤寒、急性出血性坏死性肠炎、钩虫病、Crohn 病、小肠肿瘤、小肠血管瘤、空肠憩室炎或溃疡、Meckel 憩室炎或溃疡、肠套叠、缺血性小肠炎等。

5. 血管病变　缺血性肠炎、门静脉高压性肠病、血管瘤、毛细血管扩张症、血管畸形、血管退行性变。

(二) 上消化道疾病

视出血的量与速度的不同，上消化道疾病可表现为便血或黑便，如消化性溃疡、胃炎、胃癌等。

(三) 全身性疾病

1. 血液病　白血病、再生障碍性贫血、血小板减少性紫癜、血友病。

2. 血管病变　遗传性毛细血管扩张症。

3. 维生素缺乏症　维生素 C 缺乏症及维生素 K 缺乏症。

4. 急性传染病与寄生虫病　流行性出血热、暴发性病毒性肝炎、伤寒、败血症、钩端螺旋体病、钩虫病等。

5. 毒素及药物毒性作用　细菌性食物中毒、化学性药物中毒、尿毒症等。

二、临床表现

便血多为下消化道出血，也可见于上消化道出血。便血颜色可因出血部位不同、出血量的多少以及血液在肠腔内停留时间的长短而异。如出血量多、速度快则呈鲜红色或暗红；若出血量小、速度慢，血液在肠道内停留时间较长，则可为柏油样黑便。便血可以为急性大出血、慢性少量出血及间歇性出血，可全为血液或混合有粪便，也可仅黏附于粪便表面或于排便后肛门滴血。消化道出血每日在 5~10 mL 以内者，无肉眼可见的粪便颜色改变，称为隐血便，隐血便须用隐血试验才能确定。一般的隐血试验虽敏感性高，但有一定的假阳性，使用抗人血红蛋白单克隆抗体的免疫学检测，可以避免其假阳性。

三、伴随症状

便血常见的伴随症状与疾病的关系见表 1–1–27。

表 1–1–27　便血常见的伴随症状与疾病的关系

伴随症状	常 见 疾 病
腹痛	慢性反复上腹痛，且呈周期性与节律性，出血后疼痛减轻，见于消化性溃疡；上腹绞痛或有黄疸、发热伴便血者，应考虑胆道出血；腹痛时排血便或黏液脓血便伴发热，便后腹痛减轻，见于细菌性痢疾、阿米巴痢疾或溃疡性结肠炎；腹痛伴便血还见于急性出血性坏死性肠炎、肠套叠、膈疝；年龄大的患者特别是心脏疾病者应注意肠系膜血栓形成或栓塞等引起缺血性肠病
里急后重	提示为肛门、直肠疾病或疾病累及肛门、直肠，见于痢疾、直肠炎及直肠癌或邻近恶性肿瘤或脓肿侵入直肠等
腹部肿块	结肠癌、肠道恶性淋巴瘤、肠结核、肠套叠及 Crohn 病等
发热	细菌性痢疾、阿米巴痢疾等感染性肠病，还见于败血症、流行性出血热、钩端螺旋体病或部分恶性肿瘤，如肠道淋巴瘤、白血病等
皮肤改变	肝掌及蜘蛛痣者，便血可能与肝硬化及门脉高压性胃肠病有关；黑色素斑 – 胃肠息肉病（Peutz-Jeghers 综合征）在口周及口颊黏膜可见圆形、椭圆形或不规则形的棕色或黑色大小不一的斑点；皮肤黏膜有毛细血管扩张，提示便血可能由遗传性毛细血管扩张症所致
全身出血倾向	急性传染性疾病及血液疾病，如重症肝炎、流行性出血热、白血病、过敏性紫癜、血友病等

四、诊断思路

寻找便血的病因和诱因，如是否进食生冷、辛辣刺激等食物，是否有不洁饮食或集体发病史，便血前排便是否困难，大便是否干结。根据便血的颜色推测出血的部位、速度及可能的病因，根据便血量估计失血量。询问既往有无腹泻、腹痛、痔、肛裂病史,有无胃肠手术史及肛肠手术史,有无心脏病及心律失常史,有无使用抗凝药物等。

问诊要点见图 1-1-16。

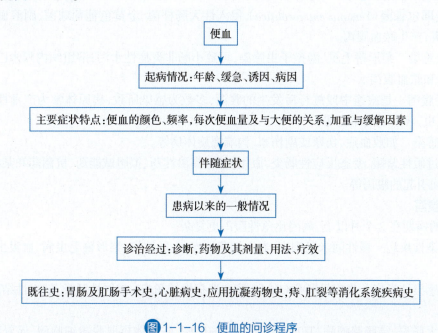

图 1-1-16　便血的问诊程序

思考题

1. 试述便血的常见临床表现。
2. 便血伴里急后重常见于哪些疾病?
3. 名词解释:隐血、便血。

(林金秀)

▶▶▶ 第十七节　腹　　泻 ◀◀◀

● 本 节 要 点 ●

1. 腹泻的定义、发病机制。
2. 腹泻的临床表现。
3. 综合分析腹泻的症状表现,判断腹泻的病因。

腹泻(diarrhea)指原来的排便习惯发生变化,每日排便次数增多,粪质稀薄,或带有黏液、脓血,或含脂肪,或带有未消化的食物。如解液状便,每日 3 次以上,或每天粪便总量大于 200 g,其中粪便含水量大于 80%,则可认为是腹泻。腹泻可分为急性与慢性两种,超过两个月者属慢性腹泻。腹泻可伴有腹痛、里急后重、肛周不适、失禁等症状。重者可引起消瘦、水电解质紊乱。

一、病因

(一) 急性腹泻

1. 食物中毒　由于食物被金黄色葡萄球菌、蜡样芽胞杆菌、产气荚膜梭菌、肉毒杆菌等的毒素污染引起,多表现为非炎症性水泻。

2. 肠道感染

(1) 病毒感染　轮状病毒、Norwalk 病毒、肠腺病毒感染时,可发生小肠非炎症性腹泻。

(2) 细菌感染　霍乱弧菌和产毒性大肠杆菌可致小肠非炎症性水泻。沙门菌属、志贺菌属、弯曲杆菌属、小肠结肠炎耶尔森菌(*Yersinia enterocolitica*)、侵入性大肠杆菌、金黄色葡萄球菌、副溶血性弧菌、难辨梭菌可致结肠炎,产生脓血腹泻。

(3) 寄生虫感染　梨形鞭毛虫、隐孢子虫感染,可致小肠非炎症性水泻;溶组织内阿米巴侵犯结肠时,引起炎症、溃疡和脓血腹泻。

(4) 旅行者腹泻　是旅途中或旅行后发生的腹泻,多数为感染所致,病原体常为产毒性大肠杆菌、沙门菌、梨形鞭毛虫、溶组织阿米巴等。

3. 全身性感染　如败血症、伤寒或副伤寒、钩端螺旋体病等。

4. 其他　过敏性紫癜、变态反应性肠炎,服用泻药、高渗性药、拟胆碱能药、抗菌药和某些降压药或抗心律失常药期间引起的腹泻等。

(二) 慢性腹泻

慢性腹泻的病期在 2 个月以上,病因比急性腹泻更复杂。

1. 肠道感染性疾病　慢性阿米巴痢疾、慢性细菌性疾病、肠结核、梨形鞭毛虫病、血吸虫病、肠道念珠菌病。

2. 肠道非感染性炎症　炎症性肠病(Crohn 病和溃疡性结肠炎)、放射性肠炎、缺血性结肠炎、憩室炎、尿毒症性肠炎。

3. 肿瘤　大肠癌、结肠腺瘤病(息肉)、小肠恶性淋巴瘤、胺前体摄取脱羧细胞瘤、促胃液素瘤、类癌、肠血管活性肠肽瘤等。

4. 小肠吸收不良

(1) 消化不良　① 胰消化酶缺乏,如慢性胰腺炎、胰腺癌、胰瘘等。② 双糖酶缺乏,如乳糖不耐受症等。③ 胆汁排出受阻和结合胆盐不足,如肝外胆道梗阻、肝内胆汁淤积、小肠细菌过长(盲袢综合征)等。

(2) 小肠吸收面减少　① 小肠切除过多(短肠综合征)。② 近段小肠 - 结肠吻合或瘘管等。

(3) 小肠浸润性疾病　Whipple 病、α - 重链病、系统性硬化病等。

5. 运动性腹泻　肠蠕动紊乱(多数为加速)引起,如肠易激综合征、胃次全切除术后、迷走神经切断后、部分性肠梗阻、甲状腺功能亢进、肾上腺皮质功能减退等。

6. 药源性腹泻　① 泻药,如酚酞、番泻叶等。② 抗生素,如林可霉素、克林霉素、新霉素等。③ 降压药,如利血平、胍乙啶等。④ 肝性脑病用药,如乳果糖、异山梨醇等。

7. 神经功能紊乱　肠易激综合征、功能性腹泻等。

二、发生机制

从病理生理角度腹泻可划分为下列几个方面。

(一) 分泌性腹泻

肠吸收受抑,胃肠道分泌大量水和电解质,特点为大量水样泻,粪中无脓血或脂肪,禁食后仍有腹泻,粪渗透压接近血浆。霍乱弧菌外毒素引起的大量水样腹泻即属于典型的分泌性腹泻。某些胃肠道内分泌肿瘤,如促胃液素瘤、VIP 瘤所致的腹泻也属于分泌性腹泻。此外,还包括既往称作渗出性腹泻的肠道感染或非感染性炎症,如阿米巴肠炎、细菌性痢疾、溃疡性结肠炎、Crohn 病、肠结核以及放射性肠炎、肿瘤溃烂等均可使炎症性渗出物增多而致腹泻。

(二) 渗透性腹泻

渗透性腹泻是由肠腔内含有大量不能被吸收的溶质,使肠腔内渗透压增高,大量液体被动进入肠腔而引起腹泻。特点为禁食后腹泻停止,粪便中含有大量未完全消化或分解的食物成分,pH 偏酸性,肠腔内渗透压高。如口服盐类泻剂或甘露醇等引起的腹泻;乳糖酶缺乏,乳糖不能水解即形成肠内高渗,亦属此型。

（三）消化功能障碍性腹泻

由消化液分泌减少所引起，如慢性萎缩性胃炎、慢性胰腺炎、胃次全切除术后，胰、胆管阻塞可因胆汁和胰酶排泌受阻，引起消化功能障碍性腹泻。

（四）吸收不良性腹泻

吸收不良性腹泻由肠黏膜的吸收面积减少或吸收障碍所引起，如小肠大部分切除、吸收不良综合征、小儿乳糜泻、成人热带及非热带脂肪泻等。

（五）动力性腹泻

动力性腹泻由肠蠕动亢进致肠内食糜停留时间缩短，未被充分吸收所致，粪便多稀烂但不带渗出物，伴肠鸣音亢进，腹痛可有可无，如肠炎、甲状腺功能亢进、糖尿病、胃肠功能紊乱等。

三、临床表现

（一）起病及病程

了解何时起病，起病的缓急以及病程的长短，将有助于鉴别各种腹泻疾病。急性腹泻起病骤然，病程短于2周，多为感染或食物中毒所致；慢性腹泻起病缓慢，病程较长，多超过2个月，多见于慢性特异性或非特异性炎症、消化功能障碍、吸收不良、肠道肿瘤或功能性腹泻等。

（二）腹泻与腹痛的关系

急性腹泻常有腹痛，尤以感染性腹泻较为明显。小肠疾病的腹泻疼痛常在脐周，便后腹痛缓解不明显；结肠病变疼痛多在下腹，便后疼痛常可缓解；分泌性腹泻往往无明显腹痛。

（三）腹泻次数及粪便性质

急性感染性腹泻常有不洁饮食史，于进食后24 h内发病，每天排便数次甚至数十次，多呈糊状或水样便，少数为脓血便；慢性腹泻表现为每天排便次数增多，可为稀便，亦可带黏液、脓血，见于慢性痢疾、炎症性肠病及结肠癌、直肠癌等；阿米巴痢疾的粪便呈暗红色或果酱样；粪便中带少许黏液而无病理成分者常见于肠易激综合征、甲状腺功能亢进症或功能性腹泻等。

（四）里急后重

里急后重即肛门坠胀感，感觉排便未净，排便频繁，但每次排便量甚少，且排便后未能感觉轻松，提示为肛门、直肠疾病或疾病累及肛门、直肠，见于痢疾、直肠炎及直肠癌。

四、伴随症状和体征

了解腹泻伴随的症状（表1-1-28），对了解腹泻的病因和机制、腹泻引起的病理生理改变，乃至作出临床诊断都有重要价值。

表1-1-28　腹泻常见的伴随症状与疾病的关系

伴 随 症 状	常 见 疾 病
发热	急性细菌性痢疾、伤寒或副伤寒、肠结核、Crohn病、溃疡性结肠炎急性发作期、败血症、肠道恶性淋巴瘤等
明显消瘦	胃肠道恶性肿瘤、胰腺恶性肿瘤、肠结核及吸收不良综合征
皮疹或皮下出血	败血症、伤寒或副伤寒、麻疹、过敏性紫癜、糙皮病等
腹部包块	胃肠恶性肿瘤、Crohn病、肠结核及血吸虫性肉芽肿
重度失水	分泌性腹泻，如霍乱、细菌性食物中毒等
关节痛或关节肿胀	Crohn病、溃疡性结肠炎、系统性红斑狼疮、肠结核、Whipple病等
头晕、失眠、健忘等精神心理症状	肠易激综合征
荨麻疹、头痛、血管神经性水肿	发病前进食易引起过敏的食物（虾、鱼、肉、蛋、乳制品）等，可能为过敏性胃肠炎

五、诊断思路

针对腹泻起病的患者,应了解是否有不洁饮食、旅行、聚餐等,是否与油腻食物摄入过多有关,或与紧张、焦虑等有关。了解同食者群体发病史及地区和家族中的发病情况。询问腹泻的次数及大便量,有助于判断腹泻的类型和病变部位。观察大便的形状和气味,对判断腹泻类型有帮助。观察腹泻的伴随症状,了解腹泻加重和缓解的因素,如与进食、进油腻食物的关系,以及禁食、抗生素的作用等。

问诊要点见图 1-1-17。

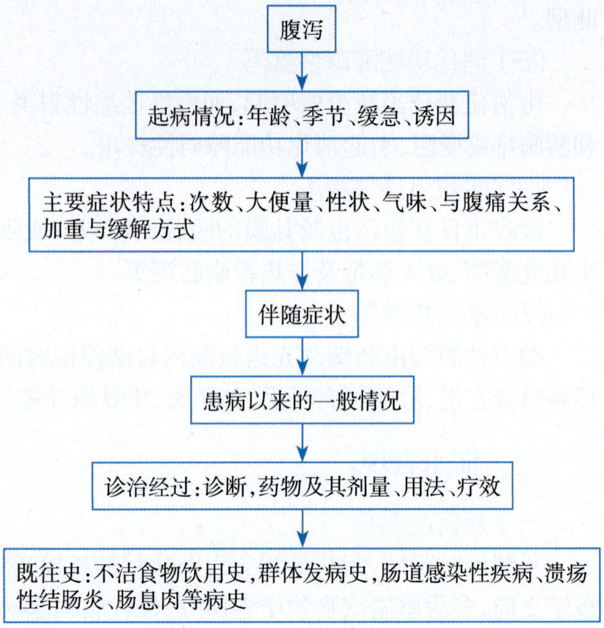

思考题

1. 简述腹泻发生的几种病理生理学机制。

2. 试述腹泻的诊断思路。

3. 举例说明大便性状与常见引起腹泻的疾病的联系。

4. 名词解释:腹泻、分泌性腹泻、渗透性腹泻、消化功能障碍性腹泻。

腹泻

起病情况:年龄、季节、缓急、诱因

主要症状特点:次数、大便量、性状、气味、与腹痛关系、加重与缓解方式

伴随症状

患病以来的一般情况

诊治经过:诊断,药物及其剂量、用法、疗效

既往史:不洁食物饮用史,群体发病史,肠道感染性疾病、溃疡性结肠炎、肠息肉等病史

图 1-1-17 腹泻的问诊程序

(林金秀)

第十八节 便 秘

● 本 节 要 点 ●

1. 便秘的定义、病因。

2. 便秘的临床表现及伴随症状。

便秘(constipation)是指在不用通便剂的情况下,一周内自发性排便少于 3 次,伴排便困难、粪便干结,还可伴有腹胀、腹痛或肛门周围疼痛等。便秘是临床上常见的症状,多长期持续存在,症状扰人,影响生活质量。便秘病因多样,以肠道疾病最为常见,但诊断时应慎重排除其他病因。

一、病因

(一) 功能性便秘

1. 进食量少或食物缺乏纤维素。

2. 排便习惯受干扰(精神因素、生活习惯改变等)。

3. 药物因素(泻药依赖性、阿片类药、抗胆碱能药、神经阻滞药等)。

4. 肠易激综合征。

5. 结肠冗长。

6. 腹肌及盆肌张力不足。

(二) 器质性便秘

1. 直肠与肛门病变 痔疮、肛裂、肛周脓肿或溃疡、直肠炎、直肠癌、盆腔疾病。

2. 结肠病变 肿瘤(良性或恶性)、肠梗阻、肠粘连、Crohn 病、溃疡性结肠炎、结肠阿米巴病、先天性巨

结肠。

3. 腹腔或盆腔疾病 如肿瘤压迫。

4. 全身性疾病 尿毒症、糖尿病、甲状腺功能减退、卟啉病、铅中毒等。

二、发生机制

食物在消化道经消化吸收后,剩余的食糜残渣从小肠输送至结肠,在结肠内再将大部分的水分和电解质吸收形成粪团,最后输送至乙状结肠及直肠,通过一系列的排便活动将粪便排出体外。从形成粪团到产生便意和排便动作的各个环节,均可因神经系统活动异常、肠平滑肌病变及肛门括约肌功能异常或病变而发生便秘。就排便过程而言,其生理活动包括:① 粪团在直肠内膨胀所致的机械性刺激,引起便意及排便反射和随后的一系列肌肉活动。② 直肠平滑肌的推动性收缩。③ 肛门内、外括约肌的松弛。④ 腹肌与膈肌收缩使腹压增高,最后将粪便排出体外。若上述的任何一个环节存在缺陷即可导致便秘。

便秘发生机制中,常见的因素有:① 摄入食物过少,特别是纤维素和水分摄入不足,致肠内的食糜和粪团的量不足以刺激肠道的正常蠕动。② 各种原因引起的肠道内肌肉张力减低和蠕动减弱。③ 肠蠕动受阻致肠内容物滞留而不能下排,如肠梗阻。④ 排便过程的神经及肌肉活动障碍,如排便反射减弱或消失、肛门括约肌痉挛、腹肌及膈肌收缩力减弱等。

三、临床表现

急性便秘患者多有腹痛、腹胀,甚至恶心、呕吐,多见于各种原因的肠梗阻;慢性便秘多无特殊表现,部分病人诉口苦、食欲减退、腹胀、下腹不适,或有头晕、头痛、疲乏等神经功能症状,但一般不重。排出粪便坚硬如羊粪,排便时可有左腹部或下腹痉挛性疼痛与下坠感,常可在左下腹触及痉挛的乙状结肠;排便困难严重者可因痔加重及肛裂而有大便带血或便血,患者亦可因此而紧张、焦虑;慢性习惯性便秘多发生于中老年人,尤其是经产妇女,可能与肠肌、腹肌与盆底肌的张力降低有关。

四、伴随症状

便秘常见的伴随症状与疾病的关系见表1-1-29。

表 1-1-29 便秘常见的伴随症状与疾病的关系

伴随症状	常见疾病
呕吐、腹胀、腹绞痛	各种原因引起的肠梗阻
肠鸣音改变	肠鸣音亢进或高调金属音,常提示存在器质性肠梗阻可能;而肠鸣音低下,常提示肠动力减弱,如低钾血症、药物性
腹部包块	结肠肿瘤、肠结核及 Crohn 病,应注意排除肠内粪块或痉挛的乙状结肠等假性包块
与腹泻交替	肠结核、溃疡性结肠炎、肠易激综合征、肿瘤所致的不完全肠梗阻等
精神紧张	生活环境改变出现便秘,多为功能性便秘

五、诊断思路

询问患者所指便秘的确切含义,大便的频度、排便量及是否费力,以确定是否是便秘。询问便秘的起病与病程,如是否于腹泻之后发生,持续或间歇发作,是否因精神紧张、工作压力诱发,了解患者的年龄、职业、生活习惯、进餐及食物是否含足量纤维素,有无偏食等。是否长期服用泻药,药物种类及疗程,是否有腹部、盆腔手术史。有无服用引起便秘的药物史,有无胃肠道疾病及全身疾病病史,如代谢性疾病、内分泌疾病、慢性铅中毒等。

问诊要点见图1-1-18。

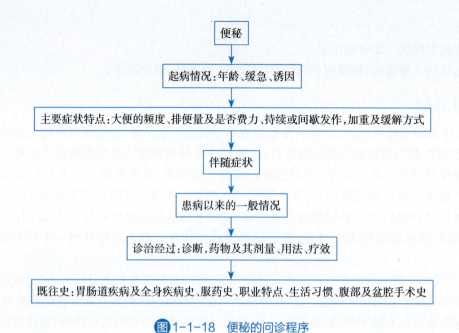

图1-1-18　便秘的问诊程序

思考题

1. 便秘与腹泻交替常见于哪些疾病?
2. 名词解释:便秘、功能性便秘、器质性便秘。

（林金秀）

▶▶▶ 第十九节　黄　疸 ◀◀◀

━━━━● 本 节 要 点 ●━━━━

1. 黄疸的定义、分类。
2. 不同类型黄疸的病因、发病机制及临床表现。
3. 黄疸的伴随症状及鉴别诊断。

　　黄疸(jaundice)是高胆红素血症的临床表现,即血清中胆红素浓度升高使巩膜、皮肤、黏膜以及其他组织和体液发生黄染的现象。黄疸既是症状,也是体征。正常血清总胆红素为 1.7~17.1 μmol/L(0.1~1.0 mg/dL),当血清总胆红素大于 34.2 μmol/L(2.0 mg/dL)时,临床出现黄疸,如血清总胆红素超过正常范围而肉眼看不出黄疸,则成为隐性黄疸。体内胆红素主要来自血红蛋白,其代谢过程包括形成、运输、摄取、结合、排泌、肠肝循环和经肠道与肾排泄等步骤,上述代谢过程异常则可致黄疸发生。

一、胆红素的正常代谢

　　正常红细胞的平均寿命约为 120 天,血循环中衰老的红细胞经单核巨噬细胞破坏,降解为血红蛋白,血红蛋白在组织蛋白酶的作用下形成血红素和珠蛋白,血红素在催化酶的作用下转变为胆绿素,后者再经还原酶还原为胆红素。正常人每日由红细胞破坏生成的血红蛋白约 7.5 g,生成胆红素 4 275 μmol(250 mg),占总胆红素的 80%~85%。另外 171~513 μmol(10~30 mg)的胆红素来源于骨髓幼稚红细胞的血红蛋白和肝内含有亚铁血红素的蛋白质(如过氧化氢酶、过氧化物酶、细胞色素氧化酶及肌红蛋白等),这些胆红素称为旁路胆红素(bypass bilirubin),占总胆红素的 15%~20%。

上述形成的胆红素称为游离胆红素或非结合胆红素(unconjugated bilirubin,UCB),与血清蛋白结合而输送,不溶于水,不能从肾小球滤出,故尿液中不出现非结合胆红素。非结合胆红素通过血循环运输至肝后,与血清蛋白分离并经 Disse 间隙被肝细胞所摄取,在肝细胞内和 Y、Z 两种载体蛋白结合,并被运输至肝细胞光面内质网的微粒体部分,经葡糖醛酸转移酶的催化作用与葡糖醛酸结合,形成胆红素葡糖醛酸酯,或称结合胆红素(conjugated bilirubin,CB)。结合胆红素为水溶性,可通过肾小球滤过从尿中排出。

结合胆红素从肝细胞经胆管排入肠道后,在回肠末端及结肠经细菌酶的分解与还原作用,形成尿胆原(总量为 68~473 μmol)。尿胆原大部分从粪便排出,称为粪胆原,小部分(10%~20%)经肠道吸收,通过门静脉血回到肝内,其中大部分再转变为结合胆红素,又随胆

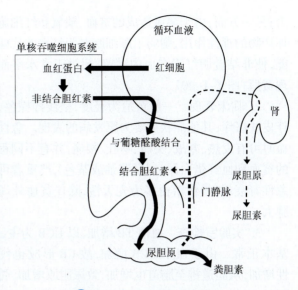

图1-1-19　胆红素正常代谢

汁排入肠内,形成所谓"胆红素的肠肝循环"。被吸收回肝的小部分尿胆原经体循环由肾排出体外,每日不超过 6.8 μmol(4.0 mg)(图1-1-19)。

正常情况下,胆红素进入与离开血循环保持动态的平衡,故血中胆红素的浓度保持相对恒定,总胆红素(TB)1.7~17.1 μmol/L(0.1~1.0 mg/dL),其中 CB 0~3.42 μmol/L(0~0.2 mg/dL),UCB 1.7~13.68 μmol/L(0.1~0.8 mg/dL)。

二、病因

黄疸的发生是由胆红素代谢紊乱所致。有多种分类方法,目前主张按病因学和胆红素的性质进行分类。分为:① 溶血性黄疸。② 肝细胞性黄疸。③ 胆汁淤积性黄疸。④ 先天性非溶血性黄疸。临床上以前三类为常见,特别是肝细胞性黄疸和胆汁淤积性黄疸。

(一) 溶血性黄疸

1. 先天性溶血性贫血　海洋性贫血、遗传性球形红细胞增多症。

2. 获得性溶血性贫血　自身免疫性溶血性贫血、新生儿溶血、不同血型输血后的溶血及蚕豆病、伯氨喹、蛇毒、毒蕈、阵发性睡眠性血红蛋白尿等引起的溶血。

(二) 肝细胞性黄疸

病毒性肝炎、肝硬化、中毒性肝炎、钩端螺旋体病、败血症等。

(三) 胆汁淤积性黄疸

1. 肝内阻塞性黄疸

(1) 肝内阻塞性胆汁淤积　肝内泥沙样结石、癌栓、寄生虫病(如华支睾吸虫病)等。

(2) 肝内胆汁淤积　毛细胆管性病毒性肝炎、药物性胆汁淤积(如氯丙嗪、甲睾酮)、原发性胆汁性肝硬化、妊娠期复发性黄疸等。

2. 肝外阻塞性黄疸　胆总管结石、狭窄、炎性水肿、肿瘤及蛔虫阻塞等。

(四) 先天性非溶血性黄疸

Gilbert 综合征、Crigler-Najjar 综合征、Roter 综合征、Dubin-Johnson 综合征。

三、发生机制与临床表现

(一) 溶血性黄疸

1. 发病机制　由于大量红细胞的破坏,形成大量的非结合胆红素,超过肝细胞的摄取、结合与排泌能

力;另一方面,由于溶血造成的贫血、缺氧和红细胞破坏产物的毒性作用,削弱了肝细胞对胆红素的代谢功能,使非结合胆红素在血中潴留,超过正常水平而出现黄疸(图1-1-20)。

2. 临床表现 一般黄疸为轻度,呈浅柠檬色,不伴皮肤瘙痒,其他症状主要为原发病的表现。急性溶血时可有发热、寒战、头痛、呕吐、腰痛,并有不同程度的贫血和血红蛋白尿(尿呈酱油或茶色),严重者可有急性肾衰竭;慢性溶血多为先天性,除伴贫血外尚有脾大。

3. 实验室检查 血清TB增加,以UCB为主,CB基本正常。由于血中UCB增加,故CB形成也代偿性增加,从胆道排至肠道也增加,致尿胆原增加,粪胆原随之增加,粪色加深。肠内的尿胆原增加,重吸收至肝内者也增加。由于缺氧及毒素作用,肝处理增多尿胆原的能力降低,致血中尿胆原增加,并从肾排出,故尿中尿胆原增加,但无胆红素。急性溶血性黄疸尿中有血红蛋白排出,隐血试验阳性,血液检查除贫血外尚有网织红细胞增加、骨髓红细胞系列增生旺盛等。

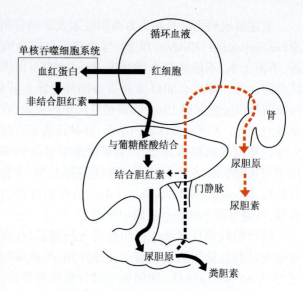

图1-1-20 溶血性黄疸发生机制

(二)肝细胞性黄疸

1. 发病机制 由于肝细胞的损伤致肝细胞对胆红素的摄取、结合功能降低,因而血中的UCB增加,而未受损的肝细胞仍能将部分UCB转变为CB。CB一部分仍经毛细胆管从胆道排泄,另一部分则由于毛细胆管和胆小管因肝细胞肿胀压迫,炎性细胞浸润或胆栓的阻塞使胆汁排泄受阻而反流入血循环中,致血中CB亦增加而出现黄疸(图1-1-21)。

2. 临床表现 皮肤、黏膜浅黄至深黄色,可伴有轻度皮肤瘙痒,其他为肝原发病的表现,如疲乏、食欲减退,严重者可有出血倾向、腹腔积液、昏迷等。

3. 实验室检查 血中CB与UCB均增加,黄疸型肝炎时,CB增加幅度多高于UCB,尿中CB定性试验阳性,而尿胆原可因肝功能障碍而增高。此外,血液生化检查有不同程度的肝功能损害。

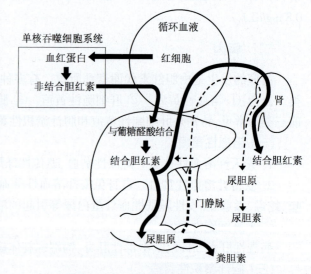

图1-1-21 肝细胞性黄疸发生机制

(三)胆汁淤积性黄疸

1. 发病机制 由于胆道阻塞,阻塞上方的压力升高,胆管扩张,最后导致小胆管与毛细胆管破裂,胆汁中的胆红素反流入血。此外,肝内胆汁淤积有些并非由机械因素引起,而是由于胆汁分泌功能障碍、毛细胆管的通透性增加、胆汁浓缩而流量减少,导致胆道内胆盐沉淀与胆栓形成(图1-1-22)。

2. 临床表现 皮肤呈暗黄色,完全阻塞者颜色更深,甚至呈黄绿色,并有皮肤瘙痒及心动过速,尿色深,粪便颜色变浅或呈白陶土色。

3. 实验室检查 血清CB增加,尿胆红素试验阳性,因肠肝循环途径被阻断,故尿胆原及粪胆素减少或阙如,血清碱性磷酸酶及总胆固醇增高。

(四)先天性非溶血性黄疸

系由肝细胞对胆红素的摄取、结合和排泄有缺陷所致的黄疸,本组疾病临床上少见。

1. Gilbert 综合征 系由肝细胞摄取 UCB 功能障碍及微粒体内葡糖醛酸转移酶不足,致血中 UCB 增高而出现黄疸。这类病人除黄疸外症状不多,肝功能也正常。

2. Dubin-Johnson 综合征 系由肝细胞对 CB 及某些阴离子(如靛青绿、X 线造影剂)向毛细胆管排泄发生障碍,致血清 CB 增加而发生的黄疸。

3. Crigler-Najjar 综合征 系由肝细胞缺乏葡糖醛酸转移酶,致 UCB 不能形成 CB,导致血中 UCB 增多而出现黄疸。本病由于血中 UCB 甚高,故可引起胆红素脑病(bilirubin encephalopathy),又称核黄疸(nuclear jaundice),见于新生儿,预后极差。

4. Rotor 综合征 系由肝细胞对摄取 UCB 和排泄 CB 存在先天性缺陷致血中胆红素增高而出现黄疸。

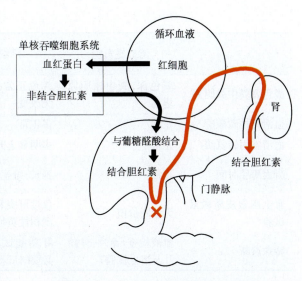

图 1-1-22 胆汁淤积性黄疸发生机制

溶血性黄疸一般黄疸程度较轻,慢性溶血者黄疸呈波动性,临床症状较轻,诊断无大困难。肝细胞性与胆汁淤积性黄疸鉴别常有一定困难,胆红素升高的类型与血清酶学改变的分析最为关键。应特别注意直接胆红素与总胆红素的比值,胆汁淤积性黄疸比值多在 60% 以上,甚至高达 80% 以上,肝细胞黄疸则偏低,但两者多有重叠。血清酶学检查项目繁多,ALT、AST 等反映肝细胞损害的严重程度,而 ALP、$5'$-NT 和 GT 反映胆管阻塞,但两者亦有重叠或缺乏明确界线。因此,需要在此基础上选择适当的影像学检查、其他血清学试验甚至活体组织学检查等检查措施。

黄疸的鉴别诊断见表 1-1-30。

表 1-1-30 黄疸的鉴别诊断

	溶血性黄疸	肝细胞性黄疸	胆汁淤积性黄疸	
			结石	癌肿
年龄	儿童,青年多见	30 岁前急性肝炎多见,30 岁后肝硬化多见中年多见	中老年多见	
性别	无差别	无明显差别	女性多,尤其肥胖者	男性多见
病史特点	家族史,类似发作史,急性发病有溶血	肝炎接触史、输血史、损肝药物史、酗酒史	可有类似发作史[腹痛和(或)黄疸]	短期内消瘦,体力减退
瘙痒	无	多无或胆汁淤积时有	可有	常有
腹痛	急性大量溶血时,可累及腰部	肝区隐痛为主	较剧,常呈绞痛	持续性隐痛多见
消化道症状	无	明显	多无	早期不明显
肝的情况	可稍大,软,无压痛	肝大,急性肝炎时质软,明显压痛;慢性时质硬,压痛不明显	多不增大	可增大,压痛不明显
脾的情况	增大	急性时短暂增大,肝硬化时明显增大	不增大	一般不增大
周围血常规	贫血,网织红细胞增多	急性肝炎时可有白细胞偏低,肝硬化后期可有贫血、白细胞下降和血小板减少	白细胞增加	贫血,白细胞可增加
凡登白试验	间接阳性	直接阳性	直接阳性	直接阳性
血清总胆红素	一般 <85 μmol/L	不定,常 <170 μmol/L	可 >170 μmol/L	多 >170 μmol/L
尿色及尿中胆红素	尿色正常,尿中无胆红素	尿色加深,尿中胆红素阳性	尿色深,尿中胆红素呈波动性	尿色深,尿中胆红素阳性

续表

	溶血性黄疸	肝细胞性黄疸	胆汁淤积性黄疸	
			结石	癌肿
粪色及粪中粪胆素	粪色深,粪中尿胆原增加	粪色正常,粪中尿胆原多无改变	减少,粪色变浅,呈波动性	进行性减少,粪色呈陶土色
血清碱性磷酸酶	正常	多正常	明显上升,呈波动性	明显上升,进行性
血清谷丙转氨酶	正常	多明显上升	正常,可轻度上升	可中度上升
凝血酶原时间	正常	延长,维生素 K 不能纠正	可延长,维生素 K 能纠正	晚期延长,不能用维生素 K 纠正
肾上腺素皮质激素试验	无诊断价值	急性肝炎和某些肝内胆汁淤积性黄疸可明显下降	黄疸下降不明显	黄疸下降不明显
特殊诊断	血液检查(血片、骨髓片及溶血试验)	肝功能试验(血清酶学),必要时肝活检	B 超、CT、ERCP、PTC	B 超、CT、ERCP、PTC

四、伴随症状

黄疸常见的伴随症状与疾病的关系见表 1-1-31。

表 1-1-31 黄疸常见的伴随症状与疾病的关系

伴随症状	常 见 疾 病
发热	病毒性肝炎在黄疸出现之前可有低热、中等度热;胆道系统感染在出现黄疸前可畏寒、发热,体温最高可达 40℃,并伴随上腹部绞痛;恶性肿瘤(肝癌、胆管癌)引起的黄疸可伴有低热。此外,病毒性肝炎或急性溶血可先有发热而后出现黄疸
腹痛	胆道结石、肝脓肿或胆道蛔虫病,右上腹剧痛、寒战高热和黄疸为夏科(Charcot)三联征,提示急性化脓性胆管炎;持续性右上腹钝痛或胀痛可见于病毒性肝炎、肝脓肿或原发性肝癌
肝大	若轻度至中度肿大,质地软或中等硬度且表面光滑者,见于病毒性肝炎、急性胆道感染或胆道阻塞。明显肿大,质地坚硬,表面凹凸不平有结节者见于原发或继发性肝癌。肝大不明显,而质地较硬,边缘不整,表面有小结节者见于肝硬化
胆囊增大	胆总管有梗阻,常见于胰头癌、壶腹癌、胆总管癌等
脾大	病毒性肝炎、钩端螺旋体病、败血症、疟疾、门脉性或胆汁性肝硬化、各种原因引起的溶血性贫血及淋巴瘤等
腹腔积液	重症肝炎、肝硬化失代偿期、肝癌等
皮肤瘙痒	阻塞性黄疸,且持续时间较长,可先出现瘙痒,再发现黄疸
消化不良	病毒性肝炎在发病前可出现厌油腻饮食或进食后上腹部饱胀感,随着黄疸出现,这些症状可以逐步缓解,如在黄疸发生前已有较长时间的消化不良,特别是在老年患者,首先要考虑恶性肿瘤
体重减轻	恶性肿瘤所致的梗阻性黄疸,患者体重往往呈进行性减轻。肝细胞性黄疸患者体重减轻相对较少,但重症肝炎患者体重可以明显减轻
尿、粪颜色改变	胆汁淤积性黄疸患者尿如浓茶,粪便颜色变浅,出现灰、白陶土样色。肝细胞性黄疸患者尿色加深,粪色变黄。溶血性黄疸急性发作时可排出酱油色尿,粪便颜色亦可加深

五、诊断思路

首先应确定是否黄疸,注意与皮肤苍黄、球结膜下脂肪及高胡萝卜素血症等相区别。其次应询问患者尿色变化。了解黄疸的起病缓急,有否群集发病、外出旅游史、药物使用史,有否长期酗酒或肝病史。询问黄疸的伴随症状。

问诊要点见图 1-1-23。

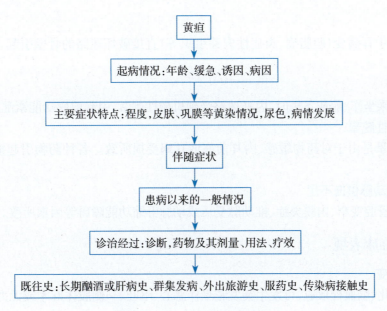

图 1-1-23　黄疸的问诊程序

思考题

1. 试述黄疸的常见临床表现。
2. 简述三种黄疸的鉴别诊断。
3. 黄疸伴腹痛常见于哪些疾病?
4. 名词解释:黄疸、隐性黄疸、夏科(Charcot)三联征。

（林金秀）

▶▶▶ 第二十节　眩　晕 ◀◀◀

● 本 节 要 点 ●

1. 眩晕的发生机制及病因。
2. 眩晕的临床表现与鉴别诊断。

　　眩晕(dizziness,vertigo)是多个系统发生病变时所引起的主观感觉障碍。病人感到自身或周围景物向一定方向转动或自身的天旋地转。一般无意识障碍,但常伴有客观的平衡障碍。引起眩晕的疾病涉及多个学科、上百种疾病,但按病变部位的不同,可分为周围性眩晕和中枢性眩晕两大类。中枢性眩晕是由脑组织、脑神经疾病引起的,如脑血管病变、脑肿瘤等;周围性眩晕常与耳朵疾病有关,多伴有耳蜗症状(如耳鸣、听力改变)和恶心、呕吐、出冷汗等自主神经系统症状。

一、发生机制

　　眩晕发生机制有多种因素,可因病因不同而异。

(一)梅尼埃病

　　本病发病机制及病理改变最主要是由于内耳的淋巴代谢失调、淋巴分泌过多或吸收障碍,引起内耳膜迷路积水,内淋巴系统膨胀,压力升高,致使内耳末梢器官缺氧变性。亦有人认为是变态反应、维生素B族缺乏等因素所致。

（二）迷路炎

迷路炎常由于中耳病变（胆脂瘤、炎症性肉芽组织等）直接破坏迷路的骨壁引起，少数是炎症经血行或淋巴扩散所致。

（三）晕动病

晕动病是由于乘坐车、船或飞机时，内耳迷路受到机械性刺激，引起前庭功能紊乱所致。

（四）药物中毒性眩晕

药物中毒性眩晕是由于对药物敏感、内耳前庭或耳蜗受损所致。各种药物引起损害部位不同，引起眩晕程度也不一。

（五）椎 – 基底动脉供血不足

本病可由动脉管腔变窄、内膜炎症、椎动脉受压或动脉舒缩功能障碍等因素所致。

二、病因与临床表现

（一）脑血管病变

脑动脉粥样硬化、脑血栓形成，可发生突发眩晕伴恶心、呕吐、一侧肢体麻木或无力等症状。

（二）脑部肿瘤

脑瘤引起的眩晕一方面是由于颅内压增高，另一方面是由于肿瘤压迫而致血循环障碍，使前庭神经受损，多出现轻度眩晕，呈摇摆感、不稳感，常伴有单侧耳鸣、耳聋等症状，严重时出现邻近脑神经受损的体征（如病侧面部麻木及感觉减退、周围性面瘫等）。

（三）高血压

高血压患者如血压波动时，可引起头晕，常伴有头胀、心慌、烦躁、失眠等不适。

（四）低血压症

低血压引起的眩晕，多在体位变化时发生，旋即消失，但同样动作时乃复发。

（五）贫血

贫血易引起脑缺氧而出现眩晕，病人常伴有乏力、面色苍白等表现。

（六）血黏度高

高血脂、血小板增多症等均可使血黏度增高，血流缓慢，造成脑供血不足，引起眩晕。病人易发生疲倦、乏力、记忆力下降等症状。

（七）内耳病症

如梅尼埃病、迷路炎、内耳药物中毒、前庭神经炎等，这些疾病均可引起体位平衡障碍，发生眩晕。主要表现为发作性眩晕、听力减退及耳鸣，重症者伴有恶心、呕吐、面色苍白、出汗等迷走神经刺激现象，可发生眼球震颤，行走中可出现偏斜或倾倒，但神志清醒。

（八）位置性眩晕

位置性眩晕指眩晕的发作不是自发性而是诱发性的，仅在一个或几个特定头位时发生，有周围前庭性及中枢性两种。周围前庭性者称为良性发作性位置性眩晕，是由于外伤、血管疾患、感染等引起耳石器病变，变性的耳石、细胞等沉积在后半规管壶腹嵴顶，致密度增加，头位改变时引起嵴顶偏斜，诱发眩晕，发作持续时间短（<30 s），无耳鸣、耳聋，可伴旋转性眼震，重复试验时反应减弱直至不复出现，但隔一段时间检查又可诱发；中枢性者见于颅后窝疾病，这类患者取诱发头位时出现眼震时间长，多为垂直性，没有诱发反应减弱现象。

（九）颈性眩晕

颈性眩晕为颈椎及有关软组织发生器质性或功能性变化引起的眩晕。常见于颈椎肥大性骨质增生，刺激颈交感神经引起椎动脉痉挛，导致脑基底动脉供血不足。眩晕发作与头颈转动有关，常伴有颈、枕部疼痛，手臂部麻木，乏力等。

（十）晕动病

晕动病见于晕车、晕船等，常伴恶心、呕吐、面色苍白、出冷汗等。

三、伴随症状

眩晕常见的伴随症状与疾病的关系见表1-1-32。

表 1-1-32 眩晕常见的伴随症状与疾病的关系

伴随症状	常 见 疾 病	伴随症状	常 见 疾 病
恶心、呕吐	梅尼埃病、晕动病、颅后窝肿瘤	共济失调	小脑、颅后窝或脑干病变
耳鸣、听力下降	前庭器官疾病、第Ⅷ脑神经病及肿瘤	眼球震颤	脑干病变、梅尼埃病

四、诊断思路

病史采集时应详细询问眩晕发作前情况，如发病前有无烟酒过度、精神情绪不稳、劳累失眠、心悸、胸闷、头晕、饥饿感等不适。了解眩晕发作时的情况，如发作时间为夜间或晨起发病，突然发病或缓慢发病，发作时体位，是否扭颈。详细询问眩晕时的伴随症状。既往有无类似发作史。

问诊要点见图1-1-24。

思考题

1. 试述眩晕常见的伴随症状与临床疾病的联系。

2. 名词解释：眩晕、周围性眩晕、中枢性眩晕、位置性眩晕。

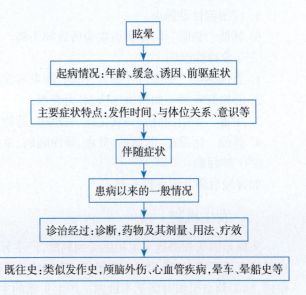

图1-1-24 眩晕的问诊程序

（林金秀）

▶▶▶ 第二十一节 头 痛 ◀◀◀

● 本 节 要 点 ●

1. 头痛的发生机制。
2. 通过头痛的临床表现、伴随症状判断头痛的病因。

头痛（headache）是指位于头颅上半部，即眉弓及下枕部以上范围的各种疼痛，包括额、顶、颞及枕部的疼痛。头痛为常见症状，大多无特异性，例如全身感染发热性疾病往往伴有头痛，精神紧张、过度疲劳也可有头痛，但有些头痛却是严重疾病信号，如高血压脑病、脑出血等。

一、病因

（一）颅脑病变

1. **颅内感染性疾病** 各种病因如脑膜炎、脑膜脑炎、脑炎、脑脓肿等。

2. **颅内血管性疾病** 如急性脑血管疾病、高血压脑病、脑供血不足、脑血管畸形、风湿性脑脉管炎和血栓闭塞性脑脉管炎等。

3. 颅内占位性病变 如脑肿瘤、颅内转移瘤、脑结核瘤、颅内猪囊尾蚴病或棘球蚴病等。

4. 颅脑损伤性疾病 如脑震荡与脑挫伤、硬膜下血肿、颅内血肿、脑外伤后遗症。

5. 偏头痛及其他血管性疾病、丛集性头痛。

6. 头痛型癫痫。

7. 腰椎穿刺后及腰椎麻醉后头痛。

（二）颅外病变

1. 颅骨疾病 如颅底凹入症。

2. 神经痛 如三叉神经、舌咽神经及枕神经痛。

3. 颈部疾病、颈椎病及其他颈部疾病。

4. 紧张性头痛。

5. 巨细胞性动脉炎。

6. 其他 如眼、耳、鼻和齿疾病所致的头痛。

（三）全身性疾病

1. 急性感染 如流行性感冒、伤寒、肺炎等发热性疾病。

2. 心血管疾病 如高血压病、心力衰竭。

3. 中毒 如铅、酒精、一氧化碳、有机磷、药物（如颠茄、水杨酸类）等中毒。

4. 其他 尿毒症、低血糖、贫血、肺性脑病、系统性红斑狼疮、月经及绝经期头痛、中暑等。

（四）神经症

如神经衰弱及癔症性头痛。

二、发生机制

头痛是因头颈部痛觉末梢感受到刺激，产生异常的神经冲动达到脑部所致。颅外组织除颅骨本身外，自骨膜直至五官、口腔均对疼痛敏感；颅内组织只有静脉窦及其回流静脉、颅底硬脑以及脑底动脉对疼痛敏感，脑部其余组织对痛觉不敏感。产生头痛的主要机制有：① 颅内外动脉的扩张（血管性头痛）。② 颅内痛觉敏感组织被牵引或移位（牵引性头痛）。③ 颅内外感觉敏感组织发生炎症（脑膜刺激性头痛）。④ 颅外肌肉的收缩（紧张性或肌收缩性头痛）。⑤ 传导痛觉的脑神经和颈神经直接受损或发生炎症（神经炎性头痛）。⑥ 五官病变疼痛的扩散（牵涉性头痛）等。在发生上述头痛过程中有致痛的神经介质参与，如 P 物质、神经激肽 A、5- 羟色胺（5-HT）、降钙素基因相关肽（CGRP）、血管活性肠肽（VIP）和前列腺素（PGE）等。

三、临床表现

（一）头痛的部位

了解头痛部位是单侧、双侧、前额或枕部、局部或弥散、颅内或颅外，对病因的诊断有重要价值。如偏头痛及丛集性头痛多在一侧；眼源性头痛为浅在性且局限于眼眶、前额或颞部；鼻源性或牙源性也多为浅表性疼痛；颅内病变的头痛常为深在性且较弥散，颅内深部病变的头痛部位不一定与病变部位相一致，但疼痛多向病灶同侧放射；急性感染性疾病所致头痛多在全头部，呈弥散性，较少放射；颈部剧烈疼痛见于流行性脑膜炎、蛛网膜下腔出血和急性颈肌炎。

（二）头痛的程度

头痛的程度与疾病的轻重通常无平行关系，一般分轻、中、重三种。三叉神经痛、偏头痛及脑膜刺激的疼痛最为剧烈；脑肿瘤的痛多为中度或轻度，与肿瘤位置、性质、生长速度有关；有时神经功能性头痛也颇剧烈；至于眼源性、鼻源性头痛一般为中度。

（三）头痛的性质

性质比较特殊的头痛对鉴别诊断有较大帮助。高血压性、血管性及发热性疾病的头痛，往往带搏动性;神经痛多呈电击样痛或刺痛,肌肉收缩性头痛多为重压感、紧箍感或钳夹样痛。

(四) 头痛发生的急慢

急性的头痛伴有发热者常提示某一急性感染的开始,急剧的头痛,持续不减,并有不同程度的意识障碍而无发热者,提示颅内血管性疾病(如蛛网膜下腔出血或脑血管畸形出血);头痛并有颅内压增高的症状(如呕吐、缓脉、视神经乳头水肿)应注意颅内占位性病变;青壮年慢性头痛,但无颅内压增高,常因焦急、情绪紧张而发生,多为肌收缩性头痛(或称肌紧张性头痛);长期的反复发作头痛或搏动性头痛,多为血管性头痛(如偏头痛)或神经症。

(五) 头痛出现的时间与持续时间

某些头痛可发生在特定时间,如颅内占位性病变往往清晨加剧,鼻窦炎的头痛也常发生于清晨或上午,丛集性头痛常在晚间发生,女性偏头痛常与月经期有关,脑肿瘤的头痛多为持续性,可有长短不等的缓解期。

(六) 头痛激发、加重和缓解因素

腰椎穿刺后头痛常因直立位而加重;丛集性头痛在直立时可缓解;颈肌急性炎症所致的头痛可因颈部运动而加剧;与职业有关的颈肌痉挛所致的头痛,可因活动按摩颈肌而逐渐缓解;转头、俯身、咳嗽、打喷嚏,可使颅内高压性头痛、血管性头痛、颅内感染性头痛及脑肿瘤性头痛加剧;偏头痛在应用麦角胺后可获缓解。

四、伴随症状

头痛常见的伴随症状与疾病的关系见表 1-1-33。

表 1-1-33　头痛常见的伴随症状与疾病的关系

伴随症状	常 见 疾 病
呕吐	伴剧烈呕吐者为颅内压增高征象,尤以后颅窝肿瘤为著;头痛达高峰而发生呕吐,且在呕吐后减轻者见于偏头痛
发热	感染性疾病,包括颅内或全身性感染
眩晕	小脑肿瘤、椎-基底动脉供血不足
精神症状	慢性头痛伴精神症状应注意颅内额叶肿瘤
意识障碍	慢性头痛突然加剧并有意识障碍者提示可能发生脑疝
视力障碍	青光眼或脑肿瘤,头痛伴有复视、呕吐和发热提示有结核性脑膜炎可能
脑膜刺激征	脑膜炎或蛛网膜下腔出血

五、诊断思路

病史采集时应详细询问头痛的起病时间、急缓、病程,头痛部位与范围、性质、程度、频度(间歇性、持续性)、激发或缓解因素。注意头痛相关伴随症状。了解既往有无类似发作史,有无高血压、心血管疾病、颅脑外伤、肿瘤、精神病、癫痫病、神经症,以及眼、耳、鼻、齿等部位疾病史,有无感染史。了解患者的职业特点,有无毒物接触史。询问以往治疗的经过及效果等。

问诊要点见图 1-1-25。

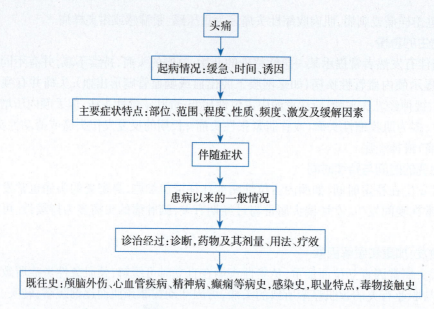

图 1-1-25　头痛的问诊程序

思考题

1. 简述头痛的问诊要点。
2. 举例说明头痛部位特点与临床疾病的关系。
3. 名词解释：头痛、肌收缩性头痛、血管性头痛。

（林金秀）

▶▶▶ 第二十二节　晕　厥 ◀◀◀

● 本 节 要 点 ●

1. 晕厥的定义。
2. 晕厥的临床表现、伴随症状及其与临床疾病的关系。
3. 晕厥的诊断思路及鉴别诊断。

晕厥（syncope）亦称昏厥，是临床常见的综合征，指突然发生的暂时性、广泛性脑缺血、缺氧而引起的短暂意识丧失。它是突然发作的意识完全丧失，伴有维持身体姿势的肌张力消失，不能保持正常的直立体位，但各种反射仍然存在的一种状态，持续几秒钟至几分钟自行恢复，很少有后遗症。其实质是脑血流量的暂时性减少。晕厥与昏迷、休克、眩晕、癫痫等不同。昏迷时意识丧失时间较长，恢复较难；休克早期可无意识障碍，但周围循环衰竭征象较明显且持久；眩晕主要是感到自身或周围事物旋转，但意识尚保留；癫痫也有短暂意识丧失，但癫痫患者肢体抽搐发生在意识丧失之前或同时，持续时间较长，与体位改变和情绪无关，不分场合时间，发作后常有意识模糊，对发作前情形无法回忆。晕厥多不易诊断且涉及多个科室，因此详细分析晕厥病因，了解病史对晕厥的诊断和鉴别诊断至关重要。

一、病因

（一）心源性晕厥

1. 心律失常　包括缓慢性心律失常和快速性心律失常、Q-T 间期延长综合征。

2. 器质性心脏病 主动脉瓣狭窄、左房黏液瘤、肺动脉瓣狭窄、原发性肺动脉高压、肺栓塞、急性心肌梗死、Fallot 四联症等。

(二) 神经介导性晕厥

1. 血管迷走性晕厥。

2. 颈动脉窦综合征。

3. 情境性晕厥 咳嗽、排尿或吞咽性晕厥。

4. 疼痛性晕厥。

(三) 脑源性晕厥

1. 脑血管病 脑血管病变、痉挛,短暂性脑缺血发作(TIA)等。

2. 延髓心血管中枢病变。

3. 多发性大动脉炎、锁骨下动脉盗血综合征 如大动脉炎累及锁骨下动脉导致管腔狭窄,当上肢剧烈运动时,椎动脉通过侧支逆流至锁骨下动脉,导致脑供血不足,引起晕厥。

(四) 直立性低血压

(五) 精神疾病所致晕厥

癔症、焦虑性神经症。

(六) 其他

如低血糖、严重贫血、过度通气、高原性或缺氧性晕厥。

二、发生机制与临床表现

(一) 心源性晕厥

由于心脏病使心排血量突然减少或心脏停搏,导致脑组织缺氧而发生晕厥。最严重为 Adams-Stokes 综合征,常为劳累性晕厥,主要表现在心搏停止 5~10 s 出现晕厥,停搏 15 s 以上可出现抽搐,严重时有大小便失禁。

(二) 神经介导性晕厥

1. 血管迷走性晕厥 多见于年轻体弱女性,常有疼痛、紧张、恐惧等诱因,在天气闷热、空气污浊、疲劳、失眠等情况下发生。晕厥前有头晕、眩晕、恶心、心慌等前驱症状,持续数分钟突然意识丧失、血压下降、心率减慢,持续数秒或数分钟后可自然清醒,无后遗症。直立倾斜试验可重现上述病理生理过程,可用于血管迷走性晕厥的诊断。发生机制是由于各种刺激通过迷走神经反射,引起短暂的血管床扩张,回心血量减少,心排血量骤减,血压下降导致脑供血不足所致。

2. 颈动脉窦综合征 本病特点:① 发作性晕厥或伴有抽搐;② 指压颈动脉窦,可诱发同样症状;③ 发作时脑电图出现高波幅慢波。病因多由于颈动脉窦附近病变,如局部动脉硬化、动脉炎、颈动脉窦周围淋巴结炎或淋巴结肿大压迫或颈动脉窦受刺激,致迷走神经兴奋、心率减慢、心排血量减少、血压下降致脑供血不足。常见的诱因有用手压迫颈动脉窦、突然转头、衣领过紧等。

3. 排尿性晕厥 多见于年轻男性,在排尿中或排尿结束时发作,躺平后迅速恢复。其机制主要是体位骤变(夜间起床),排尿时屏气动作,致迷走神经张力增高,心动过缓和低血压,引起晕厥。

4. 咳嗽性晕厥 多见于慢性肺部疾病者,多在剧烈咳嗽后发生。其机制可能是剧咳时胸腔内压力增加,静脉回流受阻,心排血量降低,血压下降,导致脑缺血。

(三) 脑源性晕厥

由于脑血管硬化,血管痉挛或血栓形成,导致脑组织缺血所致。由于病变脑血管不同而表现多样化,如感觉异常、语言障碍或偏瘫等。

(四) 直立性低血压

表现为体位剧变(如由卧位或蹲位突然站立)进而发生晕厥。发生机制是由于下肢静脉张力低,血液蓄积于下肢,周围血管扩张,回心血量减少,血压下降,脑部供血不足。

（五）其他

低血糖时大脑能量供应不足，表现为头晕、乏力、饥饿感、恶心、出汗、震颤、神志恍惚、晕厥，进食或注射葡萄糖后迅速恢复，称低血糖综合征。换气过度综合征是由于情绪紧张或癔症发作时，呼吸深度和频率明显增加，导致 CO_2 排出增加，出现呼吸性碱中毒，局部毛细血管收缩，脑缺氧，表现为头晕、乏力、口周肢端麻木、抽搐和晕厥。

三、伴随症状

1. 发作前有情绪紧张、恐惧、疼痛或接触不愉快图像、声音等文件或体弱站立过久后发作，且发作前有眼花、乏力、冷汗、苍白等表现，应考虑血管迷走性晕厥。

2. 突然转头或衣领过紧诱发晕厥，伴有抽搐、心率减慢、血压轻度下降者，考虑颈动脉窦综合征。

3. 若晕厥在卧位或蹲位突然站立时诱发，血压下降 >20/10 mmHg，应考虑直立性低血压；在咳嗽之后、睡中醒来排尿时或疼痛等特殊情境下发生，考虑情境性晕厥。

4. 心源性晕厥常伴有心血管体征，如心律失常、血压下降、发绀、呼吸困难，发作前后常有心悸、胸闷等不适。

5. 脑源性晕厥多有失语、抽搐、偏瘫等神经系统受损体征。

6. 过度换气患者，常有手、面麻木感或刺痛；发作前有头晕、乏力、饥饿感、出汗明显者，多为低血糖引起。

7. 若反复发作晕厥或癫痫样抽搐，体检发现二尖瓣狭窄征象者，应考虑左房黏液瘤，其晕厥常发生于体位改变时。

8. 晕厥反复发作且伴有多种躯体不适、失眠、多梦，而不伴心脏病的晕厥一般源于精神疾病。

四、诊断思路

病史采集时应详细询问晕厥发作的诱因，发作与体位的关系、与咳嗽及排尿的关系、与用药的关系；了解晕厥发生速度、发作持续时间，发作时面色、血压及脉搏情况；晕厥的伴随症状；特别注意询问既往有无相同发作史及家族史，有无心脑血管疾病、代谢性疾病史等。

问诊要点见图 1-1-26。

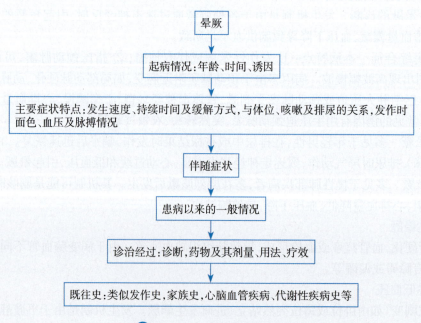

图 1-1-26　晕厥的问诊程序

思考题

1. 简述晕厥的病因。
2. 说明临床常见晕厥的临床表现特点。
3. 名词解释：晕厥、心源性晕厥、血管迷走性晕厥、脑源性晕厥。

▶▶▶ 第二十三节 意 识 障 碍 ◀◀◀

● 本 节 要 点 ●

1. 意识障碍的定义及分类。
2. 昏迷的病因及临床表现。
3. 意识障碍的伴随症状及其病因学诊断思路。

意识障碍（disturbance of consciousness）是指人对周围环境及自身状态的识别和觉察能力出现障碍。一种以兴奋性降低为特点，表现为嗜睡（somnolence）、意识模糊（confusion）、昏睡（stupor）直至昏迷（coma）；另一种是以兴奋性增高为特点，表现为高级中枢急性活动失调，包括意识模糊、感觉错乱及谵妄（delirium）等。多由于高级神经中枢功能活动（意识、感觉和运动）受损所引起，为临床上严重症状，危及患者生命，常需紧急处置。

一、病因

（一）颅内疾病

1. 脑血管病　脑出血、脑梗死、一过性脑缺血发作、脑栓塞等。
2. 颅内占位性疾病　脑肿瘤、脑脓肿、脑寄生虫囊肿等。
3. 颅脑外伤　脑挫裂伤、外伤性颅内血肿等。
4. 颅内感染性疾病　各种脑炎、脑膜炎、蛛网膜炎及脑型疟疾等。
5. 其他　高血压脑病、脑水肿、蛛网膜下腔出血、癫痫等。

（二）颅外疾病

1. 急性重症感染　败血症、感染中毒性脑病等。
2. 内分泌与代谢疾病　尿毒症、肝性脑病、肺性脑病、糖尿病昏迷、低血糖、甲状腺危象、乳酸酸中毒。
3. 心血管疾病　重度休克、心律失常引起的阿－斯综合征等。
4. 外源性中毒　包括工业毒物、药物、农药、植物或动物中毒等。
5. 水、电解质平衡紊乱　高渗性昏迷、严重低钠血症、酸中毒、碱中毒等。
6. 物理性损害　高温中暑、日射病、电击伤、溺水等。

二、发生机制

在神经活动的反射弧中，只有传入神经和中枢整合机构才与意识障碍及昏迷直接相关。传入神经指脑干腹侧的上升性网状激动系统，累及这一系统的任何病变均可引起不同程度的意识障碍，甚至昏迷，故称为意识的"开关系统"；中枢整合机构指的是双侧大脑皮质，包括记忆、思维、定向力和情感，还有通过视、听、语言和复杂运动等与外界保持联系的能力。大脑皮质的弥漫性损害会导致意识水平下降，严重时昏迷，被称为意识"内容"。意识"开关系统"可激活大脑皮质并使之维持一定水平的兴奋性，使机体处于觉醒状态，并在此基础上产生意识内容。由于脑缺血、缺氧、葡萄糖供给不足、酶代谢异常等因素均可引

65

起脑细胞代谢紊乱,导致意识"开关系统"及"内容"所在地功能减退,产生意识障碍。

三、临床表现

意识障碍可有下列不同程度的表现。

(一)嗜睡

嗜睡是程度最轻的一种意识障碍,患者经常处于睡眠状态,给予轻微刺激即可被唤醒,能正常回答问题并作出各种反应,但反应迟钝,刺激停止后又复入睡。

(二)意识模糊

意识模糊是比嗜睡较深的一种意识障碍。表现为对时间、空间及人物的定向能力明显障碍,思维不连贯,情感淡漠,常出现错觉,很少有幻觉。

(三)昏睡

昏睡指患者处于熟睡状态,不易唤醒,对强烈刺激(如针刺、压眶等)会躲避或被唤醒,醒时精神活动极迟钝,答非所问且旋即又入睡。各种反射活动存在。

(四)昏迷

昏迷是意识活动丧失,对外界各种刺激或自身内部的需要不能感知。可有无意识的活动,任何刺激均不能被唤醒。按刺激反应及反射活动等可分为三度。

1. 轻度昏迷 自主活动消失,对声、光刺激无反应,但疼痛刺激有反应,各种生理反射(吞咽、咳嗽、角膜反射、瞳孔对光反射等)存在,生命征多无明显改变,可伴谵妄或躁动。

2. 中度昏迷 自主活动完全消失,对各种刺激均无反应,角膜反射减弱,瞳孔对光反射迟钝,眼球无转动。可出现呼吸不规则、血压下降、二便失禁等。

3. 深度昏迷 全身肌肉松弛,对各种刺激全无反应,各种生理反射均消失。

另外,脑死亡亦称过度昏迷,病人处于濒死状态,无自主呼吸,各种反射消失,瞳孔散大,眼球固定,脑电图呈病理性电静息。

(五)谵妄

在意识模糊的同时伴有明显的精神运动兴奋,如躁动不安、喃喃自语、抗拒喊叫等,常有丰富的错觉和幻觉,夜间较重。见于急性感染的发热期、感染中毒性脑病或颅脑外伤等。事后可部分回忆而有如梦境,或完全不能回忆,严重患者可发展为昏迷状态。

四、伴随症状

意识障碍常见的伴随症状与疾病的关系见表 1-1-34。

表 1-1-34 意识障碍常见的伴随症状与疾病的关系

伴随症状	常 见 疾 病
皮肤黏膜改变	皮肤灼热见于热射病,皮肤湿润见于低血糖;皮肤苍白见于尿毒症,皮肤潮红见于脑出血,口唇呈樱红色提示一氧化碳中毒;出血点、瘀斑和紫癜等可见于严重感染和出血性疾病
呼吸改变	呼吸深大见代谢性酸中毒,呼吸缓慢见于吗啡、巴比妥类、有机磷杀虫药中毒等,呼吸急促见急性感染性疾病
瞳孔大小改变	瞳孔散大可见于颠茄类、酒精、氰化物等中毒,以及癫痫、低血糖状态等;瞳孔缩小可见于吗啡类、巴比妥类、有机磷杀虫药等中毒
心率改变	心动过速见急性感染性疾病,心动过缓见于颅内压增高、房室传导阻滞以及吗啡类、毒蕈等中毒
血压改变	高血压可见于高血压脑病、脑血管意外、肾炎尿毒症等,低血压可见于各种原因的休克
体温改变	先发热然后有意识障碍可见于重症感染性疾病;先有意识障碍然后有发热,见于脑出血、蛛网膜下腔出血、巴比妥类药物中毒等;伴体温过低见休克、低血糖及甲状腺功能减退等
脑膜刺激征	脑膜炎、蛛网膜下腔出血等

五、诊断思路

病史采集时应详细询问起病时间、发病前后情况、诱因、病程、程度。有无服毒及毒物接触史。了解昏迷伴随的相关症状，如发热、头痛、呕吐、腹泻、皮肤黏膜出血及感觉与运动障碍等。关注昏迷时生命体征的变化，如血压、呼吸、脉搏等。询问既往相关病史，有无高血压、动脉硬化、肺源性心脏病、糖尿病、肝肾疾病、急性感染性休克、癫痫、颅脑外伤、肿瘤等病史。

问诊要点见图 1-1-27。

思考题

1. 试述昏迷的分度及临床表现。
2. 名词解释：意识障碍、昏迷、嗜睡、昏睡。

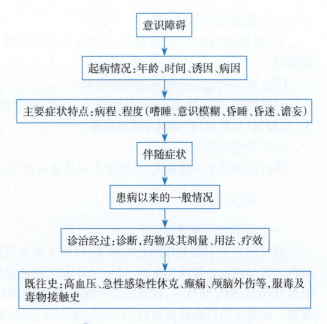

图 1-1-27　意识障碍的问诊程序

（林金秀）

▶▶▶ 第二十四节　血　尿 ◀◀◀

●　本 节 要 点　●

1. 血尿的病因。
2. 血尿的临床特点及伴随症状。
3. 问诊要点。

血尿（hematuria）包括镜下血尿和肉眼血尿，前者是指尿色正常，须经显微镜检查方能确定，通常离心沉淀后的尿液镜检每高倍视野有红细胞 3 个以上；后者是指尿呈洗肉水色或血色，肉眼即可见的血尿。

一、病因

血尿是泌尿系统疾病最常见的症状之一。98% 的血尿是由泌尿系统疾病引起，2% 的血尿由全身性疾病或泌尿系统邻近器官病变所致。

（一）泌尿系统疾病

肾小球疾病，如急、慢性肾小球肾炎，IgA 肾病，遗传性肾炎和薄基膜肾病；各种间质性肾炎，尿路感染，泌尿系统结石、结核、肿瘤、血管异常，多囊肾，尿路憩室、息肉和先天性畸形等。

（二）全身性疾病

1. 感染性疾病　败血症、流行性出血热、猩红热、钩端螺旋体病和丝虫病等。
2. 血液病　白血病、再生障碍性贫血、血小板减少性紫癜、过敏性紫癜和血友病。
3. 免疫和自身免疫性疾病　系统性红斑狼疮、结节性多动脉炎、皮肌炎、类风湿关节炎、系统性硬化症等引起肾损害时。
4. 心血管疾病　亚急性细菌性心内膜炎、急进性高血压、慢性心力衰竭、肾动脉栓塞和肾静脉血栓形成等。
5. 代谢性疾病　糖尿病肾病、痛风性肾病。

（三）尿路邻近器官疾病

急、慢性前列腺炎,精囊腺炎,急性盆腔炎或脓肿,宫颈癌,输卵管炎,阴道炎,急性阑尾炎,直肠和结肠癌等。

（四）化学物品或药品对尿路的损害

如磺胺药、非甾体消炎药、甘露醇及汞、铅、镉等重金属对肾小管的损害,环磷酰胺引起的出血性膀胱炎,抗凝剂(如肝素)过量也可出现血尿。

（五）功能性血尿

平时运动量小的健康人,突然加大运动量可出现运动性血尿。休息数天后血尿可自行消失。

二、临床表现

（一）尿颜色的改变

血尿的主要表现是尿颜色的改变,除镜下血尿其颜色正常外,肉眼血尿根据出血量多少而尿呈不同颜色。尿呈淡红色像洗肉水样,提示每升尿含血量超过 1 mL。出血严重时尿可呈血状。肾出血时,尿与血混合均匀,尿呈暗红色;膀胱或前列腺出血,尿色鲜红,有时有血凝块。但红色尿不一定是血尿,需仔细辨别。如尿呈暗红色或酱油色,不混浊,无沉淀,镜检无或仅有少量红细胞,见于血红蛋白尿;棕红色或葡萄酒色,不混浊,镜检无红细胞,见于卟啉尿;服用某些药物,如大黄、利福平、氨基比林,或进食某些红色蔬菜,也可排红色尿,但镜检无红细胞。

（二）分段尿异常

将全程尿分段观察颜色,如尿三杯试验,用 3 个清洁玻璃杯分别留起始段、中段和终末段尿观察,如起始段血尿提示病变在尿道;终末段血尿提示出血部位在膀胱颈部、三角区或后尿道的前列腺和精囊腺;三段尿均呈红色即全程血尿,提示血尿来于肾或输尿管。

（三）镜下血尿

尿颜色正常,但显微镜检查可确定血尿,根据红细胞形态可分为肾小球性血尿和肾后性血尿。

1. 肾小球性血尿　镜下红细胞大小不一、形态多样,见于肾小球肾炎。因红细胞从肾小球基膜漏出,通过具有不同渗透梯度的肾小管时,化学和物理作用使红细胞膜受损,血红蛋白溢出而变形。

2. 肾后性血尿　镜下红细胞形态单一,与外周血形态近似,为均一型血尿,提示血尿来源于肾后,见于肾盂肾盏、输尿管、膀胱和前列腺病变。

（四）症状性血尿

血尿的同时,患者伴有全身或局部症状,而以泌尿系统症状为主。如伴有肾区钝痛或绞痛提示病变在肾。膀胱和尿道病变则常有尿频、尿急和排尿困难。

（五）无症状性血尿

部分患者血尿既无泌尿道症状也无全身症状,见于某些疾病的早期,如肾结核、肾癌或膀胱癌早期。

三、伴随症状

血尿常见的伴随症状与疾病的关系见表 1-1-35。

表 1-1-35　血尿常见的伴随症状与疾病的关系

伴随症状	常 见 疾 病
肾绞痛	肾或输尿管结石的特征
尿流中断	膀胱和尿道结石
尿流细和排尿困难	前列腺炎、前列腺癌
尿频、尿急、尿痛	膀胱炎和尿道炎,同时伴有腰痛、高热、畏寒常为肾盂肾炎
水肿、高血压、蛋白尿	肾小球肾炎

续表

伴随症状	常 见 疾 病
肾肿块	单侧可见于肿瘤、肾积水和肾囊肿,双侧肿大见于先天性多囊肾,触及移动性肾见于肾下垂或游走肾
皮肤黏膜及其他部位出血	血液病和某些感染性疾病
乳糜尿	丝虫病、慢性肾盂肾炎

四、诊断思路

首先了解尿的颜色,如为红色应进一步了解是否进食引起红色尿的药品或食物,是否为女性的月经期间,排除假性血尿后按下列程序询问。

问诊要点见图 1-1-28。

思考题

1. 血尿常见的病因有哪些?
2. 引起血尿的全身性疾病有哪些?
3. 名词解释:肾小球性血尿,功能性血尿。

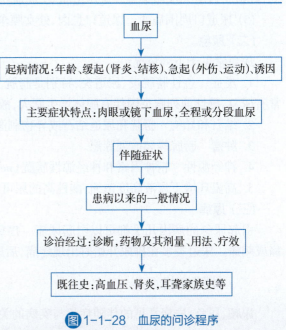

图 1-1-28 血尿的问诊程序

(蒋云生)

▶▶▶ **第二十五节 尿频、尿急与尿痛** ◀◀◀

● 本 节 要 点 ●

1. 引起尿频、尿急与尿痛的常见病因。
2. 不同原因所致尿频、尿急与尿痛的临床特点。
3. 具有鉴别诊断意义的问诊要点。

尿频(frequent micturition)是指单位时间内排尿次数增多。正常成人白天排尿 4~6 次,夜间 0~2 次。尿急(urgent micturition)是指患者一有尿意即迫不及待需要排尿,难以控制。尿痛(odynuria)是指患者排尿时感觉耻骨上区、会阴部和尿道内疼痛或烧灼感。尿频、尿急和尿痛合称为膀胱刺激征。

一、病因与临床表现

(一)尿频

1. 生理性尿频 因饮水过多、精神紧张或气候寒冷时排尿次数增多属正常现象。特点是每次尿量不少,也不伴随尿急、尿痛等其他症状。

2. 病理性尿频 常见有以下几种情况。

(1)多尿性尿频 排尿次数增多而每次尿量不少,全日总尿量增多,见于糖尿病、尿崩症、精神性多饮和急性肾衰竭的多尿期。

(2) 炎症性尿频　尿频而每次尿量少,多伴有尿急和尿痛,尿液镜检可见炎性细胞,见于膀胱炎、尿道炎、前列腺炎和尿道旁腺炎等。

(3) 神经性尿频　尿频而每次尿量少,不伴尿急、尿痛,尿液镜检无炎性细胞,见于中枢及周围神经病变,如癔症、神经源性膀胱。

(4) 膀胱容量减少性尿频　表现为持续性尿频,药物治疗难以缓解,每次尿量少,见于膀胱占位性病变,妊娠子宫增大或卵巢囊肿等压迫膀胱,膀胱结核引起膀胱纤维性缩窄。

(5) 尿道口周围病变　尿道口息肉、处女膜伞和尿道旁腺囊肿等,刺激尿道口引起尿频。

(二) 尿急

尿急常见于下列情况:

1. 炎症　急性膀胱炎、尿道炎,特别是膀胱三角区和后尿道炎症,尿急症状特别明显;急性前列腺炎常有尿急,慢性前列腺炎因伴有腺体增生肥大,故有排尿困难,尿线细和尿流中断。

2. 结石和异物　膀胱和尿道结石或异物刺激黏膜产生尿频。

3. 肿瘤　膀胱癌和前列腺癌。

4. 神经源性　精神因素和神经源性膀胱(neurogenicbladder)。

5. 高温环境下尿液高度浓缩,酸性高的尿可刺激膀胱或尿道黏膜产生尿急。

(三) 尿痛

引起尿急的病因几乎都可以引起尿痛。疼痛部位多在耻骨上区、会阴部和尿道内,尿痛性质可为灼痛或刺痛。尿道炎多在排尿开始时出现疼痛,后尿道炎、膀胱炎和前列腺炎常出现终末性尿痛。

二、伴随症状

尿频、尿急、尿痛常见的伴随症状与疾病的关系见表 1-1-36。

表 1-1-36　尿频、尿急、尿痛常见的伴随症状与疾病的关系

伴随症状	常 见 疾 病
尿频伴有尿急和尿痛	膀胱炎和尿道炎,膀胱刺激征存在但不剧烈而伴有双侧腰痛见于肾盂肾炎,伴有会阴部、腹股沟和睾丸胀痛见于急性前列腺炎
尿频、尿急伴有血尿、午后低热、乏力盗汗	膀胱结核
尿频不伴尿急和尿痛,但伴有多饮、多尿和口渴	精神性多饮、糖尿病和尿崩症
尿频、尿急伴无痛性血尿	膀胱癌
老年男性尿频伴有尿线细、进行性排尿困难	前列腺增生
尿频、尿急、尿痛伴有尿流突然中断	膀胱结石堵住开口或后尿道结石嵌顿

三、诊断思路

了解尿频程度,单位时间排尿频率,是否伴有尿急和尿痛,三者皆有多为炎症。了解尿痛的部位和时间。了解是否伴有全身症状。是否有明显原因,如劳累、受凉或月经期,是否接受导尿、尿路器械检查或流产术,有无慢性病史,有无尿路感染的反复发作史,发作间隔有多长,是否做过中段尿培养,细菌种类有哪些以及药物使用的种类和疗程。

问诊要点见图 1-1-29。

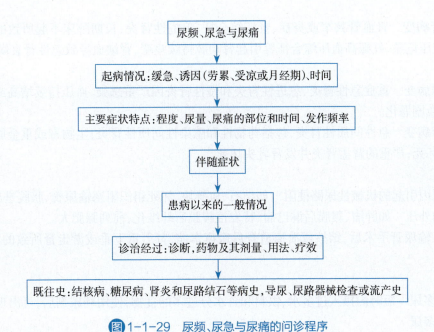

图 1-1-29　尿频、尿急与尿痛的问诊程序

思考题

1. 简述炎症性尿频的特点。
2. 简述尿频、尿急与尿痛的问诊要点。
3. 名词解释：生理性尿频、膀胱刺激征。

（蒋云生）

▶▶▶　第二十六节　少尿、无尿与多尿　◀◀◀

—— ● 本 节 要 点 ● ——

1. 少尿、无尿与多尿的定义、常见病因及发病机制。
2. 不同原因所致少尿、无尿与多尿的伴随症状。
3. 少尿、无尿与多尿的问诊要点。

正常成年人 24 h 尿量为 1 000~2 000 mL。如 24 h 尿量少于 400 mL，或每小时尿量少于 17 mL，称为少尿（oliguria）；如 24 h 尿量少于 100 mL，12 h 完全无尿，称为无尿；如 24 h 尿量超过 2 500 mL 称为多尿（polyuria）。

一、病因与发生机制

（一）少尿、无尿

基本病因有如下三类。

1. 肾前性

（1）有效血容量减少　多种原因引起的休克、重度失水、大出血、肾病综合征和肝肾综合征，大量水分渗入组织间隙和浆膜腔，血容量减少，肾血流减少。

（2）心脏排血功能下降　各种原因所致的心功能不全、严重的心律失常、心肺复苏后体循环功能不稳定，血压下降所致肾血流减少。

（3）肾血管病变　肾血管狭窄或炎症、肾病综合征、狼疮性肾炎、长期卧床不起所致的肾动脉栓塞或血栓形成，高血压危象、妊娠高血压综合征等引起肾动脉持续痉挛，肾缺血导致急性肾衰竭。

2. 肾性

（1）肾小球病变　重症急性肾炎、急进性肾炎和慢性肾炎因严重感染、血压持续增高或肾毒性药物作用引起肾功能急剧恶化。

（2）肾小管病变　急性间质性肾炎，包括药物性和感染性间质性肾炎；生物毒或重金属及化学毒所致的急性肾小管坏死；严重的肾盂肾炎并发肾乳头坏死。

3. 肾后性

（1）各种原因引起的机械性尿路梗阻　如结石、血凝块、坏死组织阻塞输尿管、膀胱进出口或后尿道。

（2）尿路的外压　如肿瘤、腹膜后淋巴瘤、特发性腹膜后纤维化、前列腺肥大。

（3）其他　输尿管手术后，结核或溃疡愈合后瘢痕挛缩，肾严重下垂或游走肾所致的肾扭转，神经源性膀胱等。

（二）多尿

1. 暂时性多尿　短时内摄入过多水、饮料和含水分过多的食物，使用利尿剂后，可出现短时间多尿。

2. 持续性多尿

（1）内分泌代谢障碍　① 垂体性尿崩症：因下丘脑、垂体病变使抗利尿激素（anti-diuretic hormone, ADH）分泌减少或缺乏，肾远端小管重吸收水分下降，排出低密度尿，量可达到 5 000 mL/d 以上。② 糖尿病：尿内含糖多引起溶质性利尿，尿量增多。③ 原发性甲状旁腺功能亢进：血液中过多的钙和尿中高浓度磷需要大量水分将其排出而形成多尿。④ 原发性醛固酮增多症：引起血中高浓度钠，刺激渗透压感受器，摄入水分增多，排尿增多。

（2）肾疾病　① 肾性尿崩症：肾远端小管和集合小管存在先天性或获得性缺陷，对抗利尿激素反应性降低，水分重吸收减少而出现多尿。② 肾小管浓缩功能不全：见于慢性肾炎、慢性肾盂肾炎、肾小球硬化、肾小管酸中毒及药物、化学物品或重金属对肾小管的损害。也可见于急性肾衰竭多尿期等。

（3）精神因素　精神性多饮患者常自觉烦渴而大量饮水引起多尿。

二、伴随症状

少尿、多尿常见的伴随症状与疾病的关系见表 1-1-37，表 1-1-38。

表 1-1-37　少尿常见的伴随症状与疾病的关系

伴随症状	常见疾病
肾绞痛	肾动脉血栓形成或栓塞、肾结石
心悸、气促，胸闷不能平卧	心功能不全
大量蛋白尿、水肿、高脂血症和低蛋白血症	肾病综合征
乏力、纳差、腹腔积液和皮肤黄染	肝肾综合征
血尿、蛋白尿、高血压和水肿	急性肾炎、急进性肾炎
发热、腰痛、尿频、尿急、尿痛	急性肾盂肾炎
排尿困难	前列腺肥大

表 1-1-38　多尿常见的伴随症状与疾病的关系

伴随症状	常见疾病	伴随症状	常见疾病
烦渴多饮、排低密度尿	尿崩症	酸中毒、骨痛和肌麻痹	肾小管性酸中毒
多饮、多食和消瘦	糖尿病	少尿数天后出现多尿	急性肾小管坏死恢复期
高血压、低血钾和周期性瘫痪	原发性醛固酮增多症	神经症症状	精神性多饮

三、诊断思路

病史采集时应详细询问开始出现少尿、多尿或无尿的时间；有无引起少尿、多尿或无尿的病因；询问全天水摄入量；还应了解过去和现在是否有泌尿系统疾病，伴有何种症状；了解相关用药史等。

问诊要点见图 1-1-30。

思考题

1. 少尿、无尿的基本病因有哪几类？
2. 简述垂体性和肾性尿崩症的鉴别要点。
3. 名词解释：少尿、无尿、多尿。

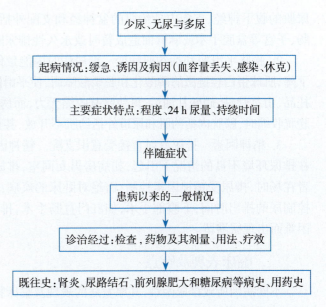

图 1-1-30　少尿、无尿与多尿的问诊程序

（蒋云生）

▶▶▶ 第二十七节　排 尿 困 难 ◀◀◀

●　本 节 要 点　●

1. 排尿困难的病因分类和发生机制。
2. 引起排尿困难的不同原发病的表现及临床特点。
3. 排尿困难的伴随症状和问诊要点。

排尿困难是指排尿时须增加腹压才能排出，病情严重时增加腹压也不能将膀胱内的尿排出体外，形成尿潴留（urine retention）的状态。根据起病急缓可分为急性尿潴留和慢性尿潴留。急性尿潴留是指既往排尿正常，无排尿困难的病史，突然短时间内发生膀胱充盈，膀胱迅速膨胀，患者常感下腹胀痛并膨隆，尿意急迫，而不能自行排尿。慢性尿潴留是由膀胱颈以下梗阻性病变引起的排尿困难发展而来。由于持久而严重的梗阻，膀胱逼尿肌初期可增厚，后期可变薄。

一、病因及发生机制

排尿困难可分为阻塞性排尿困难和功能性排尿困难两大类。

（一）阻塞性排尿困难

1. 膀胱颈部病变　① 膀胱颈部阻塞：被结石、肿瘤、血块、异物阻塞；② 膀胱颈部受压：因子宫肌瘤、卵巢囊肿、晚期妊娠压迫；③ 膀胱颈部器质性狭窄：炎症、先天或后天获得性狭窄等，使尿液排出受阻。

2. 后尿道疾病　因前列腺肥大、前列腺癌、前列腺急性炎症、出血、积脓、纤维化压迫后尿道，后尿道本身的炎症、水肿、结石、肿瘤、异物等。

3. 前尿道疾病　见于前尿道狭窄、结石、肿瘤、异物或先天畸形，如尿道外翻、阴茎包皮嵌顿、阴茎异常勃起等

（二）功能性排尿困难

1. 神经受损　中枢神经受损，膀胱的压力感受不能上传，而致尿潴留；外周神经受损，如支配膀胱逼

尿肌的腹下神经、支配内括约肌的盆神经和支配外括约肌的阴部神经,可因下腹部手术,特别是肛门、直肠、子宫等盆腔手术或麻醉而造成暂时或永久性排尿障碍。

2. 膀胱平滑肌和括约肌病变　糖尿病时因能量代谢障碍使膀胱肌球蛋白降低,肌膜表面 cAMP 含量下降,肌球蛋白轻链激酶磷酸化和脱磷酸障碍,使平滑肌收缩乏力。使用某些促使平滑肌松弛的药物,如阿托品、山莨菪碱、硝酸甘油后,可使膀胱收缩无力,而诱发尿潴留。膀胱逼尿肌和尿道括约肌协同失调症是膀胱收缩时,膀胱内括约肌和尿道外括约肌不开放,甚至反射性收缩,使排尿困难,引起排尿肌协同失调。

3. 精神因素　排尿反射直接受意识支配。精神因素导致尿潴留大多受精神意识过度控制所致,主要在排尿环境不良的情况下引起,如病房男女同室,排尿怕暴露隐私,产后外阴侧切、剖宫产后有男性陪伴者在场时,排尿受精神因素控制;需绝对卧床的疾病,如急性心肌梗死、心脏手术等因不习惯床上排尿而控制尿的排出时间;下腹部手术,如肛门直肠手术,排尿时有可能产生疼痛而拒绝排尿,时间过久则排尿困难而出现尿潴留。

二、临床表现及特点

不同病因所致排尿困难,其原发病的表现及临床特点有所不同。

1. 膀胱颈部结石　在排尿困难出现前下腹部有绞痛史,疼痛向大腿、会阴方向放射,疼痛的当时或疼痛后出现肉眼血尿或镜下血尿,膀胱内有尿潴留,膀胱镜可发现结石的存在,B 超和 CT 检查在膀胱颈部可发现结石阴影。

2. 膀胱内血块　不是独立疾病,常继发于血液病,如血友病、白血病、再生障碍性贫血等,此时依靠血液实验室的检查,一般不难确诊。外伤引起的膀胱内血块,往往有明确的外伤史,外伤后出现肉眼血尿,逐渐出现排尿困难,B 超检查在尿道内口处可发现阴影,膀胱镜检查可确诊,同时亦是最有效的治疗手段。

3. 膀胱肿瘤　排尿困难逐渐加重,病程一般较长,晚期可发现远方转移肿瘤病灶。无痛性肉眼或镜下血尿是其特点。膀胱镜下取活检可确定肿瘤的性质。

4. 前列腺良性肥大和前列腺炎　尿频、尿急常为首发症状,早期多因前列腺充血刺激所致,以夜尿增多为主。之后随着膀胱残余尿增加而症状逐渐加重。以后出现进行性排尿困难、排尿踌躇、射尿无力、尿流变细、排尿间断、尿末滴沥和尿失禁。肛门指诊可确定前列腺大小、质地、表面光滑度,对区分良性肿大和前列腺癌十分重要。前列腺按摩取前列腺液行常规检查和细菌培养,对诊断前列腺炎十分重要。

5. 后尿道损伤　会阴区有外伤史,外伤后排尿困难或无尿液排出,膀胱内有尿液潴留。尿道造影检查可确定损伤的部位和程度,是术前必要的手段。

6. 前尿道狭窄　见于前尿道瘢痕、结石、异物等。瘢痕引起排尿困难者常有外伤史。前尿道本身结石少见,往往是肾盂、输尿管、膀胱结石随尿流移至尿道,依据泌尿道结石病史一般诊断不困难,必要时行尿道造影可确诊。

7. 脊髓损害引起排尿困难　见于各种原因引起的截瘫患者,除排尿困难、尿潴留外,尚有运动和感觉障碍。

8. 隐性脊柱裂　发病年龄早,夜间遗尿,幼年尿床时间长是其特点。腰骶椎拍片可确诊。

9. 糖尿病神经源性膀胱　有糖尿病史,实验室检查血糖、尿糖升高可确诊。

10. 药物　见于阿托品中毒、麻醉药物等。有明确的用药史,一般诊断不困难。

11. 低血钾　临床上有引起低血钾的原因,如大量利尿、洗胃、呕吐、禁食等病史,心率快,心电图病理性 U 波出现,血生化检查表现为血钾低。值得注意的是肾小管性酸中毒、棉酚中毒、甲状腺功能亢进、胶原性疾病等亦可引起顽固性低血钾,应根据其特有的临床表现和相应的实验室检查进行诊断。低血钾引起的排尿困难,随着补钾,排尿困难应随即消失。

三、伴随症状

排尿困难常见的伴随症状与疾病的关系见表 1-1-39。

表 1-1-39　排尿困难常见的伴随症状与疾病的关系

伴 随 症 状	常 见 疾 病
进行性排尿困难常伴有尿频尿急、排尿踌躇、射尿无力、尿流变细、排尿间断甚至尿失禁	良性前列腺增生（benign hyperplasia of prostate）
下腹部绞痛,并向大腿会阴方向放射	膀胱颈部结石
血尿	后尿道损伤、膀胱颈部结石、血液病（如血友病）等
运动和感觉障碍甚至截瘫和尿潴留	脊髓损伤,如脊柱骨折、肿瘤压迫、结核、脊髓炎等
血糖、尿糖升高	糖尿病神经源性膀胱

四、诊断思路

病史采集时应详细询问有无引起排尿困难的诱因,如长期或突然绝对卧床,使用血管扩张药和肌肉松弛药,如阿托品、山莨菪碱、硝酸甘油等,有无下腹部手术史。有无引起排尿困难的原发病。有无伴随症状,如下腹部绞痛,疼痛有无放射,疼痛的当时或疼痛后出现肉眼血尿或镜下血尿、尿频、尿急及尿痛等。排尿困难的程度,是否具有尿潴留症状。

问诊要点见图 1-1-31。

思考题

1. 排尿困难的常见病因有哪些?
2. 排尿困难的问诊要点有哪些?
3. 名词解释:尿潴留、神经源性膀胱。

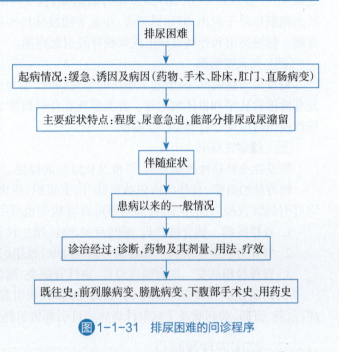

图 1-1-31　排尿困难的问诊程序

（蒋云生）

▶▶▶ 第二十八节　腰　背　痛 ◀◀◀

● 本 节 要 点 ●

1. 腰背痛的病因及解剖分类。
2. 引起腰背痛常见疾病的临床特点、伴随症状。
3. 问诊要点。

腰背痛（lumbodorsalgia）是常见的临床症状之一。许多疾病可以引起腰背痛,其中局部病变占多数,可能与腰背部长期负重,其结构易于损伤有关。邻近器官病变波及或放射性腰背痛也极为常见。

一、病因、病理及分类

腰背痛的病因复杂多样。按病因可分为 5 大类。按解剖部位可分为 4 大类。

(一) 外伤性

1. **急性损伤**　因各种直接或间接暴力,肌肉拉力所致的腰椎骨折、脱位或腰肌软组织损伤。
2. **慢性损伤**　工作时的不良体位、劳动姿势、搬运重物等引起的慢性累积性损伤,在遇到潮湿寒冷等物理性刺激后极易发生腰背痛。

(二) 炎症性

引起腰骶部疼痛的炎症性病变包括：

1. 感染性　可见于结核菌、化脓菌或伤寒菌对腰部及软组织的侵犯,形成感染性炎症。

2. 无菌性炎症　寒冷、潮湿、变态反应和重手法推拿可引起骨及软组织炎症,导致骨膜、韧带、筋膜和肌纤维的渗出,肿胀变性。

(三) 退行性变

近年来,因胸腰椎的退行性改变引起的腰背痛呈上升趋势。人体发育一旦停止,其退行性改变则随之而来,一般认为,人从 20~25 岁即开始退变,包括纤维环及髓核组织退变。如过度活动,经常处于负重状态则髓核易于脱出,前后纵韧带、小关节随椎体松动移位,引起韧带骨膜下出血,微血肿机化、骨化形成骨刺。髓核突出和骨刺可压迫或刺激神经引起疼痛。

(四) 先天性疾病

最常见于腰骶部,是引起下腰痛的常见病因。常见的有隐性脊柱裂、腰椎骶化或骶椎腰化、漂浮棘突、发育性椎管狭窄和椎体畸形等。此类疾病在年轻时常无症状。但以上骨性结构所形成的薄弱环节,为累积性损伤时出现腰背痛提供了基础。

(五) 肿瘤性疾病

原发性或转移性肿瘤对胸、腰椎及软组织的侵犯。

腰背部的组织,自外向内包括皮肤、皮下组织、肌肉、韧带、脊椎、肋骨和脊髓。上述任何组织的病变均可引起腰背痛。此外,腰背部的邻近器官病变也可引起腰背痛。按引起腰背痛的原发病部位可分为:

1. 脊椎疾病　如脊椎骨折、椎间盘突出症、增生性脊柱炎、感染性脊柱炎、脊椎肿瘤、先天性畸形等。

2. 脊柱旁软组织疾病　如腰肌劳损、腰肌纤维组织炎、风湿性多肌炎。

3. 脊神经根病变　如脊髓压迫症、急性脊髓炎、腰骶神经炎、颈椎炎。

4. 内脏疾病　呼吸系统疾病,如肺、胸膜病变引起上背部疼痛;泌尿系统疾病,如肾输尿管结石、炎症;盆腔、直肠、前列腺及子宫附件炎症均可引起放射性腰背部疼痛。

二、临床表现及特点

不同疾病引起的腰背痛具有不同特点。以下简述引起腰背痛常见疾病的临床特点。

(一) 脊椎病变

1. 脊椎骨折　有明显的外伤史,且多因由高空坠下,足或臀部先着地,骨折部有压痛和叩痛,脊椎可能有后突或侧突畸形,并有活动障碍。

2. 椎间盘突出症　青壮年多见,以腰 4 至骶 1 易发。常有搬重物或扭伤史,可突发和缓慢发病。主要表现为腰痛和坐骨神经痛,两者可同时或单独存在。有时疼痛剧烈,咳嗽、喷嚏时疼痛加重,卧床休息时缓解,可有下肢麻木、冷感或间歇性跛行。

3. 增生性脊柱炎　又称退行性脊柱炎,多见于 50 岁以上患者,晨起时感腰痛、酸胀、僵直而活动不便,活动腰部后疼痛好转,但过多活动后腰痛又加重。疼痛以傍晚明显。平卧可缓解,疼痛不剧烈,敲打腰部有舒适感,腰椎无明显压痛。

4. 结核性脊柱炎　是感染性脊椎炎中最常见的疾病,腰椎最易受累,其次为胸椎。背部疼痛常为结核性脊椎炎的首发症状。疼痛局限于病变部位,呈隐痛、钝痛或酸痛,夜间明显,活动后加剧,伴有低热、盗汗、乏力、纳差,晚期可有脊柱畸形、冷脓肿及脊髓压迫症状。

5. 化脓性脊柱炎　不多见,常因败血症、外伤、腰椎手术、腰椎穿刺和椎间盘造影感染所致。患者感剧烈腰背痛,有明显压痛、叩痛,伴畏寒、高热等全身中毒症状。

6. 脊椎肿瘤　以转移性恶性肿瘤多见,如前列腺癌、甲状腺癌和乳腺癌等转移或多发性骨髓瘤累及脊椎。其表现为顽固性腰背痛,剧烈而持续,休息和药物均难缓解,并有放射性神经根痛。

（二）脊柱旁组织病变

1. 腰肌劳损　常因腰扭伤治疗不彻底或累积性损伤，患者自觉腰骶酸痛、钝痛，休息时缓解，劳累后加重。特别是弯腰工作时疼痛明显，而伸腰或叩击腰部时可缓解疼痛。

2. 腰肌纤维组织炎　常因寒冷、潮湿、慢性劳损导致腰背部筋膜及肌肉组织水肿，纤维变性。患者大多感腰背部弥漫性疼痛，以腰椎两旁肌肉及髂嵴上方为主，早起时加重，活动数分钟后好转，但活动过多疼痛又加重。轻叩腰部感疼痛缓解。

（三）脊神经根病变

1. 脊髓压迫症　见于椎管内原发性或转移性肿瘤、硬膜外脓肿或椎间盘突出等。主要表现为神经根激惹征，患者常感觉颈背痛或腰痛，并沿一根或多根脊神经后根分布区放射，疼痛剧烈，呈烧灼样或绞榨样痛，脊柱活动、咳嗽、喷嚏时加重。有一定定位性疼痛，并可有感觉障碍。

2. 蛛网膜下腔出血　蛛网膜下腔所出的血刺激脊膜和脊神经后根时可引起剧烈的腰背痛。

3. 腰骶神经根炎　主要为下背部和腰骶部疼痛，并有僵直感，疼痛向臀部及下肢放射，腰骶部有明显压痛，严重时有节段性感觉障碍、下肢无力、肌萎缩、腱反射减退。

（四）内脏疾病引起的腰背痛

1. 泌尿系统疾病　肾炎、肾盂肾炎、泌尿道结石、结核、肿瘤、肾下垂和肾积水等多种疾病可引起腰背痛。不同疾病有其不同特点，肾炎呈深部胀痛，位于腰肋三角区，并有轻微叩痛；肾盂肾炎腰痛较鲜明，叩痛较明显；肾脓肿多为单侧腰痛，常伴有局部肌紧张和压痛；肾结石多为绞痛，叩痛剧烈；肾肿瘤引起的腰痛多为钝痛或胀痛，有时呈绞痛。

2. 盆腔器官疾病　男性前列腺炎和前列腺癌常引起下腰骶部疼痛，伴有尿频、尿急、排尿困难；女性慢性附件炎、宫颈炎、子宫脱垂和盆腔炎可引起腰骶部疼痛，且伴有下腹坠胀感和盆腔压痛。

3. 消化系统疾病　消化道及脏器的传入纤维与一定皮肤区的传入纤维进入相同的脊髓段，故内脏传入疼痛感觉刺激兴奋了皮肤区的传入纤维，引起感应性疼痛。胃、十二指肠溃疡，后壁慢性穿孔时直接累及脊柱周围组织，引起腰背肌肉痉挛出现疼痛，在上腹部疼痛的同时，可出现下胸上腰椎区域疼痛。急性胰腺炎常有左侧腰背部放射痛；1/4 的胰腺癌可出现腰背痛，取前倾坐位时疼痛缓解，仰卧位时加重。溃疡性结肠炎和克罗恩病在消化道功能紊乱的同时，常伴有下腰痛。

4. 呼吸系统疾病　胸膜炎、肺结核和肺癌等可引起后胸部和侧胸肩胛部疼痛。背痛的同时常伴有呼吸系统症状及体征，胸膜病变时常在深呼吸时加重，而脊柱本身无病变，无压痛，运动不受限。

三、伴随症状

腰背痛常见的伴随症状与疾病的关系见表 1-1-40。

表 1-1-40　腰背痛常见的伴随症状与疾病的关系

伴随症状	常见疾病
脊柱畸形	外伤后畸形多因脊柱骨折、错位所致，自幼即有畸形多为先天性脊柱疾病所致，缓起性可见于脊柱结核和强直性脊柱炎
活动受限	脊柱外伤、强直性脊柱炎、腰背部软组织急性扭挫伤
长期低热	脊柱结核、类风湿关节炎，伴高热可见于化脓性脊柱炎和椎旁脓肿
尿频、尿急、排尿不尽	尿路感染、前列腺炎或前列腺肥大
腰背剧痛伴血尿	肾或输尿管结石
嗳气、泛酸、上腹胀痛	胃十二指肠溃疡或胰腺病变
腹泻或便秘	溃疡性结肠炎或克罗恩病
月经异常、痛经、白带过多	宫颈炎、盆腔炎、卵巢及附件炎症或肿瘤

四、诊断思路

病史采集时应详细询问起病时间、起病缓急、疼痛部位、疼痛的性质、疼痛的程度。了解疼痛的诱因、缓解因素及疼痛的演变过程。询问患者职业的特点。

问诊要点见图 1-1-32。

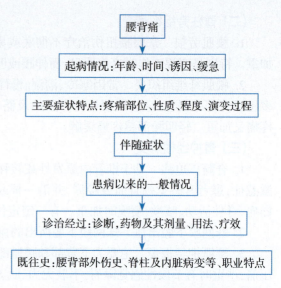

图 1-1-32　腰背痛的问诊程序

思考题

1. 简述腰背痛的分类原则。
2. 哪些内脏疾病可引起腰背痛?
3. 名词解释:神经根激惹征。

（蒋云生）

▶▶▶ 第二十九节　关　节　痛 ◀◀◀

● 本 节 要 点 ●

1. 关节痛的病因分类及主要发生机制。
2. 常见疾病所致关节痛的临床表现和伴随症状
3. 关节痛的问诊要点。

关节痛(arthralgia)是关节疾病最常见的症状。根据不同病因及病程,关节痛可分为急性和慢性。急性关节痛以关节及其周围组织的炎性反应为主,慢性关节痛则以关节囊肥厚及骨质增生为主。

一、病因及发生机制

引起关节痛的疾病种类繁多,病因复杂。关节痛可以是单纯的关节病变,也可能是全身疾病的局部表现。常见病因有如下几类。

(一) 外伤

1. **急性损伤**　因外力碰撞关节或使关节过度伸展扭曲,关节骨质、肌肉、韧带等结构损伤,造成关节脱位或骨折,血管破裂出血,组织液渗出,关节肿胀疼痛。

2. **慢性损伤**　持续的慢性机械损伤,或急性外伤后关节面破损留下粗糙瘢痕,使关节润滑作用消失,长期摩擦关节面,产生慢性损伤;关节长期负重,使关节软骨及关节面破坏;关节活动过度,可造成关节软骨的累积性损伤;关节扭伤处理不当或骨折愈合不良、畸形愈合所致负重不平衡,造成关节慢性损伤。

(二) 感染细菌直接侵入关节内

如外伤后细菌侵入关节,败血症时细菌经血液达关节内,关节邻近骨髓炎、软组织炎症、脓肿蔓延至关节内,关节穿刺时消毒不严或将关节外细菌带入关节内。常见的病原菌有葡萄球菌、肺炎链球菌、脑膜炎奈瑟球菌、结核分枝杆菌和梅毒螺旋体等。

(三) 变态反应和自身免疫

因病原微生物及其产物、药物、异种血清与血液中的抗体形成免疫复合物,流经关节沉积在关节腔引起组织损伤和关节病变。如类风湿关节炎、细菌性痢疾、过敏性紫癜和结核菌感染后反应性关节炎。如外来抗原或理化因素使宿主组织成分改变,形成自身抗原刺激机体产生自身抗体,引起器官和非器官特异性自身免疫病。关节病变是全身性损害之一,表现为滑膜充血水肿,软骨进行性破坏,形成畸形,如类风湿关节炎、系统性红斑狼疮引起的关节病变。

(四) 退行性关节病

退行性关节病又称增生性关节炎或肥大性关节炎,分原发性和继发性两种,原发性无明显局部病因,多见于肥胖老人,女性多见,有家族史,常有多关节受累;继发性骨关节病变多有创伤、感染或先天性畸形等基础病变,并与吸烟、肥胖和重体力劳动有关。病理变化为关节软骨退化变薄,软骨细胞萎缩,碎裂坏死,软骨下组织硬化,骨小梁稀疏囊性变,骨关节边缘有骨赘形成,滑膜充血、水肿。

(五) 代谢性骨病

维生素 D 代谢障碍所致的骨质软化性骨关节病,如阳光照射不足、消化不良、维生素 D 缺乏和磷摄入不足等。各种病因所致的骨质疏松性关节病,如老年性、失用性骨质疏松,脂质代谢障碍所致的高脂血症性关节病,骨膜和关节腔组织脂蛋白转运代谢障碍性关节炎,嘌呤代谢障碍所致的痛风,以及某些代谢内分泌疾病所致糖尿病性骨病,皮质醇增多症性骨病,甲状腺或甲状旁腺疾病引起的骨关节病,均可出现关节痛。

(六) 骨关节肿瘤

良性肿瘤,如骨样骨瘤、骨软骨瘤、骨巨细胞瘤和骨纤维异常增殖症;恶性骨肿瘤,如骨肉瘤、软骨肉瘤、骨纤维肉瘤、滑膜肉瘤和转移性骨肿瘤。

二、临床表现

(一) 外伤性关节痛

急性外伤性关节痛常在外伤后即出现受损关节疼痛、肿胀和功能障碍。慢性外伤性关节炎有明确的外伤史,反复出现关节痛,常于过度活动和负重及气候寒冷等刺激时诱发,药物及物理治疗后缓解。

(二) 化脓性关节炎

起病急,全身中毒症状明显,早期则有畏寒、寒战和高热,体温高达 39℃ 以上,病变关节红肿热痛。位置较深的肩关节和髋关节则红肿不明显。患者常感病变关节持续疼痛,功能严重障碍,各个方向的被动活动均引起剧烈疼痛,患者常不愿活动患肢。

(三) 结核性关节炎

儿童和青壮年多见。负重大、活动多、肌肉不发达的关节易于患结核。其中脊柱最常见,其次为髋关节和膝关节。早期症状和体征不明显,活动期常有疲劳、低热、盗汗及食欲下降。病变关节肿胀疼痛,但疼痛程度较化脓性关节炎轻,活动后疼痛加重。晚期有关节畸形和功能障碍,如关节旁有窦道形成,常可见有干酪样物质流出。

(四) 风湿性关节炎

起病急。常为链球菌感染后出现,以膝、踝、肩和髋关节多见。病变关节出现红肿热痛,呈游走性,肿胀时间短、消失快,常在 1~6 周内自然消肿,不留下关节僵直和畸形改变。

(五) 类风湿关节炎

类风湿关节炎多由一个关节起病,以手中指指间关节首发疼痛,继则出现其他指间关节和腕关节的肿胀疼痛。也可累及踝、膝和髋关节,常为对称性。病变关节活动受到限制,有僵硬感,以早晨为重,故称晨僵。可伴有全身发热。晚期病变关节附近肌肉萎缩,关节软骨增生而出现畸形。

(六) 退行性关节炎

早期表现为步行、久站和天气变化时病变关节疼痛,休息后缓解。如受累关节为掌指及指间关节,除关节疼痛外,患者常感觉手指僵硬肿胀,活动不便。如病变在膝关节则常伴有关节腔积液,皮温升高,关节边缘有压痛。晚期病变关节疼痛加重,持续并向他处放射,关节有摩擦感,活动时有响声,关节周围肌肉挛缩常呈屈曲畸形,患者常有跛行。

(七) 痛风

常在饮酒、劳累或高嘌呤饮食后急起关节剧痛,局部皮肤红肿灼热。患者常于夜间痛醒。以第一跖趾关节、踇趾关节多见。踝、手、膝、腕和肘关节也可受累。病变有自限性,有时在 1~2 周自行消退,但经常复发。晚期可出现关节畸形,皮肤破溃,经久不愈,常有白色乳酪状分泌物流出。

三、伴随症状

关节痛常见的伴随症状与疾病的关系见表 1-1-41。

表 1-1-41　腰背痛常见的伴随症状与疾病的关系

伴 随 症 状	常 见 疾 病
高热、畏寒、局部红肿灼热	化脓性关节炎
低热、乏力、盗汗、消瘦、纳差	结核性关节炎
全身小关节对称性疼痛,伴有晨僵和关节畸形	类风湿关节炎
呈游走性,伴有心脏炎、舞蹈病	风湿热
血尿酸升高,同时有局部红肿灼热	痛风
皮肤红斑、光过敏、低热和多器官损害	系统性红斑狼疮
皮肤紫癜、腹痛、腹泻	关节受累型过敏性紫癜

四、诊断思路

病史采集时应详细询问关节痛出现的时间和诱因。了解疼痛发生的部位,疼痛出现的缓急程度及性质,疼痛加重的因素与缓解方式,疼痛伴随症状。了解患者职业、居住环境、慢性病史及用药史等。

问诊要点见图 1-1-33。

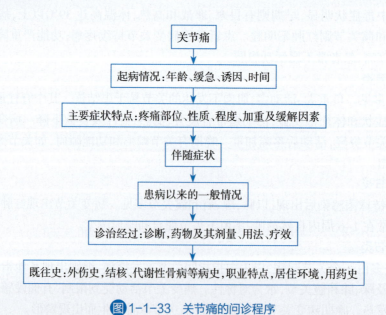

图 1-1-33　关节痛的问诊程序

思考题

1. 简述不同病因所致关节痛的临床特点。

2. 简述关节痛的问诊要点。

3. 名词解释：原发性退行性关节病。

（蒋云生）

网上更多 ......

 教学 PPT　　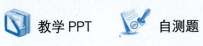 自测题

第二篇

病史采集

第二章

问　诊

本 章 要 点

1. 问诊的概念。
2. 问诊的方法与技巧。
3. 问诊的基本内容、重点问诊的内容和某些特殊情况下的问诊。
4. 通过一个问诊示范举例的学习,体验问诊的真实感受。

问诊(inquiry)是医师通过对患者或相关人员的系统询问获取病史资料,经过分析综合而作出临床判断的一种诊法。问诊是病史采集(history taking)的主要手段。问诊获取的病史的完整和准确对疾病的诊治至关重要,因此,问诊是每个临床医生必须掌握的基本功。临床上作出一正确初步诊断的依据都来源于病史采集所获取的资料,它是最重要的基本临床技能之一。

问诊是临床医生的基本功,它的重要性毋庸置疑。但有不少医生滋生了"忽视问诊""检查万能,多多益善"的思想,这不仅造成了医学资源的浪费,而且出现了问诊技能逐渐退化的倾向。无论现代医学如何进步,也无论医院的检查化验是如何高、精、尖和多么齐全,作为临床医生面对患者,问诊是疾病诊断的基础,是采集病史必不可少的重要手段;问诊可密切医患关系;问诊所得到的资料是诊断疾病的重要依据。一个有经验的临床医生可以从问诊所得的资料中对疾病的诊断作出初步判断,并为下一步的确诊打下基础。一个好的问诊体现在客观、系统、全面、无遗漏。要耐心倾听患者的述说,对患者提供的信息进行分析与判断,去粗取精,去伪存真;对患者提出问题,使问诊步步深入;在问诊过程中注视患者的肢体语言,察言观色;同时对患者表示出同情和对讲述内容的领会。一个具有深厚医学知识和丰富临床经验的医生,常常通过问诊就可能对某些患者提出初步的诊断。

通过问诊采集病史是医生诊治患者的第一步,其重要性还在于它是医患沟通、建立相互信任的医患关系的最重要时机。正确的方法和良好的问诊技巧,使患者感到医生的亲切和可信,有信心与医生合作,对医嘱有更好的依从性,这对诊治疾病也十分重要。问诊同时具有教育患者,向患者提供信息等作用,甚至交流本身就是治疗的一部分。医学生从接触患者开始,就必须认真学习和领会医生与患者交流的内容和技巧。交流与沟通技能是现代医生重要的素质特征。

根据问诊时的临床情景和目的的不同,大致可分为全面系统的问诊和重点问诊。前者即对住院患者所要求的全面系统的问诊。重点问诊则主要应用于急诊和门诊。前者的学习和掌握是后者的基础,初学者自然是从学习全面系统的问诊开始。

▶▶▶ 第一节 问诊的方法与技巧 ◀◀◀

问诊的方法和技巧与获取病史资料的质量有密切的关系,涉及一般交流技能、资料完整性、医患关系、医学知识、仪表礼节,以及提供咨询和教育患者等多个方面。在不同的临床情景,也要根据情况采取相应的方法和技巧。

问诊的方法与技巧主要包括以下方面:① 开场的问候与自我介绍;② 从患者就诊的主要症状和感受问起,逐步深入,进行有目的、有层次、有序地询问;③ 问诊时细心倾听,必要时加以引导,避免暗示与诱导,避免重复提问,避免用医学专业术语提问,及时记录,以免遗忘;④ 患者陈述不清和有疑问之处要及时核准,此过程中体现关心、体贴、友善、同情,为患者隐私保密,让患者无顾虑和保留。

1. 问诊开始,首先营造一种良好的医疗氛围。一般从礼节性的交谈开始,可先作自我介绍(佩戴胸牌是很好的自我介绍的一种方式),讲明自己的职责。使用恰当的言语或体语表示愿意为解除患者的病痛和满足他(她)的要求尽自己所能,这样的举措会有助于建立良好的医患关系,很快缩短医患之间的距离,改善互不了解的生疏局面,使病史采集能顺利地进行下去。注意保护患者隐私,最好不要当着陌生人开始问诊。如果患者要求家属在场,医生可以同意。

2. 为了使问诊进展顺利,询问者应细心倾听,不要轻易打断患者讲话,让他(她)有足够的时间回答问题。有时允许有必要的停顿(如在回顾思索时),有意的沉默也许令人不安,但也可鼓励患者提供其他的有关信息,或者可使患者道出敏感的问题,如果没有这种沉默,患者会省略不谈。如果患者的言行表示需要冷静深思某些问题,则短暂的停顿或许有益。沉默犹如一把双刃剑,其利弊全仗如何使用,询问者的直觉有助于判断这种交谈中的停顿,如果感到难堪,很可能是被询问者正思维短路;如果你觉得可因此获得更多的信息,那么这种停顿正好是一种有效的问诊技巧。总结归纳已获得的病史将有助于询问者理清思路。为了节约时间,可以提出些现成的问题,如"你能告诉我通常你是怎样度过一天的吗?"好的询问者不会急促地提出一连串问题,使患者几乎没有时间去考虑答案。如果患者不停谈论许多与病史无关的问题,则可客气地把患者引导到病史线索上来,如"你的那些问题,我理解,现在请谈谈你当时腹痛的情况吧"。

3. 追溯首发症状开始的确切时间,直至目前的演变过程。如有几个症状先后出现,必须确定其时间顺序。通常患者会从主观感受最明显的症状及时间开始叙述,但收集资料时,不能忘记追问首发症状的时间。当然问诊时不必严格地按症状出现先后提问,但所获得的资料应足以说明疾病起始的情况和演变过程,能按时间顺序口述或写出主诉和现病史。例如:一名 70 岁男性患者,慢性咳嗽、咳痰 20 余年,加重 2 周就诊。自 20 年前开始,患者每年于冬季出现咳嗽、咳痰,痰为白色,一般持续 2~3 个月,无气急、胸痛等其他呼吸系统症状,经服用抗生素及其他化痰等治疗后好转。本次约 2 周前天气转冷后出现咳嗽、咳痰加重,痰转为黄色,量较前增多,诊断慢性支气管炎,予以抗炎、止咳和化痰治疗后症状好转。这些资料能准确反映疾病的发展过程。

4. 在问诊的两个项目之间使用过渡语言,即向患者说明将要讨论的新话题及其理由,使患者不会困惑你为什么要改变话题以及为什么要询问这些情况。如询问哮喘患者,由个人史过渡到家族史之前应告知因为哮喘具有遗传性,所以我们需要了解患者家里几代人的发病情况。过渡到系统回顾前,说明除已经谈到的内容外,还需了解全身各系统情况,然后开始系统回顾。

5. 根据具体情况采用不同类型的提问。一般性提问(或称开放式提问),常用于问诊开始,可获得某一方面的大量资料,再着重追问一些重点问题。让患者像讲故事一样叙述他的病情。这种提问应该在现病史、既往史、个人史等每一部分开始时使用。如:现病史采集开始时问"你今天来,有哪里不舒服?"以获取一些疾病的主要症状和(或)体征;既往史采集开始时问"你以前患过什么病啊?""开过什么刀啊?"以了解以往所患的疾病。然后通过直接提问,收集一些特定的有关细节。如"扁桃体切除时你多少岁?""您何时开始胸痛的呢?"获得的信息更有针对性。另一种直接选择提问,要求患者回答"是"或"不是",或者对提供的选择作出回答,如:"你曾患过肺结核吗?""你的痰中有没有血丝?"为了系统、有效地获得准确的资料,询问者应遵循从一般提问到直接提问的原则。

不正确的提问可能得到错误的信息或遗漏有关的资料。以下各种提问应予避免。诱导性提问或暗示性提问,在措辞上已暗示了期望的答案,使患者易于默认或附和医生的诱问,如"你的胸痛放射至左手,对吗?""用这种药物后病情好多了吧?"

责难性提问,常使患者产生防御心理,如:"你为什么吃那样脏的食物呢?"如医生确实要求患者回答此为什么,则应先说明提出该问题的原因,否则在患者看来很可能是一种责难。另一种不恰当的是连续提问,即连续提出一系列问题,可能造成患者对所要回答的问题混淆不清,如:"饭后痛得怎么样?和饭前不同吗?是锐痛,还是钝痛?"

6. 提问时要注意系统性和目的性。杂乱无章的重复提问会降低患者对医生的信心和期望。例如:在收集现病史时已获悉患者的一个姐姐和一个弟弟也有类似的头痛,如再问患者有无兄弟姐妹,则表明询问者未注意倾听。有时为了核实资料,同样的问题需多问几次,但应说明,例如:"你已告诉我,你大便有血,这是很重要的资料,请再给我详细讲一下你大便的情况。"有时用反问及解释等技巧,可以避免不必要的重复提问。

7. 询问病史的每一部分结束时进行归纳小结,并告知患者,可达到以下目的:① 唤起医生自己的记忆和理顺思路,以免忘记要问的问题;② 让患者知道医生是认真聆听并如何理解他(她)的病史;③ 核实患者所述病情;④ 如有遗漏,患者可以提醒医生并再次叙述病史。对现病史进行小结常常显得特别重要。小结家族史时,只需要简短的概括,特别是阴性或不复杂的阳性家族史。小结系统回顾时,最好只对阳性发现作小结。

8. 避免医学术语。在选择问诊的用语和判断患者的叙述时应注意,不同文化背景的患者对各种医学词汇的理解有较大的差异。与患者交谈,必须用常人易懂的词语代替难懂的医学术语。如:"你最近有小便颜色发红吗?"代替"你最近有血尿吗?"

9. 为了收集到尽可能准确的病史,有时医生要引证核实患者提供的信息。如患者用了诊断术语,医生应通过询问当时的症状和检查等以核实资料是否可靠。例如,患者:"5 年前我患了肺结核。"医生逐一问"怎么查出来的?拍过片子吗?查过痰吗?"患者再作进一步的回答。医师:"经过抗结核治疗吗?"患者:"是,服药治疗。"医师:"知道药名吗?"又如患者说:"我对青霉素过敏。"则应追问"怎么过敏?"或问"是青霉素皮试阳性还是你用青霉素时有什么反应?"经常需要核实的资料还有呕血量、体重变化情况、大便和小便量,重要药物如糖皮质激素、抗结核药物和精神药物的使用,饮酒史、吸烟史,以及过敏史等。

10. 仪表、礼节和友善的举止,有助于发展与患者的和谐关系,使患者感到温暖亲切,获得患者的信任,甚至能使患者讲出原想隐瞒的敏感事情。适当的时候应微笑或赞许地点头示意。问诊时记录要尽量简单、快速,不要只埋头记录,忽略与患者必要的视线接触。交谈时采取前倾姿势以表示正注意倾听。另外,当患者谈及其性生活等敏感问题时,询问者可用两臂交叉等姿势,显示出能接受和理解其问题的身体语言。其他友好的举止还包括语音、语调、面部表情和不偏不倚的言语,以及一些鼓励患者继续谈话的短语,如"我明白""接着讲""说得更详细些"。

11. 恰当地运用一些评价、赞扬与鼓励语言,可促使患者与医生的合作,使患者受到鼓舞而积极提供信息,如:"可以理解。""那你一定很不容易。"一些通俗的赞扬语,如:"你已经戒烟了?有毅力。"或"你能每月做一次乳房的自我检查,这很好。"对有精神障碍的患者,不可随便用赞扬或鼓励的语言。

12. 询问患者的经济情况,关心患者有无来自家庭和工作单位经济和精神上的支持。医生针对不同情况作恰当的解释可使患者增加对医生的信任。有时应鼓励患者设法寻找经济和精神上的支持和帮助,以及介绍一些能帮助患者的个人或团体。

13. 医师应明白患者的期望,了解患者就诊的确切目的和要求。有时患者被询问病情时一直处于被动的局面,实际上他(她)可能还有其他目的,如咨询某些医学问题、需要长期用药、需要与医生建立长期关系等。在某些情况下,咨询和教育患者是治疗成功的关键,甚至本身就是治疗的目标。医生应判断患者最感兴趣的、想要知道的及每一次可理解的信息量,从而为其提供适当的信息或指导。

14. 许多情况下,患者答非所问或依从性差其实是因为患者没有理解医生的意思。可用巧妙而仔细的各种方法检查患者的理解程度。询问者可要求患者重复所讲的内容,或提出一种假设的情况,看患者能否作出适当的反应。如患者没有完全理解或理解有误,应予及时纠正。

15. 如患者问到一些问题,医生不清楚或不懂时,不能随便应付、不懂装懂,甚至乱解释,也不要简单回答三个字"不知道"。如知道部分答案或相关信息,医生可以说明,并提供自己知道的情况供患者参考。对不懂的问题,可以去查书、请教他人后再回答,或请患者向某人咨询,或建议去何处能解决这一问题。

16. 问诊结束时,应谢谢患者的合作,说明下一步对患者的要求、接下来做什么、下次就诊时间或随访计划等。

必须指出,只有理论学习结合实际反复训练,才能较好地掌握问诊的方法与技巧。

▶▶▶ 第二节 问诊的基本内容 ◀◀◀

问诊内容的框架,对收集完整详尽的病史很有帮助。以下是全面系统的病史采集即住院病历所要求的内容。问诊的顺序可根据具体情况,对以下项目作适当调整,以利于问诊的顺利进行。

一、一般项目

一般项目(general data)包括:姓名、性别、年龄、出生地、民族、婚姻、职业、工作单位、通讯地址、电话号码、入院日期、记录日期、病史陈述者及可靠程度等。若病史陈述者不是患者本人,则应注明其与患者的关系。记录年龄时应填写实足年龄,不可用"儿"或"成"代替,因年龄本身也具有诊断参考意义。为避免问诊初始过于生硬,可将某些一般项目的内容如职业、婚姻等放在个人史中穿插询问。

二、主诉

主诉(chief complaint)为患者感受最主要的痛苦或最明显的症状或(和)体征,也就是促使其就诊最主要的原因及其持续时间。确切的主诉可初步反映病情轻重与缓急、发生发展,并提供对某系统疾患的诊断线索。主诉应用一两句话加以概括,并同时注明主诉自发生到就诊的时间,并按时间先后顺序描写,如"高热伴咽痛 2 天","发热、咳嗽 3 天,加重伴右胸痛 2 天","反复咳嗽、咳痰 20 年,活动后气急 5 年,加重伴下肢水肿 1 个月"。记录主诉要简明,应尽可能用患者自己描述的症状,而不是医生对患者的诊断用语,如"患糖尿病 1 年"或"心脏病 2 年",而应记录"多饮、多食、多尿、消瘦 1 年",或"心悸、气短 2 年"等;但是,也不能用患者口语的形式描写,如"发冷、发抖伴发烧 3 天",而应该用"畏寒、寒战伴发热 3 天"。对于病程较长、病情比较复杂的病例,由于症状、体征较多,或由于患者诉说太多,不能简单地将患者所述的主要不适作为主诉,而应该结合整个病史,综合分析以归纳出更能反映其患病特征的主诉。有时对病情没有连续性的情况,可以灵活掌握,如"20 年前发现心脏杂音,1 个月来心悸、气短"。对当前无症状,诊断资料和入院目的又十分明确的患者,也可以用以下方式记录主诉:如"2 周前体检胸片发现肺部阴影","确诊急性淋巴细胞性白血病 3 个月,入院第三次化疗"。

三、现病史

现病史(history of present illness)是病史中的主体部分,它记述患者患病后的全过程,即发生、发展、演变和诊治经过。可按以下的内容和程序询问。

1. 起病情况与患病的时间 每种疾病的起病或发作都有其各自的特点,详细询问起病的情况对诊断疾病具有重要的鉴别作用。有的疾病起病急骤,如脑血管病变、肺栓塞、心绞痛、动脉瘤破裂和急性胃肠穿孔等;有的疾病则起病缓慢,如肺结核、恶性肿瘤、风湿性心瓣膜病等。疾病的起病常与某些因素有关,如脑血栓形成常发生于睡眠时;脑出血、高血压危象常发生于激动或紧张状态时。患病时间是指从起病到就诊或入院的时间。一般先追溯到首发症状的时间,然后出现的症状按照时间先后逐一询问并记录,如心悸3个月,反复夜间呼吸困难2周,双下肢水肿4天。从以上症状及其发生的时间顺序可以看出是心脏病逐步加重发展的过程。起病缓慢可按数年、数月、数日计算,起病急骤者可按小时、分钟为计时单位。

2. 病因与诱因 尽可能了解与本次发病有关的病因(如外伤、中毒、感染及有无疫区居住史等)和诱因(如气候变化、环境改变、情绪、起居饮食失调等),有助于明确诊断与拟订治疗措施。如肺炎链球菌肺炎与受凉、淋雨等有关,急性胰腺炎多在暴饮暴食或高脂饮食后发作等。患者对直接或近期的病因容易想起,当病因比较复杂或病程较长时,患者往往记不清说不明,也可能提出一些似是而非或自以为是的因素,这时医生应进行科学的归纳和分析,不可不假思索地记入病历。

3. 主要症状的特点 包括主要症状出现的部位、性质、持续时间和程度,缓解或加剧的因素,了解这些特点对判断疾病有很大的帮助。如上腹部痛多为胃、十二指肠或胰腺的疾病;右下腹急性腹痛则多为阑尾炎症,若为妇女还应考虑到卵巢或输卵管疾病;全腹痛则提示病变广泛或腹膜受累。对症状的性质也应作有鉴别意义的询问,如灼痛、绞痛、胀痛、隐痛以及症状为持续性或阵发性,发作及缓解的时间等。以消化性溃疡为例,其主要症状的特点为上腹部疼痛,可持续数日或数周,在几年之中可以表现为时而发作时而缓解,呈周期性发作或有一定季节性发病等特点。

4. 病情的发展与演变 包括患病过程中主要症状的变化或新症状的出现。如慢性阻塞性肺病的患者,在原有的咳嗽、气急的情况下,突发的胸痛和严重的呼吸困难,应考虑自发性气胸或肺动脉栓塞的可能。如有心绞痛史的患者本次发作疼痛加重而且持续时间较长时,则应考虑到急性心肌梗死的可能。如肝硬化患者出现表情、情绪和行为异常等新症状,可能是早期肝性脑病的表现。

5. 伴随症状 在主要症状的基础上又同时出现一系列的其他症状。这些伴随症状常常是鉴别诊断的依据,或提示出现了并发症。如腹泻可能为多种病因的共同症状,单凭这一症状还不能诊断某病,如问明伴随的症状则诊断的方向会比较明朗。如左侧胸痛,伴有左上肢放射痛,考虑心脏疾病可能;伴有左侧胸壁疱疹,考虑带状疱疹;伴有发热,咳嗽,考虑左侧胸膜炎可能。又如急性上腹痛,原因可以很多,若患者同时伴有恶心、呕吐、发热,特别是又出现了黄疸和休克,就应该考虑到急性胰腺炎或急性胆道感染的可能。反之,按一般规律在某一疾病应该出现的伴随症状而实际上没有出现时,也应将其记述于现病史中以备进一步观察,或作为诊断和鉴别诊断的重要参考资料,这种阴性表现有时称为阴性症状。一份好的病史不应放过任何一个主要症状之外的细小伴随迹象,因为它们在明确诊断方面有时会起到很重要的作用。

6. 诊治经过 若患者于本次就诊前已经接受检查和治疗,则检查的项目及结果,治疗的药物名称、剂量、时间和疗效,可以为本次诊治疾病提供参考。但不可以用他人的诊断代替自己的诊断,只是具有参考意义。

7. 病程中的一般情况 在现病史的最后,应记述患者病程中的精神、体力状态,食欲及食量的改变,睡眠与大小便的情况,体重改变等。这部分内容对全面评估患者病情的轻重和预后以及采取什么辅助治疗措施十分有用,有时对鉴别诊断也能够提供重要的参考资料。

四、既往史

既往史(past history)包括患者既往的健康状况和过去曾经患过的疾病(包括各种传染病)、外伤手术、预防注射、过敏,特别是与目前所患疾病有密切关系的情况。对冠状动脉粥样硬化性心脏病和脑血管意外的患者应询问过去是否有过高血压、糖尿病史。如有高血压,则应详细询问高血压的病程、最高血压、用药情况、血压控制水平、波动情况等。如现病史是肺炎,则数年前的肺炎应记入既往史,如近期的同一部位的肺炎,怀疑是阻塞性肺炎则记入现病史。而对消化性溃疡患者,则可把历年发作情况记述于现病史中。此外,对居住或生活地区的主要传染病和地方病史,外伤、手术史,预防接种史,以及对药物、食物和其他接触物的过敏史等,也应记录于既往史中。记录内容一般按时间的先后顺序排列。

五、系统回顾

系统回顾(review of systems)由很长的一系列直接提问组成,用以作为最后一遍收集病史资料,避免问诊过程中患者或医生所忽略或遗漏的内容。它可以帮助医师在短时间内扼要地了解患者除现在所患疾病以外的其他各系统是否发生目前尚存在或已痊愈的疾病,以及这些疾病与本次疾病之间是否存在着因果关系。主要情况应分别记录在现病史或既往史中。系统回顾涉及的临床疾病很多,医学生在学习采集病史之前,必须对各系统可能出现的症状和体征的病理生理意义有比较清晰的理解。实际应用时,可在每个系统询问 2~4 个症状,如有阳性结果,再全面深入地询问该系统的症状;如为阴性,一般说来可以过渡到下一个系统。在针对具体患者使用时,可以根据情况变通调整一些内容。

1. 头颅五官　有无视力障碍、耳聋、耳鸣、眩晕、鼻出血、牙痛、牙龈出血及吞咽呛咳、声嘶等。

2. 呼吸系统　咳嗽的性质、程度、频率,季节性,与气候变化及体位改变的关系;咳痰的性状、颜色、痰量和气味等;咯血的性状、颜色和量;呼吸困难的性质、程度,出现的缓急和持续的时间;胸痛的部位、性质、程度以及与呼吸、咳嗽、体位的关系,有无发冷、发热、盗汗、食欲不振等。

3. 循环系统　心悸发生的时间与诱因、缓解方法,心前区疼痛的性质、程度、范围以及出现和持续的时间,有无放射痛、放射的部位,引起疼痛发作的诱因和缓解方法。呼吸困难出现的诱因、时间和程度,发作时与体力活动和体位的关系。有无咳嗽、咯血等。水肿出现的部位和时间;尿量多少,昼夜间的改变;有无腹胀、肝区疼痛、头痛、头晕、晕厥等。有无风湿热、心脏疾病、原发性高血压、动脉硬化等病史。女性患者应询问妊娠、分娩时有无高血压和心功能不全的情况。

4. 消化系统　有无腹痛、腹泻、腹胀、嗳气、反酸、吞咽困难、食欲改变,及其出现的缓急、轻重、持续的时间及进展的情况。上述症状与食物种类、性质的关系及有无精神因素的影响。呕吐的诱因、次数,呕吐物的内容、量、颜色及气味。呕血的量及颜色。腹痛的部位、程度、性质和持续时间,有无规律性,是否向其他部位放射,与饮食、气候及精神因素的关系,按压时疼痛减轻或加重。排便次数、粪便颜色、性状、量和气味。排便时有无腹痛和里急后重,有无发热与皮肤巩膜黄染。体力、体重的改变。

5. 泌尿生殖系统　有无尿频、尿急、尿痛和排尿困难;有无夜尿增多,尿量和夜尿量多少;尿的颜色(洗肉水样或酱油色)、清浊度;有无尿不尽感及尿失禁等。有无腹痛,疼痛的部位,有无放射痛。有无咽炎、高血压、水肿、出血等。尿道口或阴道口有无异常分泌物,外生殖器有无溃疡等。

6. 造血系统　皮肤黏膜有无苍白、黄染、出血点、瘀斑、血肿及骨骼痛,淋巴结、肝、脾大等。有无鼻出血,牙龈出血,血尿,黑便。有无乏力、头晕、眼花、耳鸣、烦躁、记忆力减退、心悸、舌痛、吞咽困难、恶心。营养、消化和吸收情况。

7. 内分泌系统及代谢　有无怕热、多汗、乏力、畏寒、头痛、视物障碍、心悸、食欲异常、多尿、多饮、消瘦等;有无肌肉震颤及痉挛。性格、智力、体格、性器官的发育,骨骼、甲状腺、体重、皮肤、毛发的改变。有无产后大出血。

8. 肌肉与骨骼系统　有无肢体肌肉麻木、疼痛、痉挛、萎缩、瘫痪等。有无关节肿痛、运动障碍、外伤、骨折、关节脱位、先天畸形等。

9. 神经系统　有无头痛、失眠、嗜睡、记忆力减退、意识障碍、晕厥、痉挛、瘫痪、视物障碍、感觉及运动异常。

10. 精神状态　有无情绪改变、焦虑、抑郁、幻觉、妄想、定向力障碍等,有时还应了解其思维过程、智力、自知力等。

六、个人史

个人史(personal history)主要包括以下几个方面。

1. 社会经历　包括出生地、居住地区和居留时间(尤其是疫源地和地方病流行区)、受教育程度、经济生活和业余爱好等。不同传染病有不同潜伏期,应根据考虑的疾病,询问过去某段时间是否去过疫源地。

2. 职业及工作条件　包括工种、劳动环境、对工业毒物的接触情况及时间。

3. 习惯与嗜好　包括起居与卫生习惯、饮食的规律与质量。烟酒嗜好包括时间与摄入量,以及其他异嗜物和麻醉药品、毒品等。

4. 冶游史　有无不洁性交史,是否患过淋菌性尿道炎、下疳、尖锐湿疣等。

七、婚姻史

婚姻史(marital history):未婚或已婚,结婚年龄,配偶健康状况、性生活情况、夫妻关系等。

八、月经史

月经史(menstrual history):月经初潮的年龄、月经周期和经期天数,经血的量和颜色,经期症状,有无痛经与白带,末次月经日期,闭经日期,绝经年龄。记录格式如下:

$$初潮年龄\ \frac{行经期(天)}{月经周期(天)}\ 末次月经时间(LMP)或绝经年龄$$

例:

$$14\ \frac{4\sim6\ 天}{28\sim30\ 天}\ 2010\ 年\ 9\ 月\ 16\ 日$$

九、生育史

生育史(childbearing history):妊娠与生育次数,人工或自然流产的次数,有无死产、手术产、围生期感染及计划生育状况等。记录格式如下:足月产 – 早产 – 流产 – 存活数;例:1–0–2–1 的意思即足月产 1 个,早产 0 个,流产 2 个,存活 1 个。对男性患者应询问是否患过影响生育的疾病。

十、家族史

家族史(family history):询问双亲与兄弟、姐妹及子女的健康与疾病情况,特别应询问是否有与患者同样的疾病,有无与遗传有关的疾病,如血友病、白化病、遗传性球形红细胞增多症、遗传性出血性毛细血管扩张症、家族性甲状腺功能减退症、糖尿病、精神病、哮喘等。对已死亡的直系亲属要问明死因与年龄。某些遗传性疾病还涉及父母双方亲属,也应了解。若在几个成员或几代人中皆有同样疾病发生,可绘出家系图显示详细情况。

▶▶▶ 第三节 重点问诊的内容与方法 ◀◀◀

重点问诊主要应用于门诊和急诊(图 2-2-1),通常是在熟练掌握全面系统收集病史的基础上才能进行,所以一般应用于具有一定的临床经验,具有丰富的病理生理学和疾病知识的医师。重点问诊的病史采集(focused history taking)是指针对就诊的最主要或"单个"问题(现病史)来问诊,并收集除现病史外的其他病史部分中与该问题密切相关的资料。基于患者表现的问题及其紧急程度,医生应选择那些对解决该问题所必需的内容进行问诊,所以病史采集是以一种较为简洁的形式和调整过的顺序进行的。但问诊仍必须获得主要症状的以下资料:全面的时间演变和发生发展情况,即发生、发展、性质、强度、频度、加重和缓解因素及相关症状分类和提出诊断假设的能力。通常患者的主要症状或主诉提示了

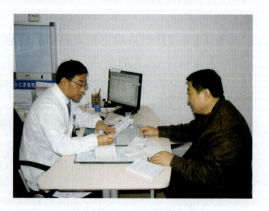

图 2-2-1 门诊重点问诊

需要做重点问诊的内容。因此,随着问诊的进行,医生逐渐形成诊断假设,判断该患者可能是哪些器官系统患病,再进行重点和深入的询问,并由此考虑下一步在既往史、个人史、家族史和系统回顾中选择相关内容进行问诊,有选择性地省掉那些对解决本次就诊问题无关的病史内容。

一旦明确现病史的主要问题,指向了某(或某些)器官系统,医生经过临床诊断思维的加工就会形成

诊断假设,就应重点对该系统的内容进行全面问诊,通过直接提问(常常用这种提问方式)收集有关本系统中疑有异常的更进一步的资料,对阳性的回答就应如上一节所述的方法去问诊,而阴性症状也应记录下来。例如一个主要问题是呼吸困难的患者,心血管和呼吸系统疾病是其主要的原因,因此,与这些系统和器官相关的其他症状就应包括在问诊之中,如询问有无劳力性呼吸困难、端坐呼吸、夜间阵发性呼吸困难、胸痛、心悸、踝部水肿,或有无咳嗽、喘息、咯血、咳痰和发热。还应询问有无哮喘或其他肺部疾病的历史,阳性回答应分类并按恰当的发生时间顺序记录,阴性的回答也应加以分类并记录。这对明确该诊断或作进一步的鉴别诊断很有意义。

采集既往史和系统回顾资料是为了能进一步解释目前的问题或进一步证实诊断假设,如针对目前考虑的受累器官系统询问是否患过疾病或是否做过手术,患者过去是否有过该病的症状或类似的症状。如果是,应该询问:当时的病情怎么样? 诊断是什么? 结果怎么样? 不必询问全面系统的过去史,除非询问者认为这样对解决目前问题很有帮助。但一般说来,糖尿病史,药物(包括处方和非处方药)过敏史对每个患者都应询问。

个人史的采集,决定于医生的诊断假设。如怀疑疾病的发生与暴露于某因素相关,则需询问暴露的时间及程度。如一个呼吸困难的患者,应询问有无吸烟史或接触毒物的历史,不管回答是阳性还是阴性,都能提供有用的资料。同样是否询问家族史或询问家族史中的哪些内容,决定于医生的诊断假设。

当然,对每个患者几乎都应询问更普通的个人史资料,包括年龄、职业、生活状况、近来的精神状态和体力情况。

建立诊断假设并不是要在问诊中先入为主,而是从实际过程来看,可以说问诊本身就是收集客观资料与医生的主观分析不断相互作用的过程。建立假设、检验假设和修正假设都需要询问者积极的思维活动,绝不仅仅是问话和收集资料的简单行为。这一过程是对医生的挑战,也会因探索到疾病的本质而带给医生满足感。医生的认知能力和整合资料的能力将决定其病史采集的质量。

较好地完成重点的病史采集以后,医生就有条件选择重点的体格检查内容和项目,以便获得更多支持、修改或否定诊断假设的资料。

▶▶▶ 第四节 特殊情况的问诊技巧 ◀◀◀

一、缄默与忧伤

有时患者缄默不语,甚至不主动叙述其病史,并不意味着患者没有求医动机和内心体验,医生应给患者以信任感,鼓励其客观地叙述其病史。有时医师所提的问题触及患者的敏感方面而使其伤心;也可能由于问题未切中要害或批评性的提问使患者沉默或不悦;或因医师用过多、过快的直接提问,使患者惶惑而被动。对这些都应及时察觉,予以避免。如患者因生病而伤心或哭泣,情绪低落,医生应予安抚、理解,并适当等待、减慢问诊速度,使患者镇定后继续叙述病史。

二、焦虑与抑郁

应鼓励焦虑患者讲出其感受,注意其语言的和非语言的各种异常的线索,它可能是由于疾病使患者对治疗丧失信心或感到绝望所致。对此,医师应注意观察患者的表情、目光和躯体姿势,为可能的诊断提供线索。另外,也要以尊重的态度,耐心地向患者表明医师理解其痛苦,确定问题性质。给予宽慰和保证应注意分寸,如说"不用担心,一切都会好起来的"这一类话时,首先应了解患者的主要问题,确定表述的方式,以免适得其反,使患者产生抵触情绪,交流更加困难。抑郁是最常见的临床问题之一,且易于忽略,应予特别重视。如询问患者通常的情绪如何,对未来、对生活的看法,如疑及抑郁症,应按精神科要求采集病史和作精神检查。

三、多话与唠叨

患者不停地讲,医生不易插话及提问,一个问题引出一长串答案。由于时间的限制及患者的回答未得要领,常使采集病史不顺利。对此,应注意以下技巧:一是提问应限定在主要问题上;二是根据初步判断,在患者提供不相关的内容时,巧妙地打断;三是让患者稍休息,同时仔细观察患者有无思维奔逸或混乱的情况,如有,应按精神科要求采集病史和作精神检查;四是分次进行问诊,告诉患者问诊的内容及时间限制等,但均应有礼貌,诚恳表述,切勿表现得不耐心而失去患者的信任。

四、愤怒与敌意

患病和缺乏安全感的人可能表现出愤怒和不满,而且有时患者也难说他们为什么愤怒和愤怒的具体对象,可能指向医生,仅仅因为医生在他面前或提醒他想到了自己的不适感觉,或者他们向医生,尤其是年轻医生比向其他人表示愤怒更感到安全。如果患者认为医务人员举止粗鲁、态度生硬或语言冲撞,更可能使患者愤怒或怀有敌意。不管对以上哪种情况,医生一定不能发怒,也勿认为自己受到侮辱而耿耿于怀,应采取坦然、理解、不卑不亢的态度,尽量发现患者发怒的原因予以说明,注意切勿使其迁怒他人或医院其他部门。提问应该缓慢而清晰,内容主要限于现病史为好,对个人史及家族史或其他可能比较敏感的问题,询问要十分谨慎,或分次进行,以免触怒患者。

五、多种症状并存

有的患者多种症状并存,似乎医生问及的所有症状都有,尤其是慢性过程又无侧重时,应注意在其描述的大量症状中抓住关键,把握实质;另一方面,在注意排除器质性疾病的同时,亦考虑其可能由精神因素引起,一经核实,不必深究,必要时可建议其作精神检查。但初学者在判断功能性问题时应特别谨慎。

六、说谎和对医生不信任

患者有意说谎是少见的,但患者对所患疾病的看法和他(她)的医学知识会影响其对病史的叙述,如患者的叔父死于胃癌,那他(她)可能将各种胃病都视为一种致命性疾病,而把病情叙述得很重。有的患者求医心切可能夸大某些症状,或害怕面对可能的疾病而淡化甚至隐瞒某些病史。医师应判断和理解这些情况,给予恰当的解释,避免记录下不可靠、不准确的病史资料。

对某些症状和诊断,患者常感到恐惧,如恐惧各种有创性检查,恐惧疾病的后果或许多将来难以预料的情况。恐惧会改变人的行为,一些患者对过去信任的环境也变得不信任。有时医生能感觉到患者对医生的不信任和说谎,医生不必强行纠正,但若根据观察、询问了解有说谎可能时,应认识到这一点,待患者情绪稳定后再询问病史资料。若有人没病装病或怀有其他非医学上的目的有意说谎时,医生应根据医学知识综合判断,予以鉴别。

七、文化程度低下和语言障碍

文化程度低下一般不妨碍其提供适当的病史,但患者理解力及医学知识贫乏可能影响回答问题及遵从医嘱。问诊时,语言应通俗易懂,减慢提问的速度,注意必要的重复及核实。患者通常对症状耐受力较强,不易主动陈述;对医生的尊重及环境生疏,使患者通常表现得过分顺从,有时对问题回答"是"不过是一种礼貌和理解的表示,实际上,可能并不理解,也不一定是同意或肯定的回答,对此应特别注意。

语言不通者,最好是找到翻译,并请如实翻译,勿带倾向性,更不应只是解释或总结。有时体语、手势加上不熟练的语言交流也可抓住主要问题。反复的核实很重要。

八、重危和重症晚期患者

重危患者需要高度浓缩的病史及体格检查,并可将其同时进行。病情重危者反应变慢,甚至迟钝,不应催促患者,应予理解。经初步处理,病情稳定后,可赢得时间,详细询问病史。

重症晚期患者可能因治疗无望而有拒绝、孤独、违拗、懊丧、抑郁等情绪,应特别关心,引导其作出反应。对诊断、预后等回答应恰当和力求中肯,避免造成伤害,更不要与其他医生的回答发生矛盾。如不清楚、不理解,应妥善交代或作出适当许诺,待以后详细说明。亲切的语言,真诚的关心,表示愿在床旁多待些时间,对患者都是极大的安慰和鼓励,而有利于获取准确而全面的信息。

九、残疾患者

残疾患者在接触和提供病史上较其他人更为困难;除了需要更多的同情、关心和耐心之外,还需要花更多时间收集病史。以下技巧有助于采集病史。

1. 对听力损害或聋哑人,相互理解常有困难,可用简单明了的手势或其他体语;讲话清楚、大声,态度和蔼、友善;请患者亲属、朋友解释或代述,同时注意患者表情。必要时作书面提问,书面交流。

2. 对盲人,应更多安慰,先向患者自我介绍及介绍现场情况,搀扶患者就座,尽量保证患者舒适,这有利于减轻患者的恐惧,获得患者的信任。告诉患者其他现场人员和室内家具或装置,仔细聆听病史叙述并及时作出语言的应答,更能使患者放心与配合。

十、老年人

年龄一般不妨碍提供足够的病史,但因体力、视力、听力的减退,部分患者还有反应缓慢或思维障碍,可能对问诊有一定的影响。应注意以下技巧:先用简单清楚、通俗易懂的一般性问题提问;减慢问诊进度,使之有足够时间思索、回忆,必要时作适当的重复;注意患者的反应,判断其是否听懂,有无思维障碍、精神失常,必要时向家属和朋友收集补充病史;耐心仔细进行系统回顾,以便发现重要线索;仔细询问过去史及用药史,个人史中重点询问个人嗜好、生活习惯改变;注意精神状态、外貌言行、与家庭及子女的关系等。

十一、儿童

小儿多不能自述病史,须由家长或保育人员代述。所提供的病史材料是否可靠,与他们观察小儿的能力、接触小儿的密切程度有关,对此应予注意并在病历记录中说明。问病史时应注意态度和蔼,体谅家长因子女患病而引起的焦急心情,认真地对待家长所提供的每个症状,因家长最了解情况,最能早期发现小儿病情的变化。5 岁以上的小儿,可让其补充叙述一些有关病情的细节,但应注意其记忆及表达的准确性。有些患儿由于惧怕住院、打针等而不肯实说病情,在与他们交谈时仔细观察并全面分析,有助于判断其可靠性。

十二、精神疾病患者

自知力属于自我意识的范畴,是人们对自我心理、生理状态的认识能力,在医学上表示患者对自身疾病的认识能力。对有自知力的精神疾病患者,问诊对象是患者本人。对缺乏自知力的患者,其病史是从患者的家属或相关人员中获得。由于不是本人的患病经历和感受,且家属对病情的了解程度不同,有时家属会提供大量而又杂乱无章的资料,医生应结合医学知识综合分析,归纳整理后记录。对缺乏自知力患者的交谈、询问与观察属于精神检查的内容,但有时所获得的一些资料可以作为其病史的补充。

 问诊示范举例

思考题

1. 问诊的基本内容包括哪些?

2. 问诊时需要注意哪些技巧？

3. 在现病史的问诊中主要包括哪些方面？

4. 名词解释：问诊、主诉、病史采集。

（陈芳源）

网上更多……

 教学 PPT　　 自测题

第三篇

体 格 检 查

体格检查（physical examination）是指检查者运用自己的感官和借助于简便的检查器械,如体温表、血压计、叩诊锤、听诊器、检眼镜等（表3-0-1）,客观地了解和评估患者身体状况的一系列最基本的检查方法。许多疾病通过体格检查再结合病史就可以作出临床诊断。全面体格检查后,检查者对患者健康状况和疾病状态提出的临床判断称为检体诊断（physical diagnosis）。

表 3-0-1　体格检查常用的器械

器械种类	所 用 器 械
必需的	听诊器、检眼镜、检耳镜、笔形手电筒、叩诊锤、音叉（128 Hz）、别针或大头针 *、皮尺、便携式可视卡、洗手液（消毒液）
可选择的	鼻腔集光镜、鼻镜、音叉（512 Hz）
大部分医疗机构均具备的	血压计、压舌板、敷药棒、纱布垫、手套、润滑剂、防意外出血用的愈创木脂卡、阴道镜

* 为了预防 AIDS 和肝炎病毒的传播,应该用一次性的大头针

体格检查一般于病史采集结束后开始,但一般检查是从患者进入诊室或在床边询问病史时开始的。体格检查的目的是为了进一步支持和验证问诊中所获得的有临床意义的症状或体征,发现患者所存在的体征及对治疗的反应,为进一步确认临床诊断寻找客观依据。体格检查时应注意以下问题。

1. 以患者为中心,要关心、体贴患者,要有高度的责任感和良好的医德修养。

2. 要仪表端庄,举止大方,态度诚恳和蔼。

3. 环境安静、舒适和具有私密性,最好以自然光线作照明。

4. 检查前先洗手,以避免交叉感染。

5. 检查者应站在患者的右侧。检查前有礼貌地进行自我介绍,并说明体格检查的原因、目的和要求,以更好地取得患者密切配合。检查结束应对患者的配合表示感谢。

6. 充分暴露被检查部位,检查其他部位时应适当遮挡患者的乳房（女性）和腹股沟部;但过分遮挡可能会漏掉部分重要体征。

7. 男医生和实习生给女患者进行体格检查（尤其是阴部、直肠的检查）时,应该有第三人（医生、护士或家属）在场陪伴。

8. 患者的体位随检查的内容不同而不同,如腹部检查时采取仰卧位（头部枕一个枕头）。

9. 全身体格检查时应全面、有序、重点、规范和正确,检查手法应规范轻柔。

10. 要按一定顺序进行,避免重复和遗漏,避免反复翻动患者,力求建立规范的检查顺序。

（1）先观察一般状态,然后依次为头、颈、胸、腹、脊柱、四肢及神经系统,以避免不必要的重复或遗漏。

（2）必要时进行生殖器、肛门和直肠的检查。

（3）根据病情轻重、避免影响检查结果等因素,可调整检查顺序,利于及时抢救和处理患者。

（4）在体格检查过程中,应注意左、右及相邻部位等的对照检查。

（5）根据病情变化及时进行复查,以便病情观察和补充、修正诊断。

基本检查方法

● 本 章 要 点 ●

1. 视诊、触诊、叩诊、听诊的检查方法与适用范围。
2. 异常气味对诊断的价值。

体格检查的基本方法有视诊、触诊、叩诊、听诊和嗅诊5种。欲达到娴熟地进行全面、有序、重点、规范和正确的体格检查的目的,既需要扎实的医学知识,又需要反复的临床实践和丰富的临床经验。体格检查的过程既是临床基本技能的训练过程,也是临床经验的积累过程,更是与患者交流、沟通、建立良好医患关系的过程。

▶▶▶ 第一节 视 诊 ◀◀◀

视诊(inspection)是以视觉来观察患者全身或局部状态的检查方法。通过视诊可以观察到许多全身及局部的体征,但对特殊部位(如眼底、呼吸道、消化道等)则需借用某些器械(如检眼镜、内镜等)帮助检查。

视诊方法简单,适用范围广,可提供重要的诊断资料和线索,有时仅用视诊就可明确一些疾病的诊断。但是,视诊又是一种常被忽略的诊断和检查方法,极易发生视而不见的现象。因此,临床医生必须具备扎实的医学知识和丰富的临床经验,必须反复地临床实践,进行细致、敏锐的观察,并将视诊与其他检查方法结合起来,才能为临床诊断提供翔实的资料和有价值的线索。

视诊最好在自然光线下进行,夜间在普通灯光下常不易辨别黄疸和发绀,苍白和皮疹也不易看清楚。侧面来的光线对观察搏动或肿物的轮廓很有帮助。

▶▶▶ 第二节 触 诊 ◀◀◀

触诊(palpation)是检查者通过手与被检查者体表局部接触后的感觉或被检查者的反应,发现其身体某部有无异常的检查方法。手的不同部位对触觉的敏感度不同,其中以指腹和掌指关节的掌面最为敏感,触诊时多用这两个部位。触诊在临床上使用的范围很广,尤以腹部检查最常采用。其他如体温、湿度、震颤、波动、摩擦感、压痛,以及包块的移动度、位置、大小、轮廓、表面性质、硬度等。

一、触诊方法

触诊目的不同,施加的压力亦轻重不一,触诊可分为浅部触诊法与深部触诊法。

(一) 浅部触诊法

浅部触诊法(light palpation):将一手轻轻放在被检查的部位,利用掌指关节和腕关节的协同动作,轻柔地进行滑动触摸(图 3-3-1)。浅部触诊法触及的深度为 1~2 cm,适用于体表浅在病变,关节,软组织,浅部的动脉、静脉、神经、阴囊和精索等。浅部触诊一般不引起患者痛苦及肌肉紧张,更有利于检查腹部有无压痛、抵抗感、搏动、包块和某些肿大的脏器等。

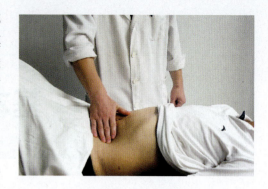

图3-3-1 浅部触诊法

(二) 深部触诊法

深部触诊法(deep palpation):将一手或两手重叠,由浅入深,逐渐加压以达深部。深部触诊法触及的深度常在 2 cm 以上,有时可深达 4~5 cm,适用于检查腹腔病变和脏器情况,根据检查目的和手法的不同又可分为 4 种。

1. 深部滑行触诊法(deep slipping palpation) 患者取仰卧位,下肢屈曲,嘱患者张口平静呼吸,或与患者谈话以转移其注意力,尽量使其腹肌放松;医生同时以右手并拢的二、三、四指末端逐渐触向腹腔的脏器或包块,在被触及的脏器或包块上做上、下、左、右的滑动触摸(图 3-3-2)。如为肠管或索条状包块,则需作与长轴相垂直方向的滑动触诊,常用于腹腔深部包块和胃肠病变的检查。

2. 双手触诊法(bimanual palpation) 医生将左手置于患者脏器或包块的后部,并将被检查部位推向右手方向,以固定脏器或包块,并使之更接近体表以利于右手触诊(图 3-3-3)。多用于肝、脾、肾和腹腔肿物的触诊。

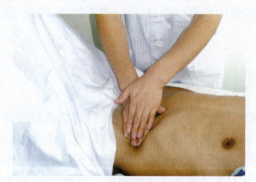

图3-3-2 深部滑行触诊法

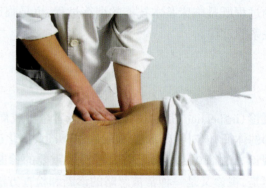

图3-3-3 双手触诊法

3. 深压触诊法(deep press palpation) 以一两个手指逐渐深压(图 3-3-4),用以检查腹腔深在病变的部位或确定腹部压痛点,如阑尾压痛点、胆囊压痛点等。

4. 冲击触诊法(ballottement) 检查时以三四个并拢的手指,取 70°~90° 角,置放于腹壁相应的部位,做数次急速而较有力的冲击动作(图 3-3-5),在冲击时可出现腹腔内脏器在指端浮沉的感觉,这种方法一

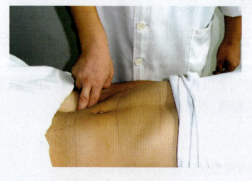

图3-3-4 深压触诊法

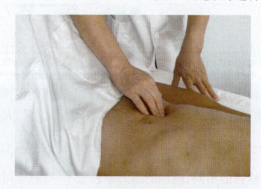

图3-3-5 冲击触诊法

般只用于大量腹腔积液时肝、脾难以触及者。因急速冲击可使腹腔积液在脏器表面暂时移去,脏器随之浮起,故指端易于触及增大的肝、脾或腹腔包块。冲击触诊会使患者感到不适,操作时应避免用力过猛。

二、触诊注意事项

1. 触诊前应向患者解释检查的目的和怎样配合,检查时手要温暖轻柔,避免引起患者精神和肌肉紧张而不能很好地配合,从而影响检查效果。

2. 医生的站位要准确,患者的体位要适宜。医生应站在患者的右侧,面向患者,以便随时观察患者的面部表情;患者取仰卧位,双手自然置于体侧,双腿稍屈,腹肌尽可能放松。

3. 作下腹部触诊时,可根据需要嘱患者排除大小便,以免将充盈的膀胱误认为腹腔包块。

4. 触诊时要手脑并用,结合病变的解剖部位和毗邻关系,边触诊边思考,以判断病变的性质和来源。

▶▶▶ 第三节 叩 诊 ◀◀◀

叩诊(percussion)是医生用手指叩击患者某部位的表面,使之振动而产生音响,根据振动和音响的特点来判断被检查的部位有无异常。叩诊多用于肺下界的定位,胸腔积液或积气的多少,肺部病变的范围与性质,纵隔的宽度,心界的大小与形状,肝、脾的边界,腹腔积液的有无与大小,以及子宫、卵巢有否肿大,膀胱有无充盈等检查。另外,叩诊也可用于了解肝区、脾区及肾区等有无叩击痛。

一、叩诊方法

因叩诊的部位不同,患者须采取相应的体位。如叩诊胸部时取坐位或卧位;叩诊腹部时常取仰卧位。由于叩诊的手法与目的不同,又分间接叩诊法与直接叩诊法。

1. 间接叩诊法(indirect percussion) 是临床上常用的方法,医生左手中指第二指节紧贴于叩诊部位,勿加重压,以免影响被叩组织的振动,其他手指稍微抬起,勿与体表接触;右手指自然弯曲,以中指指端叩击左手中指第二指骨的前端,叩击方向应与叩诊部位的体表垂直;叩诊时应以腕关节与指掌关节的活动为主,避免肘关节及肩关节参加运动(图3-3-6)。

2. 直接叩诊法(direct percussion) 医生用右手中间三指的掌面直接拍击被检查的部位,借拍击的反响和指下的振动感来判断病变的方法(图3-3-7)。主要适用于检查胸部或腹部面积较广泛的病变,如大量胸腔积液或腹腔积液等。

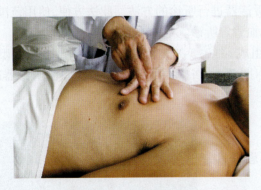

图3-3-6 间接叩诊法

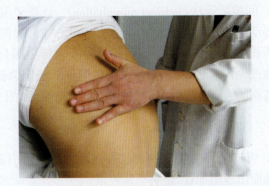

图3-3-7 直接叩诊法

二、叩诊音

叩诊音(percussion sound)即被叩击部位产生的音响。因被叩击部位组织器官的密度、弹性、含气量以及与体表的距离不同可产生不同的音响。根据音响的强弱、频率等不同将叩诊分为清音(resonance)、鼓音(tympany)、过清音(hyperresonance)、浊音(dullness)和实音(flatness),其特点和临床意义见表3-3-1。

表 3-3-1 各种叩诊音的特点及临床意义

叩诊音	音响强度	音调	持续时间	正常存在部位	临床意义
实音	最弱	最高	最短	心、肝	大量胸腔积液、肺实变
浊音	弱	高	短	心、肝被肺覆盖部分	肺炎、肺不张、胸膜增厚
清音	强	低	长	正常肺部	无
过清音	更强	更低	更长	无	肺气肿
鼓音	最强	低	最长	胃泡区	气胸、肺空洞

三、叩诊注意事项

1. 环境应安静,以免影响叩诊音的判断。叩诊时应嘱患者充分暴露被检查部位,并使肌肉放松。

2. 叩诊时应注意对称部位的比较与鉴别。

3. 叩诊时不仅要注意叩诊音响的变化,还要注意不同病灶振动感的差异,两者应相互配合。

4. 叩击动作要灵活、短促、富有弹性。叩击后右手应立即抬起,以免影响音响的振幅与频率。一个部位每次只需连续叩击 2~3 下,如未能获得明确判断,可再连续叩击 2~3 下。叩击力量要均匀适中,使产生的声响一致,以便正确判断叩诊音的变化。叩击力量的轻重应视不同的检查部位、组织的性质、范围大小或位置深浅等情况而定。

▶▶▶ 第四节 听 诊 ◀◀◀

听诊(auscultation)是医生用耳或借助于听诊器听取身体内有运动舒缩能力及气体或血流活动的脏器所发出的声音,以识别正常与病理状态,从而帮助判断健康与否的方法,常用于心血管、肺及胃肠道等检查。

一、听诊方法

1. 直接听诊法(direct auscultation) 是听诊器问世以前的古老听诊法。即用耳郭直接贴在患者的体表上进行听诊,用此法所听得的体内声音很微弱,而且既不卫生也不方便,目前也只有在某些特殊紧急情况下才被采用。广义的直接听诊包括听语音、咳嗽、呼吸、嗳气、肠鸣音、呻吟、啼哭及患者发出的任何声音,这些声音均可为诊断提供有价值的线索。

2. 间接听诊法(indirect auscultation) 是指采用听诊器进行听诊的方法。此法方便,使用范围广,对脏器运动的声音可起放大作用,主要用于心、肺、腹部、血管等听诊。

听诊器(stethoscope)由耳件、体件及软管三部分组成(图 3-3-8)。体件有两种类型:一是钟型,适用于听取低调声音,如二尖瓣狭窄的隆隆样舒张期杂音(图 3-3-9);一种是膜型,这种类型的听诊器适用于听诊高调的声音,如主动脉瓣关闭不全的杂音等(图 3-3-10)。

二、听诊注意事项

1. 听诊时环境要安静、温暖、避风。寒冷可引起患者肌束颤动而出现附加音,影响听诊效果。

2. 听诊时应根据病情嘱患者采取适当的体位,对极度衰弱者,为减少其翻身的痛苦,以使用膜型听诊器为佳。

3. 听诊前应注意耳件方向是否正确,管腔是否通畅;体件要紧贴于被检查的部位,避免与皮肤摩擦而产生附加音。

4. 听诊时注意力要集中,听诊心脏时要注意排除呼吸音的干扰,听诊肺部时也要排除心音的干扰。

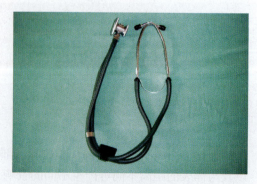

图3-3-8 听诊器

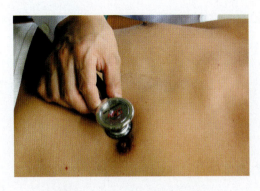

图3-3-9　用钟型体件听诊

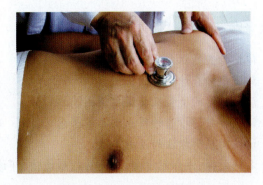

图3-3-10　用膜型体件听诊

▶▶▶　第五节　嗅　诊　◀◀◀

嗅诊(smelling)是通过嗅觉判断发自患者的异常气味与疾病之间关系的一种检查方法。这些异常气味多来自皮肤、黏膜、呼吸道、胃肠道、呕吐物、排泄物、分泌物、脓液与血液等。嗅诊时用手将患者散发的气味扇向自己的鼻部,然后仔细判断气味的性质和特点。

临床工作中,医生应该注意培养基于气味建立诊断的能力,因为嗅诊可迅速为临床诊断提供具有重要意义的线索。有经验的医生在第一次与患者接触时,根据气味变化就能作出诊断或把握诊断方向。异常气味常出现在代谢性疾病、中毒后,气味很难精确描述,不同个体对气味的感觉差异极大。临床常见的气味及其临床意义见表3-3-2。

表3-3-2　临床常见的气味及其临床意义

分　类	气　味	临 床 意 义
呼吸气味	口臭	牙齿、鼻、扁桃体、食管、胃的感染
	腐败、粪臭气味	肠梗阻、食管憩室、支气管扩张
	丙酮味	糖尿病酮症、饥饿性酮症、氯仿及水杨酸中毒
	恶臭、甜、腐败味	肺脓肿、脓胸、鼻腔内异物
	生肝味	肝坏死
	乙醇味	乙醇和酚中毒
	鞋油味	硝基苯中毒
	尿味	尿毒症
	鼠味	苯丙酮酸尿症
	氨味	膀胱炎及尿潴留
	烂苹果味	糖尿病酮症酸中毒
	大蒜味	有机磷中毒
皮肤/汗液气味	鼠味、马味	苯丙酮酸尿症
	粪臭味	肠梗阻
	狐臭味	腋臭
痰液气味	腐败、臭味	肺脓肿、脓胸、支气管扩张、化脓性支气管炎
	蒜味	砷中毒、有机磷中毒
	粪池味	肠梗阻、腹膜炎
大便气味	腐败味	吸收障碍(口炎性腹泻)
	蒜味	砷中毒
阴道分泌物气味	腐败味	阴道炎、恶性肿瘤、异物

思考题

1. 体格检查的注意事项有哪些？
2. 简述视诊在诊断中的价值。
3. 试述触诊的类型及其适用范围。
4. 试述各种叩诊音的特点及其临床意义。
5. 试述间接听诊法的注意事项。
6. 名词解释：浅部触诊法、深部滑行触诊法、叩诊、听诊。

（刘成玉）

网上更多......

 教学 PPT　　 自测题

一 般 检 查

1. 全身状态检查的内容、方法与临床意义。
2. 皮肤检查的主要内容与临床意义。
3. 淋巴结检查的方法与临床意义。

　　一般检查是从患者走进诊室或医生在床边询问病史时开始的,医生检查患者的智力、个性、家庭和基因的遗传背景,同时也可观察患者的言语、辨别他人、时间和地点的能力,以及患者的情绪、面部表情等。

　　一般检查是整个体格检查的第一步,是对患者全身状况(如面部、手部和身体)的概括性观察,它是全面而不是局部的检查。一般检查也是向患者传递一种信息的过程(即在医生心中疾病和患者本人一样重要),有利于加强医患沟通和医患合作。

　　一般检查的方法以视诊为主,配合触诊。检查内容包括性别、年龄、生命征、发育与体型、营养、意识状态、面容与表情、体位、步态,以及皮肤与淋巴结等。

▶▶▶ 第一节　全身状态检查 ◀◀◀

一、性别

　　性别(sex)从发生与分化角度可分为染色体性别(遗传性别)、性腺性别和表型性别。性别通常以性征来区别,正常成人性征明显,性别不难判断。青春期发育的分期见表3-4-1。女性性征的发育与雌激素和雄激素有关,而男性仅与雄激素有关。女性受雄激素的影响出现大阴唇与阴蒂的发育,腋毛阴毛生长,可出现痤疮;受雌激素的影响出现乳房、女阴、子宫及卵巢的发育。男性受雄激素的影响出现睾丸、阴茎的发育,腋毛多、阴毛呈菱形分布,声音低而洪亮,皮脂腺分泌多,可出现痤疮。

表 3-4-1　青春期发育的分期

青春期	女　　　性	男　　　性
1	无阴毛或乳房发育	无阴毛或生殖器变化
2	阴毛开始生长(腋毛约在2年后开始生长),乳房开始发育(多在11~12岁)	阴毛开始生长(腋毛约在2年后开始生长),阴囊皮肤变粗糙,睾丸增大(多在11~12岁)
3	阴毛增多、变黑,乳房增大,但无明显乳晕,身高生长迅速(多在11~12岁)	阴毛增加、变黑,阴茎变长,青春期乳房发育(多在12~13岁)

续表

青春期	女 性	男 性
4	阴毛成人型分布,乳晕出现,月经初潮(多在 12~13 岁)	阴毛成人型分布,阴囊皮肤变黑,阴茎增大、增长,身高生长迅速(多在 13~14 岁)
5	阴毛长至大腿根部,乳晕明显(多在 14~15 岁)	阴毛长至大腿根部,成人型生殖器(多在 15 岁)

某些疾病可引起性征发生改变,有些疾病的发生与性别也有一定的关系,对于任何疾病,性别都是背景因素。

1. 甲状腺疾病和系统性红斑狼疮(SLE)多发于女性,萎黄病(chlorosis)几乎都发生于女性;胃癌、食管癌多见于男性,甲型血友病多见于男性,偶见于女性。

2. 肾上腺皮质肿瘤或长期使用肾上腺皮质激素,可导致女性男性化;而肝硬化所致的雌激素灭活减少、肾上腺皮质肿瘤及某些支气管肺癌可使男性乳房发育,以及其他第二性征(如皮肤、毛发、脂肪分布及声音等)发生改变。

3. 由于特殊的解剖关系,女性易患反复发作的尿路感染、肾盂肾炎和由于月经过多造成的缺铁性贫血。

4. 性染色体的数目和结构异常均可影响性发育和性征,导致两性畸形。性染色体异常所致的性腺功能异常性疾病,如 Klinefelter 综合征、性逆转综合征、Turner 综合征、完全与不完全 XX 性腺发育不良等;常染色体异常所致的性腺功能异常性疾病,如 Kallmann 综合征、血色病、Prader-Wili 综合征、Laurence-Moon-Biedl 综合征等。

二、年龄

随着年龄(age)的增长,机体出现生长发育、成熟、衰老等一系列改变,年龄与疾病的发生及预后有密切关系,年龄可以为临床诊断提供很有价值的帮助。佝偻病、麻疹、百日咳、猩红热、龋齿和气管异物等多发生于儿童。结核病、风湿热多发生于青少年。动脉硬化性疾病、恶性肿瘤多发生于中老年人。

年龄一般通过问诊即可得知,在特殊情况下,如昏迷、死亡或故意隐瞒年龄时,可通过观察皮肤的弹性与光泽、肌肉的状态、毛发的颜色和分布、面部与颈部皮肤的皱纹、牙齿的状态等进行粗略判断。环境因素导致的发育速度和衰老程度的差异、某些疾病对机体状态的影响是年龄不易判断的原因。

三、生命征

生命征(vital sign)是评价生命活动存在与否及其质量的指标,包括体温(body temperature,T)、脉搏(pulse,P)、呼吸(respiration,R)、血压(blood pressure,BP),是体格检查时必须检查的项目。

(一)体温
体温是指人体内部的温度,临床上通过检测体表温度来反映体温的变化,体温的异常变化是很多疾病的重要表现之一。

1. 测量方法　每次体格检查时都要采用规范的方法测量体温,常用的体温测量方法与评价见表 3-4-2。

表 3-4-2 体温测量方法与评价

方法	评 价
腋测法	将体温计头端置于患者腋窝处,并嘱其上臂夹紧体温计,10min 后读数。此法方便、安全,且不易发生交叉感染,为最常用的方法
肛测法	患者取侧卧位,将肛门体温计的头端(涂以润滑剂),缓慢插入肛门(深度约为体温计长度的 1/2),5min 后读数。此法测定值稳定,多用于婴幼儿、神志不清者及某些特殊患者
口测法	将消毒好的体温计头端置于患者舌下,并嘱其紧闭口唇(用鼻呼吸),5min 后读数。此法结果较为可靠,但不适用于婴幼儿及神志不清者

2. 参考值 腋测法：36~37℃；肛测法：36.5~37.7℃；口测法：36.3~37.2℃。

3. 注意事项

（1）检查体温计是否完好，汞柱是否在35℃以下。

（2）选择恰当的检测方法。① 婴幼儿、精神异常、昏迷、口腔疾病、口鼻手术者忌用口测法。② 腋下有创伤、手术、炎症、腋下出汗较多者，肩关节受伤或消瘦夹不住体温计者忌用腋测法。③ 直肠肛门手术、腹泻患者忌用肛测法，心肌梗死者也忌用肛测法（以免刺激肛门引起迷走神经反射，导致心动过速）。

（3）婴幼儿、危重躁动患者应专人守护，以防意外。

（4）避免影响体温测定的各种因素，要如运动、进食、冷热饮、冷热敷、洗澡、坐浴和灌肠。

（5）患者不慎将体温计咬破，要及时清理玻璃碎屑，以免损伤唇、舌、口腔、食管、胃肠道黏膜，再口服蛋清或牛奶，以延迟汞的吸收。

（6）测量结果应及时记录于体温记录单上，并描绘出体温曲线。体温变化的规律（热型）可为诊断某些疾病提供有重要价值的线索。

4. 临床意义 正常人每天体温变动范围在1℃之内，早晨体温最低，中午达高峰。年龄、种族、体力活动、餐后、妊娠或排卵、内分泌紊乱、衣着、环境温度和湿度都可影响体温。

（1）体温升高（发热） 身体中心体温超过个人体温的正常范围，并伴以下丘脑体温调节中枢体温调定点的上调。询问病史是了解发热原因的最基本方法，准确的体格检查结合病史可对发热的病因做出大致的判断，但体格检查时最容易忽视眼底、颞动脉、鼻窦、甲状腺、肾、脊柱、子宫附件和前列腺的检查，这样可误导发热的系统性病因的寻找。

体温≥38.3℃，持续3周或3周以上，且经过1周以上的全面检查和常规诊断性检查仍未明确诊断的发热称为不明原因的发热（fever of unknown origin，FUO，或 pyrexia of unknown origin，PUO）。导致FUO最常见的原因是感染性疾病，其次是恶性肿瘤和风湿性疾病，且风湿性疾病有可能超过恶性肿瘤成为FUO的第二大病因。FUO往往是普通疾病的不常见表现，而不是少见疾病的常见表现，90%的FUO患者最终可以找到病因。FUO的可能原因见表3-4-3。

表3-4-3 FUO的可能原因

分类	可 能 原 因
感染性疾病	结核病、脓肿（膈下、盆腔、肺脓肿）、骨髓炎、心内膜炎、鼻窦炎、HIV感染（晚期）、Q热（伯纳特柯克斯体感染）、疟疾、布鲁菌病、衣原体感染、支原体感染、组织胞浆菌病、军团菌感染、巴尔通体感染、阿米巴肝炎、医源性感染、HACEK属（嗜血杆菌）感染
胶原血管病	Still病、颞动脉炎、结节性多动脉炎、风湿热、系统性红斑狼疮、类风湿关节炎、风湿性多肌痛
恶性疾病	白血病、淋巴瘤、肾癌、肾上腺瘤、心房黏液瘤、结肠癌、肝癌、卵巢癌、其他实体瘤
药物性	卡马西平、苯妥英钠、抗组胺药、甲基多巴、磺胺类、头孢菌素类、异烟肼
其他	肉芽肿疾病、肺栓塞、静脉血栓形成、内分泌代谢性疾病、人为发热、肝硬化、酒精性肝炎、脑血管意外

（2）体温降低（低体温） 体温低于正常称为低体温，常见于① 长期暴露于寒冷环境，其易感因素包括老年人、黏液性水肿、垂体前叶功能减退、吸毒与酗酒等。② 休克、慢性消耗性疾病、严重营养不良。

（二）脉搏

脉搏是指动脉搏动，脉搏的变化可反映心脏搏动的速度和节律。

1. 检测方法 将示指、中指、环指并拢，并将指腹平放于桡动脉近手腕处，以适当的压力触诊桡动脉30 s，观察其搏动的节律、强弱、大小、紧张度及与呼吸的关系，并计算每分钟搏动次数。脉搏不规则者应延长触诊时间。

2. 参考值 60~100次/min，节律规整，儿童偏快，婴幼儿更快（可达130次/min），老年人偏慢，女性较男性快。

3. 注意事项

(1) 检查前,患者避免剧烈运动,否则要休息 20 min 后再检查。

(2) 勿用拇指触诊脉搏,因拇指小动脉的搏动易与患者的脉搏混淆。

(3) 脉率与心率是否一致,如果有脉搏短绌,则由 2 人分别触诊脉搏和听诊心率,同时计数 1 min 的心率与脉率之比。

4. 临床意义 脉搏可因年龄、性别、活动、情绪状态而变化,但在病理情况下可出现脉率、节律、强弱、大小、紧张度的变化。脉搏异常的临床意义见第三篇第七章第六节血管检查。

(三) 呼吸

呼吸是非常重要且直观的生命征,有节律的自主呼吸常提示生命体征的存在,若呼吸停止,则至少可以说生命即将停止或已经停止。

1. 检查方法 医生在检查完脉搏后,继续将手指置于桡动脉上,观察患者胸部或腹部的起伏(一起一伏为 1 次);对呼吸微弱者,医生将其耳部靠近患者的口鼻处,听其呼吸的气流声(一呼一吸为 1 次),计数 1 min。注意观察呼吸类型、频率、深度、节律及有无其他异常现象。

2. 参考值 ① 成年人安静情况下呼吸频率为 12~20 次 /min,节律规则,呼吸与脉搏之比为 1 : 4。② 新生儿为 44 次 /min,随着年龄增长将逐渐减慢。③ 儿童和成年男性以腹式呼吸为主,女性则以胸式呼吸为主。

3. 临床意义 呼吸与心脏搏动相互依存,无呼吸的心脏搏动和无心脏搏动的呼吸都不能维持更长时间。病理情况下,出现呼吸困难、呼吸节律和频率的变化,对诊断疾病及判断预后有重要意义。呼吸异常的临床意义见第三篇第七章第三节肺和胸膜。

(四) 血压

血压是指动脉血压,与呼吸、脉搏和体温共同构成生命征,是判断生命活动存在和质量的重要而简要的指标,是体格检查必查的项目之一。

1. 测量方法 血压测量有直接测量法和间接测量法。前者需要专用设备,技术要求高且有一定的创伤,仅适用于某些特殊情况;后者无创伤、简便易行,不需要特殊设备,适用于任何人,但其影响因素较多。

2. 注意事项 由于血压测量的影响因素较多,应特别注意以下几点。

(1) 充分做好测量前的各项准备工作(表 3-4-4,表 3-4-5)。

(2) 选择合适的袖带和规范的测量技术,以最大限度地减少测量误差。

表 3-4-4 血压计的选择与要求

(1) 血压计的袖带宽度约为上肢周径的 40%(12~14 cm)
(2) 血压计袖带气囊长度约为上肢周径的 80%,以保证能绕上臂 1 周
(3) 打开血压计开关后,汞柱的凸面水平应在零位
(4) 若采用非汞柱式血压计,每次使用前均需校准

表 3-4-5 血压测量前的准备工作

(1) 检查室内应安静、舒适、温暖
(2) 测量前 30 min 禁止吸烟和饮用含有咖啡因的饮料,并休息 5~10 min
(3) 被测量的上肢脱去衣着,并充分暴露,被测量上肢无动静脉瘘、无动脉切开遗留的瘢痕和水肿
(4) 触诊肱动脉以保证有搏动
(5) 被测量上肢的肱动脉与心脏处于同一水平(坐位时,手臂放置于检查桌上比腰部稍高;站立位时,手臂则置于中胸部的高度)

3. 临床意义 90%~95% 的高血压原因未明(原发性高血压),若因某器官或基因缺陷、药物等导致的高血压则为继发性高血压。测量血压的目的主要是:① 检查生命征。② 证实高血压的存在和严重程度。③ 评估心血管的危险因素。④ 明确靶器官损害。⑤ 明确继发性原因。血压变化的临床意义见第三篇第七章第六节血管检查。

四、发育与体型

(一) 发育

发育(development)通常以年龄、智力和体格成长状态(包括身高、体重及第二性征)之间的关系综合判断,发育正常者其相互间关系均衡一致。在未成年之前正常人体不断成长,至青春期可有一段快速生长期,称为青春急激成长期(adolescent spurt)。

1. **成年人发育正常的指标** ① 头部的长度为身高的 1/8~1/7。② 胸围为身高的 1/2。③ 双上肢展开后左、右指端的距离与身高大致相等。④ 坐高等于下肢的长度。⑤ 正常人各年龄组的身高与体重之间有一定的对应关系。

2. **影响因素** 发育受种族、遗传、内分泌、营养代谢、生活条件及体育锻炼等因素的影响。

3. **发育异常** 病态发育与内分泌的改变密切相关。

(1) 巨人症和肢端肥大症 在发育成熟前,腺垂体功能亢进者生长激素分泌过多,可致体格异常高大,称为巨人症(gigantism)。发病在青春期后,骺部已闭合者为肢端肥大症(acromegaly)。

(2) 身材矮小症 腺垂体功能减退者生长激素分泌不足可致体格异常矮小,称为垂体性侏儒症(pituitary dwarfism)(表 3-4-6)。身材矮小症的诊断非常困难,体质性身材矮小是最常见的原因,但必须排除器质性病变,也要考虑到社会心理疾病。身材矮小症的原因见表 3-4-7。

表 3-4-6 垂体性侏儒症的临床特点

发育异常	临 床 特 点
躯体发育迟缓	生长缓慢,身材比例停留在儿童期。头较大而圆,毛发少而质软,皮肤细腻,音容常比年龄幼稚而较躯体苍老,手足大小仍似起病时
骨骼发育不全	长骨较短小,身高不超过 130 cm,骨化中心生长发育迟缓,骺部不融合,骨龄延迟(至少慢 3 年)
性器官不发育	男性外生殖器小,睾丸细小如黄豆或绿豆,隐睾症多见,前列腺小,无性欲,第二性征缺乏。女性原发性闭经,无成年女性体态,子宫小,第二性征缺乏
智力与年龄相符	学习成绩与同年龄组无差异

表 3-4-7 身材矮小症的原因

分类	原 因
内分泌性	生长激素(GH)缺乏、生长激素拮抗(非常罕见)、甲状腺功能减退症、Cushing 综合征、佝偻病、假性甲状旁腺功能减退症、1 型糖尿病、Mauriac 综合征(罕见)
非内分泌性	体质性矮小(父母矮小)、情感剥夺、宫内发育迟缓、软骨发育不全、黏多糖贮积病(罕见)、Turner 综合征、Noonan 综合征(男性 Turner 征)、先天性心脏病(左向右分流、心力衰竭)、囊性纤维化、吸收不良(乳糜泻、Crohn 病)、慢性肝病、镰状细胞病、慢性肾病

(3) 甲状腺功能改变 甲状腺对体格发育具有促进作用。发育成熟前,如甲状腺功能亢进时由于代谢增强、食欲亢进,可导致体格发育有所改变;甲状腺功能减退可致体格矮小和智力低下,称为呆小病(cretinism)。

(4) 第二性征改变 性激素决定第二性征的发育,当性激素分泌受损,可导致第二性征的改变。结核、肿瘤等疾病可破坏性腺分泌功能,出现性腺功能低下所致的第二性征改变,男性患者出现阉人征(eunuchism),表现为上、下肢过长,骨盆宽大,无胡须,毛发稀少,皮下脂肪丰富,外生殖器发育不良,发音女声;女性患者出现乳房发育不良,闭经,体格男性化,多毛,皮下脂减少,发音男声。

(二) 体型

体型(habitus)是身体各部发育的外观表现,包括骨骼、肌肉、脂肪分布的状态。成年人的 3 种体型及特点见表 3-4-8,许多体型变化在很大程度上对诊断某些疾病有重要价值。临床上常见体型变化有:① 内分泌性:肢端肥大症、Cushing 综合征、垂体功能减退症、假性甲状旁腺功能减退症、佝偻病、Paget 病。② 肌肉骨骼性：Mafan 综合征、Turner 综合征、Klinefelter 综合征、软骨发育不全。

表 3-4-8　成年人体型的分类及特点

体型	特　　点
正力型（匀称型）	身体各个部位结构匀称适中，腹上角90°左右。见于大多数的正常成年人
超力型（矮胖型）	体格粗壮，颈粗短，面红，肩宽平，胸围大，腹上角大于90°
无力型（瘦长型）	体高肌瘦，颈细长，肩窄下垂，胸廓扁平，腹上角小于90°

五、营养状态

营养状态与食物的摄入、消化、吸收和代谢等因素密切相关，可作为判断健康和疾病程度的标准之一，是病变和疾病进展或消退的重要标志。营养状态一般较易评价，通常根据皮肤、毛发、皮下脂肪、肌肉的发育情况进行综合判断。最简便而迅速的方法是观察皮下脂肪充实的程度，最方便和最适宜的部位是前臂屈侧或上臂背侧下 1/3 处。此外，在一定时间内观察体重的变化亦可反映营养状态。

（一）营养状态的分级

营养状态通常分为良好、中等、不良三个等级，其特点见表 3-4-9。

表 3-4-9　营养状态分级

营养状态	特　　点
良好	黏膜红润，皮肤有光泽且弹性良好，皮下脂肪丰满而有弹性，肌肉结实，指甲、毛发润泽，肋间隙及锁骨上窝深浅适中，肩胛部和股部肌肉丰满
不良	皮肤黏膜干燥、弹性降低，皮下脂肪菲薄，肌肉松弛无力，指甲粗糙无光泽，毛发稀疏，肋间隙及锁骨上窝凹陷，肩胛骨和髂骨嶙峋突出
中等	介于良好与不良之间

（二）营养状态的判断

临床上常以计算标准体重或体重质量指数来判断营养状态。粗略的标准体重估算公式为：男（kg）= 身高（cm）-105；女性按上式所得再减 2~3 kg，或女（kg）=［身高（cm）-105］-2.5，体重在标准体重 ±10% 以内为正常，当体重低于标准体重的 10% 时称为消瘦（emaciation）；当超过标准体重的 20% 以上时称为肥胖（obesity）。亦可计算身体质量指数（body mass index，BMI），BMI= 实际体重（kg）/ 身高（m）^{2}。

2002 年国际肥胖特别工作组提出亚洲成年人 BMI 正常范围为 18.5~22.9，<18.5 为体重过低（消瘦），23~24.9 为肥胖前期，25~29.9 为 Ⅰ 度肥胖，≥30 为 Ⅱ 度肥胖。

2003 年中华人民共和国卫生部疾病控制司公布的《中国成人超重和肥胖症预防控制指南（试用）》中以 BMI≥24 为超重，≥28 为肥胖。

（三）营养状态异常

1. 营养不良　由于摄食不足或（和）消耗过多、营养物质丢失过多引起。多见于长期或严重的疾病，极度消瘦者称为恶病质（cachexia）。导致营养不良（体重减轻）的原因与评价见表 3-4-10，营养不良的机制、症状及临床意义见表 3-4-11。

表 3-4-10　导致营养不良（体重减轻）的原因与评价

原因	评　价
恶性肿瘤	16%~36% 的体重减轻是由恶性肿瘤所致，其中以胃肠道肿瘤、白血病或淋巴瘤、卵巢癌和前列腺癌最明显
良性疾病	许多良性疾病可导致食欲减退、恶心、呕吐、腹泻或餐后综合征
胃肠道疾病	消化性溃疡、胃食管反流、炎性肠病、肝炎、胆汁淤积、胰腺炎、萎缩性胃炎、便秘

续表

原因	评价
心脏疾病	最为明显的是充血性心力衰竭
呼吸系统疾病	慢性阻塞性肺疾病
肾疾病	肾病综合征
神经肌肉疾病	硬皮病、多发性肌炎、系统性红斑狼疮
内分泌疾病	甲状腺功能亢进症、糖尿病、嗜铬细胞瘤、全垂体功能减退症、肾上腺功能不全症
感染性疾病	结核病、真菌感染、亚急性细菌性心内膜炎、长期发热性疾病、HIV 感染等
神经系统疾病	痴呆、帕金森病、脑卒中(表现为淡漠、食欲下降和吞咽困难)
精神疾病	10%~20% 的体重减轻可由精神疾病引起,最常见于抑郁症,或滥用药物(尤其是酒精)、亲人的死亡等
药物性	甲状腺素制剂和苯丙胺(促进机体代谢明显增加)、长期服用泻药(影响肠道吸收)、口服氨茶碱、氯化铵、对氨基水杨酸和雌激素(导致食欲减退、上腹部不适、消化吸收障碍)
社会和年龄因素	经济拮据、味觉和嗅觉减退、不能购物或烹饪食物、牙齿疾病等

表 3-4-11 营养不良的机制、症状及临床意义

机制	症状	临床意义
摄入减少	食欲不振(厌食)或饱腹感、味觉改变、口干或口舌溃疡、咀嚼或吞咽困难、恶心或呕吐、进食不能自理、主动性节食	社会隔离、抑郁、缺乏能动性、龈炎、牙齿状况差、胃轻瘫、消化道梗阻及肿瘤(食管、胃、肠)、神经性厌食症
营养不良 / 吸收障碍	腹泻、脂肪便和恶臭、排便习惯改变、粪便中可见食物残渣	胰腺功能不全、放射性小肠炎、Crohn 病、短肠综合征、乳糖不耐受症
代谢受损 / 需求增加	发热、食欲增加或减退	AIDS、肺炎、败血症、大手术或创伤、甲状腺功能亢进症、慢性肝及肾疾病、妊娠或发育
丢失 / 排泄过多	引流、瘘管或开放性损伤、腹泻、排尿增加、呕吐	烧伤、隐匿性胃肠出血、血液透析、糖尿病

2. 营养过度 体内中性脂肪积聚过多,主要表现为超重和肥胖。肥胖最常见的原因为热量摄入过多,超过消耗量,常与内分泌、遗传、生活方式、运动和精神因素有关。与肥胖相关的疾病越来越受到关注(表3-4-12)。

表 3-4-12 与肥胖相关的疾病

分类	疾病
内分泌性疾病	2 型糖尿病、闭经、不孕症、血脂异常、多囊卵巢综合征、性腺功能减退症
呼吸性疾病	睡眠呼吸暂停
心血管性疾病	高血压、心力衰竭、缺血性心脏病、肺源性心脏病、肺栓塞
肌肉骨骼疾病	关节炎、运动障碍
皮肤疾病	皮肤脓肿、蜂窝织炎、静脉淤血、真菌感染
消化系统疾病	胃食管反流、非乙醇性脂肪肝、疝气、胆石症
恶性肿瘤	男性患前列腺癌,女性患乳腺癌、子宫内膜癌和胆囊癌的危险性增大

(1)单纯性肥胖 无明显诱因而发生的肥胖,临床常见。脂肪分布均匀,无神经、内分泌代谢等系统的功能性或器质性异常。可分为具有遗传倾向的体质性肥胖和饮食过多、体力活动减少所致的获得性肥胖(表3-4-13)。

表 3-4-13　单纯性肥胖的分类与特点

分类	特　　点
体质性肥胖	部分有家族史,自幼开始即发胖,食欲好、食量大、喜食甜食,呈普遍性、匀称性肥胖。因脂肪主要分布于肢体,又称为周围性肥胖
获得性肥胖	发生于 25 岁左右,食量大、喜食油腻食物,且体力活动少。因脂肪主要分布于躯干,又称为中央型或向心性肥胖

(2) 继发性肥胖　主要为神经 – 内分泌功能紊乱、代谢性疾病和某些药物等所致。如肥胖性生殖无能综合征(Frohlich 综合征)、Cushing 综合征、甲状腺功能减退症等可引起具有一定特征的肥胖和性功能障碍。

六、意识状态

意识(consciousness)是大脑功能活动的综合表现,即对环境的知觉状态。正常人意识清晰,定向力正常,反应敏锐精确,思维和情感活动正常,语言流畅、准确,表达能力良好。凡能影响大脑功能活动的疾病均可引起不同程度的意识改变,称为意识障碍(disturbance of consciousness)。患者可出现兴奋不安、思维紊乱、语言表达能力减退或失常、情感活动异常、无意识动作增加等。根据意识障碍的程度可将其分为嗜睡(somnolence)、意识模糊(confusion)、谵妄(delirium)、昏睡(stupor)及昏迷(coma)。

判断患者的意识状态多采用问诊,通过交谈了解患者的思维、反应、情感、计算及定向力等方面的情况。对较为严重者,还应进行痛觉试验、瞳孔反射等检查,以确定患者意识障碍的程度。

七、精神状态

精神状态是指大脑对外界环境各种刺激进行反应时所表现出来的功能活跃状态。精神障碍(mental disorders)是一类伴有痛苦体验和(或)功能损害的情感、认知、行为等方面改变的异常现象,异常的精神活动可通过言谈、表情、书写、动作行为等表现出来,称之为精神症状,常见的精神症状有感觉障碍、知觉障碍、思维障碍、注意障碍、记忆障碍、智能障碍、定向障碍、情感障碍、意志障碍、动作与行为障碍等。常见精神障碍的临床表现见表 3-4-14。

表 3-4-14　常见精神障碍的临床表现

精神障碍	临　床　表　现
感觉障碍	① 感觉过敏:对外界一般强度的刺激难以忍受,常见于神经症、更年期综合征 ② 感觉减退:对外界较强烈的刺激不能感知或感受轻微的现象,多见于抑郁状态、木僵状态、意识障碍等
知觉障碍	① 错觉:对客观事物歪曲的知觉,多见于谵妄状态 ② 幻觉:无现实刺激作用于感觉器官而出现的知觉体验,幻觉可有幻听、幻视、幻嗅、幻触和内脏幻觉等
感知觉综合障碍	对于客观事物能够感知,但对个别属性(如大小、形态、颜色、距离、空间位置等)产生错误的感知,多见于癫痫
思维障碍	① 思维形式障碍:表现为思维奔逸、思维迟缓、思维贫乏、思维涣散、思维破裂、思维中断 ② 思维内容障碍:表现为妄想(如被害妄想、关系妄想等)
注意障碍	注意增强、注意涣散、注意减退、注意转移等
记忆障碍	记忆增强、记忆减退、遗忘等
智能障碍	精神发育迟滞、痴呆等
定向障碍	定向力是指对时间、地点、任务及自身状况的认识判断能力,对环境或自身状况的认识错误或认识能力丧失则为定向障碍,多见于意识障碍或严重痴呆等
情感障碍	情绪低落、情绪高涨、焦虑、恐惧、情感不稳、情感淡漠、情感倒错等

八、言语与语调

言语是人类高级神经活动的复杂过程,是思维的表达形式,思维则是言语的内容;语调是言语过程中的语音和声调,是反映神经支配和发音器官功能的标志。正常人语音清晰、声调高低适中。当大脑言语中枢或发音器官结构发生病变时,可出现各种言语障碍和构音障碍。

1. 言语障碍(失语症)　失语症是高级神经功能受损而难以形成言语,其分类与临床特点见表 3-4-15。言语障碍的原因可有脑卒中、运动神经元病变、中脑或脑干肿瘤、帕金森病、慢性进行性延髓空洞症、神经肌肉因素(重症肌无力、皮肌炎、肌强直性萎缩)、急性酒精或药物中毒等。

表 3-4-15　失语症的分类与临床特点

分类	临床特点
运动性失语	表达性失语(Broca 失语)。不能说话,但能理解别人言语的意义。病变位于主侧第三额回后部及中央前回下部
感觉性失语	听觉性失语(Wernicke 失语)。只能听见言语的声音,不能理解言语的意义,谈话时答非所问,常有说话多、快而流利,但词语杂乱。病变位于主侧第一、二颞回后部
命名性失语	遗忘性失语。称呼物体名称的能力丧失(对人名也不能称呼),但能表达如何使用该物体,当别人说出物体名称时,能辨别是否正确。病变位于言语形成区

2. 构音障碍　构音障碍是指神经系统器质性疾病导致的发音器官功能受损,发音器官肌肉的瘫痪、共济失调和肌张力异常等引起的构音困难,表现为发音不准、咬字不清,声调、语速、节律、声音等异常,严重时言不分音、语不成句。构音障碍的分类与临床特点见表 3-4-16。

表 3-4-16　构音障碍的分类与临床特点

分类	临床特点
皮质性	语言含糊不清、说话停顿和费力、音调单一和语音越来越低
延髓性	语言含糊不清(口中好像含有丸子)、缓慢而声轻
小脑性	个别字词停顿性前进,呈爆破性语言,音调高低不一,如吟诗样(吟诗样语言)

3. 声音障碍　声音障碍的原因可分为原发性和继发性(咽炎、喉部肿瘤),如声音破裂发生于月经前和绝经期,甲状腺功能减退症的声音低沉和声音嘶哑。声音嘶哑是临床常见的症状,其原因见表 3-4-17。

表 3-4-17　声音嘶哑的原因

分类	原因
喉部炎症或水肿	感染(尤其是病毒性喉炎)、胃肠道反流、变态反应、接触刺激物(烟草、乙醇、毒性烟尘)、过度用声、吸痰时的损伤
声带位置或闭合异常	声带息肉、声带小结、接触性溃疡、肉芽肿性疾病(结节病、真菌感染、梅毒、自身免疫性疾病)、肿瘤(血管瘤、乳头状瘤、鳞状细胞癌)
喉功能障碍	插管、创伤、肿瘤或手术引起的神经损伤(喉返神经、迷走神经)、退行性变(萎缩、声带弯曲)
全身性疾病	甲状腺功能减退症、类风湿关节炎、帕金森病、多发性硬化症、肢端肥大症、重症肌无力、心理性和精神性疾病

九、面容与表情

面容(facial features)是指面部呈现的状态,表情(expression)是面部情感的表现。健康人表情自然,神态安怡。患病后因病痛困扰,常出现痛苦、忧虑或疲惫的面容与表情。某些疾病发展到一定程度时,尚可出现特征性的面容和表情,对疾病的诊断具有重要价值,某些药物也可导致面容的变化(如胺碘酮可引起颧部和鼻部深蓝色)。临床上常见异常面容的特点及临床意义见表3-4-18。

表3-4-18 常见异常面容的特点及临床意义

面 容	特 点	临 床 意 义
急性病容	面色潮红,兴奋不安,鼻翼扇动,口唇疱疹,表情痛苦	急性感染性疾病,如肺炎球菌性肺炎、疟疾、流行性脑脊髓膜炎
慢性病容	面容憔悴,面色晦暗或苍白无华,目光暗淡	慢性消耗性疾病,如恶性肿瘤、肝硬化、严重结核病等
贫血面容	面色苍白,唇舌色淡,表情疲惫	各种原因所致的贫血
肝病面容	面色晦暗,额部、鼻背、双颊有褐色色素沉着	慢性肝病
肾病面容	面色苍白,眼睑、颜面水肿,舌色淡,舌缘有齿痕	慢性肾病
甲状腺功能亢进面容	面容惊愕,眼裂增宽,眼球凸出,目光炯炯,兴奋不安,烦躁易怒	甲状腺功能亢进症
黏液性水肿面容	面色苍黄,颜面水肿,睑厚面宽,目光呆滞,反应迟钝,眉毛、头发稀疏,舌色淡、肥大	甲状腺功能减退症
二尖瓣面容	面色晦暗,双颊紫红,口唇轻度发绀	风湿性心瓣膜病二尖瓣狭窄
肢端肥大症面容	头颅增大,面部变长,下颌增大、向前突出,眉弓及两颧隆起,唇舌肥厚,耳鼻增大	肢端肥大症
伤寒面容	表情淡漠,反应迟钝呈无欲状态	肠伤寒、脑脊髓膜炎、脑炎等高热衰竭患者
苦笑面容	牙关紧闭,面肌痉挛,呈苦笑状	破伤风
满月面容	面圆如满月,皮肤发红,常伴痤疮和胡须生长	Cushing综合征及长期应用糖皮质激素者
面具面容	面部呆板无表情,似面具样	帕金森病、脑炎等
病危面容	Hippocrates面容,面部瘦削、鼻骨峭耸、面色呈铅灰色或苍白,表情淡漠、眼窝内陷、目光无神	大出血、严重休克、脱水、急性腹膜炎

十、姿势

姿势(posture)是指患者的举止状态。姿势的保持主要依靠人体骨骼结构和肌肉的紧张度,通过观察姿势的变化可以了解健康状况、精神状态,并且对疾病的诊断具有重要意义。常见姿势异常及临床意义见表3-4-19。

表3-4-19 常见姿势异常及临床意义

姿 势 异 常	临 床 意 义
颈部动作受限	颈椎、颈部肌肉病变
躯干制动或弯曲、捧腹而行	胃十二指肠溃疡、胃肠痉挛所致的腹痛
肩垂、弯背、拖拉蹒跚	疲劳、情绪低沉
头前倾,面略向上,姿势僵硬,双肩悬挂状伴有缓慢的震颤	帕金森病所致的颈肩部、躯干及上肢肌肉强直
身体僵硬,四肢几乎无运动,脊柱明显凸起	脊柱疾病,特别是强直性脊柱炎

十一、体位

体位(position)是指患者身体所处的状态。体位的改变对某些疾病的诊断具有一定意义。常见的体位有自主体位(active position)、被动体位(passive position)和强迫体位(compulsive position)。

1. 自主体位　身体活动自如,不受限制,见于正常人、病情较轻和疾病早期患者。

2. 被动体位　不能自己调整或变换身体的位置,见于极度衰竭或意识丧失者。

3. 强迫体位　为减轻痛苦而被迫采取某种特殊体位,常见强迫体位的特点及临床意义见表3-4-20。

表3-4-20　常见强迫体位的特点及临床意义

体位	特点	临床意义
强迫仰卧位	仰卧,双腿蜷曲,借以减轻腹部肌肉的紧张程度	急性腹膜炎等
强迫俯卧位	俯卧位可减轻脊背肌肉的紧张程度	脊柱疾病
强迫侧卧位	采用患侧卧位,可限制患侧胸廓活动而减轻疼痛,并有利于健侧代偿呼吸	一侧胸膜炎和大量胸腔积液
强迫坐位	坐于床沿上,双下肢下垂,以两手置于膝盖或扶持床边,以便于辅助呼吸肌参与呼吸运动,加大膈肌活动度,增加肺通气量,并减少回心血量和减轻心脏负担	心、肺功能不全
强迫蹲位	在活动过程中,因呼吸困难和心悸而停止活动,并采用蹲踞位或胸膝位以缓解症状	先天性发绀型心脏病
强迫停立位	在行走时心前区疼痛突然发作,患者常被迫立刻站住,并以右手按抚心前部位,待症状稍缓解后,才继续行走	心绞痛
辗转体位	辗转反侧,坐卧不安	胆石症、胆道蛔虫、肾绞痛等
角弓反张位	颈及脊背肌肉强直,头向后仰,胸腹前凸,背过伸,躯干呈弓形	破伤风、小儿脑膜炎

十二、步态

步态(gait)是指行走时所表现的姿态,是一种复杂的运动过程。正常步态分为2期:① 足踏实地的站立期:可分为足跟着地、足底着地、站立中期和足趾离地4个阶段(此期占正常周期的60%,双足着地的双足站立期占20%)。② 下肢向前运动的摆动期:又分为加速期、摆动期和减速期3个阶段。

正常步态的维持需要下肢、关节、肌肉 – 神经功能的完整性,以及脊柱、中枢、锥体系和锥体外系的正常调控,任何一个环节发生病变均可导致步态异常。某些疾病可导致步态发生显著改变,并具有一定的特征性,有助于疾病的诊断。常见异常步态的特点及临床意义见表3-4-21。

表3-4-21　常见异常步态的特点及临床意义

步态	特点	临床意义
蹒跚步态	走路时身体左右摇摆似鸭行	佝偻病、大骨节病、进行性肌营养不良或先天性双侧髋关节脱位
醉酒步态	行走时躯干重心不稳,步态紊乱不准确如醉酒状	小脑疾病、乙醇及巴比妥中毒
共济失调步态	起步时一脚高抬,骤然垂落,且双目向下注视,两脚间距很宽,以防身体倾斜,闭目时则不能保持平衡	脊髓病变
慌张步态	起步后小步急速趋行,身体前倾,有难以止步之势	帕金森病
跨阈步态	由于踝部肌腱、肌肉弛缓,患足下垂,行走时必须抬高下肢才能起步	腓总神经麻痹
剪刀步态	由于双下肢肌张力增高,尤以伸肌和内收肌肌张力增高明显,移步时下肢内收过度,两腿交叉呈剪刀状	脑性瘫痪与截瘫
星迹步态	闭眼前进时向患侧偏斜,后退时向反方向偏斜,如此前进和后退反复进行,其足迹呈星形	前庭迷路病变
臀中肌麻痹步态	一侧臀中肌病变,行走时躯干向患侧弯曲,并左右摇摆	臀中肌病变、多发性肌炎、进行性营养不良症
间歇性跛行	行走过程中因下肢突发酸痛、软弱无力,需休息片刻后方能继续走动	高血压、动脉硬化、椎管狭窄、椎间盘突出症
趾行步态	以足趾着地行走,站立期异常,全程使用足趾	跟腱短缩、跖腱膜痉挛、特发性趾行症、单侧下肢缩短、跟痛症

续表

步态	特 点	临床意义
膝反曲步态	足跟着地、动作过度震动用力,膝关节过伸,足跟部脂肪垫增厚	腘绳肌无力
膝关节不稳步态	患肢着地时,用手按住膝关节,足跟着地时膝关节伸直,随后站立时膝关节屈曲	股四头肌麻痹、膝关节不稳定、膝关节病变引起的关节疼痛
平足步态	足着地站立及离地过程中缺乏弹性,从足前部离地,足弓消失,足趾着地时不能用力	平足症,趾僵直、外翻、踝趾跖屈肌无力
跟行步态	以足跟着地行走,站立期异常	足前部损伤、跖痛症、仰趾畸形、腓肠肌无力
臀大肌步态	患侧着地时,须向后挺胸,髋关节过伸,同时向对前侧前跨(站立中期维持髋关节伸直位肌力不足,利用上半身后仰使重心保持在双髋关节之间)	脊髓灰质炎后遗症
防痛步态	患肢负重疼痛,步行时尽可能让患肢着地时间缩短,出现单足跳动式步态	下肢外伤、下肢关节炎症、足部病变(如胼胝、跖骨头下陷,趾神经卡压等)
跳跃步态	行走时出现明显的上下波动,如同跳跃	下肢缩短、髋和膝关节在非功能位僵直

▶▶▶ 第二节 皮 肤 ◀◀◀

皮肤本身的疾病很多,许多疾病在病程中可伴随多种皮肤病变和反应。皮肤检查方法以视诊为主,有时需配合触诊。

一、颜色

皮肤颜色(skin color)与毛细血管的分布、色素量的多少、血液充盈度及皮下脂肪的厚薄有关。常见皮肤颜色变化有苍白(pallor)、发红(redness)、发绀(cyanosis)、黄染及皮肤色素的变化。

1. 苍白　可由贫血、末梢毛细血管痉挛或充盈不足所致。见于惊恐、寒冷、休克、虚脱及主动脉瓣关闭不全等。

2. 发红　由于毛细血管扩张充血、血流加速、血量增加或红细胞量增多所致。生理情况下,见于运动、饮酒后;病理情况下,见于发热性疾病、阿托品及一氧化碳中毒等。皮肤持久性发红见于 Cushing 综合征及真性红细胞增多症。

3. 发绀　皮肤黏膜呈青紫色,常出现于口唇、耳郭、面颊及肢端等部位,见于血液中还原血红蛋白量增多或异常血红蛋白血症。

4. 黄染　皮肤黏膜发黄称为黄染(stained yellow),常见原因有黄疸、胡萝卜素增高和某些药物的影响,其鉴别见表 3-4-22。

表 3-4-22　皮肤黏膜黄染的鉴别

要点	黄 疸	胡萝卜素增高	药 物 影 响
黄染的因素	血清胆红素增高	血清胡萝卜素增高	服用米帕林(阿的平)、呋喃类等含有黄色素的药物
首先出现部位	巩膜、软腭黏膜	手掌、足底、前额及鼻部皮肤	皮肤,重者巩膜黄染
巩膜黄染特点	近角巩膜缘轻、远角巩膜缘重	无巩膜、口腔黏膜黄染	近角巩膜缘重,远角巩膜缘轻
其他	有引起黄疸的原发病(肝细胞性、溶血性、胆汁淤积性黄疸)	停止食用富含胡萝卜素的蔬菜和果类,皮肤黄染逐渐消退	停药后皮肤黄染逐渐消退

5. 皮肤色素的变化

（1）色素沉着　由于表皮基底层的黑色素增多所致部分或全身皮肤色泽加深,称为色素沉着
(pigmentation),太阳曝晒是引起色素沉着最常见的原因。身体外露部分、乳头、腋窝、外生殖器、关节、肛门等处色素明显加深或其他部位出现色素沉着才有临床意义。全身性色素沉着见于慢性肾上腺皮质功能减退症,也可见于肝硬化、肝癌晚期、肢端肥大症、黑热病、疟疾及长期使用砷剂、白消安等药物。妊娠妇女面部、额部可出现色素沉着,称为妊娠斑(pregnancy spot)。老年人全身或面部可有散在色素沉着,称为老年斑(age spot)。皮肤色素沉着的原因与评价见表 3-4-23。

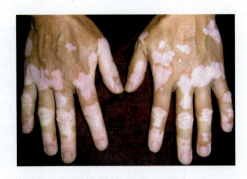

图 3-4-1　皮肤白癜

（2）色素脱失　皮肤失去原有色素称色素脱失,常见的色素脱失有白斑、白化病和白癜(图 3-4-1)。皮肤色素脱失的原因与评价见表 3-4-24。

表 3-4-23　皮肤色素沉着的原因与评价

原因	评价
遗传因素	神经纤维瘤病咖啡色斑、皮肤干燥病、波－耶－克综合征、Cronkhite-Canada 综合征、Albright 综合征、黑色棘皮症、雀斑、先天性角化不良、蓝痣、Fanconi 综合征
理化因素	抑制排卵的药物和 ACTH(面部色素斑)、细胞抑制药(平阳霉素可致皮肤色暗)、氯丙嗪、砷、苯妥英钠、非那西丁、金(金沉着病)、银(银沉着病)、氯苯酚嗪、紫外线、烧伤、电离辐射、慢性创伤、压迫
内分泌紊乱	Addison 病、肾上腺切除后(Nelson 综合征)、垂体瘤、雌激素治疗、副肿瘤性 MSH 产生
代谢性疾病	血色病、迟发性皮肤卟啉病、威尔森病、戈谢病、尼曼皮克病
炎症与感染	红斑狼疮、银屑病、带状疱疹、下肢溃疡、过敏性皮疹、疟疾
肿瘤	恶性黑色素瘤、荨麻疹、肥大细胞增多症、副肿瘤性疾病
其他	惠普尔病(肠源性脂肪代谢障碍)、肝硬化、口炎性腹泻、维生素 B_{12} 缺乏病、慢性营养不良、营养不良综合征、慢性间质性肾炎

表 3-4-24　皮肤色素脱失的原因与评价

原因	评价
遗传因素	老年糖尿病、甲状腺疾病和恶性贫血患者常伴有白斑,结节性硬化常在躯干和臀部出现卵圆形白色斑点
内分泌因素	垂体功能不全、甲状腺功能亢进症、少见的 Addison 病患者局部可见低色素
治疗与损伤	局部类固醇、苯酚治疗,烧伤后、放疗或创伤后
炎症	湿疹后、红苔藓、银屑病、罕见的肉瘤、梅毒、麻风、红斑狼疮可见白斑病(低黑色素)

二、湿度

皮肤湿度(moisture)与汗腺分泌功能有关,出汗多者皮肤较湿润,出汗少者较干燥。在气温高、湿度大的环境中出汗增多是生理性的调节。在病理情况下,出汗改变常有一定的诊断价值。

1. 多汗　多汗分为生理性和病理性。局部或全身异常的出汗过多,系小汗腺分泌过多汗液所致,是非特异性症状,但可能提示严重的潜在性疾病。

（1）生理性　过热、运动、高温作业、精神紧张、情绪激动、饮酒等。

（2）病理性　发热(任何原因)、焦虑、甲状腺毒症、肢端肥大症、糖尿病、淋巴瘤、恶性肿瘤、低血糖、神经病变(交感神经系统、皮质、基底核或脊髓损伤)。

2. 少汗及无汗　见于维生素 A 缺乏症、黏液性水肿、硬皮病、尿毒症和脱水等。

3. 盗汗　夜间睡后出汗较多,需要更换被褥。盗汗是某种潜在疾病最常见的表现之一,常是临床复

杂综合表现的一部分,诊断的关键在于发现原发疾病。盗汗的原因见表 3-4-25。

表 3-4-25 盗汗的原因

分类	原因
恶性疾病	淋巴瘤、白血病、其他恶性肿瘤等
风湿病	类风湿关节炎、系统性红斑狼疮、幼年型类风湿关节炎、颞动脉炎等
感染	HIV 感染、结核分枝杆菌感染、心内膜炎、肺部感染等
内分泌病	甲状腺功能亢进症、卵巢衰竭、糖尿病、内分泌肿瘤等
其他原因	睡眠呼吸暂停、胃食管反流、心绞痛、焦虑、妊娠、过热、覆盖过多等

4. 冷汗　手足皮肤发凉而大汗淋漓,见于休克和虚脱患者。

5. 臭汗症(fetid sweat)　是一种出汗后产生异臭的临床症状。

(1) 全身性臭汗症　被小汗腺分泌的汗液(99% 为水分)浸渍的角蛋白和脂质,易于被皮肤寄生菌分解而产生异臭;食用大蒜、生葱时,其某些成分可随汗液排除,也可产生异臭。

(2) 局部性臭汗症　顶泌汗腺(apocrine sweat gland)分布的区域(腋窝、外阴、乳晕、肛门、脐部等长毛处或多皱褶处)寄生菌较多,可分解汗液中的有机成分,产生短链脂肪酸和氨而出现特殊臭味。① 腋臭(bromhidrosis):腋窝部发出的特殊臭味(狐臭),多在青春期发病,青壮年期最明显,天热汗多或运动后更明显。② 足臭:为足底或趾间发出的臭味(穿透气性差的鞋时更明显),常伴有局部多汗。

三、弹性

皮肤弹性(elasticity)与年龄、营养状态、皮下脂肪及组织间隙所含的液体量有关。儿童及青年皮肤紧张富有弹性;中年以后皮肤逐渐松弛,弹性减低;老年人皮肤组织萎缩,皮下脂肪减少,弹性减低。检查时常选择手背或上臂内侧部位(图 3-4-2),以拇指和示指将皮肤捏起,松手后如皮肤皱褶迅速平复为弹性良好,弹性减低时皱褶平复缓慢。

皮肤弹性减低见于长期消耗性疾病和严重脱水患者。发热时血液循环加速,周围血管充盈,可使皮肤弹性增加。脱水除了引起皮肤弹性减低外,还可引起一系列的变化,如厌食、口唇干燥干裂、眼窝内陷、脉搏增快、直立性低血压,重者可导致无尿、肾衰竭。脱水的临床表现见表 3-4-26。

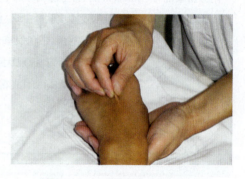

图 3-4-2　皮肤弹性检查方法

表 3-4-26 脱水的程度及临床表现

分度	液体丢失量	临床表现
轻度	<5%,约 2.5 L	轻度口渴、黏膜干燥、尿液浓缩
中度	5%~8%,约 4.0 L	中度口渴、黏膜干燥、尿液浓缩、皮肤弹性减低(尤其是上肢、前额、胸腹部)、心动过速
重度	9%~12%,约 6.0 L	重度口渴、黏膜干燥、皮肤弹性减低、眼压减低、静脉塌陷、眼窝内陷、面容憔悴、直立性低血压、少尿
极重度	>12%,>6.0 L	除了有重度脱水的症状外,还有昏迷、休克的体征

注:70 kg 体重人的总体液量约为 40 L

四、皮疹

皮疹(skin eruption)多为全身性疾病的征象之一,是诊断某些疾病的重要依据。皮疹种类很多,常见于传染病、皮肤病、药物或其他物质所致的过敏反应等。发现皮疹时应注意其分布部位、出现与消失时间、发展顺序、形态、大小、平坦或隆起、颜色、压之有无退色、有无瘙痒及脱屑等。常见皮疹的特点及临床意义见表3-4-27。

表3-4-27 常见皮疹的特点及临床意义

皮 疹	特 点	临 床 意 义
斑疹（maculae）	局部皮肤发红，不隆起皮肤表面	斑疹伤寒、丹毒、风湿性多形红斑
玫瑰疹（roseola）	鲜红色圆形斑疹，直径2~3 mm，多出现于胸、腹部	伤寒或副伤寒的特征性皮疹
丘疹（papules）	除局部皮肤颜色改变外，并凸出于皮肤表面	麻疹、药物疹、湿疹等
斑丘疹（maculopapulae）	在丘疹周围有皮肤发红的底盘	风疹、药物疹、猩红热等
荨麻疹（urticaria）	稍隆起皮肤表面的苍白或粉红色、大小不等的局限性水肿，常伴瘙痒	药物或异种蛋白过敏

五、皮下出血

皮下出血（subcutaneous hemorrhage）根据其直径大小可分为：① 瘀点（petechia）：小于2 mm。② 紫癜（purpura）：3~5 mm。③ 瘀斑（ecchymosis）：5 mm以上（图3-4-3）。④ 血肿（hematoma）：片状出血伴皮肤显著隆起者。瘀点及紫癜与皮肤充血性改变鉴别要点是压之不退色。

皮下出血常见于出血性疾病、重症感染、某些血管损害性疾病、毒物或药物中毒及外伤等。瘀点最常见于血小板疾病（数量减少或功能异常），也可见于局部血管压力升高或毛细血管炎；瘀斑常见于凝血功能障碍。

六、蜘蛛痣与肝掌

蜘蛛痣（spider angioma）为皮肤小动脉末端分支性扩张所形成的血管痣。其大小不等，形似蜘蛛。多出现于上腔静脉分布的区域，如面、颈、手背、上臂、前胸和肩背部等处。用钝头竹签压迫血管痣中心，可见其辐射状小血管网消失，去除压力后又复出现。此外，慢性肝病患者手掌大、小鱼际处常发红，压之退色，称肝掌（liver palms）。其发生与肝对雌激素的灭活作用减弱有关，常见于慢性肝炎、肝硬化。

七、水肿

水肿（edema）是指皮下组织间隙有过多的液体积聚使组织肿胀。轻度水肿不易发现，应配合触诊。指压局部组织后出现凹陷为凹陷性水肿（pitting edema）（图3-4-4），见于大多数水肿；黏液性水肿及淋巴性水肿可见组织明显肿胀，但指压后局部组织无凹陷，为非凹陷性水肿。根据水肿的轻重程度可分为轻度、中度、重度三度（表3-4-28）。水肿的病因较多，尤其是要注意水肿是全身性的还是局部性的。

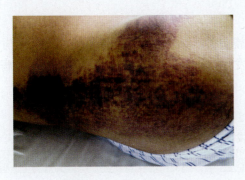

图3-4-3 皮下瘀斑

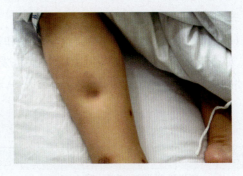

图3-4-4 凹陷性水肿（下肢）

表 3-4-28　水肿的分度

程度	特　　点
轻度	仅见于眼睑、胫前、踝部皮下组织,指压后有轻度凹陷,平复较快
中度	全身组织均可见明显水肿,指压后出现较深凹陷,平复缓慢
重度	全身组织严重水肿,低部位皮肤紧张发亮,甚至有液体渗出,胸腔、腹腔等浆膜腔可有积液,外阴部也可有严重水肿

八、皮下结节

皮下结节(subcutaneous nodules)无论大小均应进行触诊,检查时应注意其部位、大小、硬度、活动度及有无压痛等。常见皮下结节的临床特点见表 3-4-29。

表 3-4-29　常见皮下结节的临床特点

结节	临　床　特　点
类风湿结节	① 质较硬如橡皮,多无压痛,一般小于 2 cm,与皮肤粘连或不粘连 ② 多见于肘背侧、指关节、肩骨突、枕骨突、腓肠肌肌腱等
囊蚴结节	① 圆形或椭圆形,黄豆至核桃大小,表面平滑无压痛,与皮肤无粘连,质地韧且有一定弹性,数量多少不一 ② 多为猪肉绦虫囊蚴结节,可见于躯干、四肢皮下或肌肉内,或颈部、乳房及阴部皮下
痛风结节	① 大小不一(小米粒至 2 cm)的黄白色结节,无症状或有疼痛,较大结节表面皮肤变薄破溃,可排出白色糊状物,不易愈合 ② 好发于外耳耳轮、对耳轮、指(趾)关节、掌指关节、跖趾关节
结节性红斑	① 大小不一、数目不等的痛性结节,发生快、高出皮面、压痛、皮肤紧张,周围可有水肿,皮损由鲜红色变为紫红色,最后可为黄色,多不发生溃疡,不留瘢痕,但易复发 ② 多见于青年女性,好发于小腿伸侧,常为对称性。可见于溶血性链球菌感染、自身免疫病、麻风及某些药物影响
脂膜炎结节	好发于大腿。大小不等、中等硬度、边界清楚、压痛明显,与皮肤粘连,持续数周以上可自行消退,可留有皮肤凹陷和色素沉着
Osler 结节	指尖,足趾,大、小鱼际处的蓝色或粉红色有压痛的结节,见于感染性心内膜炎
风湿小结	位于关节附近、长骨骺端,无压痛、圆形质硬的小结节
结节性多动脉炎结节	0.5~1 cm 大小、一个或多个、沿浅表动脉排列或不规则地聚集在血管近旁的小结节,好发于小腿,呈玫瑰红、鲜红或接近正常皮色,有痛及压痛,结节中心可发生坏死,形成溃疡

九、毛发与指甲

(一) 毛发

毛发(hair)的多少由雄激素控制,也与种族和家族有关。其分布、多少和颜色可因性别与年龄的不同而不同,亦受遗传、营养和精神状态的影响。毛发、发际、眉毛、胡须、腋毛、阴毛对内分泌疾病的诊断可以提供有价值的证据。毛发异常的原因见表 3-4-30。常见毛发异常的临床特点见表 3-4-31。秃发见图 3-4-5。

表 3-4-30　毛发异常的原因

毛发异常	类型	原　　因
脱发	泛发性脱发	毛囊正常
		① 头发生长终期脱发,其应激因素有:急、慢性病,大手术,厌食(营养不良),快速减肥,过度劳累所致的闭经,严重的精神打击

毛发异常	类型	原因
脱发	泛发性脱发	②生长期头发松动综合征
		③女性雄激素性秃发
		④产后脱发
		⑤理化性因素:化疗、放疗、镇静药物、抗凝药物、抗癫痫药物、抗精神病药物、口服避孕药和雌激素、免疫抑制剂等
	局限性脱发	①毛囊正常:雄激素性秃发、斑秃、牵引性脱发(如盘发或编发过紧)
		②毛囊异常:先天性皮肤发育不全、感染(如脓癣)、自身免疫(盘状红斑狼疮)、创伤(如烧伤)、皮肤癌、转移性腺癌、淋巴瘤、瘢痕性天疱疮
毛发增多	种族差异	妇女青春期后面部毛发生长存在着种族差异,地中海地区、中东、印度和非洲妇女面部多毛(中国和日本女性少见)
	激素失调	多囊卵巢、卵巢切除或闭经、肾上腺性男性化肿瘤(大多为肾上腺癌,或卵巢癌,如卵巢含睾胚细胞瘤、棘细胞瘤、黄体瘤)、Cushing综合征
	药物性	苯妥英钠、雄激素、糖皮质激素、环孢素、ACTH
阴毛、腋毛稀少	原发性	性腺发育不全(Turner综合征)、睾丸女性化、睾丸功能低下
	继发性	成人垂体功能减退症、睾丸功能低下
眉毛缺失		外侧眉毛缺失见于垂体功能不全

表 3-4-31 常见毛发异常的临床特点

毛发异常	临床特点
雄激素性秃发	头发稀疏区域的发质多短而细软
	①男性:谢顶从双侧颞凹至前额、头顶头发稀疏,甚至除枕部及颞部残留少量头发外,其余部位头发全部脱落
	②女性:弥漫性头发稀疏,以额部和顶部明显,前额发际头发仍可保留
斑秃	呈圆形或椭圆形斑状脱发,头皮正常;脱发区域外围可见到"惊叹号"(!)状的头发(远端为断裂的发干,近端为棒状的发根)
拔发癖	脱发区域可见短的断发,眉毛甚至睫毛也可缺失
损伤性脱发	①脱发区域有脱皮屑或蜕皮:头癣、银屑病或热、化学品所致的皮肤干燥
	②脱发区域有瘢痕:创伤、感染或盘状红斑狼疮
	③头皮或面部"虫蚀"样脱发:梅毒、结节病或盘状红斑狼疮
多毛症	①先天性:出生时即有全身性多毛(如毛孩),多有家族史,常伴有齿发育异常
	②继发性:面部、胸部、臀部和腹白线上不规则的毛发增多,痤疮、嗓音低沉、阴蒂肥大、乳房萎缩、月经减少或闭经,头发稀疏

(二) 指甲

很多疾病会有手部的变化。在接诊患者时与其握手是非常重要的,除了礼貌之外,还可以帮助诊断某些疾病(如营养不良性肌强直)。握手也是进行体格检查时可接受的而又礼貌的介绍方式(体格检查是一种侵犯性的行为,它之所以可以被患者接受,是因为医生的特殊职业身份和文化地位)。

手部检查非常重要,指甲形状和颜色改变可为临床诊断提供有价值的线索。常见指甲变化与原因见表 3-4-32。

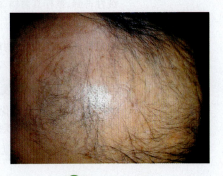

图 3-4-5 秃发

表 3-4-32　指甲的变化与原因

指甲变化	原因
蓝指甲（blue nails）	发绀、肝豆状核变性、褐黄病
红指甲（red nails）	红细胞增多症（微红蓝色）、一氧化碳中毒（樱桃红）
黄指甲（yellow nails）	黄指甲综合征
杵状指（acropachy）	肺癌、慢性肺部化脓性感染、囊性纤维化、感染性心内膜炎、发绀性先天性心脏病、HIV 感染、慢性过敏性胃肠疾病
裂片出血（splinter hemorrhage）	线性出血与指甲长轴平行，见于局部轻微创伤、感染性心内膜炎、结节性脉管炎、风湿性关节炎、系统性红斑狼疮、肝肾疾病、糖尿病等
反甲（koilonychia）	匙状指（spoon-shaped nail），缺铁、真菌感染、雷诺病
甲床苍白（pale nail bed）	贫血
甲剥离（onycholysis）	甲状腺毒症、银屑病
无色素横向凹线或带（Beau lines）	感染（伤寒、急性风湿热、疟疾、AIDS），营养不良（蛋白缺失、糙皮病），循环系统异常（AMI、雷诺病），代谢异常（糖尿病、甲状腺功能减退），消化系统疾病（腹泻、慢性胰腺炎、结肠炎、口炎性腹泻），药物（化疗药物），手术，酒精中毒
白甲（white nail）	血清白蛋白减少
横向不透明白线（Muehrcke lines）	血清白蛋白减少（也可因化疗或重病）
单根横向白线（Mee lines）	三氧化二砷中毒、肾衰竭（也可因化疗或重病）
甲褶红斑和毛细管扩张	系统性红斑狼疮
特里甲（Terry nails）	指甲边缘 2 mm 之内的甲床呈白色，见于肝硬化、低蛋白血症、慢性充血性心力衰竭、成人糖尿病
对半甲（Lindsay nails）	甲床近端苍白，而远端色素沉着（红色或粉红色），见于慢性肾衰竭、肝硬化
虫蚀性甲（nail pitting）	甲板上出现分布均匀的针头大小的凹坑（似缝衣时所用的顶针箍），见于银屑病、银屑病性关节病

十、瘙痒

　　瘙痒（pruritus）是一种相当常见的症状，是由多种原因所致的一种皮肤不适感，可以立即引起搔抓的欲望。瘙痒可分为局限性和泛发性，局限性瘙痒主要由皮肤疾病所致，泛发性瘙痒常与系统性疾病有关。引起瘙痒的原因见表 3-4-33。

表 3-4-33　引起瘙痒的原因

分类	原因
皮肤源性	由于皮肤炎症、干燥、损伤等所致 ①大疱性类天疱疮、接触性皮炎、疱疹样皮炎、玻璃纤维性皮炎、汗疹、荨麻疹、干皮病、扁平苔藓、慢性单纯性苔藓、蕈样真菌病、落叶性天疱疮、玫瑰糠疹、荨麻疹样痒疹、银屑病 ②昆虫叮咬、虱病 ③水源性瘙痒、晒伤、药物疹 ④毛囊炎、真菌感染
神经病性	带状疱疹后的神经痛、多发性硬化、某些脑肿瘤
神经源性	药物、妊娠、糖尿病、肝硬化、慢性肾衰竭、甲状腺功能亢进症、霍奇金病、非霍奇金淋巴瘤、内脏恶性肿瘤、缺铁（多见女性）、过敏性疾病、红细胞增多症、HIV 感染
心因性	特别是头皮，动物传染错觉，也可是精神病的一种表现

　　瘙痒的标志可以是不同程度的抓痕（但有的瘙痒较重而无抓痕），慢性瘙痒因搔抓可见皮肤增厚、色

素加深。由于止痒的方法不同,抓痕不是诊断瘙痒的唯一依据。病史采集和体格检查尤为重要。在光线充足的条件下对皮肤进行全面检查,尤其要重视患者本人不易注意或注意不到的部位,以及新出现尚未搔抓的皮损。瘙痒的临床特点见表3-4-34。

表3-4-34 瘙痒的临床特点

瘙痒	临 床 特 点
全身性	阵发性瘙痒,在睡前、情绪变化和进食辛辣食物及气候变化后发生。除了患处瘙痒外,无原发性损害,常出现抓痕、血痂、苔藓样或湿疹样变、色素沉着、继发感染等
老年性	多因皮脂腺功能减退,造成皮肤干燥所致
冬季性	发生于冬季睡前脱衣时,见于股部、小腿后部、胫前及髋部等处,皮肤常有脱屑、干燥及苔藓样变
夏季性	高热、潮湿常是诱因,出汗常使瘙痒加剧
水激性	接触任何温度的水后,均可出现严重的皮肤瘙痒、刺痛,而无可见皮疹
局限性	
肛门瘙痒	以中年男性多见,儿童多见于蛲虫感染,瘙痒仅限于肛门及周围皮肤,皮损呈灰白色,可有浸润、糜烂、皱襞肥厚、辐射状皲裂、苔藓样变、色素沉着
阴囊瘙痒	仅限于阴囊,也可累及会阴,阵发性发作、皮肤增厚、湿疹样变、苔藓样变、色素沉着
女阴瘙痒	多见于大小阴唇、阴蒂及阴道口,阵发性发作,夜间加重,局部皮肤增厚、浸润,阴蒂常出现水肿、糜烂
头部瘙痒	多见于头皮脂溢、癔症患者及不常洗头者,头皮剧痒难忍,多在黎明觉醒时发生,或有虫爬感,常继发湿疹、毛囊炎或疖
小腿瘙痒	无任何原发皮损而自觉瘙痒,遇热加剧,稍凉减轻,搔抓后有红色指痕或红色粟米样小丘疹,皮肤粗糙、增厚,夏天稍轻。多见于老年人,常与皮肤干燥、鱼鳞病、小腿静脉曲张、寒冷及袜带刺激有关
外耳道瘙痒	多由于耵聍过多或经常挖耳刺激引起

十一、溃疡

溃疡(ulcer)是皮肤或黏膜深层真皮、皮下组织破坏所致的缺损,愈合后可留有瘢痕,感染、循环障碍、肿瘤坏死、自身免疫性疾病、职业损伤及外伤等因素均可导致溃疡。

溃疡为继发性损害,了解皮损最初损害的部位、特点、发展速度、变化情况等常可为确定诊断提供有价值的线索。检查过程中要密切注意全身一般状况、溃疡的部位、大小、数量、颜色、边缘、形状、基底以及分泌物等。

十二、脱屑

鳞屑(scale)是最常见的继发性皮肤损害之一,为脱落或即将脱落的异常角质层细胞,由于角化过度或角化不全而脱落形成脱屑(desquamation),多见于浅层的炎症性皮肤疾病的红色斑疹、斑丘疹,非炎症性皮肤疾病也可产生鳞屑。

丘疹鳞屑性皮肤病的鳞屑特点见表3-4-35,炎症性鳞屑的原因与临床特点见表3-4-36,非炎症性鳞屑的原因与临床特点见表3-4-37。

表3-4-35 丘疹鳞屑性皮肤病的鳞屑特点

原因	临 床 特 点
银屑病	好发于头皮、躯干、四肢,为红斑鳞屑损害,鳞屑覆盖于皮损面,呈银白色云母状或蛎壳状,成层脱落,刮去鳞屑后出现光滑薄膜和出血点,病变部位头发呈束状
副银屑病	呈点状或斑块状,表面有细薄鳞屑
玫瑰糠疹	直径为2~3 cm的长椭圆形红色斑疹,其长轴与皮纹走向一致,皮损中央鳞屑多(中心性),边缘鳞屑少
毛发红糠疹	自头部、躯干向下肢移行,头皮先有较厚的灰白色糠秕样鳞屑,迅速累及面部(潮红、干性糠秕屑似脂溢性皮炎),典型的皮疹为毛囊性角化丘疹和散在鳞屑性红色斑块

表 3-4-36 炎症性鳞屑的原因与临床特点

分类	原因	临 床 特 点
病毒性	麻疹	皮疹首先见于耳后、发际,渐及前额、面、颈、胸、腹、背及四肢,为淡红色斑丘疹、压之退色(出血性皮疹压之不退色),大小不等。皮疹消退后残留浅褐色色素沉着斑,伴糠麸样细小脱屑
细菌性	猩红热	皮疹始于耳后、颈部及上胸部,然后迅速蔓及全身。皮疹为均匀分布、弥漫充血性针尖大小的丘疹,压之退色,伴有痒感,部分患者有"粟粒疹"、重者有出血性皮疹,皮肤皱褶处有"线状疹"。疹退后开始脱屑
真菌性	白癣	好发于儿童,皮损为群集毛囊性丘疹或环形红色斑片,继而变为以鳞屑(灰白色、干燥)为主的小斑片,病发在离头皮 0.3~0.8 cm 处折断,在残留的毛干上有灰白色套状鳞屑包绕(菌鞘)
	黑点癣	儿童和成人均可感染,皮损为小片丘疹、鳞屑,逐渐发展为甲盖大小的鳞屑小斑,小斑可融合成大斑。病发刚出头即折断,残发在毛囊口呈黑点状
	手足癣	以角化过度型多见,为片状红斑,伴角质弥漫性变厚、粗糙、脱屑,表面覆有鳞屑,边缘尚清楚
	体癣	初发为针头到绿豆大小丘疹、水疱或丘疱疹,从中心向外发展,中心炎症较轻,边缘由散在的丘疹、水疱、丘疱疹、痂、鳞屑连接呈片状隆起(中心部可再次出现多层同心圆样损害)
	股癣	初为丘疱疹,逐渐增多扩大,在股部近腹股沟处形成弧形损害,边缘隆起呈堤状,表面覆有鳞屑
	花斑癣	好发于皮脂腺丰富的部位(如胸、背、颈、上臂、腋窝、腹部等),皮损为色素沉着或(和)色素减退斑,上覆少许细糠状鳞屑,可为点状、钱币状或融合成片
	叠瓦癣	好发于躯干和四肢,皮损为同心圆形或互相融合成涡旋纹形,鳞屑一端附着在表皮,另一端则游离而倾向中心

表 3-4-37 非炎症性鳞屑的原因与临床特点

原因	临 床 特 点
白色糠疹	多见于儿童,春季易发病,好发于面部、上臂、颈、肩。皮疹为境界清楚的圆形或椭圆形苍白色斑,覆以干燥糠状鳞屑
连圈状秕糠疹	好发于腹部或腰部,皮损为圆形或椭圆形褐色斑片,直径为 5~20 cm,边界清楚不隆起,表面有细小皱纹,覆以菲薄糠状鳞屑,紧贴皮肤不易剥离
寻常性鱼鳞病	好发于背部、四肢伸侧、面部,皮损为棕黑色鱼鳞状角化鳞状屑,紧贴皮肤不易剥离,皮肤干燥、不出汗,夏轻冬重,常合并手足掌角化
石棉状糠疹	毛发根部有可移动的白色管鞘包围毛干,毛发远端有石棉状软而厚、具有黏着性的白鳞屑(屋瓦状),毛发与头皮无炎症及损伤
鳞状毛囊角化	多见于青壮年,好发于股外侧、臀、腰胁部,皮损为薄鳞状片状角化,中心有一与毛囊口一致的黑点状角化,鳞屑呈圆形,边缘游离,周围有色素略减退的晕

十三、瘢痕

瘢痕(scar)是真皮或其深部组织外伤或病变愈合后结缔组织增生修复所形成的斑块,表皮低于周围正常皮肤者为萎缩性瘢痕;高于周围正常组织者为增生性瘢痕。外伤、感染、手术等均可在皮肤上遗留瘢痕,瘢痕一般与原有皮损相一致,其存在常提示曾经患有某种疾病或接受过某种手术治疗。① 颈部淋巴结结核破溃愈合后可在颈部遗留瘢痕。② 癫痫患者摔伤后可在损伤部位出现瘢痕。③ 皮肤疖肿可在相应部位出现瘢痕。④ 腹部瘢痕多为外伤、手术或皮肤感染的遗迹所致。

某些特定部位的手术瘢痕,常提示患者手术史。腹部常见手术切口瘢痕见图 3-4-6。

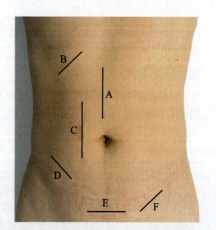

图3-4-6 腹部常见手术切口瘢痕
A. 中线切口 B. 右肋缘下切口 C. 正中旁切口 D. 阑尾切除术瘢痕 E. 耻骨弓上切口 F. 疝修复切口

第三节　淋　巴　结

淋巴结(lymph node)分布于全身,一般检查仅能检查身体表浅的淋巴结。

正常表浅淋巴结较小,直径多为 0.2~0.5 cm,质地柔软,表面光滑,与周围组织无粘连,无压痛,不易触及。正常情况下儿童的淋巴结可触及,成人颈部、腋窝和腹股沟淋巴结也可触及。

一、正常表浅淋巴结的分布

淋巴结呈组群分布,一个组群的淋巴结收集一定区域的淋巴液。淋巴结收集淋巴液的范围见表 3-4-38,头颈部和腋窝淋巴结的分布区域见图 3-4-7、图 3-4-8。

表 3-4-38　淋巴结收集淋巴液的范围

淋 巴 结	收 集 范 围
耳后、乳突区淋巴结	头皮
颈深部淋巴结上群	鼻咽部
颈深部淋巴结下群	咽喉、气管、甲状腺等处
锁骨上淋巴结群左侧	食管、胃等器官
锁骨上淋巴结群右侧	气管、胸膜、肺等
下颌下淋巴结	口底、颊黏膜、牙龈等
颏下淋巴结群	颏下三角区内组织、唇和舌部
腋窝淋巴结群	躯干上部、乳腺、胸壁等
腹股沟淋巴结群	下肢及会阴部等

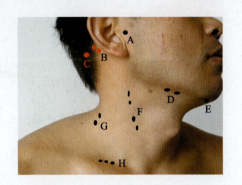

图3-4-7　头颈部淋巴结分布

A.耳前淋巴结　B.耳后淋巴结　C.枕淋巴结　D.下颌下淋巴结　E.颏下淋巴结　F.颈前淋巴结　G.颈后淋巴结　H.锁骨上淋巴结

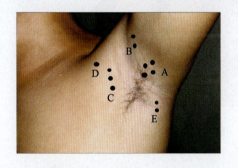

图3-4-8　腋窝淋巴结分布

A.中央淋巴结群　B.外侧淋巴结群　C.胸肌淋巴结群　D.锁骨下淋巴结群　E.肩胛下淋巴结群

二、表浅淋巴结的检查方法

表浅淋巴结检查主要采用浅部滑行触诊法,医生的示、中、环指并拢,将其指腹置于被检查部位进行滑行触诊(在指腹按压的皮肤与皮下组织之间滑动,并取相互垂直的多个方向或转动滑行)。

表浅淋巴结检查要按一定的顺序进行,以免发生遗漏。一般顺序为耳前、耳后、乳突区、枕骨下区、颈后三角、颈前三角、锁骨上窝、腋窝、滑车上、腹股沟、腘窝等。检查时局部放松,有利于触诊。发现淋巴结肿大时,应注意其部位、大小、数目、硬度、压痛、活动度、有无粘连,局部皮肤有无红肿、瘢痕、瘘管等(表3-4-39)。同时注意寻找引起淋巴结肿大的原发病灶。触诊淋巴结的方法见图 3-4-9 至图 3-4-12。

表3-4-39 检查表浅淋巴结的项目与评价

项目	评价
大小	淋巴结直径 >1 cm 应高度重视,>1.5 cm 者患恶性肿瘤的危险性为 38%;≤1 cm 可正常,但要进一步观察
部位	异常淋巴结的部位有助于确定检查的重点,对受累淋巴结引流区域的详细检查对明确诊断极为有利
疼痛	疼痛与淋巴结炎有关,表现为触痛、局部发热、肿大的淋巴结(但疼痛不是病因诊断的可靠指标)
质地	质地坚硬的淋巴结与恶性疾病有关,橡皮样提示淋巴瘤,质软且有触痛提示感染
粘连与固定	粘连或固定的淋巴结提示转移性肿瘤

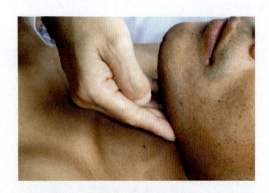

图3-4-9 下颌下淋巴结触诊方法

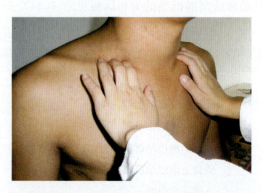

图3-4-10 锁骨上窝淋巴结触诊方法

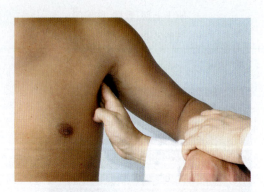

图3-4-11 腋窝淋巴结触诊方法

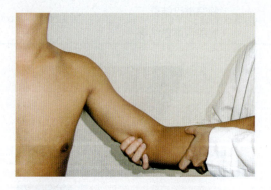

图3-4-12 滑车上淋巴结触诊方法

三、临床常见淋巴结肿大的病因及特点

按淋巴结肿大的范围分为局限性和全身性淋巴结肿大。局限性淋巴结肿大是指 1 个解剖部位的淋巴结肿大,最常见的部位是头颈部和腹股沟;全身性淋巴结肿大是指 2 个或 2 个以上非相邻部位的淋巴结肿大。

80% 儿童和小于 30 岁的患者淋巴结肿大多为反应性过度增生和良性病变;年龄较大,尤其是 40 岁以上患者淋巴结肿大的危险性增加(如 40 岁以上患者,锁骨上淋巴结肿大,则 90% 为恶性肿瘤)。持续时间少于 2 周的肿大疼痛淋巴结多为感染所致,持续 1 年以上多为非特异性原因所致。不同部位淋巴结肿大的原因见表 3-4-40。淋巴结肿大常见的病因及表现见表 3-4-41,特异性感染性淋巴结肿大的病因与特点见表 3-4-42。

表 3-4-40　不同部位淋巴结肿大的原因

部位	原因
耳前和耳后	细菌或病毒性结膜炎、眼睑感染
颈部	面部或口咽部细菌或病毒感染，颈后淋巴结肿大可见于头皮感染、皮肤炎，偶见弓形虫感染，如果吸烟者应进行头颈部检查以排除鳞癌、淋巴瘤（特别是霍奇金病）
下颌下	口腔感染、淋巴瘤，颈、头部肿瘤
锁骨上	多数患者与肿瘤、淋巴瘤有关。左锁骨上淋巴结（Virchow 淋巴结）引流食管、腹部、肾、骨盆淋巴液，右锁骨上淋巴结引流纵隔腔、肺淋巴液，穿刺活检可明确原因
腋部	上肢感染、乳腺癌、淋巴瘤、猫抓热
腹股沟	多数腹股沟淋巴结肿大由性传播疾病（如梅毒、单纯疱疹、性病性淋巴肉芽肿、淋病）和下肢感染引起，下肢肿瘤、淋巴瘤、骨盆肿瘤引起腹股沟淋巴结肿大的情况较少见

表 3-4-41　淋巴结肿大常见的病因及表现

病因	表现
局限性淋巴结肿大	
非特异性淋巴结炎	① 由引流区域的急、慢性炎症所引起 ② 急性炎症初期肿大的淋巴结柔软、压痛、表面光滑、无粘连，肿大至一定程度即停止 ③ 慢性炎症时，淋巴结较硬，最终淋巴结缩小或消退
淋巴结结核	常发生于颈部血管周围，多发性，质地稍硬，大小不等，可相互粘连或与周围组织粘连，如发生干酪性坏死，则可触及波动感。晚期破溃后形成瘘管，愈合后可形成瘢痕
淋巴结转移癌	质地坚硬或有橡皮样感，表面可光滑或有突起，与周围组织粘连，不易推动，一般无压痛 ① 鼻咽癌、甲状腺癌、上颌癌和喉癌多转移到颈部淋巴结 ② 胸部肿瘤（如肺癌）可向右侧锁骨上窝或腋窝淋巴结群转移 ③ 乳腺癌可转移到腋窝淋巴结 ④ 胃癌、食管癌多向左侧锁骨上窝淋巴结群转移，因此处系胸导管进颈静脉的入口，这种肿大的淋巴结称为 Virchow 淋巴结，常为胃癌、食管癌转移的标志 ⑤ 泌尿生殖系统肿瘤可转移到腹股沟淋巴结
全身性淋巴结肿大	肿大的部位可遍及全身，大小不等，无粘连。见于急性和慢性淋巴结炎、传染性单核细胞增多症、淋巴瘤、各型急性和慢性白血病等

表 3-4-42　特异性感染性淋巴结肿大的病因与特点

病因	特点
结核性	好发于颈淋巴结群，一侧或双侧多个淋巴结肿大，初期肿、硬、无痛。进一步发展融合成团，形成不易移动的团块，晚期干酪样坏死、液化，形成寒性脓肿，进而破溃，慢性溃疡、瘘管形成
丝虫性	最常见于腹股沟淋巴结，若并发下肢淋巴管回流受阻，可引起下肢象皮肿
性病性	① 软下疳：生殖器疼痛性溃疡，表面覆盖绿色坏死渗出物，一侧或双侧腹股沟淋巴结肿大，明显疼痛及压痛，易化脓破溃 ② 性病性淋巴肉芽肿：外生殖器、肛门、直肠等处可出现无痛小丘疹或溃疡，腹股沟淋巴结肿大、疼痛、破溃，可有多发瘘管，女性淋巴结病变多在直肠周围 ③ 腹股沟肉芽肿：生殖器及附近部位的无痛性肉芽肿性溃疡 ④ 梅毒性淋巴结肿大：外生殖器出现硬下疳之后 1 周左右，常出现对称性腹股沟淋巴结肿大，质硬、不红、不痛、不融合、不粘连 ⑤ AIDS 性淋巴结肿大：部分 AIDS 患者发展为慢性淋巴结综合征，表现为全身淋巴结肿大，以腹股沟淋巴结肿大最为明显
蛇毒性	被毒蛇咬伤后相应部位的淋巴管及淋巴结发炎

思考题

1. 一般检查的项目有哪些?
2. 试述体温的测量方法与注意事项。
3. 血压计的选择与要求及血压测量前的准备工作有哪些?
4. 发育与营养状态的判断依据有哪些?
5. 试述常见的异常面容与临床意义。
6. 试述常见强迫体位的特点与临床意义。
7. 试述常见皮疹的特点与临床意义。
8. 试述常见指甲变化与临床意义。
9. 试述表浅淋巴结的检查顺序、淋巴结肿大的临床意义。
10. 名词解释:生命征、原因不明的发热、精神障碍、蜘蛛痣。

(刘成玉)

网上更多……

 教学 PPT   自测题

第五章

头　部

● 本 章 要 点 ●

1. 头围的测量方法,常见异常头颅的临床类型及意义。
2. 眼部检查的主要内容与临床意义。
3. 耳部检查的主要内容与临床意义。
4. 鼻部检查的主要内容与临床意义。
5. 口腔检查的主要内容与临床意义。
6. 扁桃体肿大的临床分度。

　　头部是人体重要器官之一,广义的头部除头颅、头发和头皮外,尚包含眼、耳、鼻、口腔等颜面器官。头部及其器官是人体重要的外形特征,是检查者最容易和最先感观到的部位。临床上主要通过视诊、触诊,必要时结合听诊来获取相关的医学信息。另外,头面部器官还有一些特殊、详细的检查,如喉镜、突眼计、视野计等,将在各专科教材中详述。

▶▶▶ 第一节　头发和头皮 ◀◀◀

　　毛发(hair)来源于外胚层,是人体皮肤的组成之一。多种因素均可引起毛发性状的改变,如营养不良、甲状腺疾病、风湿性疾病、皮肤病等,以及一些物理、化学和机械因素(放疗、化疗、染发等),通过毛发的检查将可为某些疾病的诊治提供医学线索。检查时应注意毛发的颜色、疏密度、曲直及脱发等特点。毛发的颜色往往因种族、年龄、遗传因素及后天工作环境的不同而不同。脱发的原因除正常的新陈代谢外,还可见于多种疾病,如甲状腺功能减退症、垂体功能减退症、斑秃、伤寒、系统性红斑狼疮等,也与某些治疗(如放疗、化疗等)有关,检查时应注意其发生部位、形状及分布特点。

　　头皮(scalp)检查需拨开头发观察头皮的颜色,有无破溃,有无头皮屑、疖、痈、创伤口、血肿、肿块和瘢痕等。

▶▶▶ 第二节　头　颅 ◀◀◀

　　头颅(skull)检查主要通过视诊和触诊,观察其大小、外形及运动情况,有无异常隆起、压痛等。头颅的大小一般以头围来衡量,测量是以软尺为工具,自眉间绕到颅后并通过枕外隆凸。头围在不同发育阶段的变化为:新生儿为32~34 cm,出生后第1年约为46 cm,第2年头围约为48 cm,18岁可以达53 cm或以上,以后则无明显变化。头围的大小与双亲的头围有关,头围的测量在2岁以内最有价值,婴幼儿时期连续追踪测量头围比一次测量更有意义。较小的头围($<\bar{x}-2s$）常提示脑发育不良，头围增长过快提示脑积水。矢状缝和冠状缝等颅缝大多在出生后 6 个月内骨化闭合，如骨化过早或过迟均会影响颅骨的发育。前囟一般在 18 个月内完成闭合，后囟出生时即小或已闭合，前囟的检查尤为重要。囟门早闭可见于小头畸形；囟门晚闭多见于佝偻病、脑积水及呆小病等。前囟凹陷见于脱水；膨隆则为颅内压增高之表现，见于脑炎、脑膜炎等。

头颅的大小异常或畸形常是一些疾病的典型体征，临床常见类型如下。

一、小头畸形

小头畸形（microcephaly）：又称小颅（microcephalia），婴幼儿囟门多在 12~18 个月闭合，如闭合过早可形成小头畸形，并伴有大脑发育不全，智力发育障碍。

二、大头畸形

大头畸形（macrocephaly）：又称巨颅（large skull），额、顶、枕及颞部突出膨大，颈部静脉充盈，相比之下颜面部较小。当颅内压增高，压迫眼球，形成双目下视，巩膜上部外露，称为落日现象（setting sun phenomenon）。见于先天性脑积水、婴幼儿时期重度营养不良（图 3-5-1）。颅内压增高可使颅缝裂开，囟门突起，闭合延迟，触之有波动感。

三、方颅

方颅（squared skull）：前额左右突出，颅顶平坦呈方形，见于先天性梅毒、小儿佝偻病（图 3-5-2）。

四、尖头畸形

尖头畸形（acrocephaly，oxycephaly）：也称为尖颅、塔颅（tower skull），由于矢状缝、冠状缝过早闭合，头顶部尖突隆起，与颜面部比例失常，如戴着圆锥形的帽子，见于 Apert 综合征，即先天性疾患尖颅并指（趾）畸形（图 3-5-3）。

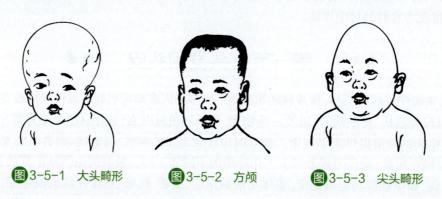

图 3-5-1 大头畸形　　　　图 3-5-2 方颅　　　　图 3-5-3 尖头畸形

五、变形颅

变形颅（deforming skull）：颅骨增大变形为特征，伴有长骨骨质增厚、弯曲，见于变形性骨炎（Paget 病），多发生于中年人。

六、舟状头畸形

舟状头畸形（scaphocephaly）：又称长颅（delichocephalia），自颅顶至下颌部的长度明显增大，见于垂体生长激素瘤（肢端肥大症）、Manfan 综合征。

头部的异常运动通过视诊即可发现。头部活动受限，常见于颈椎疾病；头部不随意地颤动，见于帕金森病（震颤麻痹）；随心脏搏动出现的与颈动脉搏动一致的点头运动，称 Musset 综合征，见于严重主动脉瓣关闭不全。

▶▶▶ 第三节　颜面及其器官 ◀◀◀

颜面(face)指头部前面不为头发遮盖的部分。面部肌群很多,有丰富的血管和神经,是构成表情的基础。面部器官包括眼、耳、鼻和口等。除面部器官本身的疾病外,许多全身性疾病可在面部及其器官上有特征性改变,仔细检查将为某些疾病的诊断提供有价值的线索。

一、眼

眼的检查包括外眼、眼前段、眼后段和视功能检查四个部分(图 3-5-4)。外眼检查包括眼睑、泪器、结膜、眼球的位置和眼压检查;眼前段包括角膜、巩膜、前房、虹膜、瞳孔和晶状体;眼后段包括玻璃体和眼底,需借助检眼镜或前置镜在暗室内进行检查;视功能检查包括视力、视野、色觉和立体视的检查。

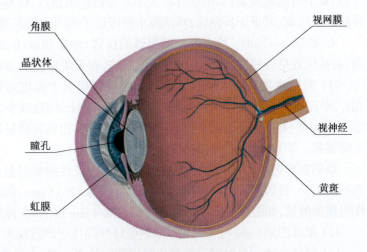

图 3-5-4　眼矢状切面图

(一) 外眼

外眼结构见图 3-5-5。

1. 眼睑(eyelids)　观察有无红肿、淤血、肿块、瘢痕,有无睑内翻或睑外翻,眼睑闭合是否正常,睫毛是否整齐,有无倒睫,根部有无充血、鳞屑、脓痂或溃疡等。

(1) 睑内翻(entropion)　指眼睑缘向眼球方向卷曲,通常与倒睫同时存在,多由于外伤、沙眼、结膜烧伤等瘢痕收缩引起。

(2) 睑外翻(ectropion)　指眼睑缘向外翻转,睑结膜常不同程度暴露在外,见于眼睑皮肤瘢痕收缩、眼轮匝肌收缩功能减弱或缺失。

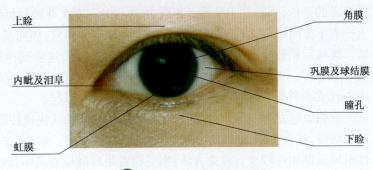

图 3-5-5　外眼结构示意图

(3) 眼睑闭合不全　指上、下睑肌不能完全闭合,导致部分眼球暴露,见于甲状腺相关性眼病、面神经麻痹、眼眶肿瘤等。

(4) 上睑下垂(ptosis)　指提上睑肌功能障碍,导致上睑全部或部分下垂,向正前方注视时,上睑缘遮盖角膜超过 2 mm。双侧眼睑下垂见于先天性上睑下垂,重症肌无力;单侧眼睑下垂见于外伤、脑血管疾病、脑炎等引起的动眼神经麻痹和上睑局部病变(如炎性肿胀或新生物)。

(5) 眼睑水肿　眼睑皮下组织较为疏松,许多疾病引起的水肿均可在眼睑表现出来,常见原因为肾源性、心源性、肝源性及血管神经性水肿等(详见第一篇第一章第九节水肿)。

2. 泪器　注意泪点有无闭塞,泪囊区有无红肿、压痛,压挤泪囊有无分泌物自泪点溢出。检查时可嘱受检者向上看,检查者用拇指轻压受检者内眦下方,观察有无黏液脓性分泌物溢出,判断有无慢性泪囊炎,也可借助荧光素钠试验、泪道冲洗、碘油造影等检查作出判断。如有急性炎症,应避免作该项检查。

3. 结膜(conjunctiva)　由睑结膜、球结膜、穹隆结膜三部分构成,结膜富有血管神经。检查时应将眼睑翻转,观察睑结膜、穹隆结膜的颜色,有无充血、水肿、滤泡增生、瘢痕、溃疡,有无异物、新生物及分泌物。检查球结膜以拇指、示指将上、下眼睑分开，嘱受检者向上、下、左、右转动眼球，观察有无充血、水肿、出血、异物及色素沉着等。检查上睑结膜时需翻转上睑，其要领为：检查者用右手检查受检者左眼，左手检查右眼，嘱受检者向下看，拇指和示指捏住上睑皮肤(示指放于上睑中央眉弓下凹处，拇指放于睑缘中央的睑板前面)，轻向下方牵拉眼睑，示指轻下压睑板上缘，同时拇指向上捻转，与示指配合便可翻开上睑，检查毕，轻向下向前牵拉上睑，同时嘱受检者向上看即可使眼睑恢复正常状态。翻转眼睑时动作应轻巧、柔和，以免引起受检者疼痛和流泪。

结膜常见改变：结膜炎、角膜炎时可见黏膜充血发红；沙眼时可见睑结膜上有乳头、滤泡；贫血时结膜苍白；黄疸时结膜发黄；如结膜存在大小不等散在出血点，可见于亚急性感染性心内膜炎、败血症；如有大片结膜下出血，可见于高血压；球结膜水肿可见于颅内压增高等。

4. 眼球(eyeball)　检查时注意眼球的位置、外形和运动，观察两眼直视时角膜位置是否位于睑裂中央、高低位置是否相同，有无眼球突出或凹陷，有无眼球震颤、斜视，眼球大小是否正常等。

(1) 眼球突出(exophthalmos)　双侧眼球突出见于高度近视、甲状腺功能亢进症(Graves 病，简称甲亢)。甲亢除突眼外还可见以下眼征：① Stellwag 征：瞬目减少，两眼炯炯发亮。② 上睑挛缩，睑裂增宽。③ Graefe 征：双眼向下看时，上睑不能随眼球下落，白色巩膜显现。④ Joffroy 征：眼球向上看时，前额皮肤不能皱起。⑤ Mobius 征：双眼视近物时，眼球辐辏不良。

单侧眼球突出，多由于局部炎症或眼眶内占位性病变引起。正常人眼球的突出度因种族和年龄不同而有些差异，我国国人眼球突出度平均正常值为 12~14 mm，两眼相差不超过 2 mm，可借助 Hertel 突眼计作出精确测量，如眼球突出度超过正常值上限 4 mm 以上时，视为眼球突出。

(2) 眼球凹陷(enophthalmos)　双侧眼球凹陷见于严重脱水，单侧下陷见于 Horner 综合征。

(3) 眼球运动　分单眼运动和双眼运动的检查，实际上是检查每只眼 6 条眼外肌(内直肌、外直肌、上直肌、下直肌、上斜肌和下斜肌)的运动功能。检查时固定受检者头部，嘱受检者注视眼前目标物(通常为检查者的手指，手指置于受检者正前方 30~40 cm 处)，并随目标物运动，一般按左→右→左上→左下→右上→右下方向进行，以了解眼球向各方向转动有无异常，如向某一方向运动受限，提示该侧配偶肌功能障碍。眼球运动还受动眼、滑车、展三对脑神经的支配，这些脑神经病变时可出现眼球运动障碍，并伴有复视(diplopia)。支配眼肌运动的神经核、神经或眼外肌本身病变所产生的斜视，称为麻痹性斜视(paralytic squint)，多由外伤、颅内炎症、颅内占位、脑血管病变引起。

双侧眼球发生一种非自主性、有节律的眼球摆动或快速往返运动，称为眼球震颤(nystagmus)，运动起始时缓慢，称为慢相，复原时眼球运动迅速，称为快相。运动方向以水平方向多见，垂直性、旋转性和混合性眼球震颤相对较少。检查方法：嘱受检者眼球随检查者示指所示方向(水平或垂直)运动数次，观察是否出现震颤。自发性眼球震颤可见于小脑病变、耳源性眩晕等。

5. 眼压(intraocular pressure)　可采用指测法和眼压计(Schiotz 眼压计，Goldmann 压平眼压计和非接触性眼压计)测量。正常人眼压平均值为 (16 ± 3) mmHg(从统计学概念，正常眼压定义为 10~21 mmHg)。采用指测法时嘱受检者两眼向下注视，检查者两手示指指间放于上睑皮肤面，两指交替轻压眼球，像检查波动感那样感觉眼球张力，判断其硬度，记录时以 T_n 表示眼压正常，T_{+1}~T_{+3} 表示眼压增高的程度，T_{-1}~T_{-3} 表示眼压降低的程度，眼压增高多见于青光眼，眼压降低多见于孔源性视网膜脱离或眼球萎缩。

(二) 眼球前段

检查眼球前段(眼前节)常用的简单方法是斜照法，即一手持带有聚光灯泡的手电筒，从受检侧眼的侧方距眼约 2 cm 处聚焦照明检查部位，通过肉眼或借助一些仪器(如裂隙灯显微镜、前房角镜等)进行观察。

1. 角膜(cornea)　角膜表面有丰富的感觉神经末梢，其感觉十分灵敏。采用斜照法检查时应注意角膜大小、弯曲度、透明度、表面是否光滑，有无异物、新生血管及混浊，注意有无云翳、白斑等。当云翳、白斑发生在角膜瞳孔部位时可引起视力障碍。严重沙眼时可引起角膜缘新生血管；角膜干燥或软化见于维生素 A 缺乏；树枝状或地图状溃疡见于单纯疱疹病毒性角膜炎；老年人角膜周边部出现灰白色混浊环，称为角膜老年环(cornea arcus senilis)，是角膜脂质沉着的结果，一般不需治疗(可检查血脂水平，如血脂异常，且伴有危险因素,如吸烟、糖尿病、高血压、冠心病等,应给予调脂治疗);角膜边缘出现棕黄色或棕褐色的色素环,色素环与角膜边缘之间有一透明带,称为角膜色素环(Kayser-Fleischer,K-F 环),为铜代谢障碍所致,见于肝豆状核变性(Wilson 病)。

2. 巩膜(sclera) 巩膜内细胞成分和血管较少,质地坚韧,呈瓷白色。检查时应注意巩膜有无黄染、充血、结节及压痛。在发生黄疸时,巩膜比其他黏膜更先出现黄染而被发现,这种黄染在近巩膜与角膜交界处较轻,越向外周越深。若长期服用含有黄色素的药物(如呋喃类)和食物(如胡萝卜素),巩膜也可出现黄染(一般只出现在角膜周围或该处最明显),但其与黄疸在巩膜上的表现有所区别。中年以后,由于脂肪的沉着可在内眦部出现黄色斑块,呈不均匀分布,注意与黄疸鉴别。

3. 虹膜(iris) 为一圆盘状膜,是葡萄膜的最前部分,其自睫状体伸展到晶状体前,将眼球前部分为前房和后房。虹膜中央有一直径为 2~5 mm 的圆孔,称为瞳孔(pupil),虹膜内有瞳孔括约肌与瞳孔开大肌,能调节瞳孔大小,检查时应观察虹膜的颜色、纹理,有无新生血管、粘连等,纹理模糊或消失见于虹膜炎症。

4. 瞳孔(pupil) 瞳孔直径正常为 2~5 mm,瞳孔缩小(瞳孔括约肌收缩)是由动眼神经的副交感神经纤维支配,瞳孔扩大(瞳孔开大肌收缩)是由交感神经支配,检查时应注意瞳孔大小、形状,位置是否居中,两侧是否等圆、等大,对光反射和集合反射是否正常。

(1) 瞳孔形状、大小 正常为圆形、双侧等大,虹膜粘连可引起瞳孔形状不规则。引起瞳孔大小改变的因素较多。生理情况下,在暗处或兴奋时瞳孔扩大,在光亮处瞳孔缩小;婴幼儿、老年人瞳孔较小,青年人瞳孔较大;病理状态下,瞳孔扩大见于外伤、颈交感神经兴奋、青光眼、癫痫、酒精中毒及药物反应(阿托品、可卡因等)。瞳孔缩小见于虹膜炎症、有机磷农药中毒、药物反应(吗啡、巴比妥类、毛果芸香碱等)。瞳孔双侧大小不等,除面部病变外,多提示颅内病变,如脑外伤、颅脑肿瘤、脑疝;如双侧瞳孔不等大,变化不定,多为中枢神经或虹膜的神经支配障碍。如瞳孔不等大并伴对光反射减弱或消失,提示中脑损伤;如双侧瞳孔散大伴对光反射消失,多为濒临死亡的状态;如一侧瞳孔缩小,并伴有同侧上睑下垂,眼球内陷,同侧额部与胸壁无汗或少汗,称为 Horner 综合征,多由于肺尖部肺癌压迫颈部交感神经引起。

(2) 对光反射 分直接对光反射和间接对光反射。检查时嘱受检者注视正前方,用聚光手电筒从侧方向正前方移动,直接照射瞳孔,观察瞳孔动态反应,正常人当眼受到光线刺激后瞳孔迅速缩小,光线离开以后瞳孔迅速复原,称为直接对光反射;当以一手隔开两眼,光线照射一眼时,另一眼瞳孔立即缩小,光线离开以后瞳孔复原称为间接对光反射。瞳孔对光反射的迟钝或消失多见于昏迷患者。

(3) 调节和集合反射 嘱受检者注视 1 m 外的目标(通常为检查者竖立的示指),然后将目标逐渐移向眼球(距眼球 5~10 cm),正常人可见双眼瞳孔逐渐缩小,称为调节反射(accommodation reflex),瞳孔缩小同时伴有双眼内聚称为集合反射(convergence reflex)。动眼神经受到损伤时,调节和集合反射可消失。

(三) 眼底检查

眼底检查是检查玻璃体、视网膜、脉络膜和视神经的重要方法,许多全身性的疾病,如高血压、肾疾病、糖尿病、妊娠高血压综合征、风湿性疾病及中枢性疾病等往往会发生眼底改变,甚至成为患者就诊的首要原因。通过眼底检查可为疾病诊断及疗效预后的评判提供依据。

眼底检查多借助检眼镜进行,也可通过免散瞳眼底照相机进行,通常裸眼检查,不要求散瞳。检查方法:一般在暗室内进行,受检者取坐位,检查右眼时检查者位于受检者右侧,右手持镜,右眼观察,检查左眼则反之。嘱受检者正视前方,将镜片转盘拨到 +8~+10 D,距受检者眼 20 cm 检查,正常时瞳孔区呈橘红色反光,用透照法观察眼的屈光间质有无混浊。查眼底时将镜盘拨回到 0,将检眼镜移到眼前约 2 cm 处观察,转动转盘直到看清楚为止。检查时应重点观察视神经乳头(颜色、边缘、大小和形状)、视网膜血管(有无搏动即交叉压迫征,动静脉比例)、黄斑部及中心凹反射情况,视网膜有无出血、渗出、水肿、色素上皮细胞增生或色素脱失。

正常眼底的视神经乳头为圆形,边缘清楚,色淡红、橘红色,中央凹陷,其上有中央动脉和静脉通过(动脉色鲜红,静脉色暗红),动静脉管径比 2∶3(图 3-5-6)。

许多全身性疾病可以引起眼底改变,临床上几种常见疾病的眼底改变见表 3-5-1。

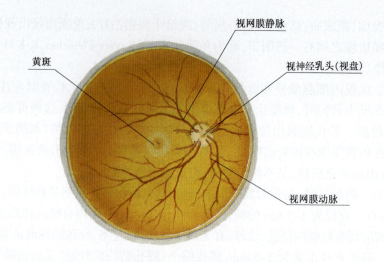

黄斑

视网膜静脉

视神经乳头(视盘)

视网膜动脉

图3-5-6 右眼眼底示意图

表 3-5-1 常见疾病的眼底改变

疾 病	眼 底 改 变
糖尿病	如病变程度不同则眼底改变不同,可见微血管瘤,点状、片状出血,软性、硬性渗出,新生血管形成
高血压	一期视网膜动脉痉挛收缩变窄;二期动脉变细、反光增强,呈银丝、铜丝状,有动、静脉交叉压迹;三期可见棉絮斑、渗出、出血;四期可伴有视神经乳头水肿
慢性肾小球肾炎	视网膜动脉变细,见动静脉交叉压迹,视网膜出血、棉絮状渗出,视神经乳头充血水肿
感染性心内膜炎	视网膜中央动脉阻塞,视网膜出血渗出,有时可见 Roth 斑
白血病	静脉迂曲扩张,视网膜深层点状或浅层火焰状出血,视网膜结节状浸润
妊娠高血压综合征	视网膜动脉痉挛狭窄,反光增强,可见动静脉交叉压迹,视网膜水肿、出血、渗出,严重时可致视网膜脱离

(四)视功能检查

1. 视力(visual acuity) 主要反映黄斑区的功能,可分为远视力和近视力,通过国际标准视力表进行检测,临床上≥1.0 的视力为正常视力,发达国家将视力 <0.5 定为视力损伤。检查视力须两眼分开检查,一般先右后左,用手掌或小板遮盖另一眼,但不要压迫眼球,视力表应有充足的光线。采用远距离视力表检查时,受检者应距视力表 5 m 远,嘱受检者从上至下指出"E"字视标开口的方向,记录所能看清的最小一行视力读数,即为该眼的远视力,能看清"1.0"行视标者为正常视力。如受检者视力低于1.0,可用针孔镜放于受检者眼前查小孔视力,如视力有改进,则可能是屈光不正,戴镜者需测裸眼和矫正视力。受检者如走到视力表前 1 m 处仍不能识别最大视标时,则检查指数——"数手指",检查距离从 1 m 开始,逐渐移近,直到能正确辨认为止,记录为"指数 / 距离"。如指数在 5 cm 处仍不能识别,则检查手动,记录为"手动 / 距离"。如眼前手动不能识别,则检查光感(在暗室中进行),记录有无光感及看到光亮的距离。采用近距离视力表检查时在距视力表 33 cm 处,能看清"1.0"行视标者为正常视力。通过远、近视力的配合检查,可大致了解受检者的屈光状态。

2. 视野(visual field) 指眼向前方固视时所见的空间范围,分为中心视野(距注视点 30° 以内的范围)和周边视野(距注视点 30° 以外的范围),是检查黄斑区中心凹以外的视网膜功能。通常可采用对照法粗测受检者视野。检查方法:受检者与检查者相向而坐,距离约 1 m,两眼分开检查,如检查右眼则用手遮住左眼,右眼注视检查者左眼,此时检查者亦将自己的右眼遮盖,然后检查者将其手指放于自己与受检者中间等距处,分别从左、右、上、下等不同方向由外周逐渐向眼中央部移动,嘱受检者发现手指时立即示意,如受检者能在各个方向与检查者同时看到手指,则视野大致正常,如有异常则可利用视野计作精确测量。

视野的左或右一半缺失,称为偏盲;双眼视野颞侧偏盲或象限偏盲,见于视交叉病变或视交叉后的中枢病变;单侧多见于视神经和视网膜病变。

3. 色觉(color sensation) 色觉异常分为色弱和色盲两种,色弱是指对某种颜色的识别能力减低,色盲是对某种颜色的识别能力丧失。色盲有先天性和获得性之分,先天多为遗传性疾病所致,红绿色盲多见,获得多为视网膜病变、视神经萎缩等引起。

色觉检查多通过色盲本测验(最常用的方法)、色相排列和色盲镜检测。色盲本测验方法:适宜光线下让受检者在距色盲本 50 cm 距离处 5~10 s 内读出色盲本上的颜色、数字或图像,根据色盲本上的说明判断是否存在某种色弱或色盲。色觉障碍者不适宜从事交通运输、服兵役、美术、化工、医疗、检验等工作。

二、耳

耳包括三个部分:外耳(external ear)、中耳(middle ear)和内耳(inner ear)。耳郭和外耳道通称为外耳。内耳又称为迷路,按解剖和功能分为前庭、半规管和耳蜗三个部分。介于外耳、内耳之间的部分则称为中耳,包括鼓室、鼓窦、乳突及咽鼓管。耳是听觉和平衡的重要器官。

(一) 外耳

1. 耳郭(auricle) 检查以视诊和触诊为主,注意耳郭的外形、大小、皮肤及对称性,是否有发育畸形、瘢痕、红肿、破溃、皮疹和压痛,是否有结节及赘生物。部分痛风患者可在耳郭上触及痛性小结节,多为尿酸盐沉积所致,称为痛风石。耳郭红肿并有局部皮温升高、牵拉痛和触痛,多见于感染。

2. 外耳道(external auditory canal) 由于外耳道成弯曲状,检查时需用手将耳郭向后、上、外牵拉(婴幼儿外耳道呈裂隙状,检查时向下牵拉),使外耳道变直,再借助额镜进行检查。检查时应注意皮肤是否正常,有无耳漏(溢液)。如有血性分泌物多见于外伤;如有浆液性或脓性分泌物,应考虑外耳道炎或中耳炎;如有清水样耳漏,应考虑有颅底骨折引起的脑脊液漏;如有耳鸣或听力下降,应注意检查有无耵聍或异物堵塞。如外耳道内局部有红肿、疼痛,耳郭有牵引痛及耳屏压痛,应考虑外耳道疖肿。

(二) 中耳

中耳需借助额镜检查,观察鼓膜。正常鼓膜:颜色灰白、椭圆形,中央处脐状内凹,前下方可见一三角形反光区(光锥)。检查时注意鼓膜有无穿孔及穿孔部位,有无内陷和颜色改变。急性炎症时,可见充血、肿胀,当中耳炎鼓膜穿孔有脓液时,可见"灯塔征(即亮点搏动)";胆固醇肉芽肿鼓室积血时可见蓝鼓膜;大疱性鼓膜炎有时可见鼓膜表面有暗红色疱疹;胆脂瘤时可见流脓并伴有恶臭。

乳突:为鼓室和鼓窦外扩部分,外壳由皮质骨组成,内腔为大小不等的乳突气房,与鼓窦相连。当化脓性中耳炎引流不畅时可蔓延至乳突引起乳突炎,检查时可发现乳突区皮肤有红肿、压痛,炎症继续发展可穿破乳突,向颅外发展形成耳后脓肿,向颅内发展则引发颅内感染、耳源性脑脓肿或脑膜炎等。检查时应注意耳郭后方乳突区皮肤有无红肿、压痛、隆起、瘘管和破溃等。

(三) 听力

听力(auditory acuity)检查分为主观测听法和客观测听法,体格检查时可用粗略的方法了解受检者的听力状况。检查方法为:在安静的环境里嘱受检者闭目坐于检查椅上,用手指堵塞一侧耳道,医师以拇指与示指相互摩擦,自 1 m 外逐渐移向受检者耳部,直至受检者听到声音为止,测出距离,同法检查另一耳,比较两耳的测试结果并与健康人的听力进行对照。通常状态下,一般在 1 m 处可闻及手指摩擦声,如听力有下降,为进一步检查,可借助相应设备(如音叉、纯音听力计、声导抗测试仪、电反应测听仪和耳声发射测试仪等)检查为明确诊断提供依据。

听力减退见于外耳疾病,如耵聍异物堵塞;中耳疾病,如鼓膜损伤,中耳炎;内耳听神经疾病,如梅尼埃病、突发性聋、听神经瘤等。当粗测听力有异常时,则应进行相关专科检查。

三、鼻

鼻由外鼻、鼻腔和鼻窦三部分构成,鼻腔为一不规则腔隙,鼻窦与眼、口、脑相邻。

(一) 外鼻

外鼻(external nose)由皮肤、骨和软骨组成,外观呈三棱锥体状,检查时注意有无颜色及外形的改变。外鼻普遍性增大见于垂体瘤(肢端肥大症);如鼻梁部皮肤出现红色斑块,并向两颊部扩展,多见于系统性红斑狼疮;如发红的皮肤集中在鼻尖和鼻翼,并有毛细血管扩张、组织肥厚,可见于酒渣鼻(rosacea)。鼻翼扩大,鼻腔完全堵塞,鼻梁增宽、变平呈蛙状,称为蛙状鼻,多见于鼻息肉;如鼻部肿胀、淤血、外形改变,多见于鼻外伤,应仔细检查有无鼻骨骨折、移位;如鼻骨破坏、鼻梁塌陷可出现鞍鼻(saddle nose),多见于先天性梅毒、鼻骨骨折和发育不良;如出现吸气时鼻孔张大,呼气时鼻孔回缩,称为鼻翼扇动(nasal ale flap),多见于伴有呼吸困难的支气管哮喘、心源性哮喘或慢性阻塞性肺疾病发作时。

(二) 鼻腔

鼻腔(nasal cavity)左、右各一,其冠状切面呈三角形,鼻腔前部(鼻前庭)有皮肤覆盖,皮肤上长有鼻毛,并富含皮脂腺、汗腺,易发生疖肿,一旦发生,疼痛较为明显。通常情况下,鼻腔检查为浅部检查,检查时应注意鼻前庭有无分泌物,黏膜有无红肿、有无糜烂、破溃等。如进行深部检查则需借助额镜和鼻镜,检查时应注意鼻腔是否通畅、鼻中隔有无偏曲、鼻腔有无脓性或血性分泌物及新生物。

1. 鼻中隔(nasal septum) 健康成人的鼻中隔较少完全正中,大多稍有偏曲,如有明显偏曲,并有呼吸障碍、出血、头痛等症状时,称为鼻中隔偏曲,是引起鼻塞的主要疾病之一。当偏曲严重压迫鼻甲时,可引起反射性头痛,也可因偏曲部黏膜受气流、尘埃刺激引发糜烂出血;鼻中隔出现孔洞称为鼻中隔穿孔,小孔如在鼻中隔前段,呼吸时常可听到鼻腔中有哨笛声,检查时用小型手电筒照射一侧鼻孔,对侧可见有亮光透入,多由外伤、鼻腔特异性炎症及手术损伤引起。

2. 鼻腔黏膜 包括嗅区和呼吸区黏膜。鼻黏膜急性充血、肿胀,并伴有鼻塞、流涕,见于急性鼻炎;如鼻黏膜组织增生、肥厚并伴有鼻塞,多见于慢性鼻炎;鼻黏膜萎缩,鼻腔分泌物减少,嗅觉减退或消失,鼻腔内大量结痂形成,见于萎缩性鼻炎;鼻黏膜苍白、水肿,大量清水涕伴有鼻痒,阵发性喷嚏、鼻塞,见于变应性鼻炎。

3. 鼻出血(epistaxis) 又称鼻衄,多为单侧,见于外伤、局部炎症、肿瘤和异物等;双侧出血多由全身性疾病引起,如某些发热性传染病(流行性出血热、伤寒、流行性感冒等)、心血管疾病(高血压、充血性心力衰竭、血管硬化等)、血液性疾病(血友病、白血病、血小板减少性紫癜、再生障碍性贫血和多发性骨髓瘤等)、维生素 K 或维生素 C 缺乏、肝脾疾病和遗传性出血性毛细血管扩张症等;妇女如出现周期性鼻出血需考虑子宫内膜异位症可能。

4. 鼻腔分泌物 鼻黏膜受到各种刺激时会产生过多分泌物,如鼻腔分泌物清、稀、无色透明,多见于急性上呼吸道感染;如分泌物黏稠、发黄、脓性,多见于鼻或鼻窦化脓性炎症。

(三) 鼻窦

鼻窦(nasal sinus)左、右成对,共 4 对,分别为上颌窦、筛窦、蝶窦和额窦,均有窦口与鼻腔相通,当引流不畅发生炎症时,可出现鼻塞、脓涕、头痛和局部压痛。

各鼻窦区压痛检查方法:

1. 上颌窦 检查者双手固定于受检者的两侧耳后,拇指分别放于左、右颧根部向后按压,询问受检者有无压痛,比较两侧压痛有无区别。

2. 额窦 双手固定受检者头部,检查者双手拇指放于受检者眼眶上缘内侧(或者一手扶持受检者枕部,用另一手拇指或示指放于受检者眼眶上缘内侧),用力向后、向上按压,询问有无压痛,比较两侧压痛有无区别。

3. 筛窦 检查者双手固定于受检者两侧耳后,双手拇指分别放于鼻根与眼内眦之间向后方按压,询问有无压痛及两侧有无区别。

4. 蝶窦 解剖位置较深,在体表不能进行检查。

四、口

口腔检查包括口唇、口腔内器官组织及口腔气味等,检查遵循由外到内、由前至后、由浅入深顺序进行,注意健、患侧对比。许多全身性疾病如系统性红斑狼疮、血液系统疾病、艾滋病的早期均有一定的口腔表现,这些口腔表现可为疾病的诊断提供线索。

(一)口唇

注意口唇的颜色、质地,有无疱疹、口角糜烂及歪斜。口唇具有丰富的毛细血管,健康人口唇红润有光泽,当口唇毛细血管充盈不足或血红蛋白含量减少,口唇呈苍白色,见于贫血、主动脉瓣关闭不全、体弱虚脱等;口唇颜色深红,毛细血管过度充盈或血红蛋白含量增多见于急性发热性疾病、真性红细胞增多症;口唇发绀为血液中还原血红蛋白含量增加所致,是机体缺氧的表现,见于心力衰竭和呼吸衰竭等;口唇干燥、皮肤皲裂见于严重脱水;口唇疱疹(图 3-5-7)为口唇黏膜与皮肤交界处成簇的半透明的小水疱,初始有痒或刺激感,后有疼痛,一周左右结痂,呈棕色,一般不留瘢痕,多为单纯性疱疹病毒感染引起,也可见于大叶性肺炎、感冒、疱疹性口腔炎、流行性脑脊髓膜炎、疟疾等;唇裂为先天性发育畸形;口唇肥厚增大见于肢端肥大症、黏液性水肿及呆小症等;口唇突然发生非炎症性、无痛性肿胀,见于血管神经性水肿;口角糜烂可见于核黄素缺乏。

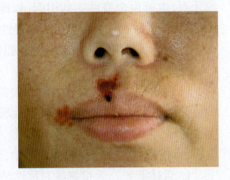

图 3-5-7　口唇疱疹

(二)口腔黏膜

在充足的光线下(自然光或手电筒照射)进行检查,正常口腔黏膜光洁、呈粉红色。如出现色素沉着(齿龈、颊黏膜、舌)可见于肾上腺皮质功能减退症(Addison 病);如在相当于第二磨牙的颊黏膜处出现帽状针头大小的白色斑点,周围有红晕环绕,称为麻疹黏膜斑(Koplik 斑),为麻疹早期的特征;黏膜充血、肿胀伴有小出血点,称为黏膜疹(erathema),多为对称性,见于风疹、猩红热等;如黏膜下见大小不等出血点或瘀斑,则可能为出血性疾病或维生素 C 缺乏引起。如颊黏膜、软腭、舌缘等多处出现散在的红斑及疱疹,同时手指、足趾背也出现类似改变,多见于小儿手足口病。

黏膜溃疡可见于慢性复发性口疮。当白色念珠菌感染时可在口腔黏膜上形成白色斑膜,稍用力可擦掉,称为鹅口疮(thrush),多见于新生儿、婴幼儿或老年患者,也可见于长期使用广谱抗生素、激素或抗癌药后;有时在舌的两侧可见大小从数毫米至 3 cm 不等的、突起于黏膜、表面粗糙的毛状白斑(较难被擦去),称为口腔毛状黏膜白斑(oral hairy leukoplakia),乃人类免疫缺陷病毒(HIV)感染特异性较高的早期体征,如没有其他明确的免疫缺陷病因,应警惕 HIV 感染可能。如口腔黏膜溃疡,同时伴有眼、生殖器和皮肤病损,常见于白塞病(Behcet's disease)。

口底黏膜和舌底部的检查:嘱受检者上翘舌头,观察颜色、唇系带的完整性,有无破溃、出血,触诊了解有无新生物。

(三)牙齿

检查时注意有无龋齿、缺齿、义齿及残齿,如发现牙齿疾患,按下列格式标明所在部位。

$$
\begin{array}{c}
上 \\
右 \ \dfrac{8\ 7\ 6\ 5\ 4\ 3\ 2\ 1 \mid 1\ 2\ 3\ 4\ 5\ 6\ 7\ 8}{8\ 7\ 6\ 5\ 4\ 3\ 2\ 1 \mid 1\ 2\ 3\ 4\ 5\ 6\ 7\ 8} \ 左 \\
下
\end{array}
$$

1 切牙　2 侧切牙　3 尖牙　4 第一前磨牙　5 第二前磨牙
6 第一磨牙　7 第二磨牙　8 第三磨牙

$\frac{3}{5}$ 表示左上尖牙,右下第二前磨牙病变。

牙齿(teeth)的色泽与形态改变具有一定的临床意义,正常牙齿为瓷白色,长期饮用含氟量较高的水可使牙齿呈黄褐色;儿童长期服用四环素可使牙齿变黄,称四环素牙;切牙切缘呈月牙形凹陷,牙间隙分离过宽,称为哈钦森牙(Hutchinson tooth)(图 3-5-8),是先天性梅毒的重要特征之一;单纯牙间隙过宽可见于肢端肥大症。

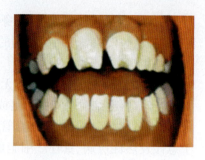

图3-5-8 Hutchinson牙

(四)牙龈

检查时应注意牙龈(gum)的颜色、有无红肿、出血、溢脓、瘘管及新生物等,健康人牙龈呈粉红色、质韧,与牙颈部紧密结合,压迫无出血及液体溢出。牙龈水肿见于慢性牙周炎;牙龈出血见于口腔内局部病变,如牙石,也可由全身性疾病引起,如维生素C缺乏、血液系统或肝的疾病;牙龈挤压后有脓液溢出可见于慢性牙周炎、牙龈瘘管等;牙龈边缘出现蓝黑色线状色素沉着,称为铅线,铅线的出现需警惕铅中毒的可能。

(五)舌

舌(tongue)具有味觉功能(舌尖部对甜、辣、咸味敏感,舌缘对酸味敏感,舌根部对苦味敏感),能配合相关的组织器官完成言语、咀嚼、吞咽等生理功能。检查时应注意舌质、舌苔的形态颜色,舌乳头有无增生或萎缩,舌的大小、形态、运动状态。检查舌运动情况,观察有无运动障碍及伸舌偏斜。正常人舌质淡红、湿润、舌苔薄白,活动灵活,伸舌居中,无震颤。

1. 舌体肥大　舌根侧缘对称性结节状隆起,长期的舌体增大伴双唇肥厚见于肢端肥大症、呆小病等;暂时性者见于口腔炎、舌的蜂窝织炎、脓肿及血肿等。

2. 干燥舌　轻度干燥可不伴外形变化;明显干燥见于鼻咽部疾病(张口呼吸、唾液缺失),药物(阿托品)作用等;严重干燥(如脱水)可出现舌体缩小、皮肤弹性减退。

3. 草莓舌(strawberry tongue)　舌乳头肿胀、色鲜红如草莓状,多见于川崎病、猩红热或长期发热患者。

4. 牛肉舌(beefy tongue)　舌面绛红如牛肉状,见于巨幼细胞贫血、糙皮病(烟酸缺乏)等。

5. 地图舌(geographic tongue)　病变部位舌上皮细胞不规则隆起堆积,状如地图,与正常黏膜分界清晰,病损位置形态可不断变化,似在舌背上"游走",可见于核黄素缺乏、部分银屑病患者。

6. 镜面舌　又称光滑舌(smooth tongue),舌面光滑、舌体较小、舌乳头萎缩或消失,见于恶性贫血、缺铁性贫血、慢性萎缩性胃炎、干燥综合征等。

7. 毛舌(hairy tongue)　舌面敷有白色或黄褐色的毛,此为丝状乳头增生缠绕真菌丝及上皮细胞角化形成,多见于长期使用广谱抗生素、久病衰弱或长期吸烟者(图3-5-9)。

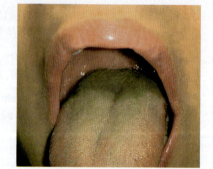

图3-5-9 毛舌

8. 沟纹舌(fissured tongue)　舌背见不同形态、不同排列、不同深浅长短的沟纹或裂纹,可见于核黄素缺乏、梅毒性舌炎、干燥综合征和唐氏综合征等。

9. 舌的运动异常　震颤可见于甲状腺功能亢进症,偏斜可见于舌下神经损伤。

(六)咽及扁桃体

咽部分为三个部分:鼻咽、口咽及喉咽部(图3-5-10)。

1. 鼻咽(nasal pharynx)　指软腭平面之上、鼻腔后方的区域。儿童时期该区域淋巴组织丰富,称为增殖体,青春期后逐渐萎缩,如过度肥大可发生鼻塞、张口呼吸,严重时可出现阻塞性睡眠呼吸障碍;如一侧有血性分泌物,伴耳鸣听力下降,应考虑早期鼻咽癌。

2. 口咽(oral pharynx)　指软腭平面以下,会厌上缘上方,前方直对口腔,软腭向下延续,形成前后两层黏膜皱襞,前面称为舌腭弓,后面称为咽腭弓,两者之间是扁桃体窝,扁桃体位于其中(图3-5-11)。

检查方法:受检者端坐,放松,头稍后仰,自然张口,检查者用压舌板在舌前2/3与舌后1/3交界处迅速下压并让受检者发"啊"的音,在照明配合下观察口腔黏膜有无充血、溃疡和新生物,软腭有无开裂,运动是否对称,扁桃体的大小,有无分泌物、水肿,咽后壁有无淋巴滤泡增生、肿胀和隆起。

急性咽炎时可见咽部黏膜充血水肿,分泌物增多;慢性咽炎时,除咽部充血、表面粗糙外,可见淋巴细胞成簇状增殖;扁桃体发炎时,腺体红肿增大,隐窝内可有黄色分泌物或渗出物,形成苔状假膜,易剥离,

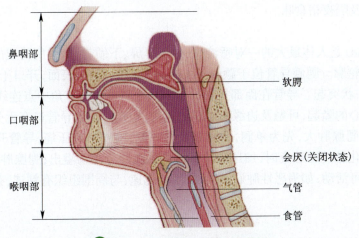

图3-5-10 咽部三个部分位置图

鼻咽部

口咽部

喉咽部

软腭

会厌(关闭状态)

气管

食管

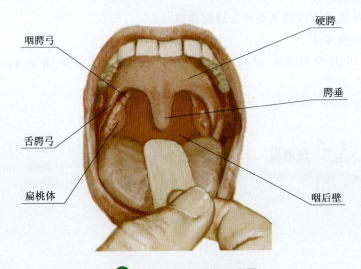

图3-5-11 口咽部示意图

咽腭弓

舌腭弓

扁桃体

硬腭

腭垂

咽后壁

这与咽白喉形成的假膜不同(白喉假膜不易剥离,强行剥离易出血)。

扁桃体肿大分为三度:一度为肿大的扁桃体超过舌腭弓,未超过咽腭弓;二度为肿大的扁桃体超过咽腭弓,但未达咽后壁中线;三度为肿大的扁桃体超过咽后壁中线。

3. 喉咽(laryngeal pharynx) 位于口咽部以下,会厌上缘与环状软骨下缘平面之间,前通喉腔,下通食管,检查需借助直接和间接喉镜或电子喉镜、纤维喉镜才能完成。

(七) 喉

喉(larynx)是呼吸道的主要通道、下呼吸道的重要门户,上通喉咽下连气管。喉由软骨、肌肉、韧带、纤维结缔组织和黏膜等构成,具有呼吸、发声和保护下呼吸道的功能。喉的神经支配有喉上神经和喉返神经,两者均来自于迷走神经。急性失音或声音嘶哑多见于喉部急性炎症;失音或声音嘶哑进行性发展,需考虑喉癌;纵隔肿瘤或喉肿瘤侵犯喉上神经、喉返神经时也可引起声音嘶哑或失音;出现急性吸气性呼吸困难时,需考虑急性炎症或喉肿瘤、异物或息肉等。

(八) 口腔气味

健康人口腔无特殊气味,饮酒、吸烟的人口腔内有烟酒味,如疾病原因导致口腔有特殊气味称为口臭,可由口腔或非口腔疾病引起。龈炎、牙周炎、龋病可产生臭味,牙槽脓肿为腥臭味,牙龈出血为血腥味。一些全身性疾病口腔中也可有特殊气味,如糖尿病酮症酸中毒患者可有烂苹果味,尿毒症患者可有尿味和氨味,肝坏死患者可有肝臭味,肝脓肿患者可有组织坏死臭味,有机磷中毒患者可有大蒜味,幽门梗阻患者打嗝口腔中可闻及隔夜宿食味。

（九）腮腺

腮腺（parotid gland）是人体最大的一对唾液腺，位于耳屏、下颌骨、颧弓所构成的三角区内，正常状态下触诊不能扪出腺体轮廓。腮腺导管位于颧骨下 1.5 cm 处，横过嚼肌表面，开口于平对上颌第二磨牙牙冠的颊黏膜上，呈乳头状突起。导管在面部投影标志为耳垂到鼻翼与口角中点连线的中 1/3 段。腮腺肿大时可见以耳垂为中心的隆起，可触及边缘不明显的包块，检查时注意导管口有无分泌物、有无红肿。急性流行性腮腺炎可见腮腺肿大，先为单侧，后可累及另一侧，检查时有压痛，导管开口有红肿，可累及胰腺、睾丸和神经系统；化脓性腮腺炎时，加压后导管口可见脓性分泌物溢出；腮腺肿瘤如为混合瘤则质韧呈结节状，边界清楚，可活动；如为恶性肿瘤则质硬，生长迅速，与周围组织有粘连，有时可伴有疼痛、面神经麻痹。

思考题

1. 简述扁桃体肿大的分度。
2. 甲状腺功能亢进症伴突眼的患者可出现哪些眼征？
3. 简述口咽部的检查方法。
4. 名词解释：K-F 环、麻疹黏膜斑、瞳孔对光反射、调节反射、眼球震颤、鼻窦、Horner 综合征。

（王　东　陈军建）

网上更多......

 教学 PPT　　 自测题

第六章

颈 部

● 本 章 要 点 ●

1. 颈部检查的主要内容与临床意义。
2. 中心静脉压测量的简单方法。
3. 甲状腺肿大的检查方法、肿大分度与临床意义。
4. 气管位置的检查方法与临床意义。

颈部位于头部与胸部之间,呈圆筒形,连接头、躯干和上肢。颈部检查应在安静、自然状态下进行,受检者取坐位或卧位,充分暴露其颈部及上胸部,依次进行视诊、触诊、听诊,注意观察颈部外形、姿势、色泽及活动度是否正常,有无畸形、肿块、溃疡和瘘管,以及颈部血管、甲状腺、气管的情况。如怀疑有颈部病变(特别是颈椎疾病时),检查更应轻柔、细心。

▶▶▶ 第一节 颈部外形与分区 ◀◀◀

颈部上起下颌骨下缘、下颌角、乳突尖、枕骨上项线至枕外隆凸的连线,下界为胸骨上切迹、胸锁关节、锁骨、肩峰至第 7 颈椎棘突连线。正常人颈部两侧对称,矮胖者较粗短,瘦长者较细长,男性甲状软骨比较突出,转头时胸锁乳突肌突起。

颈部以斜方肌为界分为颈前外侧部和颈后部,颈前外侧部又以胸锁乳突肌为界分为颈前三角和颈后三角(图 3-6-1)。

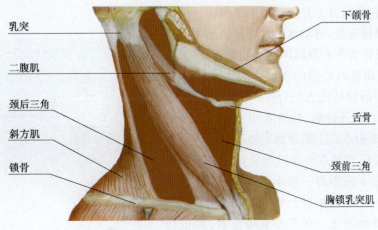

图 3-6-1 颈部分区示意图

颈前三角:胸锁乳头肌内缘、下颌骨下缘与前正中线之间的区域。

颈后三角:胸锁乳头肌外缘、斜方肌前缘与锁骨上缘之间的区域。

▶▶▶ 第二节　颈部姿势与运动 ◀◀◀

检查时应注意颈部动态、静态的改变,正常状态坐位时颈部直立,伸屈转动自如、不受限。如头不能抬起,见于重症肌无力、进行性肌萎缩、脊髓前角细胞炎、严重消耗性疾病的晚期等;如头部向一侧偏斜,称为斜颈(torticollis),多见于胸锁乳突肌损伤、肌挛缩、肌坏死或先天性斜颈;长期颈部姿势的不正确,可出现两侧胸锁乳突肌不对称;颈部运动受限伴有疼痛,可见于颈部软组织炎症、肌肉扭伤、颈椎结核和肿瘤等;颈强直为脑膜刺激征的特征之一,可见于脑膜炎、蛛网膜下腔出血、脑炎及颅内压增高等。

▶▶▶ 第三节　颈部皮肤与包块 ◀◀◀

1. 皮肤　检查时注意皮肤颜色,有无皮疹、蜘蛛痣,有无感染(疖、痈、结核等)及其他局限性或广泛性病变,如瘢痕、瘘管、溃疡等。

2. 包块　注意包块的部位、大小、数目、质地、活动度,有无粘连,有无压痛及破溃,与周围组织器官的关系。临床常见的颈部包块大多为肿大的淋巴结。如肿大的淋巴结质地软,伴有压痛,可能为非特异性淋巴结炎;如质地较硬、活动差,伴有胸腔、纵隔、腹腔病变的症状和体征,需警惕恶性肿瘤淋巴结转移;如为全身性无痛性淋巴结肿大,多见于血液系统疾病;如颈部包块呈圆形,表面光滑,有囊性感,可能为囊腺瘤或囊肿。

鉴别颈部包块来源于甲状腺或颈部其他部位的方法:嘱受检者做吞咽动作,来源于甲状腺的包块或肿大的甲状腺本身可随吞咽上下移动,而来自颈部其他部位者则不随吞咽动作而上下移动。

▶▶▶ 第四节　颈部血管 ◀◀◀

颈部血管包括颈总动脉、颈内动脉、颈外动脉、颈动脉窦和颈内静脉等。

一、颈静脉

颈静脉充盈的程度可初步反应静脉压的水平,正常人平卧或去枕卧位时颈静脉是充盈的,30°~45°半卧位时,充盈限于锁骨上缘至下颌角距离的下 2/3 内,但在坐位时颈静脉常不显露。当半卧位时,颈静脉充盈超过正常水平或立位时颈静脉明显充盈、搏动,称为颈静脉怒张,提示静脉压升高,可见于右心衰竭、心包积液、缩窄性心包炎或者上腔静脉阻塞综合征。

临床上根据颈静脉充盈、搏动水平可间接判断中心静脉压的高低。胸骨角作为中心静脉压测量的参考点,无论上述何种体位,胸骨角至右心房的垂直距离为 5 cm。根据颈静脉搏动点测量静脉压的方法(图 3-6-2):受检者取坐位或半坐位,观察右侧颈静脉,检查者用手轻压右锁骨上方的颈外静脉,待压迫点以上的静脉充盈后,放开手指,观察并测量颈静脉最高充盈点与通过胸骨角的水平线的垂直距离。正常状态下该距离一般小于 4 cm,即距右心房垂直距离 9 cm(4 cm+5 cm,相当于 9 cmH$_2$O)。当静脉压异常增高可导致颈静脉怒张。在右心衰竭患者,如按压其增大的肝时,则颈静脉充盈更为明显,称肝颈静脉回流

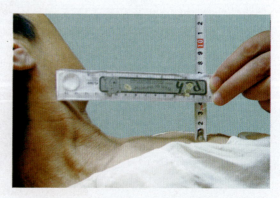

图 3-6-2　据颈静脉搏动点测量静脉压

征阳性(发生机制:由于按压淤血的肝,回流至下腔静脉及右心房的血量增加,但因右心房淤血或右心室舒张受限,不能完全接受回流血量,而致颈静脉充盈更为明显),是右心衰竭的重要征象之一,也可见于渗出性或缩窄性心包炎。

正常情况下不会出现颈静脉搏动,当三尖瓣关闭不全伴颈静脉怒张时可看到颈静脉搏动;平卧位时如颈静脉充盈看不到,提示存在低血容量状态可能。

二、颈动脉

正常人颈动脉的搏动,在安静状态下不易看到,只有在剧烈运动后,心排血量增加时可见。如在安静状态下出现颈动脉明显搏动,多见于主动脉瓣关闭不全、高血压、甲状腺功能亢进症或严重贫血患者。

颈部血管听诊可借助听诊器进行,在颈部大血管区听到血管杂音,应考虑颈动脉或椎动脉狭窄,多由动脉炎或动脉硬化引起;如在锁骨上窝处听到杂音,可能为锁骨下动脉狭窄。颈静脉杂音常出现于右颈下部,其性质可随体位变动、呼吸和转颈而改变,故与动脉杂音不同。如在右锁骨上窝处听到低调、柔和的连续性杂音,则可能为颈静脉血流流入口径较宽的上腔静脉球部所产生,这种声音是生理性的,用手指压迫颈静脉后可消失。

▶▶▶ 第五节 甲 状 腺 ◀◀◀

甲状腺位于甲状软骨下方,气管两旁,由中央的峡部和左、右两个侧叶组成。成年人甲状腺重25~35 g,表面光滑、柔软,正常不易看到和触及,其借外层被膜固定于气管和环状软骨上,可随吞咽运动而上下移动(图3-6-3),借此可与颈前其他包块鉴别。

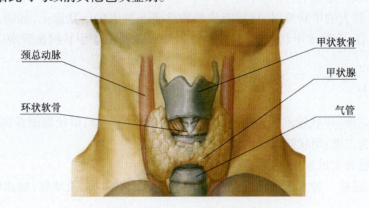

颈总动脉　　　　　　　　　　　甲状软骨

环状软骨　　　　　　　　　　　甲状腺

　　　　　　　　　　　　　　　气管

图 3-6-3　甲状腺位置示意图

一、甲状腺检查方法

1. 视诊　观察甲状腺大小,是否对称。正常人甲状腺外观不明显。检查时嘱受检者做吞咽运动,可见肿大的甲状腺随吞咽上下移动(如嘱受检者两手放于枕后,抬头后仰,将更为明显)。

2. 触诊　触诊较视诊更能了解甲状腺的轮廓及病变的性质。触诊甲状腺的峡部和两叶,并注意观察甲状腺大小、质地,是否对称,有无结节和触痛及震颤等。检查时动作应轻柔,避免过度挤压引起疼痛、咳嗽、憋气等。

(1)甲状腺峡部　一般位于第2~4气管软骨前方。检查时站于受检者前方,用拇指(或站于受检者后方用示指)从胸骨上切迹向上触摸,可感到气管前有软组织随吞咽而上下移动,判断其大小、硬度,有无压痛和结节。

(2)甲状腺侧叶　侧叶上极通常平甲状软骨,下极多数位于第5~6气管环。有时肿大可至胸骨上窝甚至伸展到胸骨柄后,称为胸骨后甲状腺肿。检查时嘱受检者头稍前屈,稍偏向检查侧放松皮肤、肌肉,以便于检查。

前面触诊方法(图 3-6-4):一手拇指施压于一侧甲状软骨将气管轻推向对侧,另一手示指和中指在对侧胸锁乳突肌后缘向前轻推,拇指在胸锁乳突肌前缘触诊甲状腺,配合吞咽重复检查。用同样方法检查甲状腺的另一叶。

后面触诊方法(图 3-6-5):一手示指、中指施压于一侧甲状软骨,将气管轻推向对侧,另一手拇指在对侧胸锁乳头肌后缘向前轻推,示指、中指在胸锁乳突肌前缘触诊甲状腺,配合吞咽重复检查。用同样方法检查甲状腺的另一叶。

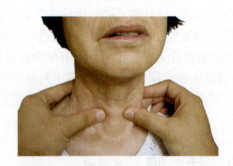 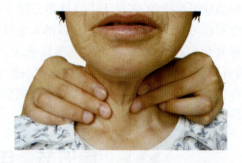

图 3-6-4　甲状腺左叶触诊(从前面)　　图 3-6-5　甲状腺右叶触诊(从后面)

如采用单手触诊,检查者将右手拇指施压于甲状软骨,将气管轻推向对侧,右手示指、中指随吞咽运动触诊甲状腺的左叶,反之触摸右叶。

3. 听诊　当触及肿大的甲状腺时,可将听诊器胸件置于肿大的甲状腺上,如听到吹风样、连续性的收缩期增强的血管杂音,有助于甲状腺功能亢进症的诊断,这是由于甲状腺血管增生、增粗,血流加速的结果。

二、甲状腺肿大

甲状腺肿大分为三度:甲状腺不能看出肿大但能触及者称为一度;甲状腺能看到肿大又能触及,但在胸锁乳突肌以内者称为二度;甲状腺超过胸锁乳突肌外缘者称为三度。

临床上引起甲状腺肿大的常见病因及临床特点如下。

1. 甲状腺功能亢进症　肿大的甲状腺对称(Graves 病)或不对称,质地软,触诊时可有震颤,听诊可听到血管杂音。

2. 单纯性甲状腺肿大　腺体肿大,可呈弥漫性或结节性(单个或多个),表面光滑,质地软,不伴有甲状腺功能亢进症的症状和体征。

3. 慢性淋巴细胞性甲状腺炎(桥本病)　甲状腺弥漫性或结节性肿大,质地偏韧(有时偏硬),应与甲状腺癌相鉴别。前者肿大的甲状腺将颈总动脉向后推移,腺体后缘可扪及颈总动脉的搏动;而甲状腺癌往往将颈总动脉包绕在癌组织内,触诊时不易摸到颈总动脉的搏动。

4. 甲状腺癌　甲状腺有结节感,表面不规则,质地硬且移动受限,注意与颈前肿大的淋巴结和甲状腺腺瘤相鉴别。

5. 甲状腺腺瘤　呈圆形或椭圆形结节,多为单个,生长缓慢,表面光滑,无压痛,质地与周围组织相比偏韧。

6. 亚急性甲状腺炎　甲状腺轻至中度肿大,可有结节,质地偏韧,有压痛(可放射至下颌、耳部等),结节可位于一侧,经过一段时间可消失,以后又可在另一侧出现。

除常规的体格检查外,尚可借助 B 超、CT 或 MRI、核素扫描、甲状腺功能测定、甲状腺细针抽吸细胞学检查等明确诊断。

▶▶▶ 第六节 气 管 ◀◀◀

正常人气管位于颈前正中部,检查时应注意观察气管的位置。检查方法:受检者取舒适坐位或仰卧位,使颈部处于自然伸直状态,检查者面对受检者,将示指、环指放于受检者左、右胸锁关节上,中指置于气管之上,观察示指、环指,与中指是否等距离(图 3-6-6)。如两侧距离不等,则提示气管有移位,根据气管偏移的方向可以判断病变的性质。大量胸腔积液、气胸、单侧甲状腺肿大、纵隔肿瘤可将气管推向健侧;肺不张、胸膜粘连可将气管拉向患侧。当主动脉弓发生动脉瘤时,由于心脏收缩、瘤体膨大,可将气管向后下方挤压,体检时可触及随心脏搏动而出现的气管向下拽动,称为 Oliver 征。

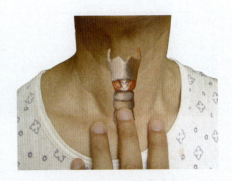

图 3-6-6 气管位置检查

思考题

1. 简述甲状腺肿大的分度。
2. 颈部包块检查应注意哪些内容?
3. 如何判断气管位置有无偏斜?
4. 名词解释:颈前三角、颈后三角、颈静脉怒张、Oliver 征、肝颈静脉回流征。

(王 东 陈军建)

网上更多 ......

 教学 PPT　　 自测题

胸　部

第七章

● 本 章 要 点 ●

1. 视诊、触诊、叩诊、听诊在胸部检查中的应用,特别是胸部叩诊与听诊的方法及主要内容。
2. 胸部常用的体表标志。
3. 胸部常见疾病的典型体征及其临床意义。
4. 心脏视诊包括心前区有无隆起、心尖搏动和其他部位搏动的大小、范围、变化及其临床意义。
5. 心脏震颤的触诊部位、方法及其临床意义。
6. 心脏叩诊的方法和步骤,心脏心浊音界的大小、范围、改变及其临床意义。
7. 心脏听诊的方法、内容及其临床意义,特别是正常心音、异常心音、附加心音及杂音的听诊、鉴别诊断和临床意义。
8. 血压测量的方法及血压的判断标准,熟悉血压变动的临床意义。
9. 血管杂音及周围血管征的临床意义。
10. 常见心脏疾病的症状和阳性体征,诊断与鉴别诊断。重点是心力衰竭、二尖瓣病变、主动脉瓣病变。

　　胸部疾病的诊断除了常规的体格检查外,需结合详细的病史资料、临床表现以及必要的辅助检查,才能作出明确的诊断。目前临床上常用的辅助检查方法有胸部 X 线透视、胸部 X 线平片、胸部 CT、胸部磁共振成像、胸部血管造影、多普勒超声、心电图、肺功能、纤维支气管镜、胸腔镜、血气分析、病原微生物检查、组织细胞学检查等,这些检查方法在疾病的诊断上有着重要价值。但是,基本的体格检查所能发现的一些体征,如呼吸节律的变化、"三凹征"、心尖搏动弥散,触觉语颤的改变、胸膜摩擦音、心脏震颤,叩诊音的变化、心脏浊音界的变化、异常呼吸音,各种干、湿性啰音,心音节律的变化、心脏瓣膜听诊区杂音等,均不能通过上述的辅助检查反映出来。因此,胸部的体格检查仍然是临床医生所必须掌握的基本技能。全面而且详细的体格检查对胸部疾病的诊断具有不可替代的重要作用。

　　胸部的体格检查包括视诊、触诊、叩诊、听诊四项内容,视诊和触诊可以同时交叉进行。检查必须在温暖而且光线充足的环境中进行,并尽可能地暴露被检查者的胸部。被检查者的体位应根据病情和检查的需要,采取坐位或卧位。一般先检查前胸部及两侧胸部,然后检查背部,检查时要注意胸部两侧比较,以发现异常体征。

▶▶▶　第一节　胸部的体表标志　◀◀◀

　　胸部是指颈部以下和腹部以上的区域,由胸廓和胸内的组织器官组成。胸廓(thoracic cage)由 12 个胸椎和 12 对肋骨、锁骨及胸骨组成,保护着人体重要的器官,包括气管、肺、心脏、血管、食管等。

　　胸部的一些骨性标记和人为规定的线性标记可以确定胸内器官及病灶在体表的定位。临床上常通过这些体表标记来确定病变的位置和范围。因此,熟悉胸部的这些体表标记具有重要的临床意义。

一、骨骼标志

骨骼标志见图 3-7-1、图 3-7-2。

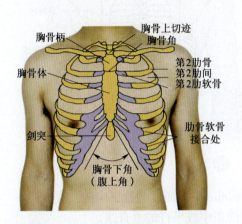

图 3-7-1　胸廓的骨骼标志(前胸部)

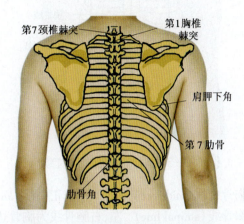

图 3-7-2　胸廓的骨骼标志(后背部)

　　1. 胸骨上切迹(suprasternal notch)　为胸骨柄上端的小切迹。正常时气管位于胸骨上切迹的正中后方。

　　2. 胸骨角(sternal angle)　又称 Louis 角,是前胸壁上的一个非常有用的骨性标志,由胸骨柄与胸骨体的连接部分微向前突起形成。胸骨角两侧分别与左右第 2 肋软骨相连,通常以此作为标记来计数前胸部的肋骨和肋间隙。胸骨角的作用还在于其是胸廓内位于同一水平的重要器官结构的标志,包括:① 主动脉弓水平。② 支气管分叉。③ 心房上缘。④ 第 4 胸椎下缘。⑤ 上纵隔与下纵隔的交界。

　　3. 腹上角(upper abdominal angle)　又称胸骨下角(infrasternal angle),为两侧肋弓在胸骨下端会合形成的夹角,正常角度为 70°~110°。体型瘦长者角度较小,矮胖者角度较大,深吸气时此角可增宽。胸骨下角相当于膈的穹隆部,其后方为肝左叶、胃及胰腺所在的区域。

　　4. 剑突(xiphoid process)　位于胸骨体的下端,呈三角形,上端与胸骨体相连,下端游离,约平对第 9 胸椎。

　　5. 肋骨(rib)　共 12 对,左右对称,在背部与相应的胸椎相连,由背部至前胸部为自后上方向前下方倾斜。第 1~7 对肋骨在前胸部借各自的肋软骨与胸骨相连;第 8~10 对肋骨则与融合在一起的三个肋软骨相连后,再与胸骨相连,形成肋弓。第 11 和 12 两对肋骨前端不与胸骨相连,呈游离状,为浮肋(free ribs)。第 1 对肋骨由于其前部与锁骨重叠,在体表常不易触及,其余肋骨在胸部均可触及。

　　6. 肋间隙(intercostal space)　为上、下两根肋骨之间的空隙,可用来标记病变的水平位置。第 1 肋骨和第 2 肋骨之间的间隙为第 1 肋间隙,第 2 肋骨和第 3 肋骨之间的间隙为第 2 肋间隙,以此类推。

　　7. 肩胛下角(inferior angle of scapula)　肩胛骨(scapula)是位于背部第 2~8 肋骨之间的三角形骨,其最下端为肩胛下角。被检查者直立,两上肢自然下垂时,肩胛下角位于第 7 或第 8 肋骨水平,相当于第 8 胸椎水平,可作为背部计数肋骨的标记。

　　8. 脊柱棘突(spinous process)　是后正中线的标记。第 7 颈椎的棘突位于后颈根部,最为突出,低头时更加明显,在体表很容易触及,其下方即为第 1 胸椎棘突,可用来辅助定位胸椎及计数背部肋骨。

　　9. 肋脊角(costovertebral angle)　为第 12 肋骨与脊柱构成的夹角,其前方为肾和输尿管上端所在的区域。

二、线性标志

线性标志见图 3-7-3、图 3-7-4。

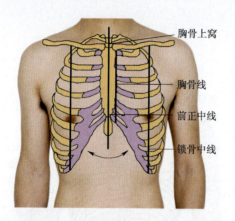

图 3-7-3 胸部的线性标志(前胸部)

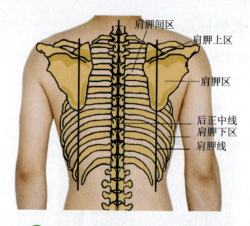

图 3-7-4 胸部的线性标志(后背部)

1. 胸骨中线（midsternal line） 即前正中线（anterior midline），为通过胸骨正中的垂直线。

2. 胸骨线（sternal line） 左、右胸骨线为胸骨边缘与前正中线平行的垂直线。

3. 锁骨中线（midclavicular line） 左、右锁骨中线为通过锁骨肩峰端与胸骨端的胸锁关节连线的中点的垂直线，是非常重要的线性标志。成年男性和儿童，该线一般通过乳头。

4. 胸骨旁线（parasternal line） 左、右胸骨旁线为通过胸骨线与锁骨中线之间中点的垂直线。

5. 腋前线（anterior axillary line） 左、右腋前线为通过腋窝前皱襞起点沿前侧胸壁下行的垂直线。

6. 腋中线（midaxillary line） 左、右腋中线为从腋窝顶点向下位于腋前线和腋后线之间的垂直线。

7. 腋后线（posterior axillary line） 左、右腋后线为通过腋窝后皱襞起点沿后侧胸壁下行的垂直线。

8. 后正中线（posterior midline） 为通过脊椎棘突，沿脊柱正中下行的垂直线。

9. 肩胛线（scapular line） 左、右肩胛线为双臂自然下垂时通过肩胛下角与后正中线平行的垂直线。

确定上述骨性、线性标记后，胸部任何异常的体检发现均可用下述方法准确定位：① 距离哪个线性标志内侧或外侧多少厘米。② 位于第几个或哪几个肋间隙。

三、自然陷窝和解剖区域

1. 胸骨上窝（suprasternal fossa） 为胸骨柄上方的凹陷部，正常时气管位于其后方。

2. 锁骨上窝（supraclavicular fossa） 左、右锁骨上窝为锁骨上方的凹陷部位，相当于两肺上叶肺尖的上部。

3. 锁骨下窝（infraclavicular fossa） 左、右锁骨下窝为锁骨下方的凹陷部，其下界为第 3 肋骨下缘，相当于两肺上叶肺尖的下部。

4. 肩胛上区（suprascapular region） 为肩胛冈以上的区域，其外上界为斜方肌上缘，相当于上叶肺尖的下部，后正中线将此区域分为左、右两部分。

5. 肩胛间区（interscapular region） 左、右肩胛间区为两肩胛骨内侧缘与后正中线之间的区域。

6. 肩胛下区（infrascapular region） 为两肩胛下角的连线与第 12 胸椎水平线之间的区域。后正中线将此区分为左、右两部分。

四、肺和胸膜的体表投影

肺占据了胸腔的大部分，表面覆有胸膜，分左、右两个，呈圆锥形。两侧肺外形相似，仅于左侧前胸部有心脏占据。肺上部为肺尖，下部为肺底。右肺分上、中、下三叶，左肺分上、下两叶，气管和支气管及其分支形成类似倒置的树形结构。气管由颈前部正中下行进入胸廓,在胸骨角平面,即第4、5胸椎水平处,分为左、右主支气管分别进入左、右肺内。右主支气管形态粗短而陡直,左主支气管形态细长而倾斜。右主支气管分为3支,分别进入右肺上、中、下3个肺叶;左主支气管则分为2支,分别进入左肺上、下2个肺叶。从前面观,右侧胸腔主要由右上肺叶和右中肺叶占据,左侧胸腔则大部分被左肺上叶占据,两侧胸腔下部外侧很小部分为两肺下叶(图3-7-5)。从后面观,两侧胸腔的大部分被两肺下叶占据,仅胸腔上部一小块为肺上叶。从胸部X线平片来看,很容易误将上肺野病灶简单归结为肺上叶病变,而忽视了可能为肺下叶背段的病灶。所以,了解每个肺叶在胸部的投影,对疾病的定位具有重要意义。

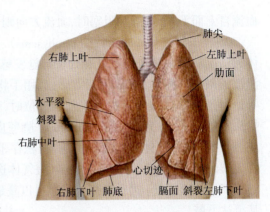

图3-7-5　肺在体表的投影

1. 支气管分叉　位于平胸骨角位置,即第4、5胸椎水平处。

2. 肺尖(apex of lung)　在前胸部位于锁骨上3~4 cm处,背部位于相当于第6~7颈椎平面。

3. 肺上界　在前胸壁的投影为一向上凸起的弧线,其内侧起始于胸锁关节,向上至第1胸椎水平,然后转折向外下方至锁骨中1/3内1/3的交界处。

4. 肺外侧界　两侧肺外侧界由肺上界下行形成,与同侧胸壁内侧相贴。

5. 肺内侧界　两侧肺内侧界由肺上界自胸锁关节处下行,沿前正中线两旁向下,右侧自第6肋软骨水平处转折向右下,与右侧肺下界相连。左侧于第4肋软骨水平处向左至第4肋骨前端,沿第4~6肋骨前面向下,至第6肋软骨水平处再转折向左下,再与左侧肺下界相连。

6. 肺下界　两侧肺下界自前胸部第6肋骨处向两侧外下方斜行。左、右两侧肺下界位置基本相同,在锁骨中线处位于第6肋间隙,在腋中线处位于第8肋间隙。左、右肺下界在后胸壁呈一水平线,在肩胛线处位于第10肋骨水平。

7. 肺叶间隙　两肺的肺叶和肺叶之间由脏胸膜分开,之间的间隙称为叶间隙。右肺上叶与中叶的分界的肺裂呈水平位,称为水平裂,起自右侧腋后线第4肋骨处,止于右侧第3肋间隙的胸骨右缘。右肺上、中叶与下叶分界的肺裂称为右侧斜裂,起自后胸壁右侧第3胸椎,向外下方斜行,在右腋中线处达第5肋骨处,再向前内方向延伸,止于右侧第6肋骨与肋软骨连接处。左肺上、下叶分界的肺裂称为左侧斜裂,起自后胸壁左侧第3胸椎,向外下方斜行,在左腋中线处达第5肋骨处,再向前向内方向延伸,止于左侧第6肋骨与肋软骨连接处。

8. 胸膜(pleura)　分为两层,覆盖于胸廓内侧、膈上面及纵隔上的为壁胸膜(parietal pleura);覆盖于肺表面的为脏胸膜(visceral pleura),壁胸膜和脏胸膜在肺根部互相返折延续,围成左、右两个完全封闭的胸膜腔,腔内为负压。两层胸膜紧密相贴构成一个潜在的无气空腔。胸膜腔内仅有少量的浆液,可减少呼吸时两层胸膜之间的摩擦。两侧的肋胸膜与膈胸膜转折处为肋膈窦(sinus phrenicocostalis),有2~3个肋间隙的高度,其位置最低,即使深吸气也不能完全被肺充满。

▶▶▶ 第二节　胸壁、胸廓和乳房 ◀◀◀

一、胸壁

检查时首先应注意观察被检查者的营养状况及皮肤、肌肉、骨骼的发育情况(图3-7-6),还应注意有无胸壁隆起、塌陷、畸形,触诊胸壁有无触痛、包块等;其次重点检查以下几点。

1. 静脉　正常情况下,胸壁无明显静脉可见,注意胸壁有无静脉曲张及曲张静脉的血流方向。当上腔静脉或下腔静脉血流受阻,侧支循环形成时,胸壁静脉可出现充盈或曲张。上腔静脉阻塞时,曲张静脉血流自上而下;下腔静脉阻塞时,血流方向则自下而上。

2. 皮下气肿(subcutaneous emphysema) 为皮下的组织内积存气体的情况。用手按压皮下气肿处可有捻发感。捻发感是一种粗糙的涩涩的破裂样感觉,也称为握雪感,似用手将一团雪握紧时的感觉。听诊时用听诊器按压有皮下气肿的部位时,可听到类似用两根手指捻头发的声音,称为捻发音(crepitus)。胸壁皮下气肿多见于肺、气管或胸膜破损后,气体自病变部位逸出,积存于皮下所致;也可见于食管破裂,偶可由于人工气胸或人工气腹气体逸至皮下所致;还可见于局部产气杆菌感染。严重者皮下气肿可以蔓延至颈部、头面部、腹部,甚至达下肢。

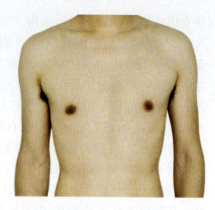

图3-7-6 胸部

3. 肋间隙(intercostal space) 肋间隙变窄常见于肺不张、肺毁损等。肋间隙增宽常见于肺气肿、张力性气胸、胸腔积液等。吸气时肋间隙凹陷明显,提示呼吸道阻塞,气流受阻,如支气管痉挛、气管内异物等。胸壁肿瘤或婴儿和儿童心脏增大者相应部位的肋间隙亦常膨隆。

4. 胸壁压痛 正常时胸壁无压痛。肋软骨炎、胸壁软组织炎、肋骨骨折时可出现相应部位压痛。白血病患者可出现胸骨柄压痛和叩痛。

二、胸廓

正常胸廓(thoracic cage)两侧大致对称,呈椭圆形,其大小和外形具有个体差异。惯用右手者,其右侧胸大肌常较左侧发达,惯用左手者则相反。成年人胸廓的前后径较左右径为短,两者比例约为1:1.5。小儿和老年人胸廓的前后径略小于左右径或几乎相等,呈圆柱形。

胸廓形状的改变如下。

1. 桶状胸(barrel chest) 胸廓前后径明显增大,甚至超过左右径,呈圆桶形。肋骨上抬,倾斜度减小,几乎呈水平位。肋间隙增宽而且饱满。腹上角增大,呼吸时角度改变不明显。常见于严重肺气肿的患者。老年人或矮胖体型者,其胸廓也可呈桶状胸。

2. 扁平胸(flat chest) 胸廓呈扁平状,前后径不及左右径的1/2。常见于体型瘦长者及慢性消耗性疾病的患者。

3. 佝偻病胸(rachitic chest) 为佝偻病所致的胸廓改变,多见于儿童。常见以下几种类型。

(1) 佝偻病串珠(rachitic rosary) 沿胸骨两侧各肋骨与软骨连接处隆起形成串珠状。

(2) 肋膈沟(Harrison's groove) 胸部前下部的肋骨外翻,沿膈肌附着处胸壁向内凹陷,形成沟状。

(3) 漏斗胸(funnel chest) 胸骨向后异常凹陷,特别是胸骨剑突处显著凹陷,呈漏斗样。

(4) 鸡胸(pigeon chest) 胸廓前后径略长于左右径,上下径较短,胸骨下端前突,胸廓前面两侧肋骨凹陷,呈鸡胸样,严重时可影响心脏有效泵血。

4. 单侧胸廓变形 单侧胸廓平坦或凹陷多因局部胸膜纤维增厚所致,病变侧胸廓体积缩小,扩张受限,常见于肺不张、肺纤维化等。单侧胸廓隆起则多因患侧大量胸腔积液、气胸或严重代偿性肺气肿所致。

5. 胸廓局限性隆起 见于心脏明显增大、心包大量积液、胸内或胸壁肿瘤等。肋软骨炎除了可出现局部胸廓隆起外,还常有局部压痛。肋骨骨折可有局部胸廓隆起,伴有局部剧痛,还可以查及骨摩擦音。

6. 脊柱畸形所致胸廓改变 正常脊柱从背面观是笔直的,侧面观胸段稍向后凸,腰段稍向前凸。胸段后凸弧度增大,称为脊柱后凸(kyphosis),严重时称为"驼背(humpback)"。胸段向前凸起,即为脊柱前凸(lordosis)。此外,还可发生脊柱侧弯(scoliosis)。脊柱畸形可导致两侧胸廓不对称,肋间隙增宽或变窄,严重时可影响到呼吸和循环功能,多见于脊柱结核或外伤后。

三、乳房

乳房(breast)是女性特有的第二性征。成年男性及儿童的乳房一般不明显,乳头的位置大约位于锁骨中线第4肋间隙。正常女性青春期时,乳房逐渐增大,呈半球形,乳头也逐渐增大呈圆柱形。乳房是女性最常见的癌肿发生部位,乳腺癌的发病率位于女性恶性肿瘤的第二位,男性乳房癌肿相对少见,乳房检查是胸部体检的一个重要部分。

乳房检查应在室温适宜、光线充足的环境中进行。被检查者可取坐位或仰卧位。检查时被检查者的衣服应脱至腰部以充分暴露胸部。检查时应包括全面的视诊和触诊,应依据正确的程序进行,不能仅检查患者不适的部位。一般先视诊后触诊。另外,还需检查乳房的引流淋巴结区域,以免发生漏诊。

(一) 视诊

观察两侧乳房的形状、大小,是否对称,有无局限性隆起或凹陷,乳房皮肤有无发红、水肿及"橘皮样"改变,乳房浅表静脉是否扩张。两侧乳头是否在同一水平。乳头内陷可为发育不良所致,若是一侧乳头近期出现内陷,则有临床意义。还应注意乳头、乳晕有无糜烂。

1. 对称性(symmetry) 正常成年女性坐位时两侧乳房基本对称,如果两侧乳房发育程度不同,亦可有轻微的差异。一侧乳房明显增大见于先天畸形、囊肿形成、炎症或肿瘤等。一侧乳房明显缩小则多为发育不全之故。

2. 乳房皮肤 乳房皮肤局部发红,伴肿、热、痛多见于急性乳腺炎;乳腺癌时局部皮肤也可呈深红色,但无热、痛表现。乳腺癌时由于血供增加,乳房表面可见浅表静脉增多、扩张。

乳房皮肤回缩(skin retraction)是乳房检查时最应注意的体征。乳房皮肤回缩表现为乳房或乳头不同程度的凹陷。皮肤局部凹陷,多见于乳腺癌。解剖学上,乳房位于浅筋膜的浅层与深层之间,悬韧带则横行于两层浅筋膜之间,将乳房分成小隔。乳房外伤或炎症时,局部脂肪坏死,成纤维细胞增生,受累区的悬韧带纤维缩短,形成局部皮肤回缩。乳房肿瘤时也可以出现局部皮肤回缩。因此,必须注意追问有无确切的乳房急性炎症史。若无,则多提示有肿瘤存在。轻度的皮肤回缩,常可为早期乳癌的征象。为发现早期乳房皮肤回缩征,检查时应请患者做出双手上举过头,或相互推压双手掌面,或双手按压两侧髋部等动作,以使前胸肌收缩、乳房悬韧带拉紧,利于发现乳房或乳头病变。乳腺癌晚期时局部皮肤肿胀,质地硬、韧,同时,由于肿瘤细胞浸润阻塞皮肤淋巴管,引起乳房水肿,此时毛囊和毛囊孔明显下陷,局部皮肤呈"橘皮"或"猪皮"样。

此外,还应注意乳房皮肤有无溃疡、色素沉着和瘢痕等。

3. 乳头(nipple) 检查时应注意乳头的位置、形状,两侧是否对称,有无倒置或内陷。乳头内陷如系自幼发生,为发育异常,但若为近期发生则有可能为乳癌。乳头溃疡可能提示乳房恶性病变,如Paget病,尤其是单侧乳头溃疡。若为双侧乳头溃疡,则可能因皮肤良性病变所致。乳头分泌物提示乳腺导管病变。乳头分泌物由清亮变为绿色或黄色,提示慢性囊性乳腺炎。血性最常见于导管内良性乳头状瘤,亦见于乳癌患者。妊娠时乳头及其活动均增大,肾上腺皮质功能减退时乳晕可出现明显色素沉着。

4. 淋巴结 完整的乳房视诊还包括乳房淋巴结引流区域。应详细观察腋窝和锁骨上窝有无红肿、包块、溃疡、瘘管和瘢痕等。

孕妇及哺乳期妇女乳房明显增大,乳晕扩大,色素沉着明显,乳房皮肤可见浅表静脉扩张。有时乳腺组织可扩展至腋窝顶部。

(二) 触诊

触诊乳房时,被检查者取坐位或仰卧位。取坐位时,先两臂自然下垂,而后双臂高举过头或双手叉腰再行检查。仰卧位检查时,可在肩部垫一小枕头抬高肩部,使乳房能较对称地置于胸壁上,以便仔细检查。检查时注意乳房的硬度、弹性、有无压痛及包块。以乳头为中心作垂直线和水平线,可将乳房分为外上、外下、内上及内下四个象限,便于记录病变部位。

触诊应遵照先健侧、后患侧的顺序。检查者的手指和手掌平置在乳房上,用手指指腹轻施压力,旋转或来回滑动进行触诊。触诊时应避免挤捏而误将正常的乳腺小叶当做肿块。检查左侧乳房时,由外上象限开始,按顺时针方向由浅入深进行触诊,直至整个乳房、乳头,然后检查乳房引流淋巴结。以同样方式检查右侧乳房,但沿逆时针方向进行。触诊时应着重注意有无红肿、热痛和包块。乳头有无硬结、弹性消失和分泌物,淋巴结有无肿大、硬结。

正常乳房的上界是第2或第3肋骨,下界是第6或第7肋骨,内界起自胸骨缘,外界止于腋前线。乳房的腋部变异很大,有时明显可及。

正常乳房呈模糊的颗粒感和柔韧感,变异很大。皮下脂肪组织的多寡可影响乳房触诊的感觉。青年人乳房柔软、质地均匀一致,而老年人则多呈纤维和结节感。乳房由腺体小叶组成,当触及小叶时,切勿误认为是肿块。

正常乳房随月经期发生周期性改变。月经期前乳房小叶充血,乳房有紧张感,月经后充血迅速消退。妊娠期乳房增大并有柔韧感,而哺乳期则呈结节感。

触诊乳房时必须注意下列征象:

1. 硬度和弹性(consistency and elasticity) 即乳房的质地。硬度增加和弹性消失提示皮下组织被炎症或新生物浸润。还应注意乳头的弹性和硬度,乳晕下有癌肿时,该区域皮肤的弹性常消失。

2. 压痛(tenderness) 乳房某一区域压痛提示其下有炎症存在。月经期乳房亦较敏感。恶性病变极少出现压痛。

3. 包块(mass) 若发现乳房包块,应注意其下列特征。

(1) 部位(location) 必须明确包块的确切部位。简单的定位方法是:将乳房视作以乳头为中心的时间钟面,按时钟钟点的轴向及距中心的距离来描述,以使包块的定位确切无误。

(2) 大小(size) 按包块的长度、宽度和厚度来描述,以方便日后对包块增大或缩小进行比较。

(3) 外形(contour) 包块的外形是否规则,边缘是否清楚或与周围组织粘连固定。大多数良性肿瘤包块表面多光滑规整,而恶性肿瘤包块则凹凸不平,边缘多粘连。必须注意有些炎性病变亦可出现不规则的外形。

(4) 硬度(consistency) 包块的硬度也必须明确叙述。一般可描写为柔软、囊性、中等硬度或坚硬等。良性肿瘤包块多柔软或呈囊性,恶性肿瘤包块多为坚硬伴表面不规则。但是坚硬的包块亦可由炎性病变引起。

(5) 压痛 应明确包块是否有压痛及其程度。一般炎性病变常表现为中度至重度的压痛,而大多数恶性病变压痛常不明显。

(6) 活动度(mobility) 应确定包块是否可自由移动,如仅能向某一方向或固定不动,则应明确包块系固定于皮肤、乳腺周围组织,抑或固定于深部结构。大多数良性包块活动度较大,炎性包块则较固定。恶性包块早期可活动,但当病程发展至晚期,邻近结构被癌肿侵犯时,其活动度就明显减小。

4. 乳房触诊还应包括乳房淋巴引流的区域,包括腋窝、锁骨上窝及颈部淋巴结区域。乳房周围淋巴液输出有4个途径。

(1) 乳房大部分淋巴液经胸大肌外侧缘淋巴管流至腋窝淋巴结,再流向锁骨下淋巴结。部分乳房上部淋巴液可流向胸大肌、胸小肌间淋巴结,直接到达锁骨下淋巴结。通过锁骨下淋巴结后,淋巴液继续流向锁骨上淋巴结。

(2) 部分乳房内侧的淋巴液通过肋间淋巴管流向胸骨旁淋巴结。

(3) 两侧乳房间皮下有交通淋巴管,一侧乳房的淋巴液可流向另一侧。

(4) 乳房深部淋巴网可沿腹直肌鞘和肝镰状韧带通向肝。

应注意淋巴结有无肿大或其他异常,以发现是否有乳房炎症扩展或肿瘤转移。

(三)乳房的常见病变

1. 急性乳腺炎 乳房红、肿、热、痛,常局限于一侧乳房的某一象限。触诊局部有硬结包块,伴寒战、发热及出汗等全身症状,常发生于哺乳期妇女,亦见于青年女性和男子。

2. 乳腺肿瘤 应区别肿瘤的良性或恶性。乳腺癌一般无炎症表现,肿瘤多单发并与皮下组织粘连,乳头常回缩,局部皮肤呈橘皮样,晚期常伴有腋窝淋巴结转移,多见于中年以上的妇女。良性肿瘤则质地较软、界限清楚并有一定活动度,常见者有乳腺囊性增生、乳腺纤维瘤等。

3. 男性乳房增生症　常由于内分泌紊乱所致,如使用雌激素,肾上腺皮质功能亢进及肝硬化等。

▶▶▶ 第三节　肺 和 胸 膜 ◀◀◀

检查胸部时,被检查者一般采取坐位或仰卧位,脱去上衣,使腰部以上的胸部充分暴露。胸部检查宜在温暖舒适、光线充足的环境中进行。肺和胸膜的检查包括视诊、触诊、叩诊、听诊四个部分。

一、视诊

胸部视诊时必须注意以下几点:① 被检查者的胸部应充分暴露;② 检查环境应光线良好,温暖舒适,以免因寒冷发抖而影响视诊和听诊;③ 检查过程中,检查者及被检查者均应采取合适的体位。

视诊时被检查者一般采取坐位,除非身体过于虚弱者可采取卧位。无论坐位或卧位,被检查者都必须保持胸部挺直。

(一) 呼吸运动

正常人的呼吸运动在中枢神经系统和神经反射的调节下,稳定而有节律。正常男性和儿童的呼吸以膈肌运动为主,胸廓下部及上腹部的活动度较大,形成腹式呼吸;而女性的呼吸则以肋间肌的运动为主,形成胸式呼吸。实际上这两种呼吸运动均不同程度同时存在。在一些病理情况下,呼吸运动可发生改变,肺或胸膜疾病如肺炎、重症肺结核和胸膜炎等,或胸壁疾病如肋间神经痛、肋骨骨折等,均可使胸式呼吸减弱而腹式呼吸增强。腹膜炎,大量腹腔积液,肝、脾极度增大,腹腔内巨大肿瘤及妊娠晚期时,膈肌向下运动受限,则腹式呼吸减弱,胸式呼吸增强。

通常情况下,辅助呼吸肌是不参与呼吸运动的,只有在高强度的运动或疾病状态下,由于需氧量增加及呼吸费力等,颈部和胸部的辅助呼吸肌才参与呼吸运动。

呼吸运动由膈和肋间肌的收缩和松弛来带动,正常吸气是主动运动,此时膈下降,胸廓增大,胸膜腔内负压增高,牵引肺使其扩张,空气顺压力差由呼吸道进入肺内。呼气是被动运动,此时胸廓随重力作用塌陷,胸膜腔内负压降低,肺弹力回缩,肺内气体呼出。当上呼吸道有梗阻时,因气流不能顺利进入肺内,吸气时呼吸肌有力收缩,造成肺内负压明显增高,胸骨上窝、锁骨上窝及肋间隙向内凹陷,称为"三凹征"(three depressions sign)。此时吸气时间明显延长,又称为吸气性呼吸困难,常见于气管肿瘤、气管异物等。当下呼吸道梗阻时,由于气流不能顺利呼出,呼气时需用力,从而可引起肋间隙膨隆,此时呼气时间明显延长,又称之为呼气性呼吸困难,常见于支气管哮喘、阻塞性肺气肿等。

1. 呼吸困难(dyspnea)　为患者由于呼吸不畅或缺氧等原因,用力呼吸或呼吸急促。根据引起呼吸困难的病因不同而有不同的临床表现。常见的有端坐呼吸(orthopnea),又称强迫坐位呼吸,表现为平躺时呼吸困难加重,患者须坐起。常见于充血性心力衰竭。转卧呼吸(trepopnea)表现为向一侧卧位时呼吸困难加重,向另一侧卧位时则减轻。常见于充血性心力衰竭、一侧肺不张等。平卧呼吸(platypnea)为坐位或站立位时出现呼吸困难,平卧位时呼吸困难则可减轻。常见于肺叶切除后、低血容量性休克等。

2. Litten 现象　又称膈波影,是在光线照射下观察到的膈肌运动的现象。检查时光源置于被检查者的头侧或足侧,检查者位于光源的正对面或侧面,视线与上腹部平行,当被检查者吸气时,在腋前线第 7 肋间至第 10 肋间,可见一条狭窄的阴影移动,呼吸时该阴影自下而上回至原位,此系呼吸时膈肌上下移动而形成。正常膈肌移动范围为 6 cm,其临床意义与肺下界的移动度相同。

(二) 呼吸频率

正常成年人静息状态下呼吸频率为 12~20 次/min,呼吸深度及节律都很规则。呼吸频率与脉率的比例约为 1∶4。婴儿呼吸频率较快,可达 40 次/min 以上,随着肺、神经发育的成熟,呼吸频率逐渐减慢。

1. 呼吸过速(tachypnea)　指呼吸频率加快,超过 20 次/min。可见于发热、贫血、甲状腺功能亢进症等。一般体温每升高 1℃,呼吸频率可增加 4 次。

2. 呼吸过缓(bradypnea)　指呼吸频率缓慢,少于 12 次/min。可见于麻醉剂或镇静剂过量及颅内压增高等。

3. 呼吸深度的变化

(1) 呼吸浅快者见于呼吸肌麻痹、腹腔积液、肥胖、妊娠期妇女、胸腔积液、气胸等。

(2) 呼吸深快者见于发热、情绪激动、紧张等。严重代谢性酸中毒时可出现深快呼吸,称为 Kussmaul 呼吸,见于糖尿病酮症酸中毒和尿毒症酸中毒,是由于细胞外液的碳酸氢根离子浓度降低,刺激呼吸中枢,通过调节使肺代偿性过度通气以排出 CO_2,起到平衡细胞外液的酸碱度的作用。剧烈运动及情绪激动时,也可出现深而快的呼吸,发生过度通气,致血 CO_2 分压降低,出现呼吸性碱中毒,又称"过度通气综合征"(hyperventilation syndrome),患者可出现肢端发麻、手足搐搦甚至呼吸暂停的表现。

(三) 呼吸节律

正常人呼吸时两侧胸腔运动同步,扩张幅度相当,节律规则。双侧胸廓活动不对称可能在平静呼吸时看不出来,用力吸气时才明显。因此,胸廓活动度应在平静呼吸和深呼吸两种状态下检查。

常见呼吸的类型和特点见图 3-7-7。

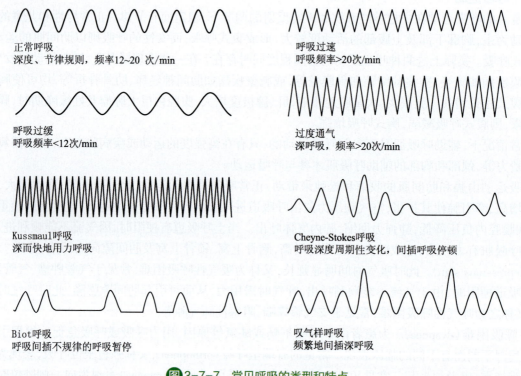

正常呼吸
深度、节律规则,频率12~20 次/min

呼吸过速
呼吸频率>20次/min

呼吸过缓
呼吸频率<12次/min

过度通气
深呼吸,频率>20次/min

Kussmaul呼吸
深而快地用力呼吸

Cheyne-Stokes呼吸
呼吸深度周期性变化,间插呼吸停顿

Biot呼吸
呼吸间插不规律的呼吸暂停

叹气样呼吸
频繁地间插深呼吸

图3-7-7 常见呼吸的类型和特点

1. **呼吸暂停** 指呼吸运动暂时性停止。睡眠呼吸暂停低通气综合征患者可于睡眠时多次发生呼吸暂停,每小时超过 5 次,每次持续时间超过 10 s。

2. **潮式呼吸** 又称为陈-施呼吸(Cheyne-Stokes respiration),其表现为呼吸频率和深度由浅慢逐渐变为深快,然后再由深快转为浅慢,接着出现一段时间的呼吸暂停,呼吸暂停持续约数秒,也可长达 30 s,随后又重复上述变化,形成周期性呼吸。通常患者在呼吸暂停内安睡,而呼吸恢复后则变得不安起来。有时过度通气后伴以一段时间的安静而表浅的呼吸,并非真正的呼吸暂停。其发生机制为呼吸中枢兴奋性降低,只有当缺氧严重,二氧化碳蓄积到一定程度时,才刺激呼吸中枢,促使呼吸恢复;当蓄积的二氧化碳呼出后,呼吸中枢的兴奋性又降低,呼吸再次减弱甚至暂停。儿童或正常老年人熟睡时偶尔也可出现潮式呼吸,但更多见于严重疾病状态下,如脑炎、脑膜炎、颅内压增高及糖尿病酮症酸中毒、巴比妥中毒等。

3. **间停呼吸** 又称为比奥呼吸(Biot respiration),其特征表现为在有规律的几次呼吸后,突然停止呼吸一段时间,然后再重新开始有规律的呼吸,如此周而复始。其发生机制同潮式呼吸。与潮式呼吸一样,间停呼吸也主要见于中枢神经系统疾病及糖尿病酮症酸中毒、巴比妥中毒等。但间停呼吸较潮式呼吸更为严重,多于临终前发生。

4. 抑制性呼吸 为呼吸时由于胸部发生剧痛引起吸气突然中断,呼吸运动短暂性受到抑制,患者出现痛苦表情,呼吸较正常浅而且快。常见于急性胸膜炎、胸膜恶性肿瘤、肋骨骨折等。

5. 叹气样呼吸 表现为在一段正常呼吸节律中插入一次深大的呼吸,并伴有叹息声。多为功能改变,常见于神经衰弱、精神紧张或抑郁症等。

二、触诊

(一) 胸廓扩张度

胸廓扩张度(thoracic expansion)即呼吸时胸廓扩张的幅度。有时触诊比单纯视诊更易检查出一侧胸廓的活动异常。一般在胸廓前下部检查,因为该处的呼吸运动度最大。检查方法(图3-7-8):检查前胸廓时,检查者双手置于被检查者胸廓前下部对称部位,左、右拇指分别沿两侧肋缘指向剑突,手掌和其余4手指置于前侧胸壁。检查后胸廓时,两手平置于患者背部,手掌腕关节约平第10肋骨,拇指与后正中线平行。平静呼吸和深呼吸两种状态均需检查。一侧胸廓扩张受限常见于急性胸膜炎、胸膜纤维化增厚、气胸、胸腔积液、肺不张、肋骨骨折等。

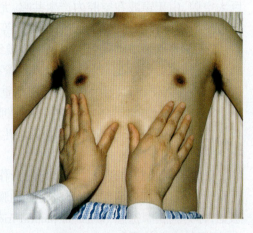

图3-7-8 胸廓扩张度检查

(二) 语音震颤

语音震颤(vocal fremitus):被检查者发声,声波经喉部,沿气管、支气管、肺泡,传至胸壁,引起的胸壁振动,可在胸壁上被触知,故又称为触觉语颤(tactile fremitus)。通过感知其振动的变化,可判断胸内病变的性质。需要注意的是,语音震颤的改变只有在胸膜或肺出现较大范围的病变时才具有临床意义。

检查方法(图3-7-9):检查者将双手掌面放在被检者两侧胸壁的对称部位,然后嘱被检者重复发出"一"的长音,或者发出"1、2、3"的声音,自上而下,由内到外,比较两手掌感受到的两侧相应部位震颤的异同。检查者也可将手掌伸展或握拳,用手掌尺侧缘进行触诊。

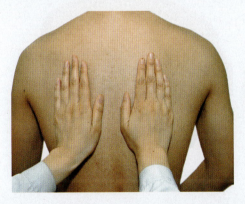 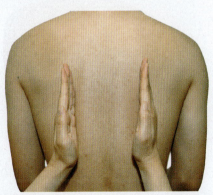

图3-7-9 语音震颤检查方法

1. 语音震颤的正常变异 正常人语音震颤的强度由下列因素决定:① 发音的强度:声音低沉者语音震颤强,音调高尖者语音震颤弱。② 语调高低:如"啊"音比"呵"音感受到的震颤要强。③ 支气管与胸壁的距离:一般来说,主支气管最靠近胸壁的区域语音震颤最强,而支气管往下分支后语音震颤逐渐减弱。④ 检查部位:正常人上肺前后及沿气管主支气管径路前后,即肩胛间区和左右胸骨旁第1、2肋间隙处,语音震颤最强,肺底部最弱。同一受检者的胸部不同部位语音震颤也有不同,前胸上部较前胸下部强,右胸上部较左胸上部强。⑤ 胸壁厚度:因皮下组织对振动有阻抑作用,体瘦者语音震颤强于正常体型及肥胖者。瘦长型成年男性语音震颤强,而女性的语音震颤较弱。

2. 语音震颤改变 包括语音震颤的增强和减弱或消失。均质结构的实性介质传导振动能力强;由实质和空气组成的网状结构,且其结构和密度不断改变者,如正常的肺组织,其传导振动能力就差。因此,任何使肺组织密度增加的病变传导声音的能力都强于正常肺组织。

(1) 语音震颤增强 可见于肺实质性病变,如大叶性肺炎、肺梗死等。此外,若存在靠近胸膜的肺内巨大空腔,由于声波在空腔内产生共鸣,尤其是当空腔周围有炎性浸润并延及胸膜使得声波传导增强时,也可使语音震颤增强,如肺结核、肺脓肿等。

(2) 语音震颤减弱或消失 见于胸膜纤维化增厚、胸腔积液或积气(气胸)等。肺泡内含气量过多,如肺气肿时,语音震颤也减弱。若大支气管被堵塞,语音震颤将消失。喉部发声减低也会使语音震颤减弱或消失。任何使语音震颤减弱的病变严重时都可使语音震颤消失。

3. 其他类型的震颤 咳嗽性震颤是咳嗽产生的胸壁振动感。干啰音性震颤则是气体流经气管或主支气管内的黏稠分泌物或狭窄部位所产生的震颤。

(三)胸膜摩擦感

正常人胸膜腔内有少量液体起润滑作用,呼吸时在胸壁扪不到摩擦感。胸膜炎症时,由于纤维蛋白沉积于胸膜,使其表面粗糙,呼吸时脏胸膜和壁胸膜相互摩擦,检查者可用手掌触及,呈皮革相互摩擦的感觉,称为胸膜摩擦感(sense of pleural friction)。一般在胸廓前下侧部容易触及,因为该处胸廓活动度最大,深吸气末尤其明显。

胸膜摩擦感应与干啰音性震颤相鉴别,后者咳嗽后可消失,而胸膜摩擦感不受咳嗽影响。

三、叩诊

(一)叩诊方法

检查胸部采用的叩诊方法主要有直接叩诊和间接叩诊两种。

1. 直接叩诊(immediate percussion) 检查者用中指掌面或四指并拢后的指端部分叩击胸壁,通过叩诊音的变化判断异常(图 3-7-10)。

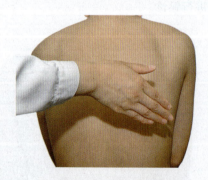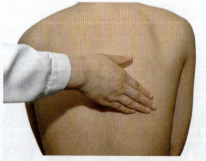

图3-7-10 胸部直接叩诊

2. 间接叩诊(mediate percussion) 检查者左手(左利手者相反)中指第2指节的掌面部分,以与肋骨平行的方向紧贴被检查者叩诊部位,作为叩诊板指,手掌、其余手指及板指的其他指节均不能贴在胸壁上;右手中指的指端作为叩诊指,以垂直的方向叩击板指,叩击位置为板指第2指节的上端,使胸壁及其下结构振动而发声,感知叩诊音的变化。叩诊时作为叩诊指的上肢前臂应保持不动,完全通过腕关节运动来完成叩击动作,叩击力量应均匀,轻重合适,叩击应短促,叩击后迅速离开,每次叩击2~3次。板指的第2指节应紧贴胸壁,否则无法获取清晰的叩诊音(图 3-7-11)。

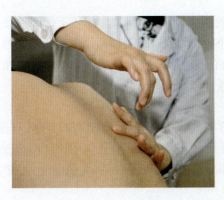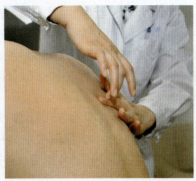

图 3-7-11 胸部间接叩诊

叩击胸壁时,整个胸壁及其内部结构均会产生振动。叩击声一般无法穿透至皮下 4~5 cm 深处,而且只有病灶范围超过 3 cm 直径时才有可能被检出。因此,叩诊无法检查胸腔深部脏器或实质性肿块,且只能确定较大范围的病变,少量胸腔积液时也不能发现叩诊音的变化。叩诊时除听声音外,板指还应注意感受胸壁的振动感。同时应比较两侧胸腔相对应部位的叩诊音的异同。

胸部叩诊时,被检查者取坐位或仰卧位,全身放松,两臂自然垂放,头和肩背部挺直,并保持呼吸均匀。先检查前胸部,通常先由锁骨上窝叩起,然后沿着锁骨中线、腋前线从第 1 肋间隙开始,自上而下依次叩击每一肋间隙,同时注意两侧对应部位的比较。前胸壁叩诊完毕,嘱被检查者举起上臂置于头部,自腋窝开始沿腋中线、腋后线向下叩诊至肋缘。检查后胸壁时,让被检查者头前倾,双手交叉抱肘,尽量将肩胛骨向两侧拉开。叩诊自肺尖开始,先叩出呈清音的肺尖峡部(Kronig 峡)宽度。然后向下依次叩击每一肋间隙直到肺底部,确定双侧膈肌的位置及其活动度。

(二) 影响叩诊的因素

不同个体之间甚至同一个体的不同部位,其叩诊音差别也很大。其影响因素有:① 胸壁厚度,肺尖部因肺组织相对较少,又有大量肌肉骨骼组织覆盖,叩诊音不如含大量肺组织和少量胸壁肌肉组织的肺底部清。发达的胸肌、厚实的背部、乳房、肩胛骨等都能使叩诊音变浊一些。② 胸壁骨架的大小,胸壁骨骼支架增大,可加强共鸣作用。③ 肋软骨钙化,胸廓变硬,可使叩诊的振动向四方散播的范围增大,因而定界叩诊较难得出准确的结果。④ 胸腔内积液,可影响叩诊的振动及声音的传播。⑤ 肺内含气量、肺泡的张力、弹性等均可影响叩诊音。如深吸气时肺泡张力增加,叩诊音调亦增高。

(三) 叩诊音的分类

叩诊产生的声音受紧邻被叩击胸壁的胸腔内部结构影响,而较远处结构的影响则较小。因此,含气的肺与实质性脏器如心脏和肝的叩诊音是截然不同的。胸部叩诊音可分为清音、过清音、鼓音、浊音和实音,在音调、强度、性质、时限等方面各有特点(表 3-7-1)。

表 3-7-1 胸部叩诊音的类型和特点

类型	音调	强度	性质	时限
清音	低	响亮	空响	长
过清音	极低	极响亮	回响	较长
鼓音	高	响亮	鼓响样	中等
浊音	中-高	中等	重击声样	中等
实音	高	弱	极钝	短

(四) 正常胸部叩诊音

正常胸部叩诊为清音,其音响强弱、高低与肺含气量的多少、胸壁的厚薄以及邻近器官的影响有关。

肺上叶的体积较下叶小,含气量较少,而且上胸部的肌肉较厚,故前胸上部较下部叩诊音相对稍浊;因右肺上叶较左肺为小,且惯用右手者右侧胸大肌较左侧为厚,故右肺上部叩诊音亦相对稍浊;由于背部的肌肉、骨骼层次较多,故背部的叩诊音较前胸部稍浊;右侧腋下部因受肝的影响叩诊音稍浊,而左侧腋前线下方有胃泡的存在,故叩诊呈鼓音,即 Traube 鼓音区。

(五) 肺界叩诊

1. **肺上界** 即肺尖的上界。叩诊方法:由斜方肌前缘中央开始,逐渐叩向外侧,直至叩诊音由清音变浊音为止,为肺上界的外侧;由斜方肌前缘中央开始,逐渐叩向内侧,直至叩诊音由清音变浊音为止,为肺上界的内侧。正常人其内侧为颈肌,外侧为肩胛带。两者之间距离即肺尖的宽度,正常为 4~6 cm,又称 Kronig 峡。

2. **肺前界** 正常人右肺前界在胸骨线位置,左肺前界在胸骨旁线第 4~6 肋间隙处相当于心绝对浊音界。当心脏扩大、心包积液、主动脉瘤、肺门淋巴结明显肿大时,左、右两肺前界间的浊音区扩大,反之,肺气肿时则缩小。

3. **肺下界** 正常人平静呼吸时两侧肺下界于锁骨中线在第 6 肋间隙,腋中线在第 8 肋间隙,肩胛线在第 10 肋间隙。正常肺下界的位置可因体型、发育情况的不同而有所差异,如矮胖者的肺下界可上升一个肋间隙,瘦长者可下降一个肋间隙。病理情况下,肺下界降低见于肺气肿、腹腔内脏下垂,肺下界上升见于肺不张、腹内压升高使膈上升,如鼓肠、腹腔积液、气胸、肝脾大、腹腔内巨大肿瘤及膈肌麻痹等。

4. **肺下界移动度** 相当于深呼吸时膈肌的移动范围。叩诊方法:叩诊肺下界移动度一般选择肩胛线处,也选择锁骨中线或腋中线处。首先叩出平静呼吸时肺下界,然后嘱被检查者深吸气并且屏住气,同时向下叩出肺下界,做一标记。待被检者恢复平静呼吸后再嘱其作深呼气,并且屏住,再叩肺下界。深吸气和深呼气时叩出的两个肺下界之间的距离即为肺下界移动度。正常人肺下界移动度为 6~8 cm。

肺下界移动度减弱见于肺组织弹性消失,如肺气肿等;肺组织萎缩,如肺不张和肺纤维化等及肺组织炎症和水肿。当胸腔大量积液、积气及广泛胸膜增厚粘连时肺下界及其移动度不能叩得。膈神经麻痹者,肺下界移动度亦消失。

(六) 胸部异常叩诊音

正常肺的叩诊音为清音,如出现浊音、实音、过清音或鼓音则为异常,提示肺、胸膜、膈肌或胸壁病变。

1. **浊音或实音** 肺炎、肺不张、肺梗死、肺水肿或肺纤维化等,因肺内含气量减少或肺实变,叩诊可呈浊音。肺内出现实质性病变如肺肿瘤、未液化的肺脓肿等时,也可出现叩诊浊音。胸膜增厚或胸腔积液时叩诊呈浊音或实音。

2. **过清音** 肺张力减弱而含气量增多时,如肺气肿,叩诊呈过清音。少量气胸时叩诊也可呈过清音。

3. **鼓音** 气胸量较大时,呈鼓音。肺内空腔性病变如直径大于 3 cm,且靠近胸壁时,如肺结核空洞、肺脓肿液化和肺囊肿等,叩诊也可呈鼓音。

4. **混合性** 肺不张、肺水肿或肺炎时,肺泡含气量减少,肺泡松弛,局部叩诊可呈兼有浊音和鼓音特点的混合性叩诊音。

四、听诊

胸部的听诊有两种方法:① 直接听诊,即直接用耳朵听。② 间接听诊,使用听诊器听诊。

听诊时听诊器的胸件应紧贴听诊部位,听诊时要施加一定的压力,以尽可能地摒除外界的噪声及呼吸过程中听诊器与皮肤摩擦所产生的声音。应注意避免在皮肤上移动听诊器,否则会产生混杂音。

听诊时可嘱被检查者张口做稍深呼吸(较平常呼吸深一些)。张口呼吸可减少气体流经鼻腔和咽腔所发出的声音。虽然稍深呼吸时更易于听到呼吸音,但若用力深呼吸时则有可能引入肌肉活动发出的声音,产生干扰。

自上而下听诊时,如同叩诊一样,也应注意比较两侧胸腔对应的部位的异同。

一般来说,听诊应包括下述内容:① 分析呼吸音本身,比较吸气与呼气音的特点。呼吸音本身的特性包括:音调,频率,强度,持续时间。② 听觉语音和耳语音的传导及其变化。③ 注意听取任何附加音等。

(一) 正常呼吸音

呼吸音(breath sound)是气流在气管、支气管、肺泡系统内运动产生的比较轻柔的声音。正常呼吸音包括气管呼吸音、支气管呼吸音、肺泡呼吸音等。

1. 气管呼吸音(tracheal breath sound) 为气流进出气管时所发出的声音,吸气相与呼气相几乎相等,声音粗糙、响亮而且音调较高,一般无临床意义。

2. 支气管呼吸音(bronchial breath sound) 为气流在声门、气管和主支气管处形成湍流所发出的声音,该呼吸音强而且音调高,似抬舌时从口腔呼气所发出的“哈”音,具有吹风样、空洞样性质,呼气相较吸气相更为典型。支气管呼吸音较正常肺部呼吸音响亮,音调高于肺泡呼吸音或支气管肺泡呼吸音。呼气相一般长于吸气相。吸气与呼气之间也有短暂而清楚的停顿。正常情况下于喉部,胸骨上窝,背部第6、7颈椎及第1、2胸椎附近可听到支气管呼吸音。

3. 肺泡呼吸音(vesicular breath sound) 为呼吸气流在细支气管和肺泡内进出所发出的声音。吸气时气流经支气管进入肺泡,使肺泡由松弛变为紧张,呼气时肺泡由紧张变为松弛。肺泡的这种弹性变化和气流的移动形成肺泡呼吸音。肺泡呼吸音很像上齿咬下唇吸气时发出的一种柔和的吹风样“fu-fu”的声音。正常肺泡呼吸周期中吸气相长于呼气相,两者之比约为 5∶2,而胸廓活动周期中吸气与呼气时相之比为 5∶6。必须强调的是,肺泡呼吸中呼气实际上并不短于吸气,只不过是有相当部分呼气听不到而已。吸气相音调及音响均高于呼气相。正常情况下大部分肺野听到的都是肺泡呼吸音。男性较女性强,乳房下部、肩胛下部肺泡呼吸音最强,其次为腋窝下部,肺尖及肺下缘最弱。

4. 支气管肺泡呼吸音(bronchovesicular breath sound) 又称混合呼吸音,兼具支气管呼吸音和肺泡呼吸音的特点。吸气音与肺泡呼吸音相似,但音调较高且较响亮。呼气音与支气管呼吸音相似,但强度较弱,音调较低,时间较短。正常人在胸骨两侧第1、2肋间隙,肩胛间区的第3、4胸椎水平及肺尖可听到支气管肺泡呼吸音。其他部位听及支气管肺泡呼吸音提示有病变存在。支气管肺泡呼吸音的吸气与呼气之间有很短暂的停顿。支气管肺泡呼吸音的吸气与呼气在时相、音调、音响及性质方面都很相似。

(二) 异常呼吸音

不同类型呼吸音吸气相变异很大,但呼气相的变异更大,因此,听诊肺部呼吸音时尤其要多注意呼气相的改变。异常呼吸音包括如下几种。

1. 异常支气管呼吸音 又称管样呼吸音。正常情况下,整个肺野都听不到支气管呼吸音。若在正常肺野内听到支气管呼吸音就表明存在肺部病变。支气管呼吸音可出现于全肺或部分肺实变时,如大叶性肺炎和其他伴肺实变的疾病。当肺内大空腔与支气管相通,且其周围肺组织有实变存在,因音响在空腔内形成共鸣,故也可听到支气管呼吸音,如肺脓肿液化或肺结核空洞等。胸腔积液压迫肺形成不全性肺不张时,因传导增强,于积液区上方有时也可听到支气管呼吸音,但强度较弱而且遥远。

2. 异常支气管肺泡呼吸音 产生的机制是较小区域的肺实变与正常含气肺混杂存在,或是较深部位的肺实变被正常肺组织覆盖。异常支气管肺泡呼吸音可于支气管肺炎、大叶性肺炎初期、肺结核或胸腔积液上方有膨胀不全的肺组织时出现。

3. 异常肺泡呼吸音 包括肺泡呼吸音延长,肺泡呼吸音减弱或消失,肺泡呼吸音增强,齿轮呼吸音以及粗糙性呼吸音。

(1) 呼吸音减弱或消失 肺泡内空气流量减少、进入肺内的空气流速减慢、呼吸音传导障碍引起。最常见的原因有:① 压迫性肺膨胀不全:胸腔积液或气胸,此时呼吸音减弱是由于液性或气体阻隔及被压迫的肺组织通气减少所致。胸膜增厚也使呼吸音减低。② 支气管阻塞:支气管狭窄、肺气肿时因气流速度减慢,声音传导减弱,呼吸音常减低。支气管完全阻塞时呼吸音明显减低或消失。③ 胸廓活动受限:如胸膜炎、肋骨骨折时因疼痛而出现浅呼吸。④ 呼吸肌疾病:重症肌无力、吉兰-巴雷综合征、膈肌瘫痪时呼吸肌无力,引起呼吸减弱。⑤ 腹部病变:大量腹腔积液、巨大肿瘤引起膈肌运动受限,由于通气量减少,呼吸音也减低。

(2) 呼吸音增强　通气量增加,包括进入肺的空气流量增多或进入肺的空气流速加快,此时肺泡呼吸音增强。双侧呼吸音增强可见于:① 机体耗氧量增加:如剧烈运动、发热、甲状腺功能亢进症等。② 呼吸中枢兴奋:如缺氧刺激呼吸中枢,也可见于贫血、严重代谢性酸中毒等。一侧呼吸音增强见于因一侧肺或胸部病变使该侧肺扩张受限,肺泡呼吸音减弱,健侧肺发生代偿性肺泡呼吸音增强。

(3) 呼气音延长　下呼吸道部分阻塞、痉挛或狭窄时,呼气期明显延长,且较正常肺泡呼吸音呼气音响强,常伴有喘息样咝咝的干啰音。哮喘发作、阻塞性肺气肿和细支气管炎时可听到这种类型的呼吸音。

(4) 齿轮呼吸音(cogwheel breath sound)　又称断续性呼吸音,是因肺内局部性炎症或局部支气管狭窄,进入肺内的空气不能均匀地分布所致,因伴有短促的不规则的间隙,故称为齿轮呼吸音。常见于肺结核和肺炎等。齿轮呼吸音应与寒冷、疼痛或精神紧张时断续性肌肉收缩所发出的声音鉴别,后者与呼吸运动无关。

(5) 粗糙性呼吸音　支气管黏膜轻度水肿或炎症造成黏膜表面不光滑,气流进出支气管时稍有不畅,从而形成粗糙性呼吸音。多见于支气管炎或肺部炎症的早期。

(三) 啰音

啰音(crackles,rales)包括湿啰音和干啰音,是呼吸音以外的附加音,正常情况下肺内不应听到。啰音形成机制见图3-7-12。根据其性质不同可分为以下几种。

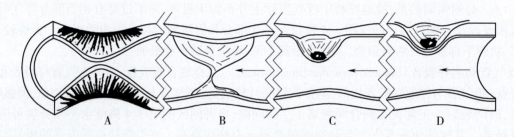

图3-7-12　啰音发生机制
A. 管腔狭窄;B. 管腔内有分泌物;C. 管腔内有新生物;D. 管腔受压

1. 湿啰音(moist crackles)　是气流通过呼吸道内的分泌物(如渗出液、痰液、血液或黏液)形成的水泡时,致其破裂所发出的声音。或者气体流经因分泌物粘连而陷闭的肺泡和细支气管时,致其重新充气张开所发出的声音,也被称为水泡音或爆裂音。

湿啰音是呼吸过程中听到的一连串断续而短暂的附加呼吸音,其产生条件有二:一是存在气流,二是气道有分泌物。湿啰音最常于吸气末期听到,深呼吸则更为响亮。有时也出现在呼气早期。

湿啰音可大致分为三类:细湿啰音、中湿啰音和粗湿啰音。

(1) 细湿啰音(fine crackles)　又称小水泡音,发生在小支气管,多在吸气后期出现,咳嗽无法清除。实质上是细支气管和肺泡内分泌物增多的结果,提示细支气管和肺泡炎症或充血。常见于细支气管炎、支气管肺炎等。

肺间质纤维化的患者吸气后期常出现细湿啰音,其声调较高,类似于撕开尼龙扣带时发出的声音,称之为 Velcro 音。

捻发音(crepitus)也是细湿啰音的一种,是一种极细而且均匀的细湿啰音,多在吸气终末闻及,类似于在耳边用手指捻头发的声音。是由于细支气管和肺泡内分泌物增多,细支气管壁和肺泡壁互相吸附黏着,吸气时被气流冲开重新充气所发出的细小爆裂音,可见于细支气管和肺泡炎症或充血,如肺淤血、肺炎、肺泡炎等。正常老年人或长期卧床者在双侧肺底部也可听到捻发音,数次深呼吸或咳嗽后可消失,为原先通气不足(肺不张)的区域重新充气所致,一般无临床意义。

(2) 中湿啰音(medium crackles)　又称中水泡音,发生在中等大小的支气管,多在吸气中期出现。其声音类似于在手指间转动 1 支干雪茄发出的声音,或类似于新开启的碳酸饮料发出的"嘶嘶"声。见于支气管炎、支气管肺炎等。

(3) 粗湿啰音（coarse crackles） 又称大水泡音,发生于气管、大支气管和部分较小的支气管,其声音相对响亮、粗糙。一般剧烈咳嗽可清除或部分清除。在急性肺炎的消散期,因产生较多黏稠的分泌物,此时可听到粗湿啰音。临终前的患者由于咳嗽反射严重抑制,呼吸道常聚积黏稠的分泌物,发出十分粗糙的湿啰音,有时不借助听诊器也能听到。中湿啰音和粗湿啰音在呼吸周期中出现的时间早于细湿啰音。

有些结核病变只有咳嗽方能引发出湿啰音,这种情形临床上并不少见。可嘱患者尽量深呼吸,而后再稍咳嗽,这样,咳嗽时或咳嗽后就能立即听到一连串的中湿啰音。这种湿啰音用其他方法无法引出,被称为咳后湿啰音或潜在湿啰音。它的出现,尤其是在肺尖部,对肺结核的早期诊断很有帮助。

2. 干啰音（rhonchi） 干啰音与湿啰音有着本质的不同,是气体流经狭窄的气管、支气管和细支气管时发出的连续性的,类似于吹奏管乐器或拉小提琴的呼吸附加音,音调较高,吸气和呼气时都可闻及,呼气期比吸气期更为明显。干啰音的音响强度和性质随时间而明显改变,有时可被咳嗽清除或部分清除。发生在大气道的干啰音有时不用听诊器即可闻及,称之为喘鸣音。

干啰音的发生是双向的,空气进入而后离开阻塞部位时都可发生。只要有空气流经狭窄部位,就会发出干啰音。气道阻塞或狭窄的原因有:肿大淋巴结或纵隔肿瘤形成的外压性狭窄,肺癌、渗出物、黏膜炎症或水肿及支气管平滑肌痉挛等形成的内在性狭窄。这两种情形都伴有气管支气管树的狭窄和不规则,因而形成湍流而发出干啰音。双侧肺部均可听到干啰音,多见于支气管哮喘、慢性支气管炎和急性左心功能不全等。局限性的干啰音则由局部支气管狭窄所致,可见于支气管结核或肿瘤等。

根据音调的高低,干啰音可分为高调干啰音和低调干啰音。

(1) 高调干啰音（sibilant wheezes） 又称哮鸣音或哨笛音。音调高,带有喘息、吱吱声或带乐性,发生于细支气管和小支气管。

(2) 低调干啰音（sonorous wheezes） 又称鼾音（rhonchus rale）。音调低,常带有呻吟或鼾音性质,是由于气管或大支气管被堵塞所致。多发生在气管或主支气管。

(四) 语音共振

语音共振（vocal resonance）的检查方法与语音震颤基本相同。嘱被检查者重复发出"一"的声音,喉部发声产生的振动通过气管 – 支气管肺泡树传导至胸壁,用听诊器听到的声音即为语音共振。正常情况下,经听诊器听到的语音共振声音不如直接人耳听到的响亮、清晰,音节也含糊难辨,无法听清被检查者说的什么。语音共振在靠近气管和主支气管的区域听得最响亮,而肺底部则最弱。

语音共振的变异情况与语音震颤完全相同。异常的语音共振包括支气管语音、耳语音、胸语音、羊鸣音及语音共振减弱。

1. 支气管语音（bronchophony） 是指语音共振强度增加,且更加清晰。支气管语音的出现常伴随有语音震颤增强,叩诊浊音及支气管呼吸音,多见于肺实变的患者。

2. 耳语音（whisper） 被检查者发声时使用耳语,声带不参与发声。正常耳语音在气管和主支气管所在区域的前后,即正常情况下听到支气管肺泡呼吸音的区域能闻及。耳语音都很轻微,不易分辨,肺底部的耳语音可能完全听不到。耳语音的出现提示肺实变。

3. 胸语音（pectoriloquy） 意指能明确地分辨词语,其音节听起来就像耳语一样清楚。其声音可能极弱,但更多的时候听起来好像直接对着听诊器末端耳语一样。胸语音只是增强的支气管语音的一种形式,但有时比支气管语音更容易检查出来。胸语音的出现常提示肺实变。

4. 羊鸣音（egophony） 是支气管语音的一种变异形式,不仅音响增强,音质也发生改变,听起来带有鼻音或"哞"音。肺实变区、胸腔积液上部或少量积液伴有肺实变时偶可听到羊鸣音。这种支气管语音性质变异的确切原因尚不清楚。

5. 语音共振减弱 见于令语音震颤减弱和呼吸音减弱或消失的同样情形下,即胸腔产生的振动传导受阻,如胸膜增厚、气胸、肥胖或完全性支气管阻塞。应当注意的是,胸腔积液时语音共振和语音震颤通常都减弱,但偶尔在积液区上部由于肺组织压缩或其下肺叶发生实变,而该区域引流支气管通畅的时候,其语音共振和语音震颤实际上可能反而增强。

(五) 胸膜摩擦音

正常情况下脏胸膜和壁胸膜的表面光滑,胸膜腔内有微量液体起润滑作用,在呼吸过程中两层胸膜相互摩擦滑动是不发出声音的。但当胸膜表面由于炎症或纤维素渗出时变得粗糙,如胸膜炎、肺梗死或邻近区域肺炎等,此时两层胸膜在呼吸过程中互相摩擦,产生一种摩擦的声音,称之为胸膜摩擦音(pleural friction rub)。胸膜摩擦音带有一种比较特征性的摩擦性质,常被描述为皮革摩擦声。其声音类似于用一只手的手掌按住耳朵,另一只手的手指在其手背上摩擦所听到的声音。胸膜摩擦音比较浅表,听起来像是在听诊器末端发出的一般,通常在呼吸周期的两个时相都能听到,一般于吸气末或呼气初期比较明显。有时平静呼吸时听不到胸膜摩擦音,仅在深呼吸时才能听到。胸膜摩擦音一般在侧胸壁或前侧胸壁最容易听到,吸气和呼气期都有,比较贴近胸腔表面,最常听到胸膜摩擦音的部位是在前侧胸壁下方,由于此处呼吸时胸廓活动度最大,两层胸膜摩擦最明显。单单在肺尖区听到胸膜摩擦音的情况极为罕见,因为该处呼吸时胸廓的活动度比较小。胸膜摩擦音有时与肌肉运动发出的声音或粗糙的湿啰音很难鉴别,此时,将听诊器胸件向胸壁方向加压可使胸膜摩擦音的响度增加,也有助于鉴别。

胸膜摩擦音可随体位变化而消失或出现。少量胸腔积液时,可有胸膜摩擦音,当胸腔积液增多时,两层胸膜被分开,此时胸膜摩擦音可消失,而当胸腔积液量减少,两层胸膜又接触时,可再次出现。胸膜摩擦音常发生于纤维蛋白性胸膜炎、肺梗死、胸膜肿瘤及尿毒症等患者。

▶▶▶ 第四节　呼吸系统常见异常发现及其鉴别 ◀◀◀

一、肺实变

(一) 症状

肺实变(lung consolidation)是一种临床体征,可出现在许多肺部疾病中,主要表现为渗出,渗出物中含有浆液、纤维蛋白和细胞成分等,代替空气充满于肺泡内,从而导致肺泡含气量减少、肺质地致密化,但肺体积一般不发生变化。最常发生肺实变的疾病是由各种细菌感染引起的大叶性肺炎。临床上表现为全身中毒症状,咳嗽,胸痛,咳铁锈色痰,严重者可出现呼吸困难及发绀。

(二) 体征

1. 视诊　呼吸过速,患侧呼吸运动减弱。
2. 触诊　气管居中,患侧语音震颤增强,胸廓扩张度减弱,若病变累及胸膜,则可触及胸膜摩擦感。
3. 叩诊　患侧病变部位叩诊浊音。
4. 听诊　患侧病变部位语音共振增强,可闻及支气管呼吸音、细湿啰音或中等湿啰音,累及胸膜时能闻及胸膜摩擦音。

(三) 特殊检查

影像学检查有助于诊断。X线胸片上可见密度均匀的致密影,多数可见支气管充气征。炎症累及肺段或肺叶可表现为片状或三角形致密影,累及胸膜时可见患侧肋膈角变钝或少量胸腔积液等(图3-7-13)。

(四) 鉴别诊断

肺实变根据体征及影像学表现可诊断,但需注意以下几种疾病的鉴别。

1. 大叶性肺炎　中青年人多见,常急性起病,多有诱因,出现寒战、高热、咳嗽、咳铁锈色痰、胸痛等症状,外周血白细胞增多,痰涂片见革兰阳性成对球菌。

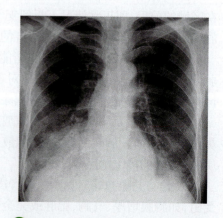

图3-7-13　胸部X线片示双下肺实变影

2. **肺结核**　青年多见,可出现午后低热、盗汗、消瘦、咯血,痰结核菌常阳性。

3. **肺癌引起的阻塞性肺炎**　发病年龄多为中老年,常有刺激性咳嗽和咯血,起病缓慢,抗生素疗效差,肺部阴影吸收慢。

4. **肺梗死**　常见于有心脏瓣膜病史或静脉血栓史患者,表现为突发胸痛、咯血、心悸,呼吸困难,持续性低氧血症。

二、肺气肿

肺气肿(emphysema)指终末细支气管远端(包括呼吸性细支气管、肺泡管、肺泡囊和肺泡)气腔增大,并伴有腔壁破坏性改变的一种病理状态,主要包括阻塞性肺气肿、老年性肺气肿、代偿性肺气肿及灶性肺气肿等。阻塞性肺气肿最为常见。

(一) 症状

早期肺气肿症状不明显,或在劳累时感觉呼吸困难,随着病情发展,呼吸困难逐渐加重,以致休息时也感呼吸困难。肺气肿发病缓慢,多有慢性咳嗽、咳痰史。

(二) 体征

1. **视诊**　桶状胸,胸廓呼吸运动减弱,肋间隙增宽。

2. **触诊**　气管居中,胸廓扩张度减小,双侧语音震颤减弱。

3. **叩诊**　双肺过清音,肺下界下移,肺下界移动度减少,心浊音界缩小。

4. **听诊**　心音遥远,双肺呼吸音减弱,呼气延长,语音共振减弱。

(三) 特殊检查

1. **影像学检查**　胸廓扩张,肋间隙增宽,肋骨平行,膈肌低平,两肺野的透亮度增加(图3-7-14)。心影狭长,肺动脉增宽。

2. **肺功能检查**　肺功能测定[特别是残气量与肺总量比值(RV/TLC)]是诊断肺气肿最可靠的依据。肺气肿的肺功能改变:残气量/肺总量比值(RV/TLC)增大,第一秒用力呼气量FEV1、最大通气量(MVV)均降低。

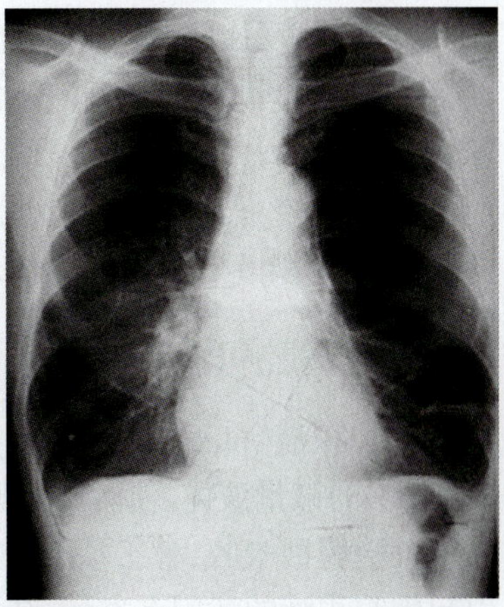

图 3-7-14　肺气肿(X线胸片)
患者两肺透亮度增加,膈肌低平,
肋骨平行,肋间隙增宽

(四) 鉴别诊断

肺气肿应与以下疾病相鉴别。

1. **支气管哮喘**　表现为反复发作性伴有哮鸣音的呼气性呼吸困难,一般无慢性咳嗽、咳痰史,发作时两肺满布哮鸣音,缓解后可无症状。

2. **支气管扩张症**　其临床特征为慢性咳嗽伴大量脓痰和反复咯血,病变部位常有固定的湿啰音,可有杵状指(趾)。X线检查常见下肺纹理粗乱或呈卷发状,支气管造影或胸部CT检查可确定诊断。

3. **肺结核**　常有发热、盗汗、乏力、消瘦等结核中毒症状,以及咳嗽、咯血等呼吸系统症状。痰结核菌检查可明确诊断。

4. **肺癌**　患者年龄多在40岁以上,有长期吸烟史,常有刺激性咳嗽,反复发生或持续痰中带血,以及胸痛等临床症状。痰脱落细胞检查或经纤维气管镜活检一般可明确诊断。

三、肺不张

肺不张(atelectasis)指肺含气量减少,伴肺容积缩小的一种病理改变,是多种胸部疾病引起的一种并发症,常见的原因有肿瘤、炎症、结核、异物吸入、气胸及黏液块阻塞气管等。肺不张可以累及一侧全肺、一个肺叶或仅一小块肺组织。

(一) 症状

小块肺不张可无症状。一叶以上的肺不张常有呼吸困难、阵发性咳嗽、胸痛、发绀、心动过速,有时伴有休克现象。

(二) 体征

肺不张的体征视肺不张的病因、范围及程度不同而异,肺不张的典型体征为:

1. 视诊　患侧肋间隙狭窄或变小,胸廓塌陷,呼吸运动减弱。

2. 触诊　气管向患侧偏移,患侧胸廓扩张度减小,语音震颤减弱或消失。

3. 叩诊　病变部位浊音或实音,心脏向患侧偏移。

4. 听诊　患侧呼吸音减弱或消失,语音共振减弱或消失。

(三) 特殊检查

1. 影像学检查　X线检查是肺不张最主要的诊断依据。患侧肺容积减小,密度增高呈均匀毛玻璃状,胸廓塌陷,肋间隙变窄,气管及纵隔向患侧移位、同侧膈面升高,其他邻近肺组织可有代偿性肺气肿(图 3-7-15)。

2. 纤维支气管镜检查　是肺不张病因诊断中最有价值的手段。

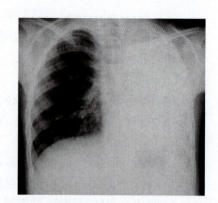

(四) 鉴别诊断

肺不张应与以下疾病相鉴别。

1. 肺实变　肺叶或肺段密度增高,但无体积缩小,无气管及纵隔移位。

2. 中叶炎症　无体积缩小,无横裂、斜裂移位。

3. 叶间积液　在X线侧位片上呈梭形,无气管、肺门移位。

图 3-7-15　左肺肺不张

四、胸腔积液

胸腔积液(pleural effusion)指多种原因引起的胸膜腔内液体增多的现象。正常情况下胸膜腔内有 1~30 mL 的微量液体,使两层胸膜保持润滑,以减少呼吸时两层胸膜之间的摩擦。这些液体由壁胸膜生成,又从脏胸膜回吸收,处于动态平衡。当动态平衡被打破后,引起产生加速或吸收减少均可导致胸腔积液。引起胸腔积液的病因有炎症、结核、肿瘤、充血性心力衰竭、肝硬化、肾病综合征等。

(一) 症状

少量胸腔积液时患者多无症状,偶出现呼吸时胸痛。积液多时,可出现明显呼吸困难及压迫症状。

(二) 体征

少量胸腔积液,可无阳性体征。中等量或以上胸腔积液体征如下。

1. 视诊　呼吸浅快,患侧胸廓饱满,肋间隙增宽,呼吸运动减弱受限。

2. 触诊　气管向健侧偏移,患侧胸廓扩张度减小,语音震颤减弱或消失。

3. 叩诊　积液区叩诊浊音或实音。

4. 听诊　积液区呼吸音减弱或消失,语音共振减弱或消失,心音遥远。积液区上方肺压迫不张,可闻及支气管呼吸音。

(三) 特殊检查

1. 影像学检查　胸腔积液因积液量的多少和所在部位的不同,而有不同的X线表现。少量胸腔积液可见肋膈角变钝或消失。中等量积液时,可见患侧胸腔内低外高的大片均匀致密阴影。大量胸腔积液时,一侧胸部显示为均匀浓密影,有时仅肺尖区透明,纵隔向健侧移位。包裹性胸腔积液边缘光滑饱满,不随体位改变而改变(图 3-7-16)。

2. 超声检查　是局限性胸腔积液最好的检查方法之一,并广泛用于胸腔穿刺定位。

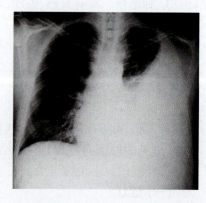

图 3-7-16　左侧胸腔积液

（四）鉴别诊断

胸腔积液的诊断时,应首先鉴别渗出液与漏出液。渗出性胸腔积液最常见的病因为结核性胸膜炎,以年轻患者为多,结核菌素试验阳性。其次为癌性胸腔积液,以中老年人为多,有吸烟史,影像学、脱落细胞学检查常有阳性发现。漏出性胸腔积液可能与左心衰竭、低蛋白血症等有关。

五、气胸

任何原因引起胸膜破损,空气进入胸膜腔内,即为气胸(pneumothorax)。气胸分为外伤性气胸、人工气胸、自发性气胸。其中自发性气胸最为常见。自发性气胸是在没有外伤或创伤性操作情况下发生的气胸,常继发于肺部基础病变,以胸膜下大疱破裂、慢性阻塞性肺气肿、肺结核等多见。

（一）症状

气胸患者主要症状为胸痛、胸闷和呼吸困难等,其程度与积气量的多寡及原来肺内病变范围有关。

（二）体征

少量气胸,可无阳性体征。胸腔积气较多时可有以下体征。

1. 视诊 呼吸浅快,患侧胸廓饱满,肋间隙增宽,呼吸运动减弱受限。
2. 触诊 气管向健侧偏移,患侧胸廓扩张度减小,语音震颤消失。
3. 叩诊 患侧呈鼓音。左侧气胸时,心浊音界变小或叩不出;右侧气胸时,肝浊音界下移。
4. 听诊 患侧呼吸音减弱或消失,语音共振减弱或消失。

（三）特殊检查

影像学检查 X线检查是诊断气胸的重要方法。典型X线表现为肺向肺门萎陷呈圆球形阴影,气体常聚集于胸腔外侧或肺尖,局部透亮度增加,无肺纹理(图3-7-17)。

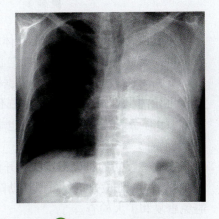

图3-7-17 右侧气胸

（四）鉴别诊断

根据突发的胸痛、呼吸困难、气胸体征及X线表现即可初步诊断气胸。但还应与以下疾病相鉴别。

1. 急性心肌梗死 可表现为突发的前胸痛,伴大汗、呼吸困难。患者多为老年人,有高血压、冠心病病史,心电图和心肌酶谱可见典型表现。

2. 急性肺栓塞 可出现急起的呼吸困难、胸痛、咯血等症状,多有静脉血栓史、心房颤动、高凝状态等病理因素。D-二聚体增高明显,心电图有相应变化。

3. 肺大疱 指位于肺周边部位的巨型肺大疱。患者常有气急等症状,无突发胸痛,胸部X线检查可见圆形或椭圆形气腔,其内有细小的条状纹理。

六、支气管哮喘

支气管哮喘(bronchial asthma)是由多种细胞和细胞组分参与的气道慢性炎症性疾病。

（一）症状

临床表现为发作性伴有哮鸣音的呼气性呼吸困难或发作性的胸闷和咳嗽,严重者被迫采取坐位或端坐呼吸,咳大量白色泡沫痰,甚至出现发绀。可自行或经治疗后缓解。可反复发作。

（二）体征

发作间歇期时,可无阳性体征。发作时可有以下体征。

1. 视诊 呼吸浅快,严重者呈端坐位,可有三凹征。
2. 触诊 呼吸动度减小,语音震颤减弱。
3. 叩诊 过清音。

4. 听诊 语音共振减弱或消失。两肺布满干啰音和哮鸣音。

(三) 特殊检查

1. 影像学检查 在哮喘发作时可见两肺透亮度增加,呈过度充气状态;在缓解期多无明显异常。如并发呼吸道感染,可见肺纹理增加及炎症性浸润阴影。

2. 肺功能检查 缓解期肺通气功能多数在正常范围。在哮喘发作时,呈阻塞性通气功能障碍。气道阻力增加,第1秒用力呼气量(FEV1),1秒率(FEV1/FVC%),呼气峰值流量(PEFR)均减少。用力肺活量减少、残气量增加、功能残气量和肺总量增加,残气占肺总量百分比增高。经过治疗后可逐渐恢复。

(四) 鉴别诊断

1. 心源性哮喘 见于急性左心衰竭,多表现为夜间阵发性呼吸困难,无发作缓解再发作特点,发作时咳粉红色泡沫痰。双肺底可闻及湿性啰音。抗心力衰竭治疗后可消失。

2. 慢性支气管炎 多见于中老年,多有吸烟史,长期咳嗽、咳痰伴喘息,秋冬加重,夏季缓解,两者对于 β_2 激动剂、糖皮质激素治疗反应有明显差别。

3. 肺嗜酸细胞增多症 以反复哮喘发作为特征,中年起病,咳嗽常更突出,血中嗜酸性粒细胞中度增高,血 IgE 和痰中嗜酸性粒细胞明显增高。血中嗜酸性粒细胞极度升高并伴有肺部为主的脏器浸润为其特征,可与哮喘鉴别。

(王 虹)

▶▶▶ 第五节 心脏检查 ◀◀◀

心脏检查(物理检查)是全身体检的重要组成部分。心脏检查是指应用传统的视、触、叩、听的检查方法来判断有无心脏病,并初步确定心脏病的病因,病变的性质、部位和程度,特别是反复检查体征的变化更具有临床意义。一些心脏病依据视、触、叩、听诊检查的结果即可诊断。尽管现代诊断技术和检查方法日新月异,但是心脏检查仍然是必不可少且十分重要的诊断方法,医生必须熟练掌握。某些心脏检查的异常,如心音改变或奔马律等,也非特殊器械检查所能发现。因此,心脏的物理检查必须得到应有的重视。

心血管疾病的正确诊断离不开认真、细致的心脏检查。心脏检查可得到心脏有无疾病及何种疾病的初步印象。心脏检查结果可以帮助医师选择针对性的器械检查,也可由此决定选择哪些必要的特殊检查,避免重复和扩大检查。

心脏检查注意事项:① 心脏检查应在一个安静、光线充足的诊室内进行,前者有利于听诊,后者有利于视诊。② 患者一般取仰卧位,医生多位于患者右侧,门诊条件下也可取坐位。有时为确定某一异常体征,需采用两种以上的检查方法或取多个体位进行反复检查而加以判断。③ 有一副适耳的听诊器,具备钟型和膜型两个胸件。钟型胸件适合于听低频声音,如二尖瓣狭窄的舒张期隆隆样杂音;膜型胸件能滤过部分低频声音而适合于听高频声音,如主动脉瓣关闭不全的舒张期叹气样杂音。④ 心脏检查时应全神贯注,一般按视诊、触诊、叩诊、听诊顺序依次进行,以规范的手法,进行全面、系统、细致的检查,全面地了解心脏情况,以免遗漏重要体征。

一、视诊

受检者一般取仰卧位或坐位,充分暴露胸部,光线最好来源于左侧。检查者站在受检者右侧,除一般观察胸廓轮廓外,医生需蹲下,视线与胸廓等高,双眼视线与心前区呈切线方向。心脏视诊内容包括心前区有无隆起与凹陷、心尖搏动及心前区异常搏动。

(一) 心前区局部隆起或凹陷

正常人心前区(前胸)左右对称,无异常隆起与凹陷。

1. 心前区局部隆起 心脏病所致心前区隆起常见胸骨下段及胸骨左缘第3、4、5肋间的局部隆起,往往提示心脏增大,患有器质性心脏病,特别是在儿童时期患先天性心脏病、风湿性心脏病、心肌炎后心肌病等器质性心脏病时。多见于法洛四联症、肺动脉瓣狭窄等所致的右心室肥大(图3-7-18),少数情况见于儿童期风湿性心瓣膜病二尖瓣狭窄所致的右心室肥大或伴有大量渗出液的儿童期慢性心包炎。由于儿童胸部骨骼尚在发育中,增大的心脏压迫胸壁而向外隆起影响了胸廓正常发育而形成。位于胸骨右缘第2肋间其附近局部隆起,多为主动脉弓动脉瘤或升主动脉扩张所致,常伴有搏动。

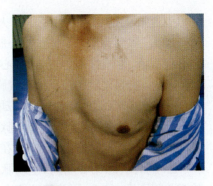

图3-7-18　心前区隆起

2. 心前区凹陷　指胸骨向后移位,见于漏斗胸,一般为先天性。

(二) 心尖搏动

心尖搏动(apical impulse)主要由于心室收缩时心脏摆动,左心室前壁在收缩早期向前冲击前胸壁相应部位,致使该部位肋间软组织向外搏动而形成。

1. 正常心尖搏动　正常成年人心尖搏动位于第5肋间,左锁骨中线内侧0.5~1.0 cm,距胸骨正中线7.0~9.0 cm,搏动范围直径为2.0~2.5 cm。体胖者胸壁肥厚、肺气肿及女性乳房下垂时可使正常的心尖搏动不易看见。

2. 心尖搏动移位

(1) 影响心尖搏动位置的生理性因素

1) 体位　正常仰卧时心尖搏动略上移。左侧卧位时,心尖搏动向左移2.0~3.0 cm,右侧卧位可向右移1.0~2.5 cm。侧卧位时心尖搏动位置若无变化,提示可能有粘连性心包胸膜炎等胸腔内病变存在。

2) 体型　肥胖体型者、小儿及妊娠时,横膈位置较高,使心脏呈横位,心尖搏动向上外移,可在第4肋间左锁骨中线外。若体型瘦长(特别是处于站立或坐位)使横膈下移,心脏呈垂位,心尖搏动移向内下,可达第6肋间。

3) 呼吸　深吸气时横膈下降,心尖搏动可下移至第6肋间,深呼气时横膈上升,心尖搏动则上移。

4) 年龄　婴儿及儿童的心脏呈横位,心脏体积与胸廓容积之比较成年人大,因此,心尖搏动的位置可在第4肋间左锁骨中线偏外处。

5) 妊娠　妊娠时,横膈位置较高,使心脏呈横位,心尖搏动向上外移。

(2) 影响心尖搏动位置的病理性因素　有心脏本身因素或心脏以外的因素(如纵隔、横膈位置改变)。

1) 心脏疾病　导致的心脏增大。凡能排除心脏以外的因素,心尖搏动移至左锁骨中线以外,即可认为是心脏增大。① 左心室增大:心尖搏动向左下移位,有时可达腋中线,提示左心室舒张末容积增加,射血分数减少;② 右心室增大时,心脏呈顺钟向转位,由于右心室的解剖位置在胸骨后,胸骨的限制使得心尖搏动向左移位,甚至可稍向上,但不向下移位;③ 全心增大时,心尖搏动也向左下移位,但常伴有心界向两侧扩大;④ 先天性右位心者,心尖搏动位于右侧与正常心尖搏动相对应位置。

2) 胸部疾病　能引起纵隔及气管移位的胸腔内及肺部疾病,均可使心尖搏动移位。一侧胸腔积液或气胸,可将纵隔推向健侧,心尖搏动亦稍向健侧移位。一侧肺不张或胸膜粘连,纵隔向患侧移位,心尖搏动则稍向患侧移位。胸廓或脊柱畸形时,胸腔内脏器的位置发生变化,心尖搏动亦相应移位。

3) 腹部疾病　大量腹腔积液、腹腔内巨大肿瘤等可使腹腔内压增高,横膈位置升高,从而使心尖搏动位置上移。

3. 心尖搏动强度与范围的改变

(1) 生理情况下　体胖、胸壁肥厚、乳房悬垂或肋间隙狭窄时心尖搏动较弱,搏动范围也缩小。体瘦、儿童、胸壁薄或肋间隙增宽时心尖搏动较强,范围也较大。另外,剧烈运动与情绪激动时,心脏活动加强,心尖搏动也随之增强且范围扩大。

(2) 病理情况下　心尖搏动增强见于心脏病,如左心室肥厚心功能代偿期,心肌收缩力增加,可使心尖搏动明显增强可呈抬举性,范围也较大。此外,心脏外原因,如高热、严重贫血、甲状腺功能亢进症,也可引起心尖搏动增强且范围扩大。心尖搏动减弱常见于心肌病变、心肌收缩力下降,常有搏动的范围明显增大(搏动弥散),如扩张型心肌病和急性心肌梗死等。此外,心尖搏动减弱还应考虑其他因素影响,如心包积液、缩窄性心包炎,由于心脏与前胸壁距离增加使心尖搏动减弱。心脏以外的病理性影响因素,如肺气肿、左侧大量胸腔积液或气胸等,也可以使心尖搏动减弱或消失。

(三)心前区其他部位异常搏动

1. **胸骨左缘第 2 肋间(肺动脉瓣区)收缩期搏动** 多见于肺动脉扩张或肺动脉高压,也可见于少数正常青年人(特别是瘦长体型者)在体力活动或情绪激动时。

2. **胸骨右缘第 2 肋间(主动脉瓣区)及胸骨上窝搏动** 多见于主动脉弓或升主动脉瘤或扩张,主动脉瓣关闭不全、贫血、甲状腺功能亢进时,该处搏动可较明显。

3. **胸骨左缘第 3、4 肋间搏动** 当心脏收缩时在此部位出现强有力而较持久的搏动,持续至第二心音开始,为右心室持久的压力负荷增加所致的右心室肥厚征象,多见于先天性心脏病所致的右心室肥厚,如肺动脉瓣狭窄等。右心室长期的容量负荷增加所致的右心室增大者,如房间隔缺损等,也可出现收缩期搏动,但较轻而且时限短促。

4. **剑突下搏动** 该搏动可能是右心室搏动,也可由腹主动脉搏动产生。病理情况下,前者可见于肺源性心脏病右心室肥大者,后者常由腹主动脉瘤引起。鉴别搏动来自右心室或腹主动脉的方法有两种:其一是患者深吸气后,搏动增强则为右心室搏动,减弱则为腹主动脉搏动。其二是手指平放从剑突下向上压入前胸壁后方,右心室搏动冲击手指末端,而腹主动脉搏动则冲击手指掌面。生理情况下,剑突下搏动可能来自心脏垂位时的右心室搏动或消瘦者正常的腹主动脉搏动。

心前区搏动及其临床意义见表 3-7-2。

表 3-7-2　心前区搏动及其临床意义

搏动部位	临床意义
胸骨左缘第 2 肋间	肺动脉高压、肺动脉扩张、正常人
胸骨右缘第 2 肋间及胸骨上窝	主动脉扩张、主动脉瓣关闭不全,贫血,甲亢
胸骨左缘第 3、4 肋间	右心室肥大、瘦弱者
剑突下搏动	右心室肥大、垂位心、腹主动脉搏动

二、触诊

心脏触诊内容有心尖搏动及心前区搏动、震颤及心包摩擦感。与视诊同时进行,能起互补效果。触诊方法是检查者先用右手全掌在心前区检查开始,注意心尖搏动的位置及有无震颤(图 3-7-19)。然后逐渐缩小到用手掌尺侧(小鱼际)或示指、中指并拢后的指腹确定心尖搏动的准确位置、范围,是否弥散,有无抬举性搏动(图 3-7-20,图 3-7-21)。以后用右手掌在心底部及左缘第 3、4 肋间触诊,注意有无震颤及心包摩擦感。必要时用手掌尺侧(小鱼际)确定震颤的具体位置,判定收缩期还是舒张期(图 3-7-22)。触诊心心包摩擦感时,在患者取前倾坐位及呼气末时较为明显。触诊时按压在胸壁的力量不宜过大,因用力按压可降低手掌触觉感受器的敏感度以致触不到震颤或心包摩擦感,应适当调整按压力量,以求得最佳的效果。

(一)心尖搏动及心前区搏动

触诊可进一步判断心尖搏动或其他搏动的位置、强弱和范围,尤其是视诊不能发现或看不清楚的心尖或其他搏动。仰卧位 25%~40% 的成年人能触及心尖搏动,左侧卧位 50% 的成年人能触及。心脏搏动的速率和节律也可通过触诊了解。心尖搏动触诊对于复杂的心律失常患者结合听诊以确定第一、第二心音(S_1、S_2),或收缩期、舒张期也有重要价值。触诊时心尖搏动冲击胸壁的时间标志着心室收缩期开始,这有助于确定 S_1、收缩期还是舒张期震颤或杂音。

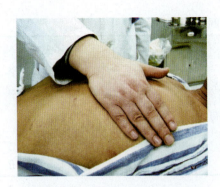

图 3-7-19　心尖搏动及震颤
触诊——手掌法

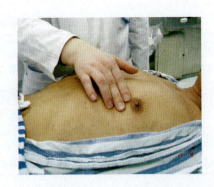

图 3-7-20　心尖搏动
触诊——手指法

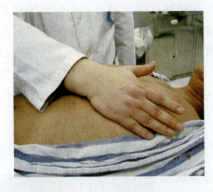

图 3-7-21　心尖区震颤触诊

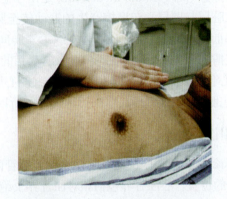

图 3-7-22　心底部震颤触诊

触诊还可判断心尖(或心前)区抬举性搏动。心尖区抬举性搏动是指心尖区徐缓、有力的搏动,可使手指尖端抬起且持续至 S_2 开始,与此同时心尖搏动范围也增大,为左心室肥厚(大)的体征。左心室容量增加患者(如主动脉瓣反流)及胸壁薄或心搏量增加的正常人均可出现心尖搏动增强。原有高动力状态抬举性心尖搏动患者,如果伴有二尖瓣狭窄或左心室充盈受损,会导致心尖搏动正常甚至减弱。如听诊有二尖瓣狭窄的杂音,同时触及抬举性搏动,则必定存在二尖瓣狭窄以外的其他病变,如二尖瓣反流或主动脉瓣反流。胸骨左下缘收缩期抬举性搏动是右心室肥厚的可靠指征。

(二) 震颤

震颤(thrill)是指心脏搏动触诊时手掌感到的一种细小震动感,与猫发怒时喉部摸到的呼吸震颤类似,又称猫喘,是器质性心脏病的特征性体征之一。

震颤发生机制与杂音相同,系血液流经口径较狭窄部位或循异常方向流动形成涡流,造成瓣膜、血管壁或心室壁震动,传至胸壁而触及。一般情况下,震颤的强弱与血流速度、病变狭窄程度及两侧压力阶差密切相关。狭窄越重、血流速度越快、压力阶差越大,震颤越强。但如果狭窄口过小,通过血流过少时可无震颤。此外,震颤的强弱也与胸壁的厚薄有关,胸壁越薄(儿童、消瘦者),则震颤越易触及。在一般情况下,震颤见于某些先天性心血管病或狭窄性瓣膜病变,而瓣膜关闭不全少有震颤,仅在房室瓣重度关闭不全时可触及震颤。

临床上凡触及震颤,均可认为心脏有器质性病变。触诊有震颤,多数也可听到响亮的杂音。也有触诊可觉察到震颤而听诊未闻及杂音的情况,如某些低音调舒张期杂音(如二尖瓣狭窄)。因通常触诊对低频振动较敏感,而听诊对高频振动较敏感。音调较高或较弱的杂音通常不伴震颤。如发现震颤,应注意其出现的时间。可利用心尖搏动和颈动脉搏动来确定,紧随或几乎与其同时出现的则为收缩期震颤。也可以根据听诊时心音与震颤的关系确定震颤出现的时间。

发现震颤后应首先确定其部位及来源(瓣膜、大血管或间隔缺损),其次确定其处于心动周期中的时相(收缩期、舒张期或连续性),最后分析其临床意义(表 3-7-3)。

表 3-7-3　心前区震颤的临床意义

时相	部位	常见疾病
收缩期	胸骨右缘第 2 肋间	主动脉瓣狭窄
	胸骨左缘第 2 肋间	肺动脉瓣狭窄
	胸骨左缘第 3、4 肋间	室间隔缺损
舒张期	心尖区	二尖瓣狭窄
连续性	胸骨左缘第 2 肋间	动脉导管未闭

(三) 心包摩擦感

心包摩擦感 (pericardium friction rub) 是由于急性心包炎症时,心包膜纤维蛋白渗出致心包表面粗糙。心脏搏动时脏层与壁层心包摩擦产生的振动传至胸壁,在胸壁触诊时可触及。心包摩擦感是与胸膜摩擦感相似的心前区振动感,通常在胸骨左缘第 4 肋间较易触及,此处为心包表面的裸区。它与呼吸运动无关而与心脏搏动有关,多呈收缩期和舒张期双相的粗糙摩擦感,收缩期更明显,因为收缩期心脏更靠近胸壁。同理,心包摩擦感在前倾坐位和呼气末(使心脏靠近胸壁)更为明显。随渗液的增多,当心包出现积液后,使心包脏层与壁层分离,摩擦感则消失。所以触到心包摩擦感可诊断为纤维蛋白性心包炎。

三、叩诊

心脏叩诊用于确定心界及判定心脏和大血管的大小、形状及在胸廓内的位置。心浊音界包括相对浊音界及绝对浊音界两部分。心脏不含气,不被肺遮盖的部分叩诊呈绝对浊音,其边界为绝对浊音界。心脏左、右缘被肺遮盖的部分叩诊呈相对浊音,其边界为心脏相对浊音界,通常后者反映心脏的实际大小(图 3-7-23)。心包积液量较多时,绝对浊音界与相对浊音界较为接近。因此,注意分辨这两种心脏心浊音界有一定的临床意义。

(一) 叩诊方法及顺序

叩诊受检者一般取仰卧位,检查者则立位于受检者右侧,以左手中指作为叩诊板指,板指与肋间平行放置(图 3-7-24)。如果某种原因受检者取坐位时,宜保持上半身直立姿势,平稳呼吸。检查者面对受检者站立或坐位,左手叩诊板指可与肋间垂直(与心缘平行)(图 3-7-25),但对消瘦者也可采取左手叩诊板指与肋间平行的手法。必要时分别进行坐、卧位叩诊,并注意两种体位时心浊音界的不同改变。

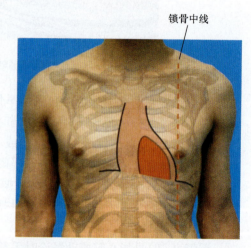

锁骨中线

图 3-7-23　心脏绝对浊音界和相对浊音界

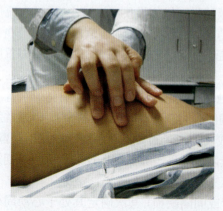

图 3-7-24　心脏叩诊——卧位

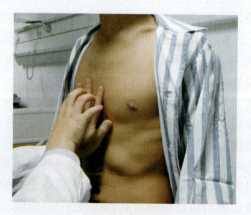

图 3-7-25　心脏叩诊——坐位

叩诊时,板指平置于心前区拟叩诊的部位,以右手中指借右腕关节活动均匀叩击板指,并且由外向内逐渐移动板指,以听到声音由清变浊来确定心浊音界。通常测定左侧的心浊音界用轻叩诊法较为准确,而右侧叩诊宜使用较重的叩诊法,叩诊时也要注意根据患者胖瘦程度等调整力度。另外,必须注意叩诊时板指每次移动距离不宜过大,并在发现声音由清变浊时,需进一步往返叩诊几次,以免得出的心界范围小于实际大小。

通常的顺序是先叩左界,后叩右界。从左侧在心尖搏动外 2~3 cm 处开始,沿肋间由外向内,叩诊音由清变浊时作标记。然后自下而上如此逐个肋间叩诊,直至第 2 肋间。右界叩诊先沿右锁骨中线自上而下叩诊,由清音变为浊音时为肝上界,然后于其上一肋间(一般为第 4 肋间)由外向内叩出浊音界,逐一肋间向上叩诊,直至第 2 肋间。对各肋间叩得的浊音界逐一作出标记,并测量其与前正中线间的垂直距离。

(二) 正常心浊音界及各部分组成

正常心脏左界自第 2 肋间几乎与胸骨左缘一致,第 3 肋间以下起心界逐渐形成一向外凸起的弧形,直至第 5 肋间(此处距前正中线最远),正常心脏第 5 肋间相对浊音界与前正中线的距离为 7~9 cm。右界各肋间几乎与胸骨右缘一致,仅第 4 肋间稍超过胸骨右缘。以胸骨中线至心浊音界线的垂直距离(cm)表示正常成人心相对浊音界(表 3-7-4),并标出胸骨中线与左锁骨中线的间距。

表 3-7-4　正常心脏相对浊音界

右(cm)	肋间	左(cm)	右(cm)	肋间	左(cm)
2~3	Ⅱ	2~3	3~4	Ⅳ	5~6
2~3	Ⅲ	3.5~4.5		Ⅴ	7~9

注:左锁骨中线距前正中线为 8~10 cm

心脏左界第 2 肋间处相当于肺动脉段,第 3 肋间为左心耳,以下心界逐渐形成向外突起的弧形,到第 5 肋间距前正中线最远,第 4、5 肋间为左心室。右界第 2 肋间相当于升主动脉和上腔静脉,第 3 肋间以下为右心房。心上界相当于第 3 肋骨前端下缘水平,第 2 肋间以上又称为心底浊音区,相当于主动脉、肺动脉段。心下界由右心室及左心室心尖部组成。主动脉与心脏左心交接处向内凹陷,称心腰。心脏和大血管在胸壁上的投影见图 3-7-26。

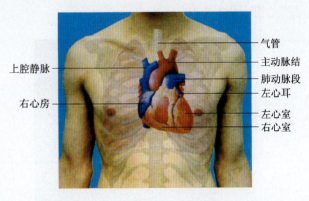

图 3-7-26　心脏和大血管在胸壁上的投影

(三) 心浊音界改变及其临床意义

心浊音界大小、形态和位置可因心脏本身病变及心脏以外因素的影响而发生变化。

1. 心脏以外因素　可以造成心脏移位或心浊音界改变。

(1) 胸壁较厚或肺气肿时,心浊音界变小,重度肺气肿者可能叩不出心浊音界。

(2) 心脏邻近存在可产生浊音的病变时,如胸腔积液、肺浸润或实变、肺部肿块或纵隔淋巴结肿大,心浊音区与胸部病变浊音区可重叠在一起,使心脏本身的浊音区无法辨别。

(3) 一侧大量胸腔积液或气胸可使患侧心界叩不出,心界向健侧移位。一侧胸膜粘连、增厚与肺不张,使心界移向病侧。

(4) 大量腹腔积液或腹腔巨大肿瘤可使横膈抬高、心脏横位,以致叩诊心界向左增大。

(5) 胃内含气量增多时,胃部鼓音区扩大,可影响心脏左界下部叩诊的准确性。

2. 心脏本身病变

（1）左心室增大　心左界向左下增大，心腰加深，心浊音界似靴形，或称"主动脉型"心脏（图 3-7-27）；此种情况常见于主动脉瓣关闭不全、高血压心脏病等。

（2）右心室增大　轻度增大时绝对浊音界增大，相对浊音界增大不明显；显著增大时心界向左、右两侧增大，以向左增大较显著，常见于肺源性心脏病或房间隔缺损等（图 3-7-28）。

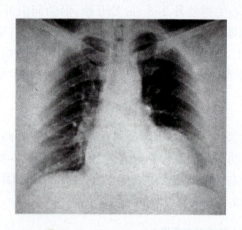
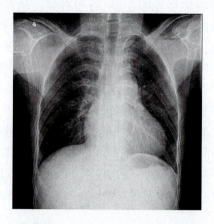

图 3-7-27　"主动脉型"心脏　　　　图 3-7-28　右心室增大心脏

（3）左、右心室增大　心浊音界向两侧增大，且左界向左下增大，称普大型，常见于扩张型心肌病、重症心肌炎等（图 3-7-29）。

（4）左心房增大　左心房显著增大时胸骨左缘第 3 肋间心界增大，心腰部消失甚至膨出。伴有肺动脉高压时，心腰更为丰满或膨出。二尖瓣狭窄时，左心房及肺动脉均扩大，心浊音界如梨形，或称"二尖瓣型"心脏（图 3-7-30）。

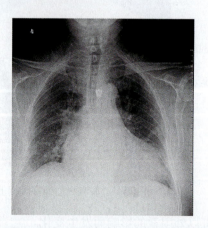
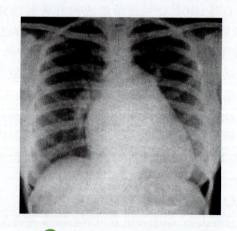

图 3-7-29　普大型心脏（扩张型心肌病）　　　图 3-7-30　"二尖瓣型"心脏

（5）主动脉扩张或升主动脉瘤　第 1、2 肋间心浊音区增宽，常伴收缩期搏动（图 3-7-31）。

（6）心包积液　心包积液达到一定量时，心浊音界向两侧增大，相对浊音界、绝对浊音界几乎相同，并随体位而改变，坐位时心界呈三角形烧瓶样，卧位时心底部浊音增宽。随体位而改变的心浊音界是心包积液与其他疾病的鉴别点之一（图 3-7-32）。

四、听诊

心脏听诊是视、触、叩、听中最重要和较难掌握的方法。听诊可获得心率、心律、心音、额外心音、心脏杂音和心包摩擦音等多种信息。

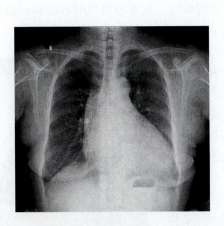

图3-7-31 升主动脉扩张

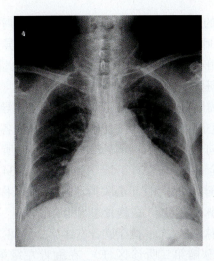

图3-7-32 心包积液

（一）听诊注意事项

1. **环境** 听诊时环境应安静,医生注意力要高度集中,仔细认真地按规范方法听诊。

2. **听诊器的使用** 避免隔衣听诊。听诊器的胶管不能打折。膜型体件需紧贴皮肤,听诊时可稍用力,能滤过部分低音调声音而适用于听高音调声音,如主动脉瓣关闭不全舒张期叹气样反流性杂音、瓣膜关闭音、收缩期附加音。钟型体件轻放在胸前皮肤,听诊时不能用力,适合于听低音调声音,如二尖瓣狭窄舒张期隆隆样杂音、奔马律等。

3. **听诊体位** 检查者一般站在患者床旁的右侧,门诊时坐在患者对面。患者常用体位有4种,平卧位、左侧卧位、坐位和坐位前倾(图3-7-33)。患者多取平卧位,必要时可嘱患者改变体位,有助于听清和辨别心音和杂音。如疑有二尖瓣狭窄,宜嘱患者取左侧卧位。如疑有主动脉瓣关闭不全,患者宜取坐位及上半身前倾位。

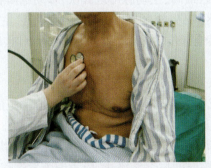

坐位

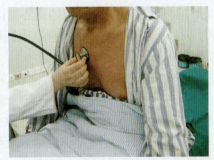

坐位前倾

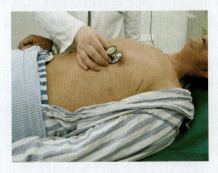

平卧位

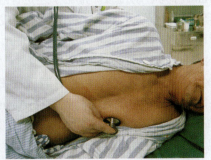

左侧卧位

图3-7-33 心脏听诊体位

4. 呼吸的影响 心脏杂音或异常心音常受呼吸的影响,右心系统产生的心脏杂音或异常心音在深吸气时增强,深呼气时减弱,而左心系统的杂音或异常心音则相反。主要与吸气时右心回心血量增加,右心室心排血量相对增加有关;而呼气时左心回心血量增加,左心室心排血量相对增加有关。

(二) 心脏瓣膜听诊区

心脏各瓣膜开放与关闭时所产生的声音传导至体表最易听清的部位称心脏瓣膜听诊区。相应的区域是由各瓣膜产生的声音沿血流方向传导到胸壁的特定部位而命名,所以与瓣膜的解剖部位不完全一致。通常有5个听诊区(图3-7-34),它们分别为:

1. 二尖瓣区(M) 位于心尖搏动最强点,又称心尖区。

2. 肺动脉瓣区(P) 在胸骨左缘第2肋间。

3. 主动脉瓣区(A) 位于胸骨右缘第2肋间。

4. 主动脉瓣第二听诊区(E) 在胸骨左缘第3肋间,又称Erb区。

5. 三尖瓣区(T) 在胸骨体下端左缘或右缘。

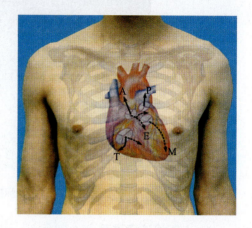

图3-7-34 心脏各瓣膜听诊区

需要指出的是,这些通常的听诊区域是假定心脏结构和位置正常的情况下设定的,在心脏病心脏结构和位置发生改变时,需根据心脏结构和位置改变的特点和血流的方向,适当移动听诊部位和扩大听诊范围,对于某些心脏结构异常的心脏病尚可取特定的听诊区域。

(三) 听诊顺序

设定听诊顺序,有助于防止遗漏和全面地了解心脏状况,适用于初学者。通常听诊顺序可以从二尖瓣区开始,逆时针方向依次听诊,再听肺动脉瓣区,然后为主动脉瓣区、主动脉瓣第二听诊区,最后是三尖瓣区。二尖瓣区 S_1 清楚,心率不太快时心尖区辨别 S_1、S_2 并不困难。肺动脉瓣区 S_2 清楚,可作为辨别 S_1、S_2 最可靠的依据,并以此区分为收缩期和舒张期。

因为瓣膜损害和杂音出现的概率不同,即二尖瓣区最高,主动脉瓣区其次,肺动脉瓣和三尖瓣器质性病变少见,据此而采用"8"字形听诊顺序:即从心尖区(二尖瓣区)开始,随后依次听诊主动脉瓣区、肺动脉瓣区、三尖瓣区。对疑有心脏病的患者,还应听诊其他部位,如颈部、腋下区、锁骨下区、肩胛间区等。

(四) 听诊内容

听诊内容包括心率、心律、心音、额外心音、心脏杂音和心包摩擦音。

1. **心率**(heart rate) 指每分钟心搏次数。正常成年人在安静、清醒的情况下心率范围为60~100次/min,女性稍快,老年人偏慢,儿童较快,<3岁的儿童多在100次/min以上。凡成年人心率超过100次/min,婴幼儿心率超过150次/min称为心动过速。运动、兴奋、激动等生理情况下心率增快,可达100~150次/min。如心率突然增快至160~240次/min,持续一段时间后突然终止,应考虑阵发性室上性心动过速。心率低于60次/min称为心动过缓。常见于迷走神经张力增高、病态窦房结综合征,二度和三度房室传导阻滞、颅内压增高、阻塞性黄疸、甲状腺功能减退症或服用某些药物(普萘洛尔、美托洛尔等)者。但运动员、长期从事体力劳动者,安静时心率可低于60次/min,并无病理意义。

2. **心律**(heart rhythm) 指心脏搏动的节律。正常成年人心律基本规则,部分青年人可出现随呼吸改变的心律,吸气时心率增快,呼气时减慢,称呼吸性窦性心律不齐(sinus arrhythmia),一般无临床意义。听诊所能发现的心律失常最常见的有期前收缩(premature beat)和心房颤动(atrial fibrillation)。

(1) **期前收缩(早搏)** 是指在规则心律基础上,突然提前出现一次心搏,其后有一较长间歇。如果期前收缩规律出现,可形成联律,例如连续每一次窦性搏动后出现一次期前收缩,称二联律;每两次窦性搏动后出现一次期前收缩,则称为三联律,以此类推。期前收缩按其来源可分为房性、交界性和室性三种,听诊难以辨认,借助于心电图易辨别。

(2) **心房颤动(房颤)** 听诊特点是心律绝对不规则、S_1 强弱不等和脉率少于心率,即脉搏短绌或短细脉（pulse deficit）。房颤时心房肌失去正常规则、有力的收缩，而是变为极为迅速、微弱而不规则的颤动（350~600 次 /min）。同时大部分心房下传的激动在房室结内受到干扰而不能下传至心室，而下传的激动毫无规律，因而心室收缩极不规则，心室舒张期长短不一，使心音强弱不等，部分弱的搏动心排血量显著下降，不能将足够的血液输送到周围血管，周围血管不能产生搏动或搏动很弱而不能触及，从而发生脉搏短细。心房颤动的常见原因有二尖瓣狭窄、高血压病、冠心病和甲状腺功能亢进症等，少数原因不明称特发性。房颤可以是阵发性，也可以是慢性持续性，后者更为多见。

3. 心音（heart sound）　心音有四个，按其在心动周期中出现的先后次序，可依次命名为第一心音（first heart sound，S_1）、第二心音（second heart sound，S_2）、第三心音（third heart sound，S_3）和第四心音（fourth heart sound，S_4）。健康人心脏可以听到两个性质不同的声音交替出现，分别是 S_1、S_2。通常情况下，只能听到 S_1、S_2。在部分健康儿童和青少年中听到较弱的 S_3。S_4 一般听不到，如听到多为病理性（图 3-7-35）。

（1）正常心音

1）第一心音　S_1 由四种成分组成：第一成分为心房收缩的终末部分引起的心室振动；第二、第三成分主要是因为二尖瓣和三尖瓣的关闭，瓣叶突然紧张引起振动而发出声音所致。第四成分是心室肌收缩、半月瓣的开放、血流冲击心室壁和大血管壁所引起的振动。第一、第四成分为低频、低振幅的振动，第二、第三成分为较高频率和较高振幅的振动。第二、第三成分是 S_1 产生的主要部分。S_1 标志着心室收缩的开始，一般在心电图 QRS 波群后 0.02~0.04 s。

听诊特点为：① 音调较低。② 声音较响。③ 性质较钝。④ 占时较长（持续约 0.1 s）。⑤ 与心尖搏动同时出现。⑥ 心尖部听诊最清楚。

2）第二心音　S_2 由四种成分组成：其中第二成分为主动脉瓣和肺动脉瓣的关闭引起瓣膜振动，为较高频率和较高振幅的振动，构成 S_2 主要成分，是 S_2 可听到的成分。S_2 的第二成分还可分为两个成分，主动脉瓣关闭在前，形成该音的主动脉瓣成分；肺动脉瓣关闭在后，形成该音的肺动脉瓣成分。此外，房室瓣开放，心室舒张开始时心肌舒张和乳头肌、腱索的振动，以及血流对大血管壁的冲击而引起的振动，也参与 S_2 的构成。S_2 出现在心室等容舒张期，标志着心室舒张的开始，约在心电图 T 波的终末或稍后。

听诊特点：① 音调较高。② 强度较低。③ 性质较清脆。④ 占时较短（持续约 0.08 s）。⑤ 在心尖搏动后出现。⑥ 心底部听诊最清楚。

心脏听诊最基本的技能是判定 S_1 和 S_2，才能正确判断收缩期和舒张期，并进一步确定额外心音或杂

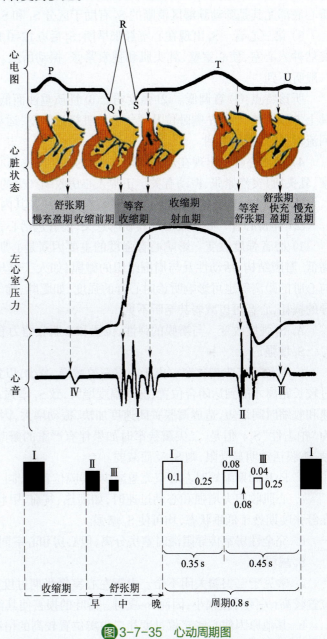

图 3-7-35　心动周期图

音所处的心动周期时相,以及与 S_1、S_2 间的时间关系。通常情况下,S_1 与 S_2 的判断并无困难。鉴别要点有:① S_1 音调较低而时限较长,S_2 音调较高而时限较短。② S_1 在心尖区较响而 S_2 在心底部较响。③ S_1 至 S_2 的间距较 S_2 至下一搏动 S_1 的间距短,即舒张期较收缩期为长。

一般情况下,S_1、S_2 的鉴别不难,但是在某些病理情况下,如复杂的心律失常时,心率加快,舒张期缩短,心音间的间隔不明显,同时音调也不易区别,往往需借助于下列两点进行判别:① 心尖或颈动脉的向外搏动与 S_1 同步或几乎同步,其中利用颈动脉搏动判别 S_1 更为方便。② 当心尖区听诊难以区分时,可先听心底部尤其是肺动脉瓣区清晰的 S_2 有助于区分 S_1 和 S_2。

3)第三心音 S_3 出现在心室舒张早期,S_2 后 0.12~0.18 s。S_3 的产生可能系心室舒张早期血流自心房突然冲入心室,使心室壁、乳头肌和腱索紧张、振动所致。S_3 通常只在部分儿童和青少年中听到,成年人一般听不到。

听诊特点:① 音调低。② 强度弱。③ 性质重浊而低钝。④ 持续时间短(约 0.04 s)。⑤ 在心尖区及其上方较清楚。⑥ 左侧卧位及呼气末心脏接近胸壁,运动后加快的心搏逐渐减慢,以及下肢抬高使静脉回流增加时,更易听到。

4)第四心音 出现在舒张晚期,S_1 前约 0.1 s 处,与心房收缩使房室瓣及其相关组织(瓣膜、瓣环、腱索、乳头肌)突然紧张、振动有关。正常人心房收缩产生的低频振动人耳听不到。

听诊特点:低调、微弱、沉浊、时间短,在心尖区及其内侧较明显。

(2)异常心音 心音改变及其临床意义,前者包括心音强度、性质改变和心音分裂。

1)心音强度改变 影响心音强度的主要因素是心肌收缩力、收缩速率、心室充盈程度、瓣膜位置的高低、瓣膜结构、活动性及与周围组织的碰撞(如人工瓣与瓣环或支架的碰撞)等。此外,胸壁厚度、胸壁与心脏的距离等也可影响听诊时心音的强度,如肥胖、肺气肿、胸腔积液、心包积液等情况下,由于声音传导的损耗,心音可以减弱甚至听不见。

A. S_1 强度改变 与瓣膜的弹性、位置和心肌收缩力有关。

S_1 增强

a. 常见于二尖瓣狭窄。由于心室充盈减慢、减少,以致在心室开始收缩时二尖瓣位置低垂,瓣叶须经过较长距离才能到达闭合位置,振动幅度增大,致 S_1 增强;心室充盈减少使心室收缩时左心室内压上升加速和收缩时间缩短,造成瓣膜关闭速度加快,振动增大,因而 S_1 增强。此时增强的 S_1 音调高而清脆,称之为"拍击性" S_1。但是,二尖瓣狭窄时如果伴有严重的瓣叶病变,瓣叶显著纤维化或钙化,使瓣叶增厚、僵硬,瓣膜活动明显受限,则 S_1 反而减弱。

b. P-R 间期缩短时左心室充盈减少,瓣膜位置低,同上原因使 S_1 增强。

c. 心肌收缩力增强和心动过速时,如高热、贫血、甲状腺功能亢进症等,舒张期变短,充盈不足,瓣膜在舒张晚期处于低垂状态,均可使 S_1 增强。

d. 完全性房室传导阻滞时室房分离,但心房和心室同时收缩时亦可使 S_1 增强,又称"大炮音"。

S_1 减弱

a. 常见于二尖瓣关闭不全。由于左心室舒张期过度充盈,使二尖瓣漂浮,以致在心室收缩前二尖瓣位置较高,关闭时振幅小,因而 S_1 减弱。瓣叶的损害使其活动减小,S_1 减弱。

b. 其他原因使心室充盈过度和二尖瓣位置较高的情况,如心电图 P-R 间期延长、主动脉瓣关闭不全等,可致 S_1 减弱。

c. 心肌炎、心肌病、心肌梗死或心力衰竭时,由于心肌收缩力减弱均可致 S_1 减弱。

S_1 强弱不等 常见于心房颤动、频发性室性期前收缩及完全性房室传导阻滞。

B. S_2 强度改变 与大血管(主动脉或肺动脉)内的压力(大血管与心腔之间的压力阶差)和半月瓣的完整性、弹性有关。S_2 有两个主要成分:主动脉瓣(A_2)和肺动脉瓣(P_2)成分,通常 A_2 在主动脉瓣区听诊最清楚,P_2 在肺动脉瓣区听诊最清晰。一般情况下,幼年及青少年 $P_2>A_2$ 而老年人则相反,中年人此两处的 S_2 强弱几乎相等($P_2=A_2$)。

S_2 增强

a. 主动脉内压力增高(体循环阻力增高或血流增多)时,主动脉瓣关闭有力,振动大,以致 S_2 的主动脉瓣部分(A_2)增强或亢进,可呈高调金属撞击音;亢进的 A_2 可向心尖区及肺动脉瓣区传导,见于高血压、动脉粥样硬化。

b. 肺动脉压力增高(肺循环阻力增高或血流量增多)时,肺动脉瓣关闭时受到血流冲击较大,右心室流出道血流骤然减速引起瓣叶的关闭有力、振动大,S_2 的肺动脉瓣部分(P_2)亢进,可向胸骨左缘第3肋间和主动脉瓣区传导,但不向心尖传导,见于左向右分流的先天性心脏病(如房间隔缺损、室间隔缺损、动脉导管未闭等)、二尖瓣狭窄、肺源性心脏病伴肺动脉高压、左心衰竭等。

S_2 减弱　由于体循环或肺循环阻力降低、血流减少或主动脉、肺动脉瓣膜受损时,可分别导致 S_2 的 A_2 或 P_2 减弱,见于低血压、主动脉瓣或肺动脉瓣狭窄或关闭不全、瓣叶粘连、钙化等。

C. S_1、S_2 同时改变

增强　多见于运动、情绪激动、贫血、甲状腺功能亢进等心脏活动增强时。胸壁薄者听诊心音清晰,并非心音增强。

减弱　多见于心肌严重受损和休克等循环衰竭时。肥胖、心包积液、左侧胸腔大量积液、肺气肿、胸壁水肿等,心音传导受阻,S_1、S_2 均减弱。

2) 心音性质改变　心肌严重病变时,S_1 失去原有性质且明显减弱,S_2 音也减弱,S_1、S_2 极相似,可形成"单音律"。当心率增快,收缩期与舒张期时限几乎相等时,听诊类似钟摆声,又称"钟摆律",此音调常见于胎儿心音,故又称"胎心律",为心肌严重受损的重要体征之一,如大面积急性心肌梗死和重症心肌炎等。

3) 心音分裂(splitting of heart sounds)　正常生理条件下,心室收缩与舒张时两个房室瓣与两个半月瓣的关闭并非绝对同步,三尖瓣较二尖瓣延迟关闭 0.02~0.03 s,肺动脉瓣迟于主动脉瓣约 0.03 s,上述时间差不能被人耳分辨,听诊仍为一个声音。当 S_1 或 S_2 的两个主要成分之间的间距延长,导致听诊时一个心音分裂为两个性质相同的成分即称心音分裂。

S_1 分裂　生理情况下只有少数儿童和青年可以听到。病理情况下,常见于心室电或机械活动延迟,使三尖瓣关闭明显迟于二尖瓣。电活动延迟见于完全性右束支传导阻滞,机械活动延迟见于肺动脉高压、肺动脉狭窄、右心衰竭、先天性三尖瓣下移畸形、二尖瓣狭窄或心房黏液瘤等。心尖区可闻及 S_1 分裂。S_1 的分裂一般并不因呼吸而有变异。

S_2 分裂　临床上较常见,以肺动脉瓣区听诊明显。可以分为以下几种情况(图 3-7-36)。

A. 生理性分裂(physiologic splitting)　由于深吸气时因胸腔负压增加,右心回心血流增加,右心室排血时间延长,使肺动脉瓣关闭延迟,如果肺动脉瓣关闭明显迟于主动脉瓣关闭,则可在深吸气末在肺动脉瓣区听到 S_2 分裂,呼气时这两个成分的间距缩短,人耳听不出分裂声。可见于大多数正常人,尤其是青少年和儿童。

B. 通常分裂(general splitting)　是 S_2 分裂最常见类型,如完全性右束支传导阻滞、肺动脉瓣狭窄、二尖瓣狭窄时,右心室射血时间延长,肺动脉瓣关闭明显延迟于主动脉瓣,可产生 S_2 分裂;或左心室射血时间缩短,主动脉关闭时间提前。

C. 固定分裂(fixed splitting)　常见于房间隔缺损,

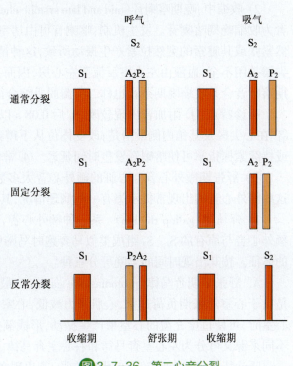

图 3-7-36　第二心音分裂

S_2 的分裂不受吸气或呼气的影响,心音两个成分间的时距相对固定。房间隔缺损,有左心房向右心房的血液分流,右心血流量增加,排血延长,肺动脉关闭明显延迟致 S_2 分裂。吸气时增加的右心房回心血量及右心房压使血液左向右分流减少,呼气时右心房回心血量减少,但左向右分流增加,从而使右心房容量和右心室排血量保持相对恒定,形成 S_2 固定分裂。

D. 反常分裂(paradoxical splitting) 又称逆分裂(reversed splitting),在呼气末较明显,而深吸气末反而不清楚。由于完全性左束支传导阻滞、主动脉狭窄、重度高血压等病理情况下,主动脉瓣关闭明显迟于肺动脉瓣,即 P_2 在前,A_2 在后,吸气时 P_2 延迟,与 A_2 时距缩短,分裂不明显;而呼气时 P_2 与 A_2 时距较吸气时大,分裂明显。S_2 反常分裂几乎都是病理性的,具有临床意义。

4. 额外心音(extra cardiac sound) 指在正常 S_1、S_2 之外听到的额外出现的一种心音,与心脏杂音不同,多数为病理性。大部分出现在 S_2 之后 S_1 之前即舒张期,如奔马律、开瓣音和心包叩击音等。也可出现在 S_1 之后即收缩期,如收缩期喷射音和喀喇音。多数情况下出现一个额外心音,与原有的 S_1、S_2 构成三音律(triple rhythm),少数可出现两个附加心音,则构成四音律(quadruple rhythm)。

(1) 收缩期额外心音 心脏在收缩期也可出现额外心音,可分别发生于收缩早期或中、晚期,较舒张期额外心音少见,其临床意义较小。

1) 收缩早期喷射音(early systolic ejection sound) 又称收缩早期喀喇音(early systolic ejection click),紧接于 S_1 后 0.05~0.07 s。其产生机制:在主动脉或肺动脉扩张或压力增高的情况下,收缩早期心室射血时主动脉或肺动脉突然紧张发生振动;或主动脉瓣或肺动脉瓣狭窄时但瓣膜活动尚好的情况下,心室射血刚开始时瓣膜凸向主动脉或肺动脉,产生振动而发出的声音。根据发生部位可分为肺动脉收缩期喷射音和主动脉收缩期喷射音。

听诊特点:① 附加音出现较早,S_1 后 0.05 s 以上。② 高频爆裂样声音,高调、短促而清脆。③ 肺动脉收缩期喷射音在肺动脉瓣区最响,吸气时减弱,呼气时增强。④ 主动脉收缩期喷射音在主动脉瓣区听诊最响,可向心尖传导,不受呼吸影响。⑤ 当瓣膜钙化和活动减弱时,此喷射音可消失。

肺动脉收缩期喷射音见于肺动脉高压、原发性肺动脉扩张、轻中度肺动脉瓣狭窄和房间隔缺损、室间隔缺损、动脉导管未闭等疾病。主动脉收缩期喷射音见于高血压、主动脉瘤、主动脉瓣狭窄、主动脉瓣关闭不全与主动脉缩窄等疾病。

2) 收缩中、晚期喀喇音(mid and late systolic click) 出现在 S_1 后 0.08 s 者称收缩中期喀喇音,0.08 s 以上者为收缩晚期喀喇音。发生机制:喀喇音可由房室瓣(多数为二尖瓣)在收缩中、晚期脱入左心房,瓣叶突然紧张或其腱索的突然拉紧产生振动所致,这种情况临床上称为二尖瓣脱垂。由于二尖瓣脱垂可造成二尖瓣关闭不全,血液由左心室反流至左心房,因而二尖瓣脱垂患者可同时伴有收缩晚期杂音。收缩中、晚期喀喇音合并收缩晚期杂音也称二尖瓣脱垂综合征。

听诊特点:① 附加音出现较晚,S_1 后 0.08 s 以上。② 高调、短促、清脆,如关门落锁的 ka-ta 样声音。③ 在心尖区及其稍内侧最清楚;改变体位从下蹲到直立可使喀喇音在收缩期的较早阶段发生,而下蹲位或持续紧握指掌可使喀喇音发生时间延迟。④ 常伴收缩晚期杂音。

(2) 舒张期额外心音 心脏的额外心音大多数在舒张期出现,可分别发生于收缩早期、中期和晚期,这些额外心音的出现常提示患有一些病理情况,其临床意义较大。

1) 奔马律(gallop rhythm) 系一种额外心音,发生在舒张期的三音心律,由于常同时存在心率增快,额外心音与原有的 S_1、S_2 组成类似马奔跑时马蹄触地发出的声音,故称奔马律。奔马律是心肌严重损害的体征。按其出现时间的早晚可分三种。

A. 舒张早期奔马律(protodiastolic gallop) 最为常见,出现在舒张早期,在 S_2 之后 0.15 s。一般认为是由于心室舒张期负荷过重,心肌张力减低,心室壁顺应性减退,以致心室舒张时,血液自心房快速注入心室时,可使过度充盈的心室壁产生振动,形成额外心音,故也称室性奔马律(ventricular gallop)。根据其不同来源又可分为左心室奔马律和右心室奔马律。

听诊特点:①音调较低;②强度较弱;③出现在舒张早期,在 S_2 之后,与 S_1 和 S_2 的时间间距相仿;④通常心率较快时出现,因此类似马奔跑;⑤ 左心室奔马律在心尖区稍内侧,呼气时响亮;⑥ 右心室奔马律则在剑突下或胸骨左缘第 5 肋间,吸气时响亮。

其出现的时间和发生机制与 S_3 相似,又称 S_3 奔马律。但是它与生理性 S_3 又有一些重要的区别:① 舒张早期奔马律见于器质性心脏病,生理性 S_3 见于健康人,尤其是儿童和青少年;② 奔马律多伴有心率快(常在 100 次 /min 以上),而生理性 S_3 则在心搏缓慢时(运动后由快变慢时)较易发现;③ 奔马律的 3 个心音间距大致相同,性质亦相近,而 S_3 则距 S_2 较近;④ 奔马律的强度超过 S_3(S_3 病理性增强为 S_3 奔马律);⑤ 奔马律不受体位影响,生理性 S_3 则常在坐位或立位时消失,平卧位明显。

舒张早期奔马律的出现,反映左心室功能低下,舒张期容量负荷过重,心肌功能严重障碍,提示有严重器质性心脏病,常见于心力衰竭、急性心肌梗死、重症心肌炎与扩张型心肌病等。治疗后随病情好转,奔马律可消失,故可作为病情好转的标志之一。

B. 舒张晚期奔马律(late diastolic gallop) 发生较晚,出现在心室收缩期开始之前(在 S_1 前约 0.1 s),又称收缩期前奔马律(presystolic gallop)。该奔马律的发生是由于心室舒张末期压力增高或顺应性减退,心房为克服增大的心室充盈阻力而加强收缩所产生的异常心房音,故又称房性奔马律(atrial gallop)。多见于阻力(后)负荷过重引起心室肥厚的心脏病,如高血压性心脏病、肥厚型心肌病、主动脉瓣狭窄、肺动脉瓣狭窄等。舒张晚期奔马律绝大多数来自左心房,来自右心房的极少见。

听诊特点为:① 音调较低;② 强度较弱;③ 距 S_2 较远,较接近 S_1;④ 在心尖区稍内侧听诊最清楚;⑤ 易与 S_1 分裂相混淆,S_1 分裂的两个成分声音性质大致相同,而收缩期前奔马律的额外心音性质较钝,并在心搏加速时易听到。

2) 开瓣音(opening snap) 又称二尖瓣开放拍击声,常位于 S_2 后 0.05~0.06 s,见于二尖瓣狭窄而瓣膜尚柔软有弹性时。由于舒张早期血液自高压力的左心房迅速流入左心室,导致弹性尚好的瓣叶迅速开放后又突然停止,使瓣叶振动引起的拍击样声音。

听诊特点:① 音调高;② 历时短促而响亮、清脆,呈拍击样;③ 在心尖区及其内上方听诊最清楚;④ 呼气时增强。

开瓣音需注意与 S_2 分裂及 S_3 的鉴别:S_2 分裂在肺动脉瓣区听得最清楚,分裂的两个声音性质相同,距离较短,多在深吸气时更清楚,时相上早于开瓣音。S_3 声音低弱,距 S_2 较远(0.12~0.18 s)。

开瓣音具有重要的临床意义,提示二尖瓣轻、中度狭窄,可作为二尖瓣瓣叶弹性及活动尚好的间接指标,是二尖瓣分离术适应证的重要参考条件。二尖瓣严重狭窄、瓣膜钙化或伴有明显二尖瓣关闭不全时开瓣音消失。

3) 心包叩击音(pericardial knock) 在 S_2 后 0.09~0.12 s 出现的额外心音。发生机制为舒张早期心室快速充盈时,由于心包增厚,阻碍心室舒张,以致心室在舒张过程中被迫骤然停止,导致室壁振动而产生的声音。听诊特点:中频、较响而短促,胸骨左缘下段和心尖区最易闻及。见于缩窄性心包炎。

4) 肿瘤扑落音(tumor plop) 在 S_2 后 0.08~0.12 s。发生机制为黏液瘤在舒张期随血流进入左心室,撞碰房、室壁和瓣膜,瘤蒂柄突然紧张产生振动所致。听诊特点:出现时间较开瓣音晚,声音类似,但音调较低,在心尖或其内侧胸骨左缘第 3、4 肋间最易闻及,且随体位改变。见于心房黏液瘤患者。

(3) 医源性额外音 由于心血管病治疗技术的发展,人工器材置入心脏,可导致额外心音。常见的如人工瓣膜音,即在置换人工金属瓣后均可产生瓣膜开关时撞击金属支架所致的金属乐音,音调高、响亮、短促。人工二尖瓣开瓣音在胸骨左下缘最明显而关瓣音在心尖区最响。人工主动脉瓣开瓣音在心底及心尖区均可听到,而关瓣音则仅在心底区闻及。

几种常见的三音律及心音分裂的听诊特性比较见表 3-7-5 和图 3-7-37。

5. 心脏杂音(cardiac murmurs) 是指在心音与额外心音之外,在心脏收缩或舒张期,血液在心脏或血管内产生湍流所致心室壁、瓣膜或血管壁振动,产生持续时间较长的异常声音,性质特异,可与心音完全分开,亦可与心音相连。

(1) 杂音产生的机制 正常血流呈层流状态,不产生杂音。在血流加速、异常血流通道、血流管径以

表 3-7-5 几种常见的三音律及心音分裂的听诊特性比较

	出现时间	听诊部位	性 质	临床意义
生理性 S_3	舒张早期，S_2 后 0.12~0.18 s	心尖区或其内上方	音较弱、音调低	健康儿童及青年
S_1 分裂	S_1 两音之间隔 >0.35 s	心尖区	音短促，两音相同	右束支阻滞等
收缩早期喀喇音	紧跟 S_1 之后	主动脉或肺动脉区	音调高、响亮、清脆，短促	主动脉或肺动脉高压或扩张
收缩晚期喀喇音	S_1 后≥0.08 s	心尖区及其内侧	高调、较强、短促，部分伴收缩晚期杂音	二尖瓣脱垂
S_2 分裂	S_2 两音之间隔 >0.35 s	肺动脉瓣区	音短促，两音相同	健康青年，右束支阻滞，房间隔缺损
开瓣音	舒张早期，S_2 后 0.07 s	心尖区及其内上方	音调高，响亮、清脆，短促拍击样	二尖瓣狭窄
心包叩击音	舒张早期，S_2 后 0.10 s	心尖区和胸骨下段左缘	较响、短促	缩窄性心包炎
舒张早期奔马律	舒张早期，S_2 后约 0.15 s	心尖区	音调较低钝，声音较响，心率较快	心肌损伤
收缩期前奔马律	舒张晚期，S_1 前 0.1 s	心尖区稍内侧	音调低，声音较弱，心率较快	心肌肥厚、损伤

及血流黏滞度改变等异常情况下，可使层流转变为湍流，进而形成漩涡，冲击心壁、大血管壁、瓣膜、腱索等使之振动而在相应部位产生杂音。具体机制如下（图 3-7-38）。

1）血流加速 血流速度越快，就越容易产生漩涡，杂音也越响。例如剧烈运动、严重贫血、高热、甲状腺功能亢进等，使血流速度明显增加。

2）血流通道或瓣膜开放口径狭窄 血流通过狭窄处会产生湍流而形成杂音，是形成杂音的常见原因。如二尖瓣狭窄、主动脉瓣狭窄、肺动脉瓣狭窄、先天性主动脉缩窄等。此外，也可由于心腔或大血管（主动脉或肺动脉）扩张导致的瓣口相对狭窄，血流通过时也可产生旋涡，形成湍流而出现杂音。

3）瓣膜关闭不全 心脏瓣膜由于器质性病变（畸形、粘连或穿孔等）形成的关闭不全或心腔扩大导致的相对性关闭不全，反流血液经过关闭不全的部位会产生旋涡而出现杂音。这也是产生杂音的常见原因。如主动脉瓣关闭不全的主动脉瓣区舒张期杂音，高血压心脏病左心室扩大导致的二尖瓣相对关闭不全的心尖区收缩期杂音。

4）异常血流通道 在心腔内或大血管间存在异常通道，如室间隔缺损，动脉导管未闭或动、静脉瘘等，血流经过这些异常通道时会形成旋涡而产生杂音。

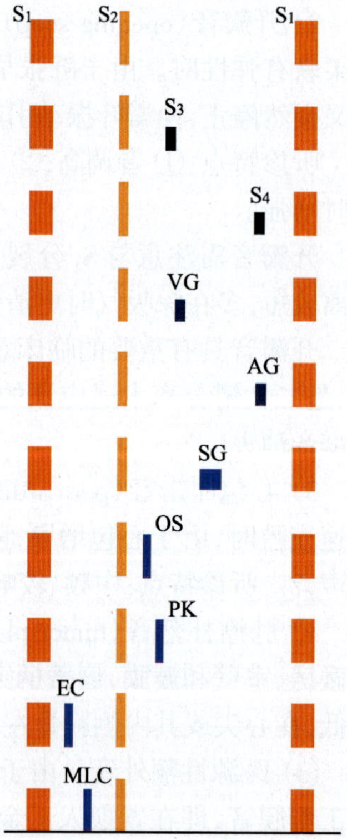

5）心腔内漂浮物或异常结构 心室内假腱索或乳头肌、腱索断裂的残端在心腔内摆动、漂浮，均可能扰乱血液层流而产生漩涡、出现杂音。

6）大血管瘤样扩张 动脉壁由于病变或外伤发生局限性扩张，形成动脉瘤，血液自正常的动脉管腔流经扩张的部位时形成涡流而产生杂音。

（2）杂音的特性与听诊要点 听诊杂音时注意杂音的出现时间、最响部位和传导方向、性质、强度以

图 3-7-37 常见三音律示意图

S_1:第一心音 S_2:第二心音 S_3:第三心音
S_4:第四心音 EC:收缩早期喀喇音
MLC:收缩中晚期喀喇音 OS:开瓣音
PK:心包叩击音 VG:室性奔马律
SG:重叠型奔马律 AG:房性奔马律

及与呼吸、体位和运动的关系,正确识别杂音并判定其临床意义。

1) 出现时期　不同时期的杂音反映不同的病变。可分为收缩期杂音(systolic murmurs)、舒张期杂音(diastolic murmurs)、连续性杂音(continuous murmurs)和双期杂音(收缩期与舒张期均出现但不连续的杂音)。还可根据杂音在收缩期或舒张期出现的早、晚,而进一步分为早期、中期、晚期或全期杂音。如二尖瓣关闭不全的收缩期杂音可占整个收缩期,甚至可掩盖 S_1,称全收缩期杂音。二尖瓣器质性狭窄的杂音出现在舒张中、晚期。主动脉关闭不全的杂音在舒张早期出现,可占据整个舒张期,持续至 S_1。主动脉或肺动脉狭窄的杂音出现在收缩中期。连续性杂音是血液在收缩和舒张期均从同一高压腔从异常通道向低压腔分流,如动脉导管未闭。注意连续性杂音与双期(收缩和舒张期)杂音的区别,后者的产生机制和时相与前者完全不同。一般认为,舒张期杂音和连续性杂音均为器质性杂音,而收缩期杂音则可能系器质性或功能性。

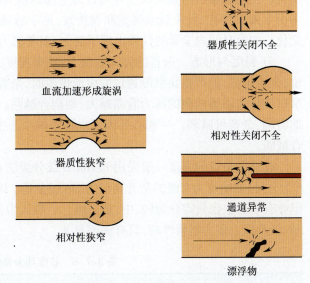

图3-7-38　杂音产生机制

血流加速形成旋涡

器质性狭窄

相对性狭窄

器质性关闭不全

相对性关闭不全

通道异常

漂浮物

2) 最响部位　杂音最响部位常与病变部位有关。杂音在某瓣膜听诊区最响,则提示病变部位位于该区相应瓣膜。如杂音在心尖区最响,提示二尖瓣病变;杂音在主动脉瓣区或肺动脉瓣区最响,则分别提示为主动脉瓣或肺动脉瓣病变;如在胸骨左缘第3、4肋间闻及响亮而粗糙的收缩期杂音,应考虑室间隔缺损等。

3) 传导方向　杂音可循血流方向传导,亦可经周围组织向外扩散,但后者传导范围较小。由于杂音的来源不同,听诊的最强部位和传导方向均有所不同,杂音的传导方向有助于判断杂音的来源及其病理性质。心尖区收缩期杂音不传导者往往是功能性杂音。二尖瓣器质性关闭不全时血流从左心室向左心房方向反流,因此所产生的收缩期杂音则向左腋下或左肩胛下区传导。二尖瓣狭窄时血流从左心房流向左心室受阻,因此产生的舒张期杂音较局限。血流通过狭窄的主动脉瓣时所产生的收缩期杂音,沿血流方向传导到颈部、胸骨上窝。经肺动脉瓣的血流进入肺循环,而且血流速度较慢,因此肺动脉瓣狭窄的收缩期杂音虽可向周围传导,但范围较局限,且不能上达颈部。主动脉瓣关闭不全的舒张期杂音主要沿胸骨左缘下传,并可达心尖,而肺动脉瓣关闭不全的舒张期杂音向下传导的距离较短,仅及第3、4肋间处,但右心室扩大显著时亦可传导至心尖区。三尖瓣关闭不全时的收缩期杂音可传至心尖区。

由于许多杂音具有传导性,在心脏任何听诊区听到的杂音除考虑相应的瓣膜病变外,尚应考虑是否由其他部位传导所致。一般杂音传导得越远,则其声音将变得越弱,但性质仍保持不变。可将听诊器自某一听诊区逐渐移向另一听诊区,若杂音逐渐减弱,只在某一听诊区杂音最响,则可能仅是这一听诊区相应的瓣膜或部位有病变,其他听诊区的杂音是传导而来的。若移动时,杂音先逐渐减弱,而移近另一听诊区时杂音有增强且性质不相同,应考虑两个瓣膜或部位均有病变。

4) 性质　指由于杂音的不同频率而表现出音色与音调的不同。杂音的音色临床上常以生活中类似的声音来描述,如吹风样、隆隆样(雷鸣样)、叹气样(哈气样、泼水样)、机器样(拉锯样)、喷射样、乐音样(鸟鸣样、鸥鸣样、鸽鸣样、雁鸣样)等。临床上根据音调的高低分为柔和以及粗糙两种。一般功能性杂音较柔和,器质性杂音较粗糙。不同的病变有不同音调与音色的杂音,反映着不同的病理变化。杂音的频率常与形成杂音的血流速度有关。

临床上可根据杂音的性质,推断不同的病变。如心尖区舒张期隆隆样杂音是二尖瓣狭窄的特征。心尖区粗糙的吹风样全收缩期杂音,常指示二尖瓣关闭不全。心尖区柔和而高调的吹风样杂音常为功能性杂音。主动脉瓣区舒张期叹气样杂音为主动脉瓣关闭不全等。乐音样杂音为高调具有音乐性质的杂音，多由于瓣膜穿孔、乳头肌或腱索断裂所致，见于感染性心内膜炎。病程中杂音的性质可随病情的变化而变化。如短时间内杂音的性质出现了变化，多考虑为感染性心内膜炎。

5) 强度与形态　杂音的强弱取决于：狭窄程度、血流速度、压力阶差、心肌收缩力。一般狭窄程度越重，杂音越强，但严重狭窄能通过的血流极少时，杂音反而减弱或消失。血流速度增加时杂音可增强。狭窄口或异常通道两侧的压力阶差越大，则杂音越强。心肌收缩力越大，则杂音越强；当心力衰竭时心肌收缩力弱，杂音可减弱。一些心外因素也可影响杂音的强弱，如肥胖胸壁增厚、肺气肿、心包积液等可使杂音减弱。

收缩期杂音的强度一般采用 Levine 6 级分级法（表 3-7-6）。杂音分级的记录方法：杂音级别为分子，6 为分母；如响度为 2 级的杂音则记为 2/6 级杂音。因为舒张期杂音绝大多数为器质性，所以一般不分级，但亦有学者主张只需分为轻、中、重三级。一般认为，1/6 和 2/6 级收缩期杂音多为功能性的，无病理意义。3/6 级及以上多为器质性的，具有病理意义。

表 3-7-6　收缩期杂音强度 Levine 6 级分级法

级别	响度	听诊特点
1	最轻	很弱，且所占时间很短，须在安静环境下仔细听诊才能听到
2	轻度	弱，但较易听到
3	中度	较响亮，容易听到
4	响亮	杂音响亮
5	很响	更响亮，且向四周甚至背部传导，但听诊器离开胸壁则听不到
6	最响	极响震耳，甚至听诊器离开胸壁一定距离也可听到

杂音形态是指在心动周期中杂音强度的变化规律，用心音图记录，构成一定的形态，仔细听诊也能分辨。常见的杂音形态有 5 种：① 递增型杂音（crescendo murmur）：杂音由弱逐渐增强，如二尖瓣狭窄的舒张期隆隆样杂音。② 递减型杂音（decrescendo murmur）：杂音由较强逐渐减弱，如主动脉瓣关闭不全时的舒张期叹气样杂音。③ 递增递减型杂音（cresendo-decrescendo murmur）：又称菱形杂音，即杂音由弱转强，再由强转弱，如主动脉瓣狭窄的收缩期杂音。④ 连续性杂音（continuous murmur）：杂音由收缩期（S_1）开始，逐渐增强，高峰在 S_2 处，舒张期开始渐减，直到下一心动周期的 S_1 前消失，其形态实际上是一个占据收缩期和舒张期的大菱形杂音，如动脉导管未闭的连续性杂音。⑤ 一贯型杂音（plateau murmur）：杂音的强度大体保持一致，如二尖瓣关闭不全的全收缩期杂音。各类杂音形态如图 3-7-39 所示。

6) 体位、呼吸和运动对杂音的影响　采取某一特定的体位或体位改变、运动后、深吸气或呼气、屏气等动作可使某些杂音增强或减弱，有助于杂音病变部位和性质的判定和鉴别。① 体位：左侧卧位可使二尖瓣狭窄的舒张期隆隆样杂音更明显；前倾坐位时，易于闻及主动脉瓣关闭不全的叹气样杂音；仰卧位则二尖瓣、三尖瓣与肺动脉瓣关闭不全的杂音更明显。此外，迅速改变体位，由于血流分布和回心血量的改变也可影响杂音的强度，如从卧位或

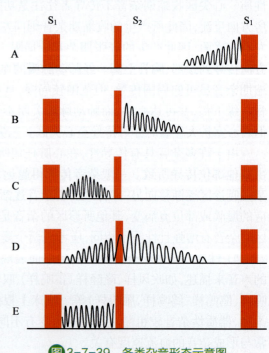

图 3-7-39　各类杂音形态示意图

A. 递增型杂音；B. 递减型杂音；C. 递增递减型杂音；
D. 连续型杂音；E. 一贯型杂音

下蹲位迅速站立,使瞬间回心血量减少,从而使二尖瓣、三尖瓣、主动脉瓣关闭不全及肺动脉瓣狭窄与关闭不全的杂音均减轻,而肥厚型梗阻性心肌病的杂音则增强。② 呼吸:深吸气时,胸腔负压增加,回心血量增多和右心室排血量增加,同时心脏沿长轴顺钟向转位,使三尖瓣贴近胸壁,从而使与右心相关的杂音增强,如三尖瓣或肺动脉瓣狭窄与关闭不全。反之,深呼气时使左心相关的杂音(二尖瓣和主动脉瓣病变)增强。③ 运动:使心率增快,血流加速,循环血量增加,心搏增强,在一定的心率范围内亦使原有的器质性杂音增强。

(3) 杂音的临床意义 杂音对心血管病的诊断与鉴别诊断有重要价值。但是有杂音不一定有心脏病,有心脏病也可无杂音,不能单凭有无杂音来判断有无心脏病。

根据产生杂音的心脏部位有无器质性病变可区分为功能性杂音(functional murmur)与器质性杂音(organic murmur)。功能性杂音通常是指产生杂音的部位没有器质性病变,器质性杂音是指病变部位的器质性损害所产生的杂音。由于舒张期杂音绝大多数为器质性杂音,因此仅将收缩期杂音分为功能性和器质性。

功能性杂音包括:① 生理性杂音(无害性杂音),是指心脏和大血管均无器质性病变的健康者中发现的杂音;② 全身性疾病造成的血流动力学改变产生的杂音,如甲状腺功能亢进使血流速度明显增加;③ 相对性杂音,有一定的临床意义,如心室腔、瓣环扩大引起的相对性关闭不全,主、肺动脉根部扩大引起瓣膜口相对狭窄引起的杂音等。

功能性杂音与器质性杂音的鉴别见表 3-7-7。

表 3-7-7 功能性杂音与器质性杂音的鉴别

鉴别点	功能性杂音	器质性杂音
年龄	儿童、青少年多见	不定
部位	胸骨左缘(或)心尖区	不定
性质	柔和、吹风样	粗糙,多种性质
持续时间	短促	较长,甚至全收缩期
强度	≤2/6 级	≥3/6 级
震颤	无	常伴有
传导	局限,传导不远	沿血流方向传导较远而广
心音、脉搏	正常	可能有增大
心脏大小	正常	可能增大
心脏形态	正常	可能有异常
心电图	正常	可能有异常

临床上常见的杂音的特点和临床意义分述如下。

1) 收缩期杂音

二尖瓣区:① 功能性:常见于运动、发热、贫血、妊娠与甲状腺功能亢进症等,也见于部分健康人安静情况下。杂音性质柔和、吹风样、强度 2/6 级,时限短,较局限。运动后或去除原因后可能消失。② 器质性:主要见于风湿性心瓣膜病二尖瓣关闭不全、乳头肌功能失调等,为全收缩期吹风样杂音、高调粗糙,强度 ≥3/6 级,持续时间长,可占全收缩期,甚至遮盖 S_1,并向左腋下或左肩胛下传导,吸气减弱,呼气时增强,左侧卧位更明显。③ 相对性:具有心脏病理意义的功能性杂音,有左心增大引起的二尖瓣相对性关闭不全,如高血压心脏病、冠心病、贫血性心脏病和扩张型心肌病等,杂音性质较粗糙、吹风样、强度(2~3)/6 级,时限相对较长,可有一定的传导。左心腔缩小后杂音可消失。

主动脉瓣区:① 器质性:多见于各种病因的主动脉瓣狭窄。杂音为典型的喷射性或吹风样收缩中期杂音,响亮而粗糙,递增递减型,不遮盖 S_1,向颈部传导,常伴有震颤,且 A_2 减弱。② 相对性:见于升主动脉扩张,如高血压和主动脉粥样硬化。杂音柔和,常有 A_2 亢进。

肺动脉瓣区:① 功能性:其中生理性杂音在青少年及儿童中多见,呈柔和、吹风样、较弱,不传导,强度在 2/6 级以下,时限较短。卧位时明显,坐位时减弱或消失。② 器质性:见于先天性肺动脉瓣狭窄,杂音呈典型的收缩中期杂音,喷射性、粗糙、强度≥3/6 级,递增递减型,向四周及背部传导,常伴有震颤且 P_2 减弱并分裂。③ 相对性:见于升主动脉扩张,如高血压和主动脉粥样硬化。杂音柔和,常有 A_2 亢进。

三尖瓣区:① 器质性:极少见,听诊特点与器质性二尖瓣关闭不全类似。② 相对性:多见于右心室扩大三尖瓣相对性关闭不全的患者,杂音为吹风样、柔和,吸气时增强,呼气末减弱,可向心尖区传导。一般在 3/6 级以下,可随病情好转、心腔缩小而减弱或消失。由于右心室增大,杂音部位可移向左侧近心尖区,需注意与二尖瓣关闭不全的杂音鉴别。

其他部位:室间隔缺损时,胸骨左缘第 3、4 肋间闻及响亮而粗糙的收缩期杂音伴震颤,有时呈喷射性,响度常在 3/6 级以上,并可传导至心前区其他部位。

2) 舒张期杂音

二尖瓣区:① 器质性:主要见于风湿性心瓣膜病的二尖瓣狭窄。局限于心尖区的舒张中、晚期,低调、隆隆样、递增型杂音,音调较低,左侧卧位易闻及,常伴舒张期震颤及 S_1 亢进或开瓣音。② 相对性:主要见于中、重度主动脉瓣关闭不全,导致左室舒张期容量负荷过高,使二尖瓣基本处于半关闭状态,呈现相对狭窄而产生杂音,称 Austin Flint 杂音。柔和、递减型、舒张早中期隆隆样杂音,不伴震颤和 S_1 亢进或开瓣音,同时可闻及主动脉瓣关闭不全的舒张期递减型叹气样杂音。可依据上述鉴别要点与器质性二尖瓣狭窄相鉴别(表 3-7-8)。

表 3-7-8 器质性与相对性二尖瓣狭窄的鉴别

鉴别点	器 质 性	相 对 性
杂音特点	舒张中晚期、粗糙、递增型	舒张早中期、柔和、递减型
舒张期震颤	常有	无
拍击性 S_1	常有	无
开瓣音	常有	无
心房颤动	常有	无
心脏外形	左心房、右心室增大,呈梨形	左心室增大,呈靴形

主动脉瓣区:主要见于各种原因的主动脉瓣关闭不全所致的器质性杂音。杂音呈舒张早期开始的递减型柔和叹气样的特点,常向胸骨左缘及心尖传导,于主动脉瓣第二听诊区、前倾坐位、深呼气后暂停呼吸最清楚。

肺动脉瓣区:器质性病变引起者极少,多由于肺动脉扩张导致相对性关闭不全所致的功能性杂音,称 Graham Steel 杂音,常见于二尖瓣狭窄、肺源性心脏病、房间隔缺损、原发性肺动脉高压等。杂音呈胸骨左缘第 2 肋间舒张期递减型、柔和、较局限、吹风样,于平卧或吸气末增强,常合并 P_2 亢进。如伴有右心室扩大及心脏顺钟向转位,该杂音可传导到心尖区。

三尖瓣区:局限于胸骨左缘第 4、5 肋间,低调隆隆样,深吸气末杂音增强,见于三尖瓣狭窄,极为少见。

3) 连续性杂音 由同一异常血流引起,常见于先天性心脏病动脉导管未闭、动静脉瘘等。杂音在 S_1 开始后不久,持续于整个收缩与舒张期,其间不中断,高峰在 S_2 处,掩盖 S_2,呈大菱形杂音。杂音粗糙、响亮而嘈杂,似机器转动样,故又称机器样杂音。在胸骨左缘第 2 肋间稍外侧闻及,向上胸部和肩胛间区传导。常伴有连续性震颤。冠状动静脉瘘、冠状动脉窦瘤破裂也可出现连续性杂音,前者杂音柔和,后者有冠状动脉窦瘤破裂的急性病史。

6. 心包摩擦音(pericardial friction sound) 正常心包膜表面光滑,且壁层和脏层间有少量液体起润滑作用,因此两层不会因摩擦而发出声音。心包摩擦音是心包脏层与壁层由于生物性或理化因素致纤维蛋白沉积而粗糙,以致在心脏搏动时产生摩擦而出现的声音。听诊特点:音质粗糙、高音调、搔抓样、类似纸张摩擦的声音,比较表浅,在心前区或胸骨左缘第3、4肋间最响亮,坐位前倾及呼气末更明显。听诊器体件向胸壁加压时,心包摩擦音加强,而皮肤摩擦音则消失,这有助于与皮肤摩擦音鉴别。典型者摩擦音的声音呈三相:心房收缩－心室收缩－心室舒张期,但多为心室收缩－心室舒张的双期摩擦音,有时也可仅出现在收缩期。心包摩擦音与心搏一致,屏气时摩擦音仍存在,可据此与胸膜摩擦音相鉴别。当心包腔有一定积液量后,摩擦音可消失。

▶▶▶ 第六节 血管检查 ◀◀◀

血管检查是心血管检查的重要组成部分。

一、血压

动脉血压简称血压(blood pressure,BP),是指血管的血液对于血管壁产生的压力,通常指体循环动脉血压,是重要的生命体征。心室收缩时,主动脉内压力急剧升高,在收缩中期达到最高值,称为收缩压(systolic pressure,SP);心室舒张时,主动脉内压力逐渐下降,在舒张末期达到最低值,称为舒张压(diastolic pressure,DP);随后血压又因心室收缩而升高,如此循环交替。收缩压和舒张压之差为脉压(pulse pressure)。动脉血压的平均值称为平均动脉压,舒张压加1/3脉压为平均动脉压。习惯上用汞柱的高度即毫米汞柱(mmHg)来表示血压数值。

(一) 测量方法

1. **血压测定方法分类** 有两种:① 直接测量法:即经皮穿刺将导管由周围动脉送至主动脉,导管末端经传感器与压力监测仪相连,自动显示血压值。本法虽然精确、实时,且不受外周动脉收缩的影响,但为有创方式,且需有专用设备,技术要求高,仅适用于危重、疑难病例和大手术患者。② 间接测量法:即目前临床上广泛应用的袖带加压法,以血压计测量。血压计有汞柱式(最常用)、弹簧式和电子血压计,诊所或医院常用汞柱式血压计或经国际标准检验合格的电子血压计进行测量。若用电子血压计,需用汞柱式血压计的测量值进行校正。间接测量法的优点为简便易行,但易受多种因素影响,尤其是周围动脉舒缩变化的影响,有时数值不够精确。

2. **袖带加压法测量血压的基本原理** 充气的血压计袖带从身体外部压迫动脉阻断其血流。当压力超过限制收缩期主动脉内的压力,完全阻断动脉血流,则被压迫的动脉远端听不到声音。然后袖带放气降低其压力,使血流刚刚得以通过,被压迫的动脉远端即可听到声音,此时压力计上所显示的读数及代表动脉的收缩压。当袖带内的压力继续下降到一定程度,对动脉内的血流不产生影响,搏动的声音又消失,此时为舒张压。

根据Korotkoff音分期法可以分为5期。第一次听到的响亮清脆拍击声,代表收缩压,声音逐渐加强为第1期。随袖带内压力逐渐降低,拍击清脆声有所减弱和带有柔和吹风样杂音,为第2期。压力再度下降,声音又转变为与第1期相似的声音,为第3期。当压力进一步降低后,声音突然变得减弱而低沉(变音),为第4期。压力继续下降至声音消失(消失音),即达第5期。声音消失时汞柱的数值为舒张压。收缩压与舒张压之差值为脉压,舒张压加1/3脉压为平均动脉压。

3. **血压计测量血压的方法与步骤**

(1) 患者30 min内禁烟、禁咖啡、排空膀胱,安静环境下在有靠背椅子安静休息至少5 min。

(2) 医师将血压计汞柱开关打开,汞柱凸面水平应在零位。

(3) 患者取坐位或仰卧位测血压,肘部和血压计应与心脏处于同一水平(坐位平第4肋骨、仰卧平腋中线)。被检查者上肢裸露伸直并轻度外展(图3-7-40,图3-7-41)。

(4) 将血压计气袖均匀紧贴皮肤缠于上臂,使其下缘在肘窝以上2~3 cm,气袖之中央位于肱动脉表面,袖带松紧以能放一个手指为宜。

(5) 检查者触及肱动脉搏动后,将听诊器体件置于搏动上,轻压之准备听诊。

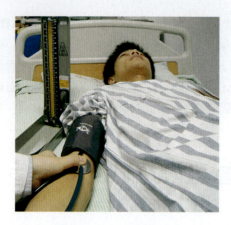
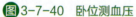

图 3-7-40 卧位测血压

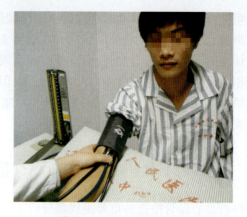

图 3-7-41 坐位测血压

（6）旋紧与气囊相连的气球充气旋钮，向袖带内充气。边充气边听诊，待肱动脉搏动声消失，再升高 30 mmHg。

（7）松开充气旋钮使气囊缓慢放气，同时双眼应水平注视下降的汞柱，平视汞柱表面。汞柱下降速度以 2~4 mm/s 为宜，心率缓慢者下降速度减慢。

（8）根据听诊结果确定血压值。根据 Korotkoff 音分期法可分为 5 期。见上述。

（9）血压至少应测量 2 次，间隔 1~2 min，取其平均值。如收缩压或舒张压 2 次读数相差 5 mmHg 以上，应再次测量，以 3 次读数的平均值作为测量结果。

（10）血压测量完毕后，将气囊排气，并卷好气袖平整放入血压计中。然后使玻璃管中汞柱完全进入水银槽，关闭汞柱开关和血压计。

通常情况下，第 5 期的血压值即舒张压。对于 <12 岁儿童、妊娠妇女、≥65 岁老年人、严重贫血、甲状腺功能亢进、主动脉瓣关闭不全、变音与消失音相差 >20 mmHg 及 Korotkoff 音不消失者，可以第 4 期数值作为舒张压读数，或舒张压也可以同时记录两个数值，如血压 160/80~50 mmHg。若仅有变音而无声音消失时，应以变音的汞柱数值为舒张压，记录形式为 110/75~0 mmHg。

血压计气囊宽度应为被测量肢体周径的 40%，成人上肢标准气囊宽为 12~14 cm。气囊长度应为患者肢体周径的 80%（60%~100%）。气囊太短或太窄易致读数偏高。手臂过于粗大或测大腿血压时，用标准气囊测量值会过高，气袖应增宽至 20 cm。反之，手臂太细或儿童测压时用标准气囊则结果会偏低，其气袖宽度应在 7~8 cm。因此，针对这些特殊情况，为保证测量准确，须使用适当大小的袖带。

（二）血压标准

流行病学研究证实，人群血压值呈连续的单峰分布，似钟形曲线，在所谓"正常血压"与"高血压"之间没有一个截然的分界点。健康人的血压随性别、种族、职业、生理情况和环境条件的不同而稍有差异。新生儿的血压平均为 50~60/30~40 mmHg，成年人的血压平均为 90~130/60~85 mmHg。收缩压随着年龄的增长呈线性升高，舒张压较平缓地升高，55 岁后进入平台期，在 70 岁左右缓慢下降，同时脉压逐渐增大。成年人中，男性血压较女性稍高，但老年人血压的性别差异很小。健康人两上肢的血压可有 5~10 mmHg 的差别。健康人卧位所测得的血压较坐位时稍低。活动、进食、饮茶、吸烟、饮酒、情绪激动或精神紧张时，血压可稍上升，且以收缩压为主，对舒张压影响较小。

近年来，随着流行病学和临床研究的不断深入，高血压的诊断标准曾被多次修改。"中国高血压防治指南"修订编委会于 2013 年 10 月颁布了"中国高血压防治指南"（2013 年修订版）。在新的指南中将高血压定义为：未服抗高血压药情况下，收缩压≥140 mmHg 和（或）舒张压≥90 mmHg。根据血压水平分为正常、正常高值血压和 1、2、3 级高血压之外，还应当根据合并的心血管危险因素、靶器官损害和同时患有的其他疾病，将高血压患者分为 4 层（组），即低危、中危、高危和很高危，并依此指导医生确定治疗时机、治疗策略与估计预后。18 岁以上成年人的血压水平分类如表 3-7-9 所示。若患者收缩压与舒张压分属不同级别时,则以较高的分级为准。单纯收缩期高血压也可按照收缩压水平分为 3 级。

表 3-7-9 18 岁以上成人的血压水平的定义和分类

类别	收缩压(mmHg)	舒张压(mmHg)
正常血压	<120	<80
正常高值	120~139	80~89
高血压	≥140	≥90
1 级高血压("轻度")	140~159	90~99
2 级高血压("中度")	160~179	100~109
3 级高血压("重度")	≥180	≥110
单纯收缩期高血压	≥140	<90

(三)动态血压监测

动态血压监测(ambulatory blood pressure monitoring, ABPM):无创性动态血压监测是近年发展起来的一项诊断新技术,是高血压诊治中的一项进展。通常采用 2 种方法:即以袖带麦克风感知柯氏音法或振荡法,按设定的时间间期测定血压。通常设白昼时间为 6:00—22:00 时,每 15 min 测量血压 1 次;晚间为 22:00 时至次晨 6:00 时,每 30 min 记录 1 次。传统的诊所或临床血压测量值,由于测量次数少、观察误差等原因,不能可靠地反映血压的真实水平,尤其是昼夜节律变化、血压波动和日常活动状态下的情况。ABPM 能补充诊所测血压的不足,因此逐渐并越来越广泛地应用到临床和高血压防治中。

业已证明,ABPM 提供 24 h 中白昼与夜间各时间段血压的平均值和离散度,能较敏感、客观地反映实际的血压水平,能观察到血压变异性和昼夜变化的节律性,估计靶器官损害及预后,比诊所偶测血压更为准确。临床上可用于诊断"单纯性诊所高血压"(即"白大衣高血压")、顽固性高血压、发作性高血压或低血压、血压波动大(同次或不同次)的患者。也能为临床研究,如正常或异常心血管调节机制、血压波动及夜间低血压的临床意义、抗高血压新药或联合用药治疗的降压时程及稳定性、评价和指导高血压的治疗等诸方面提供科学的手段。

对普通人群和高血压患者的比较显示,ABPM 所得到的血压值稍低于诊所测量的结果。迄今尚无公认的正常值或动态高血压的诊断标准。中国高血压指南推荐使用符合国际标准(BHS 和 AAMI)的监测仪,ABPM 的正常参考标准为:24 h 血压平均值 <130/80 mmHg,白昼血压平均值 <135/85 mmHg,夜间平均值 <125/75 mmHg。正常情况下白昼血压有 2 个高峰,即 8:00—10:00 时,16:00—18:00 时,夜间血压值比白昼血压均值低 10%~20%,因此 ABPM 绘制的昼夜血压曲线为杓形。目前临床上 ABPM 仍只作为常规血压测定方法的补充。

(四)血压变动的临床意义

1. 高血压 血压高于正常标准即为高血压。血压测量值受多种因素的影响,如情绪激动、紧张、运动等。若在安静、清醒的条件下采用标准测量方法,至少 3 次非同日血压值达到或超过收缩压 140 mmHg 和(或)舒张压 90 mmHg,即可认为有高血压,如果仅收缩压达到标准则称为单纯收缩期高血压。

高血压原因不明者,称为原发性高血压或高血压病,占临床高血压患者的绝大多数。高血压也可以是某些疾病的临床表现之一,称为继发性或症状性高血压,占高血压的 1%~2%,如肾实质性疾病(急、慢性肾炎)、肾动脉疾病(狭窄)、内分泌疾病(嗜铬细胞瘤、原发性醛固酮增多症、皮质醇增多症)、妊娠高血压综合征、大动脉炎和颅内压增高等。高血压是动脉粥样硬化和冠心病的重要危险因素,也是心力衰竭的重要原因。

2. 低血压 凡血压低于 90/60 mmHg 时称低血压。持续的低血压状态多见于严重病症,如休克、心肌梗死、急性心脏压塞及极度衰弱者等。低血压也可有体质的原因,患者自述平时血压偏低,一般无症状。

有时低血压与体位有关,称为直立性低血压。判断标准:患者平卧休息至少 5 min 后,测量基础血压和脉搏,然后立即站立测量血压和脉搏,如收缩压下降 >20 mmHg,定义为直立性低血压,常伴头晕、晕厥和脉搏增快。

3. **双侧上肢血压有显著差别** 正常双侧上肢血压差别可达 10 mmHg,如相差超过此范围则为异常,见于大动脉炎、动脉粥样硬化、先天性动静脉畸形等。

4. **脉压改变** 当脉压 >40 mmHg 为脉压增大,见于甲状腺功能亢进症、严重贫血、动脉导管未闭、主动脉瓣关闭不全、老年性主动脉硬化等。如脉压 <30 mmHg,为脉压减小,见于主动脉瓣狭窄、心包积液、缩窄性心包炎及心力衰竭等。

二、脉搏

检查脉搏主要用触诊。检查时应选择浅表动脉,一般用桡动脉,特殊情况下可检查其他动脉(如肱动脉、股动脉、颈动脉及足背动脉等)。通常用 3 个手指(示指、中指和环指)的指腹进行触诊(图 3-7-42)。检查时需两侧脉搏同时触诊,以作对比。正常人两侧脉搏差异很小,不易察觉。某些疾病时,两侧脉搏明显不同,提示有动脉狭窄(如缩窄性大动脉炎或无脉症)或动脉受压。检查脉搏时应注意脉搏脉率、节律、紧张度和动脉壁弹性、强弱和波形变化。

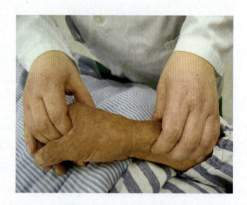

图 3-7-42 脉搏触诊

(一) 脉率

脉率的生理和病理变化及其意义与心率基本一致。应观察脉率与心率是否一致,某些心律失常如心房颤动或频发期前收缩时,由于部分心脏收缩的搏出量低,不足以引起周围动脉搏动,故脉率可少于心率,称为脉搏短绌。

(二) 脉律

脉搏的节律可反映心脏的节律。正常人脉律规则,有窦性心律不齐者的脉律可随呼吸改变,吸气时增快,呼气时减慢。各种心律失常患者均可影响脉律,使脉搏不整齐。如心房颤动者脉律绝对不规则,有期前收缩呈二联律或三联律者可形成二联脉、三联脉。二度房室传导阻滞时,脉律不规则。

(三) 紧张度与动脉壁状态

脉搏的紧张度取决于动脉收缩压,可依据手指按压桡动脉所施加的压力和血管壁弹性的感知来估计。检查时,以示指、中指、环指的指腹置于桡动脉上,近心端手指用力按压阻断血流,使远心端手指触不到脉搏,通过施加压力的大小及感觉的血管壁弹性状态判断脉搏紧张度。如需按压的力量较大才能使远端手指触不到脉搏,表明脉搏的紧张度较大。

正常人动脉壁光滑、柔软,并有一定的弹性,用手指压迫时,其远端脉搏不能触及。动脉硬化早期,可触知动脉壁弹性下降,硬而缺乏弹性似条索状。动脉硬化严重时,因有钙质沉着,动脉壁不仅硬而且迂曲或呈结节状。

(四) 强弱

脉搏的强弱与心排血量、脉压和外周血管阻力大小相关。由于心排血量大、脉压增大和外周阻力低时,脉搏增强且振幅大,称洪脉,见于高热、甲状腺功能亢进症、主动脉瓣关闭不全、严重贫血等。心排血量少、脉压减小和外周阻力增高,脉搏减弱而振幅低,称为细脉,见于心力衰竭、主动脉瓣狭窄与休克等。

(五) 脉波

了解脉波变化有助于心血管疾病的诊断。

1. **正常脉波** 由升支(叩击波)、波峰(潮波)和降支(重搏波)三部分构成。常见的异常波形有水冲脉、交替脉、奇脉、迟脉、重搏脉和脉搏消失等。

2. **水冲脉**(water hammer pulse) 脉搏骤起骤落,迅速上升又迅速下降,犹如潮水涨落,故名水冲脉。水冲脉由于脉压增大所致,常见于甲状腺功能亢进症、严重贫血、主动脉瓣关闭不全、先天性心脏病动脉导管未闭、动静脉瘘等。

3. **交替脉**(pulsus alternans) 系节律规则而强弱交替的脉搏,一般认为系左心室收缩力强弱交替所致,为左心室心力衰竭的重要体征之一。常见于高血压性心脏病、急性心肌梗死和主动脉瓣关闭不全等。

4. 奇脉(paradoxical pulse) 是指吸气时脉搏明显减弱或消失的现象,系左心室搏血量减少所致。正常人吸气时,由于胸腔负压增大,体静脉回心血量增多,肺循环血量也增加,因此,肺静脉进入左心室的血液量与呼气时相比无明显变化,左心室搏血量维持恒定,脉搏强弱不受呼吸周期影响。当有大量心包积液心脏压塞或心包缩窄时,吸气时,一方面由于右心室舒张受限,回心血量减少而影响右心排血量,右心室排入肺循环的血量减少;另一方面肺循环受吸气时胸腔负压的影响,肺血管扩张,致使肺静脉回流入左心房血量减少,因而左心室排血也减少。这些因素形成吸气时脉搏减弱,甚至不能触及,故又称"吸停脉"。明显的奇脉触诊时即可感知,不明显的可用血压计检测。

5. 无脉(pulseless) 即脉搏消失,可见于:① 严重休克,血压测不到,周围动脉脉搏触不到。② 多发性大动脉炎大动脉闭塞、肢体动脉栓塞等,使闭塞或栓塞下段周围动脉脉搏消失。

三、血管杂音及周围血管征

外周动、静脉还可以出现杂音和其他异常迹象,对疾病的诊断也具有一定的意义。

(一) 静脉杂音

由于静脉压力低,不易出现显著的压力阶差和涡流,故杂音多不明显。较有意义的有颈静脉"营营"声,在颈根部近锁骨处,甚至在锁骨下,尤其是右侧可出现低调、柔和、连续性杂音,坐位及站位时较明显。用手指压迫颈静脉暂时中断血流,则杂音消失。该杂音系静脉血流快速流入上腔静脉所致,属无害性杂音。肝硬化时由于门静脉高压,腹壁侧支循环静脉扩张,血流增快,在脐周围或上腹部可听到一种连续的静脉嗡鸣声。

(二) 动脉杂音

动脉杂音多见于周围动脉,如:① 甲状腺功能亢进时,在甲状腺上下极有时可闻及连续杂音。② 多发性大动脉炎致血管狭窄,在相应累及部位,如两侧锁骨上、颈后三角区或背部等可闻及收缩期杂音。③ 肾动脉狭窄时,可在上腹部及腰背部听到收缩期杂音。④ 主动脉缩窄时,在两肩胛间区和两侧胸部可闻及收缩期杂音。⑤ 在动静脉瘘时或假性动脉瘤时,可在相应的病变部位听到连续性或收缩期杂音。

(三) 周围血管征

由于脉压增大所致。周围血管征包括颈动脉搏动增强、毛细血管搏动征、枪击音、杜柔双重音及水冲脉,主要见于脉压增大的患者,如甲状腺功能亢进症、严重贫血、动脉导管未闭、主动脉瓣关闭不全、老年性主动脉硬化等。

1. 颈动脉搏动增强 查体时可见颈动脉搏动增强(Corrigan's sign),并常伴点头运动(de Musset' sign)。

2. 毛细血管搏动征 检查者用手指轻压被检者指甲末端,或用清洁的玻片轻压被检者口唇黏膜,引起局部变白,如出现随心脏搏动而有规则的红白交替现象,称之为毛细血管搏动征。

3. 枪击音(pistol shot sound) 指用听诊器在四肢动脉处听到的一种短促的如同开枪时的声音,故又称射枪音。听诊部位常选择股动脉,有些患者在肱动脉、足背动脉处也可听到。

4. 杜柔双重杂音(Duroziez sound) 将听诊器体件置于股动脉上,稍加压力,在收缩期与舒张期皆可听到吹风样杂音,为连续性,这是由于脉压增大时,听诊器加压人为造成动脉狭窄,血流往返于狭窄处形成杂音。

▶▶▶ 第七节 循环系统常见异常发现及其鉴别 ◀◀◀

一、二尖瓣狭窄

(一) 症状

代偿期可无症状。当失代偿期发生时,初为劳力性呼吸困难,随着病情发展,出现休息时呼吸困难、夜间阵发性呼吸困难、端坐呼吸,甚至发生急性肺水肿。另外,多于活动或夜间睡眠时发生咳嗽,劳累时加重,多为干咳。咳嗽致支气管内膜微血管或肺泡内毛细血管破裂时,有血丝痰。如咯出较大量鲜血,通常见于黏膜下支气管静脉破裂出血。急性肺水肿时多有大量粉红色泡沫状痰。如左心房明显扩张压迫食管,可引起吞咽困难。由于扩大的左心房和肺动脉压迫左喉返神经致其麻痹,引起声音嘶哑。

(二) 体征

1. 视诊　两颧绀红色呈二尖瓣面容,口唇轻度发绀,由于右心室增大心尖搏动可向左移位。若儿童期即有二尖瓣狭窄,因右心室肥大,心前区可有隆起。

2. 触诊　心尖区常有舒张期震颤,患者左侧卧位时较明显。右心室肥大时,心尖搏动左移,并且胸骨左下缘或剑突下可触及右心室收缩期抬举样搏动。

3. 叩诊　轻度二尖瓣狭窄者的心浊音界无异常。中度以上狭窄造成肺动脉段、左心房增大,胸骨左缘第2、3肋间心浊音界向左扩大,正常心腰消失,心浊音界可呈梨形。

4. 听诊　① 特征性的改变是局限于心尖区的低调、隆隆样、舒张中晚期递增型杂音,左侧卧位时更明显。② 心尖区 S_1 亢进,为本病听诊之第二个特征。③ 可闻及紧跟 S_2 后的高调、短促、响亮的二尖瓣开放拍击音(开瓣音),提示瓣膜弹性及活动度尚好。④ 由于肺动脉高压,同时主动脉压力低于正常,两瓣不能同步关闭,所致 P_2 亢进和分裂。⑤ 如肺动脉扩张,肺动脉瓣区可有递减型高调叹气样舒张期早期 Graham Steell 杂音,于吸气末增强。⑥ 右心室扩大伴三尖瓣关闭不全时,胸骨左缘第4、5肋间有收缩期吹风性杂音,于吸气时增强。⑦ 晚期患者可出现心房颤动,心音强弱不等,心律绝对不规则,有脉搏短绌。

(三) 诊断

诊断主要根据心尖区隆隆样舒张期杂音伴 X 线或心电图示左心房增大,超声心动图可以确诊。

(四) 鉴别诊断

心尖区舒张期隆隆样杂音尚应注意与下列情况鉴别。

1. Austin Flint 杂音　严重主动脉瓣关闭不全者,在心尖部可闻及柔和、低调、递减型舒张早中期的 Austin Flint 杂音,须注意与二尖瓣狭窄鉴别。

2. 左心房黏液瘤　瘤体阻塞二尖瓣口,产生随体位而改变的舒张期杂音,其前有肿瘤扑落音。超声心动图示左心房内,于收缩与舒张期均可见一簇云雾样的回声波。其他表现有发热、关节痛、贫血、红细胞沉降率增高和体循环栓塞等症状,亦要与风湿活动相鉴别。

3. 二尖瓣环钙化　系老年人常见的退行性病变,钙质沉着主要发生在二尖瓣环下,影响二尖瓣正常的启闭,造成二尖瓣狭窄和(或)二尖瓣关闭不全。超声心动图有助于鉴别。

二、二尖瓣关闭不全

(一) 症状

慢性二尖瓣关闭不全早期,无明显自觉症状,一旦出现明显症状,多已有不可逆的心功能损害。表现为心悸、咳嗽、劳力性呼吸困难、疲乏无力等,但急性肺水肿、咯血或动脉栓塞较二尖瓣狭窄为少。急性二尖瓣关闭不全心力衰竭的症状较重,病情进展快。

(二) 体征

1. 视诊　左心室增大时,心尖搏动向左下移位。

2. 触诊　心尖搏动有力,可呈抬举样,在重度关闭不全患者可触及收缩期震颤。

3. 叩诊　心浊音界向左下扩大,晚期可向两侧扩大,提示左、右心室均增大。

4. 听诊　心尖区可闻及响亮粗糙、音调较高的3/6级以上全收缩期吹风样杂音,向左腋下和左肩胛下区传导。S_1 常减弱,P_2 可亢进和分裂,吸气时更明显。如心尖部闻及较局限、柔和、吹风样的收缩期杂音,要考虑相对性关闭不全或无害性杂音的可能性。

(三) 诊断

如发现患者心尖区有典型杂音伴左心房、左心室增大,结合风湿病史,较易诊断,确诊须依靠超声心动图检查。

（四）鉴别诊断

由于心尖区收缩期杂音可向胸骨左缘传导,应注意与下列情况鉴别。

1. **三尖瓣关闭不全**　多为相对性,见于肺动脉高压使右心室扩大,产生相对性三尖瓣关闭不全,在胸骨左缘第 4、5 肋间隙明显,杂音在吸气时增强,P_2 亢进,伴有颈静脉收缩期明显搏动和肝收缩期搏动。多见于慢性肺心病、重度二尖瓣狭窄。

2. **室间隔缺损**　为全收缩期杂音,在胸骨左缘第 4、5 肋间隙最明显,不向左腋下传导,常伴胸骨旁收缩期震颤。

3. **无害性收缩期杂音**　多见于青少年或高热、贫血、甲状腺功能亢进症患者。无害性收缩期杂音的特点:① 多出现于肺动脉瓣区或心尖区。② 杂音强度为 1/6 或 2/6 级,性质柔和。③ 多局限于收缩中期,不占据全收缩期,不向左腋下传导。④ 不伴左心房和左心室增大征象。

三、主动脉瓣狭窄

（一）症状

轻度狭窄患者可无症状。中、重度狭窄者,心排血量明显减少,主要症状是呼吸困难、头晕,甚至晕厥;心肌缺血可致心绞痛,也可产生各种心律失常而出现心悸。呼吸困难、心绞痛和晕厥,为典型主动脉瓣狭窄的三联征。

（二）体征

1. **视诊**　心尖搏动增强,位置可稍移向左下。

2. **触诊**　心尖搏动有力,呈抬举样。胸骨右缘第 2 肋间可触及收缩期震颤。脉搏细弱。

3. **叩诊**　心浊音界正常或可稍向左下增大。

4. **听诊**　① 特征性体征是胸骨右缘第 2 肋间粗糙而响亮的 3/6 级以上的收缩期喷射性杂音,呈递增递减型,杂音向颈部传导。② A_2 减弱,甚至消失。③ S_2 反常分裂。

（三）诊断

有典型主动脉瓣狭窄的收缩期杂音,向颈部传导,伴有收缩期震颤,主动脉瓣区 S_2 减弱或消失,X 线检查和(或)超声心动图示左心室肥大等即可诊断。

（四）鉴别诊断

主动脉瓣狭窄须与其他左心室流出道梗阻性疾病相鉴别。

1. **先天性主动脉瓣下狭窄**　患者从幼年即发现主动脉瓣下狭窄的杂音,无风湿热史,超声心动图可显示主动脉瓣下狭窄。

2. **梗阻性肥厚型心肌病**　患者呈现收缩中晚期喷射性杂音,杂音部位较低,在心尖区与胸骨左缘之间,不向颈部和锁骨下区传导。超声心动图显示左心室流出道狭窄和非对称性室间隔肥厚,有助于鉴别。

四、主动脉瓣关闭不全

（一）症状

症状出现较晚。舒张压过低可致心、脑供血不足,存在心肌缺血时可出现心绞痛,脑缺血出现头晕。可因心排血量增多有心悸、心前区不适。脉压过大可有头部搏动感。病变后期则有劳力性呼吸困难等心力衰竭症状。

（二）体征

1. **视诊**　心尖搏动向左下移位,搏动范围较广。

2. **触诊**　心尖区搏动弥散,向左下移位,可呈抬举性。

3. **叩诊**　心浊音界向左下扩大,心腰凹陷,心浊音区呈靴形。

4. **听诊**　① 主动脉瓣第二听诊区递减型叹气样舒张期杂音,沿胸骨左缘向下传导可达心尖区,坐位前倾及呼气末屏住呼吸时更清楚。② 心尖区可闻及柔和、低调、递减型、舒张早中期隆隆样杂音，为 Austin Flint 杂音。③ 心尖区 S_1 及 A_2 减弱。如有主动脉硬化或高血压时 A_2 亢进。

此外，脉压增大可出现周围血管征阳性，如颈动脉搏动、点头运动、毛细血管搏动征、水冲脉、枪击音和杜柔双重音等。

(三) 诊断

有典型主动脉瓣关闭不全的舒张期杂音伴周围血管征，结合 X 线和超声心动图检查，不难确诊。

(四) 鉴别诊断

1. Graham Steell 杂音　主动脉瓣舒张早期杂音于胸骨左缘明显时应与 Graham Steell 杂音鉴别。后者为递减型、吹风样或叹气样舒张期杂音，在胸骨左缘第 2 肋间最清楚，向第 3 肋间传导，平卧或吸气时增强。见于严重肺动脉高压伴肺动脉扩张所致肺动脉瓣关闭不全，常有肺动脉高压的体征。

2. Austin Flint 杂音　应与二尖瓣狭窄的心尖区舒张中晚期隆隆样杂音区别，前者为在心尖区听到的柔和、递减型、舒张早中期舒张期隆隆样杂音，常紧随 S_2 后，S_1 常减弱，不伴有震颤，同时可闻及主动脉瓣关闭不全的舒张期递减型叹气样杂音。二尖瓣狭窄的心尖区舒张中晚期递增型隆隆样杂音紧跟开瓣音后，常伴 S_1 亢进和震颤。

五、肺动脉瓣狭窄

(一) 症状

轻者无症状，重者运动耐量下降，疲劳和晕厥以及猝死。当右心室压力接近左心室压力时，迅速发展到心力衰竭、低血压、甚至死亡，患者常有蹲踞现象和青紫。

(二) 体征

1. 视诊　胸骨下段及胸骨左缘第 3、4、5 肋间的局部心前区可能有隆起（右心室扩大所致）；心尖搏动向左移位（可稍向上），偶见负性心尖搏动（重度右心室肥大所致心脏顺钟向转位）。

2. 触诊　在胸骨左缘第 2 和第 3 肋间及胸骨上切迹可有震颤。

3. 叩诊　右心室轻度增大时心脏绝对浊音界增大，相对浊音界增大不明显；显著增大时心界向左、右两侧增大，以向左增大较显著。

4. 听诊　胸骨左缘第 2 肋间有一响亮的收缩期喷射性杂音，强度 3~4/6 级，传导广泛可传至颈部，整个心前区，甚至背部，杂音在站位、坐位和深吸气时仍保持中等度响亮。P_2 减弱。

(三) 诊断

根据典型的杂音、X 线表现（肺动脉段突出、肺血管影细小、肺野异常清晰、心尖左移上翘等右心室肥大表现）及超声心动图检查可确诊。

(四) 鉴别诊断

1. 功能性肺动脉瓣区收缩期杂音　杂音局限在肺动脉瓣区或胸骨左缘第 2、3 肋间，不向别处传导，短促、柔和，一般在 2~3/6 级，无震颤。开始于收缩早期。P_2 增强伴分裂，杂音在仰卧位及吸气时清晰。杂音多出现在儿童和青年人。心电图、X 线检查、超声心动图检查均正常。

2. 心房间隔缺损　肺动脉瓣区喷射性收缩期杂音，强度在 (2~4)/6 级，一般不伴震颤，杂音在吸气时增强，P_2 亢进伴固定分裂，存在 S_4（心房收缩音）。胸部 X 线示右心房右心室均扩大。超声心动图测出心房水平回声缺损，彩色超声多普勒测出心房水平左至右的分流。

3. 心室间隔缺损　肺动脉瓣下狭窄（漏斗部）时，杂音最响部位在胸骨左缘第 2、3 肋间，有时在第 3、4 肋间，伴收缩期震颤，所以应与室缺相鉴别。室缺杂音不向颈部传导，仅向心前区传导。P_2 亢进伴分裂。由于左至右分流量大，在心尖区可听到 S_3 或相对性二尖瓣狭窄引起的舒张期隆隆样杂音。胸部 X 线示肺血增多、左心室扩大。心电图示左心室扩大、电轴左偏。超声心动图示心室水平缺损，超声多普勒测出心室水平左至右分流。

4. 动脉导管未闭　最典型体征是在左锁骨下或胸骨左缘第 1、2 肋间闻及连续性 4/6 级以上机器样杂音伴震颤,向颈部传导。当有肺动脉高压或合并充血性心力衰竭时连续性杂音消失,仅听到收缩期杂音或杂音不明显,所以应与肺动脉瓣狭窄鉴别。除上述特征性杂音外,P₂亢进或分裂,有外周血管体征。心电图示左心房大,左、右心室扩大。胸部 X 线可见肺充血、肺动脉阴影增粗和搏动增强,肺动脉干弧形凸出;主动脉弓和升主动脉增宽;左心房、左心室扩大。超声心动图能显示未闭的动脉导管。

5. 法洛四联症　临床表现为自幼青紫和呼吸困难,伴有杵状指,发育差伴有蹲踞现象。严重时可引起缺氧、晕厥,以及抽搐、咯血等。体检胸骨左缘第2、3肋间闻及收缩期吹风样喷射性杂音伴震颤(提示肺动脉口狭窄),胸骨左缘第3、4肋间闻及收缩期粗糙的吹风样杂音(提示心室间隔缺损)。肺动脉瓣区第二音(P₂)减弱或正常。心电图示右心室肥大伴劳损。胸部 X 线示肺野异常清晰,肺动脉总干弧不明显或凹陷,右心室肥大。超声心动图显示骑跨的主动脉、肺动脉瓣狭窄和室间隔连续性中断及右心室肥大。

六、心脏增大(扩大、肥厚)

(一) 症状

心脏增大心功能代偿期可无任何症状,也可出现乏力、心悸等轻微症状。心功能失代偿期可出现与心力衰竭相关的症状。

(二) 体征

1. 左心室增大
(1) 视诊　心尖搏动向左下移位。
(2) 触诊　心尖搏动弥散或呈抬举性,向左下移位。
(3) 叩诊　心浊音界向左下扩大。
(4) 听诊　有原发心脏疾病的特征性体征(如杂音)。心力衰竭患者可闻及舒张期奔马律,两肺底湿啰音。

2. 右心室增大
(1) 视诊　心尖搏动向左移位,可见剑突下搏动。
(2) 触诊　心尖搏动弥散,向左移位,可触及剑突下搏动,呼气末更明显。
(3) 叩诊　心界向左扩大。
(4) 听诊　除原发心脏病的体征外,如右心室显著扩大致三尖瓣关闭不全时,在胸骨下部可闻及收缩期吹风样杂音,吸气时增强。

(三) 诊断

明显的心脏增大通过体格检查即可以诊断,但是轻度心脏增大,则须经 X 线或超声心动图检查才能证实。若要明确心脏增大系心脏扩大还是心肌肥厚,心脏增大是心室还是心房增大,是单心室(房)还是多心室(房)增大,是普遍性还是局限性增大则需要经超声心动图、CT 扫描或 MRI 检查才能确诊。

(四) 鉴别诊断

单纯的心脏扩大或肥厚比较少见,在多数病例中两者常同时存在。以下体征有助于鉴别两者。
1. 心脏扩大为主　心界扩大,心尖搏动弥散,向左下延伸,范围扩大。
2. 心脏肥厚为主　心界扩大不明显,心尖部抬举性搏动明显,搏动范围相对较小。

七、心力衰竭

(一) 症状

1. 左心衰竭
(1) 肺淤血引起的症状　进行性劳力性呼吸困难、夜间阵发性呼吸困难、端坐呼吸、心源性哮喘和急性肺水肿;左心衰竭早期即出现咳嗽,常发生在夜间和卧位时,咳泡沫痰,有时带血丝,少数出现咯血。当肺毛细血管压很高或肺水肿时,血浆外渗进入肺泡,咳粉红色泡沫痰。
(2) 心排血量降低的症状　如疲乏、无力、头晕、失眠、尿少、苍白、发绀等,反射性交感神经激活而出现心悸、出汗等。严重者出现血压降低,甚至心源性休克。

(3) 压迫周围脏器症状 少数病人由于心脏扩大而出现压迫周围脏器症状,如声音嘶哑、干咳、吞咽困难等。

2. 右心衰竭(体循环淤血) 由于体循环静脉过度充盈,静脉压增高,各脏器慢性持续性淤血、水肿,由此出现体循环淤血综合征。表现为食欲减退、恶心、呕吐、腹胀、腹泻,少尿、夜尿多,水肿、体重增加等。

(二) 体征

1. 左心衰竭 主要为心脏受损和低心排血量、肺淤血的体征。

(1) 视诊 有不同程度的呼吸急促、轻微发绀、高枕卧位或端坐体位。急性肺水肿时可出现自口、鼻涌出大量粉红色泡沫,呼吸窘迫,并大汗淋漓。

(2) 触诊 严重者可出现交替脉。

(3) 叩诊 除原发性心脏病体征外,通常无特殊发现。

(4) 听诊 心率增快,心尖区及其内侧可闻及舒张期奔马律,P_2亢进。

根据心力衰竭程度的轻重,单侧或双侧肺由肺底往上有不同程度的细小湿啰音,也可伴少量哮鸣音;急性肺水肿时,则双肺满布湿啰音和哮鸣音。

2. 右心衰竭 除原发心脏病的体征外,主要是体循环系统淤血的体征。按右心衰竭的严重程度及渐进性,依次出现颈静脉充盈、怒张、肝大、肝颈静脉回流征阳性、下肢压凹性水肿、胸腹腔积液及全身水肿。长期严重右心衰竭还可出现发绀,呈周围性。

(1) 视诊 颈静脉怒张。可有周围性发绀、水肿,严重者可出现颈静脉搏动。

(2) 触诊 心尖搏动向左移位,可扪及剑突下搏动;可触及不同程度的肝大、压痛及肝颈静脉回流征阳性。下肢或腰骶部等下垂部位凹陷性水肿,严重者可全身水肿。

(3) 叩诊 心界向左扩大,可有胸腔积液(右侧多见)与腹腔积液体征。

(4) 听诊 由于右心室扩大,可在三尖瓣区闻及三尖瓣相对关闭不全的收缩期吹风样杂音,以及右心室舒张期奔马律。

(三) 诊断

心力衰竭的症状和体征是诊断心力衰竭的重要依据,根据心源性呼吸困难和水肿的特点,及肺淤血和体循环淤血的临床表现,一般不难诊断左、右心衰竭及全心衰竭。诊断还应包括基础心脏病的病因、病理解剖和病理生理状况和心功能分级。

(四) 鉴别诊断

1. 心源性呼吸困难与肺源性呼吸困难的鉴别 左心衰竭引起的心源性呼吸困难往往与活动有关,坐起后明显好转,劳力性、阵发性、夜间呼吸困难为其特点。肺部疾病引起的肺源性呼吸困难常于咳痰后缓解,与体位的关系并不太明显。此外,病史、体格检查和器械检查可发现器质性心脏病和心脏增大的证据或呼吸系统疾病的诊断依据。

2. 心源性哮喘与支气管哮喘的鉴别 两者的症状很相似,鉴别要点见表3-7-10。

表3-7-10 心源性哮喘与支气管哮喘的鉴别

	心源性哮喘	支气管哮喘
发病年龄	多见于40岁以后发病	多见于儿童、青少年时期发病
病史	一般无过敏史,可有高血压、冠心病、二尖瓣狭窄等心血管病史	有家族史、个人过敏史或哮喘发作史,一般无心血管病史
发作时间	常在夜间出现阵发性呼吸困难伴哮喘	任何时间均可发病,多见于秋末、冬春季
肺部体征	双肺底啰音伴哮鸣音	双肺弥漫性哮鸣音
心脏体征	左心增大,心动过速,奔马律及心脏病相关体征如杂音	一般无

3. 右心衰竭引起的水肿、腹腔积液 应与肾源性水肿、心包疾患和肝硬化引起的水肿和腹腔积液相

鉴别。

(1) 肾源性水肿 鉴别要点见前有关章节。

(2) 心包大量积液 可引起水肿、肝大、腹腔积液等征象,与右心衰竭颇相似,但前者腹腔积液征常较外周水肿明显。此外,心尖搏动减弱或消失,心浊音界向两侧扩大并随体位改变而变化,深吸气时颈静脉怒张更明显(Kussmaul 征),左肩胛下区出现语颤增强、叩诊浊音、闻及支气管肺泡呼吸音(Ewart 征),奇脉及脉压变小等阳性体征,均支持心包大量积液的诊断。

(3) 肝硬化 主要表现为腹腔积液,也可首先出现踝部水肿,逐渐向上蔓延,而头、面部常无水肿,颈静脉无明显充盈,肝颈静脉回流征阴性。肝硬化还有肝功能减退和门静脉高压症的临床征象,与右心衰竭一般不难鉴别。

八、心包积液

(一) 症状

心包积液的症状取决于积液量与积液速度。慢性大量心包积液患者出现呼吸困难、心前区闷、心悸、腹胀、水肿等与心包腔压力相关的症状。压迫周围或邻近脏器或组织,可产生干咳、声音嘶哑、吞咽困难等症状,以及原发病的症状,如结核病的低热、盗汗,化脓性感染的畏寒、高热等。急性心包积液即使少量的液体也会出现严重的心脏压塞症状,可出现静脉压升高、低血压休克等症状,甚至晕厥、猝死。

(二) 体征

1. 视诊 心尖搏动明显减弱甚至消失。

2. 触诊 心尖搏动弱而不易触到,如能明确触及则在心相对浊音界之内侧。

3. 叩诊 心浊音界向两侧扩大,且随体位改变;卧位时心底部浊音界增宽,坐位则心尖区增宽。

4. 听诊 炎症渗出初期可听到心包摩擦音,当渗出液增多,心包摩擦音消失,心音弱而遥远。

此外,大量心包积液时,① 可出现颈静脉怒张,深吸气时更明显(Kussmaul 征)。② 脉压小,脉搏细弱,可出现奇脉。③ 左肺下叶可因心包积液的挤压出现肺不张的表现,如左肩胛下区语音震颤增强,叩诊为浊音,听诊闻及支气管呼吸音,称为 Ewart 征。④ 肝明显增大,并可伴有腹腔积液、下肢压凹性水肿。

(三) 诊断

诊断少量心包积液须依靠超声心动图检查才能诊断。中量以上心包积液则可根据临床表现、X 线检查、心电图、超声心动图检查作出诊断。然后,需结合不同病因性心包炎的特征及心包穿刺、心包活检等结果,对其病因学作出诊断。

(四) 鉴别诊断

1. 与扩张型心肌病的鉴别 扩张型心肌病心浊音界向两侧扩大,心音低钝,需与大量心包积液相鉴别。心包积液量增多或迅速积聚时,心尖搏动减弱或消失,心音遥远;心包积液超过 250 mL 时出现心浊音界向两侧增大,似烧瓶样,但随体位改变而变化是其特点。超声心动图检查可明确诊断。

2. 与右心衰竭的鉴别 心包积液与右心衰竭均有体循环淤血的表现,但心包积液临床上有从少量到大量积液的演变过程,还有原发病及心包炎的症状。心包积液时心浊音界向两侧扩大并随体位而变化,可触摸到奇脉,均为大量心包积液的特征性表现,具有鉴别意义。右心室增大所致剑突下搏动、相对性三尖瓣关闭不全所致颈静脉搏动、收缩期吹风样杂音等是右心衰竭的特征性体征,而导致右心衰竭的心脏病的病史和临床表现也是鉴别的依据。

思考题

1. 试述胸骨角的临床意义。

2. 肋骨的计数方法有哪些?

3. 胸部触诊语音震颤减弱或消失有何临床意义?

4. 试述正常人平静呼吸时肺下界的体表标志及其移动度范围。

5. 胸部异常叩诊音包括哪些？它们所提示的病变种类是什么？

6. 听诊闻及肺部湿啰音多出现于何种病理状态？

7. 如何区分胸腔积液的性质？

8. 气胸包括哪些体征？

9. 支气管哮喘患者体检可有哪些阳性体征？

10. 正常肺部叩诊音如何分布？如何判断异常叩诊音？

11. 湿啰音与干啰音的发生机制、特点及临床意义有何不同？

12. 乳房的视诊与触诊检查有哪些内容？

13. 肺实变的典型体征有哪些？

14. 气胸与胸腔积液的体征有何相同与不同点？

15. 试述心脏叩诊的内容、方法和步骤。

16. 心脏听诊包括哪些主要内容？

17. 试述额外心音的听诊内容及其临床意义。

18. 试述舒张早期奔马律的听诊特点、发生机制与生理性第三心音的鉴别要点。

19. 试述心脏杂音的产生机制及听诊注意事项。

20. 试述二尖瓣病变（狭窄和关闭不全）的体检特点。

21. 试述主动脉瓣病变（狭窄和关闭不全）的体检特点。

22. 试述血压的测量方法及其注意要点。

23. 试述心力衰竭的症状、体征和鉴别诊断。

24. 名词解释：胸骨角、锁骨中线、端坐呼吸、Litten 现象、Cheyne-Stokes 呼吸、Biot 呼吸、肺实变、气胸、胸腔积液、奔马律、Graham Steell 杂音、Austin Flint 杂音、周围血管征。

（曹克将　陈　椿）

网上更多······

 教学 PPT　　 自测题

第八章

腹　部

本章要点

1. 视诊、触诊、叩诊、听诊在腹部检查中的应用,特别是腹部触诊的方法、主要内容及临床意义。
2. 腹部常用的体表标志。
3. 腹部常见异常发现和鉴别诊断的临床意义。

腹部检查是全身系统体格检查的重要组成部分,主要包括腹部的视诊、触诊、叩诊、听诊四种检查方法。通过学习腹部检查的内容、手法及各项体征的发生机制、临床意义,结合症状学,以更好地对疾病作出诊断和鉴别诊断。本章学习要求掌握腹部检查的内容、方法、顺序及临床意义,了解腹部体表画线、分区与腹腔内脏的对应关系。熟悉腹部检查常见体征的发生机制及特点。

腹部范围上起横膈,下至骨盆,腹部体表上以两侧肋弓下缘和胸骨剑突与胸部为界,下至两侧腹股沟韧带和耻骨联合,前面和侧面由腹壁组成,后面为脊柱和腰肌。

腹腔内有很多重要脏器,故腹部检查是体格检查的重要组成部分。腹部检查时,为了避免叩诊、触诊对胃肠蠕动的影响,从而造成肠鸣音发生改变,腹部检查顺序为视、听、触、叩,但记录时为了统一格式仍按视、触、叩、听的顺序。

▶▶▶ 第一节　腹部的体表标志及分区 ◀◀◀

为了准确描述和记录脏器及病变的部位和范围,常借助腹部的天然体表标志对腹部进行分区,以便熟悉腹部脏器的部位和其在体表的投影。

一、体表标志

常用腹部体表标志见图 3-8-1。

1. 肋弓下缘(costal margin)　肋弓由第 8~10 肋软骨连接构成,其下缘为腹部体表的上界,常用于腹部分区、肝脾测量和胆囊点定位。

2. 剑突(xiphoid process)　是胸骨下端的软骨。剑突是腹部体表的上界,其根部作为测量左侧肝的标志。

3. 腹上角(upper abdominal angle)　是两侧肋弓的交角,主要用于判断体型。

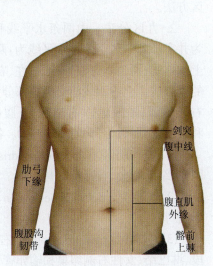

图 3-8-1　腹部前面体表标志

195

4. 脐(umbilicus)　是腹部四区分法、阑尾压痛点和腰椎穿刺的定位标志。

5. 髂前上棘(anterior superior iliac spine)　是髂嵴前方突出点,是腹部九区分法、阑尾压痛点定位标志和骨髓穿刺部位。

6. 腹直肌外缘(lateral border of rectus muscles)　相当于锁骨中线的延续,常为手术切口和胆囊点的定位。

7. 腹中线(midabdominal line)　是胸骨中线的延续,是腹部四区分法的垂直线。

8. 腹股沟韧带(inguinal ligament)　是腹部体表的下界,是股动脉、股静脉的定位标志,常是腹股沟疝的通过部位和所在。

9. 耻骨联合(pubic symphysis)　是两耻骨间的纤维软骨连接,共同组成腹部体表下界。

10. 肋脊角(costovertebral angle)　是两侧背部第 12 肋骨与脊柱的交角,为检查肾叩痛的位置。

二、腹部分区

借助腹部体表标志和几条人工画线,将腹部分为几个区域。目前常用的腹部分区有以下两种方法。

1. 四区分法　经脐画一条水平线与一条垂直线,将腹部分为四区,即左、右上腹和左、右下腹(图 3-8-2)。各区所包含的主要脏器如下。

(1) 右上腹部(right upper quadrant)　肝、胆囊、幽门、十二指肠、小肠、胰头、右肾上腺、右肾、结肠右曲、部分横结肠、腹主动脉、大网膜。

(2) 右下腹部(right lower quadrant)　盲肠、阑尾、部分升结肠、小肠、右输尿管、胀大的膀胱、淋巴结,女性右侧卵巢和输卵管、增大的子宫,男性的右侧精索。

(3) 左上腹部(left upper quadrant)　肝左叶、脾、胃、小肠、胰体、胰尾、左肾上腺、左肾、结肠左曲、部分横结肠、腹主动脉、大网膜。

(4) 左下腹部(left lower quadrant)　乙状结肠、部分降结肠、小肠、左输尿管、胀大的膀胱、淋巴结,女性左侧卵巢和输卵管、增大的子宫,男性的左侧精索。

四区分法比较简单易行,但分区范围过大,较粗略,定位不准确,故临床上还有其他更精确的腹部分区方法。

2. 九区分法　由两条水平线和两条垂直线相交,将腹部分为井字形九个区。两条水平线为:两侧肋弓下缘连线和两侧髂前上棘连线;两条垂直线为:通过左、右髂前上棘至腹中线连线中点的垂直线。上述四线相交把腹部分为:左、右季肋区(上腹部),左、右外侧部(腰区),左、右髂区(下腹部),及腹上区,中腹部(脐区)和腹下区(耻骨上部)(图 3-8-3)。各区主要脏器分布情况如下。

(1) 右季肋区(right hypochondrial region,右上腹部)　肝右叶、胆囊、结肠右曲、右肾及右肾上腺。

(2) 右腰区(right lumber region,右外侧部)　升结肠、部分空肠、右肾。

(3) 右髂区(right iliac region,右下腹部)　盲肠、阑尾、回肠下段、淋巴结、女性右侧卵巢和输卵管、男性右侧精索。

(4) 腹上区(epigastric region)　胃、肝左叶、十二指肠、胰头、

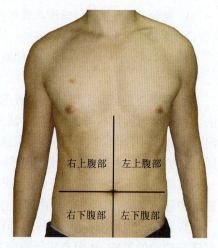

图3-8-2　腹部体表分区示意图(四分法)

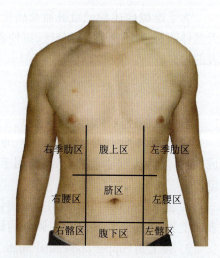

图3-8-3　腹部体表分区示意图(九分法)

胰体、横结肠、腹主动脉、大网膜。

（5）脐区，umbilical region（中腹部） 十二指肠、空肠、回肠、下垂的胃或横结肠、肠系膜及其淋巴结、输尿管、腹主动脉、大网膜。

（6）腹下区（hypogastric region，耻骨上部） 回肠、乙状结肠、输尿管、胀大的膀胱、女性增大的子宫。

（7）左季肋区（left hypochondrial region，左上腹部） 脾、胃、结肠左曲、胰尾、左肾、左肾上腺。

（8）左腰区（left lumber region，左外侧部） 降结肠、空肠、回肠、左肾。

（9）左髂区（left iliac region，左下腹部） 乙状结肠、淋巴结、女性左侧卵巢和输卵管、男性左侧精索。

九区分法较精细，定位准确，但因个体体型的差异，使九区分法的某一区域过小，临床应用不太方便。

第二节 视 诊

腹部视诊时，患者取低枕仰卧位，两手自然置于身体两侧。上自剑突水平，下至耻骨联合，充分暴露全腹。光线应充足而柔和，宜从前侧方射入视野。检查者应立于患者右侧，按一定顺序自上而下对整个腹部进行观察，有时为了查出腹部表面的细微改变，检查者应将视线降低至腹平面，自侧面呈切线方向进行观察。腹部视诊的主要内容有：腹部外形、呼吸运动、腹壁静脉、胃肠型及蠕动波，以及腹壁皮肤、疝和腹纹等。

一、腹部外形

腹部的外形主要描述为腹部平坦、膨隆或凹陷。健康正常成年人平卧时，前腹壁大致处于肋缘至耻骨联合同一平面或略为低凹，称为腹部平坦。平卧时前腹壁明显高于肋缘与耻骨联合的平面，外观呈凸起状，称腹部膨隆（abdominal bulge）。仰卧时前腹壁明显低于肋缘与耻骨联合的平面，称腹部凹陷（abdominal retraction）。腹部膨隆或凹陷可表现为全腹性或局部性，应注意观察腹部外形是否对称，有腹腔积液或腹部肿块时，还应测量腹围的大小。

另外，肥胖者或小儿（尤其餐后）前腹壁稍高于肋缘与耻骨联合的平面，称为腹部饱满。消瘦者及老年人，因腹壁皮下脂肪较少，平卧位时腹壁下垂，前腹壁稍低于肋缘与耻骨联合的平面，称为腹部低平。这些都属于正常的腹外形。

（一）腹部膨隆

腹部膨隆有全腹性和局限性膨隆，生理状况（如肥胖、妊娠）和病理状况（如腹腔积液、腹内积气、巨大肿瘤等）均可引起腹部膨隆。

1. 全腹膨隆 腹部弥漫性膨隆，呈球形或椭圆形，多因腹腔内容物增多所致。常见于：

（1）腹腔积液 其特点为平卧位时腹壁松弛，液体下沉于腹腔两侧，致腹部呈扁宽状，称蛙腹（frog belly）。当改变体位如侧卧或坐位时，因液体移动使腹部低垂部位膨隆，常见于肝硬化失代偿期。大量腹腔积液可使脐部突出，甚者可出现脐疝。腹腔积液亦可见于心力衰竭、缩窄性心包炎、腹膜转移癌（肝癌、卵巢癌多见）、肾病综合征、胰源性腹腔积液或结核性腹膜炎等。腹膜有炎症或被肿瘤浸润时，腹肌紧张度增高，腹部常呈尖凸型，称为尖腹（apical belly）。

（2）腹内积气 其特点为腹部呈球形，两侧腹部膨出不明显，移动体位时其形状无明显改变。腹内积气引起的全腹膨隆多由胃肠道积气造成，可见于各种原因引起的肠梗阻或肠麻痹。另外，积气亦可存在于腹腔内，引起全腹膨隆，见于胃肠穿孔或治疗性人工气腹，前者常伴有腹膜炎。

（3）腹内巨大肿块 如足月妊娠、巨大卵巢囊肿、畸胎瘤等，亦可引起全腹膨隆。

当全腹膨隆时，为观察其程度和变化，常测量腹围。方法：让患者早上空腹，排尿后平卧，用软尺经脐绕腹1周，测得的周长即为腹围（脐周腹围），通常以厘米（cm）为单位，还可以测其腹部最大周长（最大腹围），同时记录。

2. 局部膨隆 常见于脏器肿大、腹内肿瘤或炎性包块、胃或肠胀气，以及腹壁上的肿物和疝等。视诊时应注意膨隆的部位、外形,是否随呼吸而移动或随体位而改变,有无搏动。

(1) 腹上区膨隆　常见于肝左叶增大、胃癌、胃扩张(如幽门梗阻、胃扭转)、胰腺肿瘤或囊肿等。

(2) 右上腹膨隆　常见于肝大(肿瘤、脓肿、淤血等)、胆囊肿大及结肠右曲肿瘤等。

(3) 左上腹膨隆　常见于脾大、结肠左曲肿瘤或巨结肠。

(4) 腰部膨隆　见于多囊肾、巨大肾上腺肿瘤、肾盂大量积水或积脓。

(5) 脐区膨隆　常因脐疝、腹部炎症性包块(如结核性腹膜炎致肠粘连)引起。

(6) 腹下区膨隆　常见于子宫增大(妊娠、子宫肌瘤等),膀胱胀大,后者可以在排尿后消失。

(7) 右下腹膨隆　常见于回盲部结核或肿瘤、克罗恩病及阑尾周围脓肿等。

(8) 左下腹膨隆　常见于降结肠及乙状结肠肿瘤,亦可因干结粪块所致。

腹腔内和腹壁上的肿块均可引起腹部局部膨隆,两者鉴别方法是:嘱患者仰卧位,两腿伸直,主动抬头,作屈颈抬肩,使腹壁肌肉紧张,如肿块更加明显,说明肿块位于腹壁上。反之,肿块变得不明显或消失,说明肿块可能在腹腔内。

局部膨隆近圆形者,多为囊肿、肿瘤或炎性包块;呈长形者,多为肠管病变(如肠梗阻、肠扭转、肠套叠或巨结肠症等)。膨隆有搏动者可能是动脉瘤,亦可能是腹主动脉上面的脏器或肿块传导其搏动。膨隆随体位变更而明显移位者,可能为游走的脏器(肾、脾等),带蒂肿物(卵巢囊肿等)或大网膜、肠系膜上的肿块。随呼吸移动的局部膨隆多为膈下脏器或其肿块。

(二) 腹部凹陷

1. 全腹凹陷　主要见于脱水和消瘦者。严重时前腹壁凹陷几乎贴近脊柱,肋弓、髂嵴和耻骨联合显露,使腹外形如舟状,称舟状腹(scaphoid abdomen),见于恶病质,如结核病、恶性肿瘤等慢性消耗性疾病。吸气时出现腹部凹陷主要见于膈肌麻痹和上呼吸道梗阻。早期急性弥漫性腹膜炎引起腹肌痉挛性收缩,膈疝时腹内脏器进入胸腔,都可导致全腹凹陷。

2. 局部凹陷　较少见,多由于腹部瘢痕收缩所致,患者取立位或增加腹内压时,凹陷可更明显。

二、呼吸运动

正常情况下,男性及小儿以腹式呼吸为主,呼吸时见到腹壁上下起伏,而成年女性则以胸式呼吸为主,腹壁起伏不明显。

腹式呼吸减弱常见于腹膜炎症、腹腔积液、急性腹痛、腹腔内巨大肿物或妊娠等。腹式呼吸消失常见于胃肠穿孔所致急性腹膜炎或膈肌麻痹等。

腹式呼吸增强不多见,常为癔症性呼吸或胸腔疾病(大量积液等)。

三、腹壁静脉

正常人腹壁皮下静脉一般不显露,较瘦、皮肤较薄而松弛或皮肤白皙的人才隐约可见,但无扩张及迂曲。某些情况(腹腔积液、腹腔巨大肿物、妊娠等)引起腹内压增高,腹壁紧张时也可见腹壁静脉显露。

若腹壁静脉显而易见或迂曲变粗,称为腹壁静脉曲张,常见于门静脉高压致循环障碍或上、下腔静脉回流受阻而有侧支循环形成者。

检查腹壁静脉曲张的血流方向可判断曲张静脉的来源。正常时脐水平线以上的腹壁静脉血流自下向上经胸壁静脉和腋静脉而进入上腔静脉,脐水平线以下的腹壁静脉血流自上向下经大隐静脉而流入下腔静脉。门静脉阻塞有门静脉高压时,腹壁曲张静脉常以脐为中心向四周伸展,血液经脐静脉、脐孔而入腹壁浅静脉流向四方(图 3-8-4)。门静脉高压显著时,于脐部可见到一簇曲张静脉向四周放射,如水母头(caput medusae),常在此处听到静脉血管杂音。下腔静脉阻塞时,曲张的静脉大都分布在腹壁两侧,有时在臀部及股部外侧,脐以下的腹壁浅静脉血流方向也转向上(图 3-8-5)。上腔静脉阻塞时,上腹壁或胸壁的浅静脉曲张血流均转向下方。

检查血流方向可借简单的指压法进行鉴别。可选择一段无分支的腹壁静脉,检查者将一只手的示指

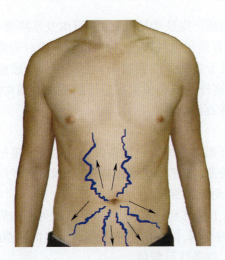

图3-8-4　门静脉高压时腹壁浅静脉血流分布和方向

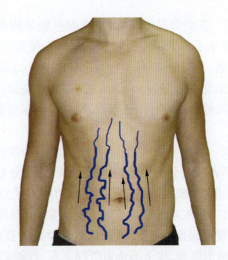

图3-8-5　下腔静脉梗阻时腹壁浅静脉血流分布和方向

和中指并拢压在静脉上,然后一只手指紧压静脉向外滑动,挤出该段静脉内血液,至一段距离后放松该手指,另一手指紧压不动,看静脉是否充盈,如迅速充盈,则血流方向是从放松的一段流向紧压手指的一段。再用同法放松另一手指,即可看出血流方向(图3-8-6)。

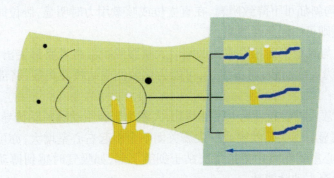

图3-8-6　检查静脉血流方向手法

四、胃肠型和蠕动波

正常人的腹部一般看不到胃肠型及蠕动波,但在腹壁菲薄或松弛的老年人、经产妇或极度消瘦者可能见到。

胃肠道发生梗阻时,梗阻近端的胃或肠段因内容物增多而饱满隆起,在腹部可显现出相应的轮廓,称为胃型(gastral pattern)或肠型(intestinal pattern)。同时,该部位的蠕动增强,腹壁可发现蠕动波(peristalsis)。胃蠕动波常自左肋缘下开始,缓慢向右推进,到达右腹直肌旁消失,有时亦见到自右向左的逆蠕动波。小肠梗阻所致的蠕动波多见于脐部,严重机械性小肠梗阻时,在腹中部见到横行排列呈多层梯形的肠型,并可看到起伏不定的蠕动波,伴高调或呈金属音调的肠鸣音。结肠远端梗阻时,其宽大的肠型多位于腹部周边,同时盲肠多胀大呈球形,随每次蠕动波的到来而明显隆起。如发生了肠麻痹,则蠕动波消失。在观察蠕动波时,从侧面呈切线方向观察更易察见,亦可用手轻拍腹壁而诱发之。

五、腹壁其他情况

1. 皮疹　不同种类的皮疹提示不同的疾病,充血性或出血性皮疹常见于发疹性高热疾病或某些传染病(如麻疹、猩红热、斑疹伤寒)及药物过敏等;紫癜及荨麻疹可能由过敏性疾病引起;一侧腹部或腰部的疱疹(沿脊神经走行分布)提示带状疱疹的诊断,如不小心则可能误诊为急腹症。

2. 色素   正常情况下,腹部皮肤颜色较暴露部位稍淡。皮肤皱褶处(如腹股沟及系腰带部位)有褐色素沉着,可见于肾上腺皮质功能减退。左腰部皮肤呈青紫色或灰蓝色,为血液自腹膜后间隙渗到侧腹壁的皮下所致,称 Grey-Turner 征(Grey-Turner sign),可见于重症急性胰腺炎。脐周围或下腹壁皮肤发蓝为腹腔内大出血的征象,称 Cullen 征(Cullen sign),见于宫外孕破裂或重症急性胰腺炎。妇女妊娠时,在脐与耻骨之间的中线上有褐色素沉着,常持续至分娩后才逐渐消退。

3. 腹纹

(1) 白纹   可见于肥胖者,为腹壁真皮结缔组织裂开而形成的银白色条纹。妊娠纹出现于下腹部和髂部,下腹部者以耻骨为中心略呈放射状,条纹处皮肤较薄,在妊娠期呈浅蓝色或粉红色,产后则转为银白色,持久不退,其成因系真皮层的结缔组织因张力增高而断裂所致。

(2) 紫纹   是皮质醇增多症的常见征象,出现部位除下腹部和臀部外,还可见于股外侧和肩背部。由于糖皮质激素引起蛋白分解增强,以致紫纹处的真皮萎缩变薄,同时由于皮下脂肪迅速沉积而膨胀,真皮层中的结缔组织胀裂,皮下毛细血管网丰富,红细胞偏多,故条纹呈紫色。

4. 瘢痕   腹部的外伤、手术或皮肤感染等多留下瘢痕,在某些特定部位的手术瘢痕,常提示患者有手术史。

5. 疝   腹部疝可分为两大类,即腹内疝和腹外疝,前者较少见,后者较多见。腹外疝为腹腔内容物经腹壁或骨盆壁的间隙或薄弱部分向体表突出而形成。脐疝多见于婴幼儿,成年人则可见于经产妇或有大量腹腔积液的患者;手术瘢痕愈合不良处可有切口疝;股疝位于腹股沟韧带中部,多见于女性;腹股沟疝则偏于内侧。男性腹股沟斜疝可下降致阴囊,在直立位或咳嗽用力时明显,卧位时可缩小或消失,该疝亦可以手法还纳,如有嵌顿则可引起急性腹痛。

6. 脐部   正常人脐与腹壁平面相平或稍凹陷。大量腹腔积液患者脐部突出明显。脐凹分泌物呈浆液性或脓性,有臭味,多为炎症所致;脐部溃烂,可能为化脓性或结核性炎症;脐部溃疡如呈坚硬、固定而突出,多为癌肿所致。

7. 上腹部搏动   正常人较瘦者可见上腹部搏动,大多由于腹主动脉搏动传导所致。腹主动脉瘤和肝血管瘤时,上腹部搏动明显。二尖瓣狭窄或三尖瓣关闭不全引起右心室增大,亦可见明显的上腹部搏动。鉴别腹主动脉搏动和右心室搏动可用拇指指腹贴于剑突下部,如吸气时感到搏动为右心室增大;如为呼气时感到搏动明显,则为腹主动脉搏动。

▶▶▶ 第三节 触 诊 ◀◀◀

触诊是腹部检查的主要方法。触诊时患者应排尿后取低枕仰卧位,两手自然置于身体两侧,两腿屈起并稍分开,以使腹肌松弛,作张口缓慢腹式呼吸,吸气时横膈向下而腹部隆起,呼气时腹部自然下陷,可使膈下脏器随呼吸上下移动。检查者应站立于患者右侧,面对患者,前臂应与腹部表面在同一水平,先以全手掌放于腹壁上部,使患者适应片刻,并感受腹肌紧张度,然后自左下腹开始逆时针方向检查。原则是先浅触诊,后深触诊,先触诊健康部位,之后逐渐触诊病变部位。触诊时,应观察患者的反应与表情,同时可边触诊边与患者交谈,转移其注意力而减轻腹肌的紧张度。

浅部触诊主要了解腹壁的紧张度、浅表的压痛、肿块、搏动和腹壁上的肿物等。深部触诊包括深压触诊、滑动触诊、冲击触诊和双手触诊等,主要了解腹腔内脏器情况,检查压痛、反跳痛和腹内肿物等。

一、腹壁紧张度

正常人腹壁有一定张力,但触之柔软,较易压陷,称腹壁柔软。有些人因不习惯触摸或怕痒而发笑致腹肌自主性痉挛,称肌卫增强。某些病理情况可使全腹或局部腹肌紧张度增加或减弱。

1. 腹壁紧张度增加   全腹壁紧张可见于下列几种情况。

(1) 腹腔内容物增加   如肠胀气或气腹,腹腔内大量腹腔积液而无腹膜炎症、肿瘤者,触诊腹部张力可增加,但无肌痉挛,也无压痛。

(2) 急性弥漫性腹膜炎　常见于因急性胃肠穿孔或脏器破裂所致急性弥漫性腹膜炎。腹膜受炎症刺激而引起腹肌痉挛,腹壁常有明显紧张,甚至强直硬如木板,称板状强直(board-like rigidity),又称板状腹。

(3) 慢性腹膜炎　结核炎症或其他慢性病变由于发展较慢,对腹膜刺激缓和,且有腹膜增厚和肠管、肠系膜的粘连,故形成腹壁柔韧而具抵抗力,不易压陷,称揉面感(dough kneading sensation)或柔韧感,此征亦可见于癌性腹膜炎。

局部腹壁紧张度增高常见于脏器炎症波及腹膜。常见病因有急性胰腺炎、急性胆囊炎、急性阑尾炎和胃穿孔等。年老体弱、腹肌发育不良、大量腹腔积液或过度肥胖的患者,腹膜炎时腹壁紧张度可不明显增高,应引起注意。

2. 腹壁紧张度降低　多因腹肌张力降低或消失所致。全腹壁紧张度降低,多见于慢性消耗性疾病或大量放腹腔积液后,亦见于经产妇或老年体弱、脱水之患者。脊髓损伤所致腹肌瘫痪和重症肌无力可使腹壁张力消失。局部紧张度降低较少见,多由于局部的腹肌瘫痪或缺陷。

二、压痛和反跳痛

腹部压痛常由于腹腔内脏器的炎症、淤血、肿瘤、痉挛、结石、破裂、扭转及腹膜的刺激(炎症、出血等)等因素引起。压痛的部位常提示相关脏器的病变(图 3-8-7)。阑尾炎早期局部可无压痛,以后才有右下腹压痛。胰体和胰尾的炎症和肿瘤,可有左腰部压痛。胆囊病变常有右腰部压痛。此外胸部病变如下叶肺炎、胸膜炎、心肌梗死等也常在上腹部或季肋部出现压痛,盆腔疾病如膀胱、子宫及附件的疾病可在下腹部出现压痛。

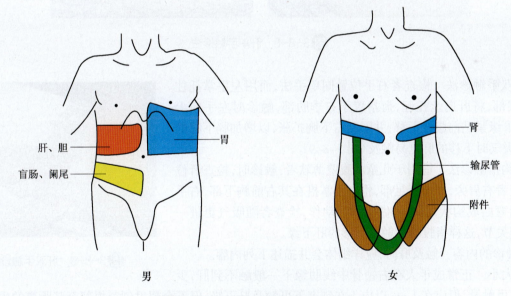

肝、胆
胃
盲肠、阑尾
男

肾
输尿管
附件
女

图 3-8-7　腹部常见疾病的压痛部位

一些位置较固定的压痛点常反映特定的疾病,临床意义较大的如下。

1. 胆囊点　位于右锁骨中线(或右侧腹直肌外缘)与肋弓下缘交界处,胆囊点的压痛标志胆囊的病变。

2. 阑尾点　位于脐与右髂前上棘连线中、外 1/3 交界处,又称 McBurney 点,此处压痛标志阑尾的病变。

检查者用手触诊腹部出现压痛后,用并拢的两三个手指压于原处稍停片刻,然后突然将手抬起,患者感觉腹痛骤然加重,并常伴有痛苦表情或呻吟,称为反跳痛(rebound tenderness)。反跳痛的出现标志着腹内脏器的炎症波及邻近腹膜,并且已累及腹膜的壁层。腹膜炎患者除压痛与反跳痛外,还常出现腹肌紧

201

张,称腹膜刺激征(peritoneal irritation sign)。

三、肝触诊

肝触诊主要用于了解肝下缘的位置和肝的质地、表面、边缘及搏动等情况。触诊时,被检查者处于仰卧位,两膝关节屈曲,使腹壁放松,并做较深呼吸动作以使肝在膈下能上下移动。

1. 触诊方法

(1) 单手触诊法 检查右侧肝时,检查者站在患者右侧,将右手四指并拢,掌指关节伸直,右手掌平放于患者右髂窝部右腹直肌外侧的腹壁上,使示指桡侧缘与右肋弓平行。患者深呼气时,腹壁松弛下陷,指端随之主动压向深部;深吸气时,腹壁隆起,触诊的手随腹壁隆起被动抬起,手指向上迎触下移的肝缘。如此反复进行,自下而上沿右锁骨中线向右肋弓下缘方向移动,直到触到肝缘或肋弓下缘为止。以同样方法于前正中线上触诊左侧肝(图 3-8-8)。触及肝时需记录其大小,其方法是在右锁骨中线或在前正中线的腹壁垂直沿线上,测量肝缘与肋弓下侧缘或剑突根部的距离,以厘米(cm)表示。

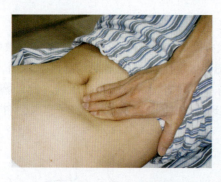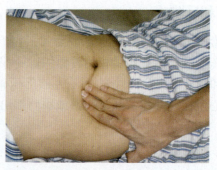

图3-8-8 肝单手触诊法

(2) 双手触诊法 检查者右手位置同单手法,而用左手掌托住患者右腰部,将肝向上托起,拇指置于右季肋部,触诊时左手向上推,使肝下缘紧贴前腹壁下移,并限制右下胸扩张,以增加膈下移的幅度,使吸气时下移的肝更易触及(图 3-8-9)。

(3) 钩指触诊法 适用于儿童或腹壁薄软者,触诊时,检查者位于被检查者右肩旁,面向其足部,将右手掌搭在其右前胸下部,右手第 2~5 指弯曲成钩状,嘱患者做深呼吸动作,检查者随吸气更进一步屈曲指关节,这样指腹容易触到下移的肝下缘。

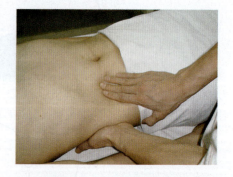

图3-8-9 肝双手触诊法

2. 触诊的内容 触及肝时,应详细体会并描述下列内容。

(1) 大小 正常成年人在右锁骨中线肋缘下一般触不到肝,少数正常人可触及,但应在 1 cm 以内。在剑突下可触及肝下缘,但不会超过剑突根部至脐距离的中、上 1/3 交界处。如超过上述标准,而肝上界正常或升高,则提示肝大。

弥漫性肝大常见于肝炎、肝淤血、脂肪肝、早期肝硬化、Budd-Chiari 综合征、白血病、血吸虫病、华支睾吸虫病等。局限性肝大常见于肝脓肿、肝肿瘤及肝囊肿等。

肝缩小常见于急性和亚急性肝坏死、失代偿期肝硬化等。

(2) 质地 肝质地一般分为三级:质软、质韧(中等硬度)和质硬。正常肝质软,如触口唇;急性肝炎、脂肪肝时肝质地稍韧,慢性肝炎及肝淤血肝质韧如触鼻尖;晚期肝硬化、肝癌肝质硬如触前额。

(3) 表面状态和边缘 正常肝边缘整齐,且厚薄一致、表面光滑。脂肪肝或肝淤血时,肝边缘圆钝。肝癌、多囊肝和肝棘球蚴病时,肝边缘不规则,表面不光滑,呈不均匀的结节状。巨块型肝癌或肝脓肿时,肝表面呈大块状隆起。

（4）压痛　正常肝无压痛。轻度弥漫性压痛见于肝炎、肝淤血等，局限性剧烈压痛见于较表浅的肝脓肿。

当心力衰竭引起肝淤血增大时，用手压迫肝可使颈静脉怒张更明显，称为肝－颈静脉回流征（hepatojugular reflux）阳性。

（5）搏动　肝搏动有单向性抑或扩张性搏动。单向性搏动系腹主动脉搏动传到肝所致，检查时将手掌置于肝表面有被推向上的感觉。扩张性搏动系由于三尖瓣关闭不全，右心室的收缩搏动通过右心房、下腔静脉而传导至肝所致。检查时将两手掌置于肝左、右叶表面，可感到两手被推向两侧的感觉。

（6）肝区摩擦感　检查时将右手的掌面轻贴于肝区，让患者用力做腹式呼吸动作，感觉掌下是否触到断续而粗糙的振动。肝周围炎时肝区可触及摩擦感，听诊时亦可听到肝区摩擦音。

3. 临床意义　由于肝病变的性质不同，物理性状也各异，故触诊时必须逐项仔细检查，认真体验，综合判断其临床意义。

（1）急性肝炎　肝可轻度增大，表面光滑。边缘钝，质稍韧但有充实感及压痛。

（2）肝淤血　肝可明显增大，且大小随淤血程度而变化较大，表面光滑，边缘圆钝，质韧，也有压痛，肝－颈静脉回流征阳性为其特征。

（3）脂肪肝　肝大，表面光滑，质软或稍韧，但无压痛。

（4）肝硬化　早期常肝增大，晚期则缩小，质较硬，边缘锐利，表面可能触到小结节，无压痛。

（5）肝癌　肝逐渐增大，质地坚硬如石，边缘不整齐，表面高低不平，可有大小不等的结节或巨块，压痛和叩痛明显。

四、脾触诊

1. 触诊方法

（1）仰卧位触诊　常用双手触诊。患者呈仰卧位，两腿稍屈曲，检查者左手绕过患者腹前方，手掌置于其左胸下部第9~11肋处，试将其脾从后向前托起，并限制了胸廓运动，右手掌平放于脐部，与左肋弓大致成垂直方向，配合呼吸，如同触诊肝一样，迎触脾尖，直至触到脾缘或左肋缘为止（图3-8-10）。脾明显增大而位置较表浅时，用右手单手触诊稍用力即可查到。如果增大的脾位置较深，应用双手触诊法进行检查。触及脾大后，应注意其大小、质地、表面情况和有无压痛等。

（2）右侧卧位触诊　在脾轻度增大而仰卧位不易触到时，可嘱患者取右侧卧位，右下肢伸直，左下肢屈曲，此时用双手触诊则容易触到脾（图3-8-11）。

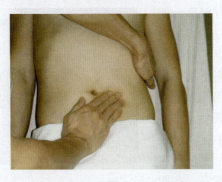
图3-8-10　脾触诊（仰卧位）

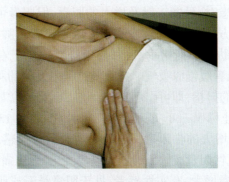
图3-8-11　脾触诊（右侧卧位）

脾切迹为脾的形态特征，具有鉴别诊断意义。在左肋缘下还能触到其他肿块，需与脾鉴别：① 增大的左肾，其位置较深，边缘圆钝，表面光滑并无切迹。即使高度增大，也不会越过正中线。② 增大的肝左叶，可沿其边缘向右触诊，如发现其隐没于右肋缘后或与肝右叶相连，则为肝左叶。肝左叶增大不会引起脾浊音区扩大。③ 结肠左区肿物，质硬，多近圆形或不规则，与脾边缘不同。④ 胰尾部囊肿，无锐利的边缘和切迹，并且不随呼吸移动。

2. 脾大的测量与记录方法　脾大有两种测量与记录方法。

(1) 三条线记录方法(图3-8-12)

1) 第Ⅰ线测量(又称甲乙线)　指左锁骨中线与左肋弓下缘交点至脾下缘的距离,以厘米(cm)表示(下同)。脾轻度增大时,只作第Ⅰ线测量。

2) 第Ⅱ线测量(又称甲丙线)　指左锁骨中线与左肋弓下缘交点至脾最远点的距离(应大于第Ⅰ线测量)。

3) 第Ⅲ线测量(又称丁戊线)　指脾右缘与前正中线的距离。如脾大向右超越前正中线,测量脾右缘与前正中线的最大距离,以"+"表示;若未超过前正中线,则测量脾右缘与前正中线的最短距离,以"-"表示。

(2) 分度记录方法　临床记录中,常将脾大分为轻、中、高三度。左锁骨中线与左肋弓下缘交点至脾下缘的距离不超过2 cm为轻度增大;超过2 cm,在脐水平线以上为中度增大;超过脐水平线或前正中线则为高度增大,即巨脾。

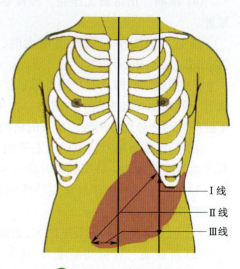

图3-8-12　脾大测量法

3. 脾大的临床意义

(1) 轻度增大　常见于急慢性肝炎、伤寒、粟粒型结核、急性痢疾、感染性心内膜炎及败血症等,一般质地柔软。

(2) 中度增大　常见于肝硬化、痢疾后遗症、慢性淋巴细胞白血病、慢性溶血性黄疸、淋巴瘤、系统性红斑狼疮等,质地一般较硬。

(3) 高度增大　脾表面光滑者见于慢性粒细胞白血病、黑热病、慢性疟疾和骨髓纤维化等,表面不平而有结节者见于淋巴肉瘤和恶性组织细胞病。

五、胆囊触诊

1. 触诊方法　正常情况下,胆囊隐于肝之后,不能触及。胆囊增大时方超过肝缘及肋缘,此时可在右肋下、腹直肌外缘处触到。

胆囊触诊方法与肝触诊相同。增大的胆囊一般呈梨形、卵圆形或布袋形,张力较高,常有触痛,随呼吸上下移动。

胆囊疾患时,可能未触及增大的胆囊,但胆囊可有触痛。胆囊触痛检查方法是:医师以左手掌平放于患者右胸下部,四指并拢同时与右肋骨和拇指垂直,以拇指指腹钩压于右肋下胆囊点处,然后嘱患者缓慢深吸气。在吸气过程中发炎的胆囊下移时碰到用力按压的拇指,即可引起疼痛,此为胆囊触痛,如因剧烈疼痛而致吸气终止称Murphy征(Murphy sign)(图3-8-13)阳性。

2. 胆囊增大的临床意义　胆囊增大呈囊性感,并有明显压痛,常见于急性胆囊炎。胆囊增大呈囊性感,无压痛者,见于壶腹周围癌。胆囊增大,有实性感者,见于胆囊结石或胆囊癌。在胆总管结石胆道阻塞时,可发生明显黄疸,但胆囊常不增大,乃因胆

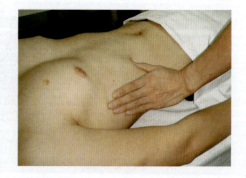

图3-8-13　Murphy 征检查方法

囊多有慢性炎症,囊壁因纤维化而皱缩,且与周围组织粘连而失去移动性所致。由于胰头癌压迫胆总管导致胆道阻塞,黄疸进行性加深,胆囊也显著增大,但无压痛,称 Courvoisier 征(Courvoisier sign)。

六、肾触诊

1. 触诊方法　肾触诊常采用双手触诊法,取平卧位或立位。卧位触诊右肾时,嘱患者两腿屈曲并作

较深呼吸,医师立于患者右侧,以左手掌托住其右腰部向上推起,右手掌平放在右上腹部,手指方向大致平行于右肋缘而稍横向,于患者吸气时双手夹触肾。触诊左肾时,左手越过患者前方托住左腰部,右手掌横置于患者左上腹部,依前法双手触诊左肾(图3-8-14)。如卧位未触及肾,还可让患者站立床旁,医生于患者侧面用两手前后联合触诊肾。

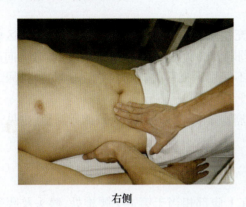
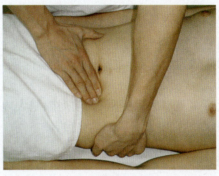

右侧　　　　　　　　　　　　　左侧

图3-8-14 肾触诊法

2. 肾和尿路压痛点　当肾和尿路有炎症或其他疾病时可在相应部位出现压痛点,如图3-8-15所示:① 季肋点(前肾点):第10肋骨前端,右侧位置稍低,相当于肾盂位置。② 上输尿管点:在脐水平线上腹直肌外缘。③ 中输尿管点:在髂前上棘水平腹直肌外缘,相当于输尿管第二狭窄处。④ 肋脊点:背部第12肋骨与脊柱的交角(肋脊角)的顶点。⑤ 肋腰点:第12肋骨与腰肌外缘的交角(肋腰角)顶点。

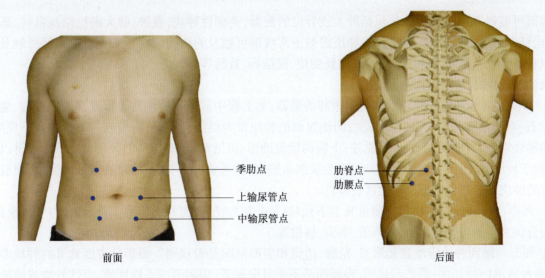

季肋点
上输尿管点
中输尿管点

肋脊点
肋腰点

前面　　　　　　　　　　　　　后面

图3-8-15 肾和尿路疾病压痛点

3. 临床意义

(1) 正常肾　呈蚕豆状外形,肾下极光滑钝圆,握住时患者常有酸痛或类似恶心的不适感。正常人肾一般不易触及,有时可触到右肾下极。

(2) 肾下垂、游走肾　在深吸气时能触到1/2以上的肾即为肾下垂,常见于身材瘦长者。如肾下垂明显并能在腹腔各个方向移动时称为游走肾。肾下垂、游走肾易误为肝、脾大,应注意鉴别。

(3) 肾增大　肾增大见于肾盂积水或积脓、肾肿瘤、多囊肾等。肾盂积水或积脓时,肾的质地柔软而富有弹性,有时有波动感;多囊肾时,一侧或两侧肾为不规则形增大,有囊性感;肾肿瘤则表面不平,质地坚硬。

(4) 肾和尿路压痛点的临床意义　肋脊点和肋腰点是肾的一些炎症性疾患,如肾盂肾炎、肾脓肿和肾结核等常出现的压痛部位。如炎症深隐于肾实质内,可无压痛而仅有叩击痛。季肋点压痛亦提示肾病变。上输尿管点或中输尿管点出现压痛,提示输尿管结石、结核或化脓性炎症。

七、膀胱触诊

正常膀胱空虚时不易触到。只有当膀胱积尿、充盈胀大时,才越出耻骨上缘而在腹下区触到。膀胱触诊一般采用单手滑行法,被检查者取仰卧位,双下肢屈曲,医师以右手自脐开始向耻骨方向触摸。膀胱增大多为积尿所致,呈扁圆形或圆形,触之囊性感,不能用手推移,按压时憋胀,有尿意,排尿或导尿后缩小或消失。

膀胱胀大最多见于尿道梗阻(如前列腺肥大或癌)、脊椎病(如截瘫)所致的尿潴留,也见于昏迷患者及腰椎或骶椎麻醉后、手术后局部疼痛患者。

八、胰触诊

胰位于腹膜后,位置深而柔软,故不能触及。在上腹部相当于第 1~2 腰椎处,胰头及胰颈约于中线偏右,而胰体、胰尾在中线左侧。当胰有病变时,则可在上腹部出现体征:在上腹中部或左上腹有横行呈带状压痛及肌紧张,并涉及左腰部者,提示胰腺炎症;如起病急同时有左腰部皮下淤血而发蓝,则提示重症急性胰腺炎;如在上腹部触及质硬而无移动性横行条索状的肿物时,应考虑为慢性胰腺炎;如呈坚硬块状,表面不光滑似有结节,则可能为胰腺癌,癌发生于胰头部者,可出现梗阻性黄疸及胆囊增大而无压痛(即 Courvoisier 征阳性);在上腹部肝缘下或左上腹部触到囊性肿物,多为胰腺假性囊肿。

九、腹部肿块

腹部可能触及的病理性肿块包括肿大或异位的脏器,炎症性肿块,囊肿,肿大淋巴结及良性、恶性肿瘤,胃内结石,肠内粪块等。但病理性肿块需与正常腹部可触及的结构区别开来。正常腹部可触及的结构有腹直肌肌腹及腱划、腰椎椎体、乙状结肠粪块、横结肠、盲肠等。

触到病理性肿块时需注意以下方面。

1. 部位　某些部位的肿块常来源于该部的脏器,如上腹中部触到肿块常为胃或胰腺的肿瘤、囊肿或胃内结石;右肋下肿块常与肝和胆有关;两侧腹部的肿块常为结肠的肿瘤;脐周或右下腹扪及不规则、有压痛的肿块常为结核性腹膜炎所致粘连;下腹两侧类圆形、可活动、具有压痛的肿块可能系腹腔淋巴结肿大,如位于较深、坚硬不规则的肿块则可能系腹膜后肿瘤;卵巢囊肿多有蒂,故可在腹腔内游走;腹股沟韧带上方的肿块可能来自卵巢及其他盆腔器官。

2. 大小　凡触及的肿块均应测量其上下径(纵长)、左右径(横宽)和前后径(厚深)。为了形象化,也可以用公认大小的实物作比喻,如鸡蛋、拳头、核桃等。

3. 形态　触到肿块应注意其形态、轮廓、边缘和表面情况是否规则。圆形且表面光滑的肿块多为良性,以囊肿或淋巴结居多;形态不规则,表面凹凸不平且坚硬者,应多考虑恶性肿瘤、炎性肿物或结核性肿块;索条状或管状肿物,短时间内形态多变者,多为蛔虫团或肠套叠;如在右上腹触到边缘光滑的卵圆形肿物,应疑为胆囊积液;左上腹肿块有明显切迹多为脾。

4. 质地　实质性肿块,其质地可能柔软、中等硬或坚硬,见于肿瘤、炎性或结核浸润块,如胃癌、肝癌、回盲部结核等。囊性肿块,质地柔软,见于囊肿、脓肿,如卵巢囊肿、多囊肾等。

5. 压痛　炎性肿块有明显压痛。如位于右下腹的肿块压痛明显,常为阑尾脓肿、肠结核或克罗恩病等。与脏器有关的肿瘤压痛可轻重不等。

6. 搏动　消瘦者可以在腹部见到或触到动脉的搏动。如在腹中线附近触到明显的膨胀性搏动,则应考虑腹主动脉或其分支的动脉瘤。有时尚可触及震颤。

7. 移动度　如果肿块随呼吸而上下移动,多为肝、脾、胃、肾或其肿物,胆囊因附在肝下,横结肠因借胃结肠韧带与胃相连,故其肿物亦随呼吸而上下移动。肝和胆囊的移动度大,不易用手固定。如果肿块能用手推动者,可能来自胃、肠或肠系膜。移动度大的多为带蒂的肿物或游走的脏器。局部炎性肿块或脓肿及腹腔后壁的肿瘤,一般不能移动。

十、液波震颤

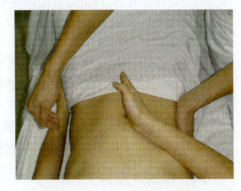

液波震颤(fluid thrill)又称波动感(fluctuation),是检查中等量以上腹腔积液的常用方法。检查方法:患者平卧位,医师以一手掌面贴于患者一侧腹壁,另一手四指并拢屈曲,用指端叩击对侧腹壁(或以指端冲击式触诊),如有大量液体存在,则贴于腹壁的手掌有被液体波动冲击的感觉,即波动感。为防止腹壁本身的振动传至对侧,可让另一人将手掌尺缘压于脐部腹中线上,即可阻止之(图3-8-16)。此法检查腹腔积液,需 3 000~4 000 mL 以上液体量才能查出,不如移动性浊音敏感。

图3-8-16　液波震颤检查方法

十一、振水音

在胃内有多量液体及气体存在时可出现振水音(succussion splash)。检查方法:患者仰卧位,医生以一耳凑近上腹部,同时以冲击触诊法振动胃部,即可听到气、液撞击的声音,亦可将听诊器鼓型胸件置于上腹部进行听诊。正常人在餐后或饮进多量液体时可有上腹部振水音。但若餐后 6~8 h 以上仍有此音,则提示幽门梗阻或胃扩张。

▶▶▶ 第四节　叩　　诊 ◀◀◀

腹部叩诊的主要作用在于叩知某些脏器的大小和叩痛,胃肠道充气情况,腹腔内有无积气、积液和肿块等。因间接叩诊法较为准确、可靠,故通常采用间接叩诊法进行腹部叩诊。腹部叩诊内容如下。

一、腹部叩诊音

正常情况下,腹部叩诊大部分区域均为鼓音,只有肝、脾所在部位,增大的膀胱和子宫占据的部位,以及两侧腹部近腰肌处叩诊为浊音。鼓音范围缩小,病变部位呈浊音或实音可见于肝、脾或其他脏器极度增大,腹腔内肿瘤或大量腹腔积液;鼓音范围明显增大或出现于不应有鼓音的部位,可见于胃肠高度胀气和胃肠穿孔所致的气腹。

二、肝叩诊

1. 肝上界叩诊方法　沿右锁骨中线、右腋中线和右肩胛线,由肺区向下叩向腹部。叩指用力要适当,勿过轻或过重。当由清音转为浊音时,即为肝上界,此处相当于被肺遮盖的肝顶部,故又称肝相对浊音界。再向下叩 1~2 肋间,则浊音变为实音,此处的肝不再被肺所遮盖而直接贴近胸壁,称肝绝对浊音界(亦为肺下界)。肝上界在右锁骨中线上位于第 5 肋间,右腋中线上位于第 7 肋间,右肩胛线上位于第 10 肋间。

2. 肝下界叩诊方法　由腹部鼓音区沿右锁骨中线或正中线向上叩,由鼓音转为浊音处即肝下界。因肝下界与胃、结肠等重叠,很难叩准,故多用触诊或叩听法确定。一般叩得的肝下界比触得的肝下缘高 1~2 cm,但若肝缘明显增厚,则两项结果较为接近。在确定肝的上、下界时要注意体型,匀称体型者的正常肝的肝下界在右锁骨中线上位于右季肋下缘。右腋中线上相当于第 10 肋间水平。

3. 肝浊音界异常的临床意义　肝浊音界扩大见于肝癌、肝脓肿、肝炎、肝淤血和多囊肝等;肝浊音界缩小见于急性肝坏死、肝硬化和胃肠胀气等;肝浊音界消失代之以鼓音者,多由于肝表面覆有气体所致,是急性胃肠穿孔的一个重要征象,但也可见于腹部大手术后数日、间位结肠(结肠位于肝与横膈之间)、全内脏转位；肝浊音界向上移位见于右肺纤维化、右下肺不张及气腹鼓肠等；肝浊音界向下移位见于肺气肿、右侧张力性气胸等。膈下脓肿时，由于肝下移和膈肌升高，肝浊音区也扩大，但肝本身并未增大。

4. 肝区叩击痛　肝区叩击痛采用间接叩诊法，检查者左手掌平置于患者的肝区，右手握拳，以轻至中等力量叩击左手背部，观察患者是否有叩痛。肝区叩击痛对诊断肝炎、肝脓肿或肝癌有一定的临床意义。

三、胃泡鼓音区及脾叩诊

胃泡鼓音区(Traube 区)位于左前胸下部肋缘以上，约呈半圆形，其上界为横膈及肺下缘，下界为肋弓，左界为脾，右界为肝左缘。此区明显缩小或消失，可见于中、重度脾大，左侧胸腔积液，心包积液，肝左叶增大，也见于急性胃扩张或溺水患者。

脾浊音区的叩诊宜采用轻叩法，在腋中线上进行。正常时在左腋中线第 9~11 肋之间叩到脾浊音区，其长度为 4~7 cm，前方不超过腋前线。脾浊音区扩大见于脾大。脾浊音区缩小见于左侧气胸、胃扩张、肠胀气等。

四、移动性浊音

移动性浊音为检查腹腔内有无游离积液的重要检查方法。检查方法：被检查者呈仰卧位，检查者自腹中部脐平面开始向患者左侧叩诊，发现浊音时，板指固定不动，让被检者右侧卧位，再次叩诊，如呈鼓音，表明浊音移动。同样方法向右侧叩诊，叩得浊音后嘱被检者左侧卧，再核实浊音是否移动(图 3-8-17)。这种因体位不同而出现浊音区变动的现象，称移动性浊音(shifting dullness)。当腹腔内游离腹腔积液在 1 000 mL 以上时，即可查出移动性浊音。

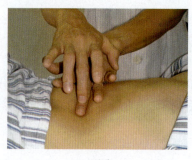 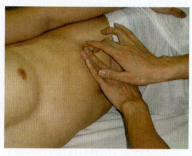

平卧　　　　　　　　　　　　　侧卧

图 3-8-17　移动性浊音叩诊法

下列情况易误为腹腔积液，应注意鉴别。

1. 肠管内有大量液体潴留时，可因患者体位的移动，出现移动性浊音，常伴有肠梗阻的征象。

2. 巨大的卵巢囊肿，亦可使腹部出现大面积浊音，其浊音非移动性，鉴别点如下：① 卵巢囊肿所致浊音，于仰卧时常在腹中部，鼓音区则在腹部两侧(图 3-8-18)。② 卵巢囊肿的浊音不呈移动性。③ 尺压试验(ruler pressing test)也可鉴别，即当患者仰卧时，用一硬尺横置于腹壁上，检查者两手将硬尺下压，如为卵巢囊肿，则腹主动脉的搏动可经囊肿传到硬尺，使硬尺发生节奏性跳动；如为腹腔积液，则硬尺无此种跳动。

五、肋脊角叩诊

肋脊角叩诊主要用于检查肾病变。检查时，患者采取坐位或侧卧位，医师用左手掌平放在其肋脊角处(肾区)，右手握拳用轻到中等力量叩击左手背。正常时肋脊角处无叩击痛，当有肾炎、肾盂肾炎、肾结石、肾结核及肾周围炎时，肾区有不同程度的叩击痛。

六、膀胱叩诊

膀胱叩诊主要用于判断膀胱膨胀的程度。叩诊在耻骨联合上方进行，通常从上往下，由鼓音转成浊

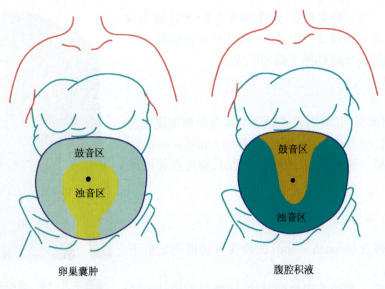

图 3-8-18　卵巢囊肿与腹腔积液叩诊鉴别

音。膀胱在空虚时,因耻骨上方有肠管存在,叩诊呈鼓音,叩不出膀胱的轮廓。当膀胱内有尿液充盈时,耻骨上方叩诊呈圆形浊音区。在女性妊娠时子宫增大、子宫肌瘤或卵巢囊肿时,在该区叩诊也呈浊音,应予鉴别。排尿或导尿后复查,如浊音区转为鼓音,即为尿潴留所致膀胱增大。腹腔积液时,耻骨上方叩诊也可有浊音区,但此区的弧形上缘凹向脐部,而膀胱增大时浊音区的弧形上缘凸向脐部。

▶▶▶ 第五节　听　诊 ◀◀◀

听诊内容主要有:肠鸣音、血管杂音、摩擦音和搔弹音等。

一、肠鸣音

肠蠕动时,肠管内气体和液体随之而流动,产生一种断断续续的咕噜声或气过水声,称为肠鸣音(gurgling sound)。

通常可用右下腹部作为肠鸣音听诊点,在正常情况下,肠鸣音每分钟为 4~5 次,其频率、声响和音调变异较大,只有靠检查者的经验来判断是否正常。

1. 肠鸣音活跃　肠蠕动增强时,肠鸣音达每分钟 10 次以上,但音调不特别高亢,称肠鸣音活跃,见于急性胃肠炎、服泻药后或胃肠道大出血。

2. 肠鸣音亢进　如次数多且肠鸣音响亮、高亢,甚至呈叮当声或金属音,称肠鸣音亢进,见于机械性肠梗阻。此类患者肠腔扩大,积气增多,肠壁胀大变薄,且极度紧张,与亢进的肠鸣声可产生共鸣,因而在腹部可听到高亢的金属性音调。

3. 肠鸣音减弱　肠鸣音明显少于正常,数分钟才听到一次,称为肠鸣音减弱,见于老年性便秘、腹膜炎、电解质紊乱(低钾血症)及胃肠动力低下等。

4. 肠鸣音消失　持续听诊 3~5 min 未闻及肠鸣音,用手指轻叩或搔弹腹部仍未听到肠鸣音,称为肠鸣音消失,见于急性腹膜炎或麻痹性肠梗阻。

二、血管杂音

1. 动脉性杂音　动脉性杂音常在腹中部或腹部一侧。腹中部的收缩期血管杂音(喷射性杂音)常提示腹主动脉瘤或腹主动脉狭窄;在左、右上腹闻及收缩期血管杂音,常提示肾动脉狭窄,可见于年轻的高血压患者;下腹两侧闻及收缩期血管杂音应考虑髂动脉狭窄(图 3-8-19)。

2. 静脉性杂音 为一种柔和的、连续的嗡鸣声,无收缩期与舒张期性质。常出现于脐周或上腹部,尤其是腹壁静脉曲张严重时,此音提示门静脉高压时的侧支循环形成。

三、摩擦音

在脾梗死、脾周围炎、肝周围炎或胆囊炎累及局部腹膜等情况下,可于深呼吸时,于各相应部位听到摩擦音(friction sound),严重时可触及摩擦感。腹膜纤维渗出性炎症时,亦可在腹壁听到摩擦音。

四、搔弹音

在腹部听诊搔弹音(scratch sound)的改变可协助测定肝下缘和微量腹腔积液。

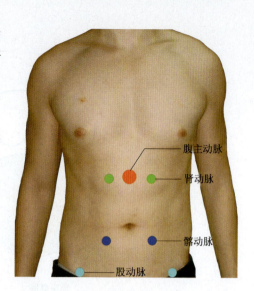

图3-8-19 腹部动脉性杂音听诊部位

1. 肝下缘的测定 被检查者取仰卧位,医师以左手持听诊器膜型体件置于剑突下的肝左叶上,右手指沿右锁骨中线自脐部向上轻弹或搔刮腹壁,搔弹处未达到肝缘时,只听到遥远而轻微的声音,当搔弹至肝表面时,声音明显增强而近耳。此法常用于腹壁较厚或不能满意地配合触诊的患者,有时也用以鉴别右上腹肿物是否为增大的肝。

2. 微量腹腔积液的测定 或称水坑征。患者取肘膝位数分钟后,医师将听诊器膜型体件贴于脐部,之后以手指在一侧腹壁轻弹,听其声响,然后将体件向对侧腹部移动,继续轻弹,如声音突然变得响亮,此体件所在处即为腹腔积液边缘之上。用叩听法检查可鉴定出少至 120 mL 的游离腹腔积液。

▶▶▶ 第六节　腹部常见异常发现及其鉴别 ◀◀◀

一、腹腔积液

生理状态下,正常人腹腔内即有少量液体,一般不超过 200 mL,起润滑腹膜作用。各种原因引起游离液体在腹膜腔内过量积聚,称为腹腔积液。腹腔积液是一种常见的临床表现,明确其病因对疾病治疗方案的制订及愈后的判断均有重要的临床指导意义。

(一)临床表现

1. 症状 腹胀是腹腔积液患者最常见的症状之一,少量腹腔积液,无明显腹胀,随着腹腔积液量的增多,出现腹胀且进行性加重,进餐后为甚,站立位时下腹胀尤其明显,甚至可有腹部胀痛。此外,还可以伴有原发病的其他症状,包括水肿、黄疸、发热、呕血、黑粪、出血倾向和呼吸困难等。

2. 体征 少量腹腔积液时腹部体征不明显,体格检查时可能没有阳性体征,需进行 B 超等检查才能确定。

(1)视诊 中等量及大量腹腔积液可出现腹部膨隆,平卧时可有蛙腹或尖腹表现;腹式呼吸减弱;可有腹壁静脉曲张;大量腹腔积液时可有脐疝。

(2)触诊 大量腹腔积液时可有液波震颤,腹壁紧张度增加,但无腹肌痉挛。腹腔积液合并感染时可有压痛及反跳痛;结核性腹膜炎时腹部可有揉面感。

(3)叩诊 中等量以上腹腔积液可有移动性浊音。

(4)听诊 少量腹腔积液时,可通过听诊搔弹音进行协助判断;腹膜纤维蛋白性渗出性炎症时,可闻及腹膜摩擦音。

(二)诊断与鉴别诊断

根据患者的年龄、性别、既往病史及传染病接触史进行病史询问。腹腔积液的诊断步骤一般包括:

① 确定腹腔积液的存在。② 进行诊断性腹腔穿刺,了解腹腔积液的性质。③ 根据患者的病史、体征及必要的辅助检查明确腹腔积液的病因。

腹腔积液可由多种病因引起,对其鉴别诊断有着重要的临床意义。

1. 与肥胖鉴别　肥胖者由于腹部脂肪堆积易与腹腔积液患者相混淆,但肥胖者腹部呈球形膨隆,脐部凹陷,身体其他部位也可见脂肪堆积,移动性浊音阴性,无液波震颤,腹部 B 超检查腹腔无游离的液性暗区。

2. 与胃肠积气积液相鉴别　胃肠道内气体增多也可以表现为腹胀、腹部膨隆,但肠胀气患者腹部叩诊鼓音,移动性浊音阴性,腹部 X 线片、腹部 B 超检查有助两者鉴别。

3. 与腹部肿物鉴别　巨大的腹腔内肿物如巨大卵巢囊肿患者,视诊时腹部前后径大于左右径,可以触及肿物轮廓,仰卧时中下腹部叩诊浊音,双侧腹部叩诊呈鼓音,移动性浊音阴性,尺压试验阳性,腹部 B 超检查有助于诊断。

4. 心源性腹腔积液　多见于严重的右心衰竭,水肿自踝部开始,之后波及全身,出现腹腔积液。水肿为对称性、凹陷性,常伴有颈静脉怒张、肝颈静脉回流征阳性和肝大,有心脏原发病的临床表现。

5. 肾源性腹腔积液　可见于各种肾炎和肾病,如肾病综合征等疾病。先有眼睑、颜面部水肿,大量蛋白丢失后,可出现全身水肿,同时出现腹腔积液。根据血液、尿液检查一般不难诊断。

6. 肝源性腹腔积液

(1) 肝硬化　见于肝硬化失代偿期,是肝硬化最突出的临床表现。腹腔积液出现时常有腹胀,大量腹腔积液时腹部膨隆,平卧位形似蛙腹,严重者出现端坐呼吸和脐疝。常有肝掌、蜘蛛痣、贫血等肝功能减退表现,以及脾大、腹壁静脉曲张等门静脉高压症表现。

(2) 肝癌　腹腔积液多见于肝癌晚期,为顽固性、进行性,常呈血性,根据影像学检查、AFP 和病理活检可以明确诊断。

(3) 肝静脉阻塞综合征　又称 Budd-Chiari 综合征。由于肝静脉或肝段下腔静脉阻塞引起,前者表现为腹痛、肝大且压痛、腹腔积液和肝颈静脉回流征阴性;后者除上述表现外,还可见下肢水肿、下肢溃疡或下肢静脉曲张等。肝静脉和下腔静脉造影、B 超检查有助于诊断。

7. 腹膜病变

(1) 腹膜转移癌　常为恶性肿瘤的晚期表现,多见于胃肠道、卵巢、胰腺等脏器肿瘤转移。有原发肿瘤的症状,以及腹痛、腹腔积液、贫血、消瘦、恶病质等表现。腹腔积液常为顽固性,血性多见,可在腹腔积液中找到癌细胞。

(2) 腹膜间皮瘤　本病罕见,为原发性腹膜肿瘤。常有顽固性、血性腹腔积液,在腹腔积液中可见大量间皮细胞,需行腹膜病理活检进行确诊。

(3) 渗出性结核性腹膜炎　常有结核病史。有低热、盗汗、乏力、纳差、消瘦等结核中毒症状。腹部呈尖腹状,腹壁触诊有柔韧感。PPD 试验可为强阳性,腹腔积液涂片、培养结核菌阳性率低,必要时可行诊断性抗结核治疗。

(4) 急性腹膜炎　可由腹腔脏器的穿孔、外伤引起。患者可有发热、腹痛、板状腹、压痛、反跳痛,血清学检查白细胞增高,B 超检查可见腹腔游离液性暗区,腹腔穿刺抽取腹腔积液送检协助诊断。

8. 胰源性腹腔积液　重症急性胰腺炎常出现腹腔积液。可有腹痛、腹胀,腹腔积液随着病情的好转可消失。腹腔积液多为渗出性,淀粉酶显著增高。

9. 营养不良性　有长期患慢性消耗性疾病或营养摄入不足病史,出现腹腔积液前多有消瘦、体重减轻等表现,腹腔积液为漏出液,低蛋白血症改善后,腹腔积液可消失。

10. 其他　如甲状腺功能减退症引起黏液性水肿和腹腔积液,腹腔结核、肿大的淋巴结压迫引起的乳糜性腹腔积液,结合辅助检查,一般不难诊断。

二、腹部肿块

腹部肿块是指由于各种原因引起的腹壁、腹腔内或腹膜后的脏器和组织发生肿大、增生、粘连或异位而形成的异常包块。腹部肿块以腹腔内疾病多见,是一种常见的临床表现,本文主要讨论病理性肿块的临床诊断和鉴别诊断。

(一) 临床表现

1. 症状　较小的腹部肿块常无明显症状,若较大时局部可有腹胀、腹痛、发热等。

根据腹部肿块所伴随的症状,可初步判断肿块的来源。腹部肿块伴胃肠道症状,如食欲不振、腹痛、恶心、呕吐、腹胀、呕血、黑便、黄疸,提示肿块可能为消化道来源;伴有全身症状,如发热、消瘦、贫血、低蛋白血症等,腹部肿块为恶性肿瘤可能性大;伴有血细胞改变或腹腔淋巴结肿大,可提示血液系统疾病可能,如白血病、淋巴瘤等;伴有血尿、脓尿等尿路症状,多提示泌尿系病变。

2. 体征

(1) 视诊　全身检查时注意观察一般情况、营养状态,有无贫血、黄疸等。重点观察腹部肿块的位置、大小、形状,是否有移动、蠕动、搏动,改变体位腹块位置是否改变,并注意其他部位有无类似的肿块,鉴别肿块来自腹壁、腹腔或腹膜后。

(2) 触诊　触诊时注意肿块的部位、大小、数目、形态、边缘、质地、压痛、移动度和搏动等情况。

(3) 叩诊　胃肠道等空腔器官的肿块叩诊多呈鼓音,而肝、脾等实质性器官的肿块叩诊呈浊音或实音。

(4) 听诊　可根据血管杂音和搏动音了解肿块的血供情况或者大血管受压情况;机械性肠梗阻时可闻及高亢的气过水音,并可根据肠鸣音的变化,判断病情的变化,如肠鸣音消失,注意有无肠坏死、肠麻痹的可能。

(二) 诊断及鉴别诊断

1. 腹部肿块与腹壁肿块的鉴别　采用屈颈抬肩试验,区别腹块来自腹壁或腹腔内。嘱患者做屈颈抬肩动作,收紧腹肌,若肿块更明显提示其位于腹壁,若肿块不清楚,提示其位于腹腔内。

2. 腹部肿块与腹膜后肿块的鉴别　嘱患者取肘膝位,如果肿块更为清楚并有下垂感,提示其来自腹腔内;如果肿块不如仰卧位清楚,且无下垂感,提示其来自腹膜后可能性大。

3. 肿瘤性肿块的鉴别

(1) 胃癌　早期体征不明显,进展期可在上腹部触及肿块,质地硬,边缘不规则,表面欠光滑,轻压痛。有腹痛、食欲减退、恶心、呕吐、消瘦、贫血等表现。溃疡型胃癌出血可引起呕血或黑便,近幽门处胃癌易引起幽门梗阻。注意检查左锁骨上窝淋巴结是否肿大。行胃镜和活组织病理学检查可确诊。

(2) 原发性肝癌　常有肝炎或嗜酒病史。早期缺乏典型表现,晚期可有肝区疼痛、食欲减退、乏力、消瘦、贫血等表现。上腹部可触及增大的肝,质地坚硬,表面凹凸不平,可触及结节,边缘不规则,可有压痛。CT、MRI 或 B 超等检查,以及血清 AFP 检测可明确诊断。

(3) 胰腺癌　有腹痛、食欲减退、消瘦、黄疸、乏力等表现,中晚期可在上腹部触及结节状质地坚硬的肿块,可有压痛,活动度小,可有黄疸伴无痛性胆囊肿大。血清糖链抗原 19-9(CA_{19-9})增高,B 超、CT、MRI 和超声内镜检查有助于本病诊断。

(4) 胆囊癌　本病临床少见。早期表现为右上腹痛、黄疸、消瘦、贫血等,可在右上腹触及坚硬的结节状肿块,与肝下缘相连。B 超、CT、MRI 检查有助于本病诊断。

(5) 结肠癌　早期仅表现为腹痛、排便习惯和粪便性状改变、大便潜血阳性,晚期可触及肿块,伴有进行性消瘦、贫血、腹腔积液等表现。结肠镜和活组织病理学检查可确诊。

(6) 小肠肿瘤　良性肿瘤以腺瘤多见,症状和体征不明显。恶性肿瘤以肉瘤多见,常表现为腹痛、黑便及肠梗阻。胶囊内镜、小肠镜检查可协助诊断。

(7) 肾癌　肿瘤较大时可在腹部或腰部触及,质地坚硬,表面不光滑,边缘不清。腹块、间歇无痛性肉眼血尿、腰部疼痛称为肾癌三主征。CT 表现为肾实质内不均质肿块。

(8) 肾母细胞瘤　小儿多见,腹部肿块常位于左、右季肋区,表面光滑,中等硬度,无压痛,活动度较小,可伴有腹痛、发热、高血压,多有镜下血尿。B 超、X 线检查、CT 及 MRI 对诊断有重要价值。

(9) 膀胱癌　早期多有血尿,在下腹部(耻骨联合上区)触及坚硬肿块,排尿后不消失,常伴有尿频、尿急、尿痛等表现。可进行尿细胞学检查及 B 超进行初筛,膀胱镜检查结合病理活组织检查可以确诊。

(10) 子宫肌瘤　当肿瘤体积较大时,可在中下腹部触及表面光滑、质地坚韧、活动度尚可的包块,妇科检查可以确诊。

(11) 子宫内膜癌　多表现为绝经后不规则阴道流血,子宫增大不明显,一般在腹部不易触及,子宫内膜活检可以确诊。

(12) 卵巢肿块　良性卵巢囊肿较大时,可在下腹部触及圆形或椭圆形的包块,表面光滑,边缘清楚,活动度大,有囊性感,妇科检查囊块与子宫、附件分界清楚,不难诊断。卵巢癌时可在下腹部触及坚硬而固定的包块,常伴有腹痛、腹胀、腹腔积液、恶病质等表现,妇科检查可协助诊断。

4. 炎症性肿块的鉴别

(1) 消化性溃疡并慢性穿孔　多有典型的消化性溃疡病史,发生慢性穿孔,与周围组织粘连包裹,引起局限性炎性肿块或脓肿。上腹部可触及包块,质地柔韧,边缘不清,活动度差,伴有压痛。可行手术探查协助诊断。

(2) 肝脓肿　有细菌性肝脓肿和阿米巴肝脓肿。多有肝大,压痛明显,可伴有高热,白细胞增高,如脓肿破溃可形成局限性腹膜炎,产生局部腹肌紧张,有压痛、反跳痛;进行 B 超或 CT 检查;抽出脓液进行细菌培养或找阿米巴滋养体可确诊。

(3) 肝囊肿　多见于肝右叶,小的囊肿不引起任何症状。当囊肿增大到一定程度时,可压迫周围脏器出现饱胀不适、恶心、呕吐等,并在右上腹触及肝大和表面光滑、质地柔软、无压痛的肿块,B 超、CT 检查可协助诊断。

(4) 胆囊积脓或积液　可在右上腹触及肿大的胆囊,边缘欠清,压痛明显,柔韧,可随呼吸运动,多伴有腹痛、发热、恶心、呕吐等表现。血白细胞增高,B 超检查可见胆囊增大,囊壁增厚可协助诊断。

(5) 胰腺假性囊肿　多继发于外伤或急、慢性胰腺炎,多位于胰体尾部,在上腹部触及半球形、光滑、固定的有囊性感的肿物,合并感染时压痛明显。B 超、超声内镜、CT 和 MRI 等检查可协助诊断。

(6) 阑尾周围脓肿　当阑尾脓肿吸收不完全时,可形成右下腹包块,边界不清,轻压痛,B 超检查发现阑尾区肿块。

(7) 回盲部结核　增生型肠结核可在右下腹触及中等质地、较固定,伴有轻至中度压痛的肿块;溃疡型肠结核多有结核中毒症状,消瘦,腹泻或腹泻与便秘交替等表现。大肠镜和病理活组织检查可协助诊断。

(8) 克罗恩病　病变多位于回肠末端,右中下腹可触及质地中等、活动度小、压痛不明显的包块。大肠镜和病理活组织检查有助于诊断。

(9) 阿米巴病　可引起盲肠肉芽肿性炎,可有腹块。多有阿米巴感染病史,脓血便常见,粪便查找溶组织阿米巴滋养体确诊。

(10) 肾积脓　有畏寒、高热、腰痛等全身感染表现,腰部可触及肿块,压痛明显,血白细胞增高,可有脓尿,行 B 超、IVP、膀胱镜检查可协助诊断。

5. 梗阻性肿块的鉴别

(1) 乙状结肠憩室炎　反复发作的慢性患者可发生憩室阻塞性炎症,引起憩室壁增厚,肠段水肿或局部脓肿形成,可在左下腹触及固定、压痛的条索状包块。X 线钡剂灌肠和结肠镜检查可协助诊断。

(2) 肾积水　上尿路梗阻引起的肾积水,腹部常触及包块,包块的紧张度较低且有波动感,表面光滑,无压痛,B 超等可以协助诊断。

(3) 尿潴留　在耻骨上区触及半球形、表面光滑的肿块,用手按压有尿意,叩诊为实音。结合病史和临床表现不难诊断。

6. 先天性肿块的鉴别

(1) 多囊肾 可表现为肾区疼痛、肾功能损害,如伴有感染者,可出现血尿、脓尿、发热、肾区叩击痛等表现,在两侧肾区触及巨大囊性感的肾,结合 B 超和 CT 可确诊。

(2) 多囊肝 肝表面触及多个囊性大小不等的结节,B 超、CT 检查可协助诊断。

7. 其他

(1) 胃石症 多由柿子、毛发等在胃酸作用下引起,上腹部可触及肿块,质地硬,活动度好,无压痛,结合病史及内镜检查可以确诊。

(2) 肾下垂、游走肾 肾位于腹膜后,一般不易触及,瘦长体型患者可在站立位检查时触及肾下极。游走肾在腹部体格检查时可触及大部分或整个肾,并可推动,B 超可协助诊断。

三、肝大

临床上许多疾病都表现为肝大,因此肝大是重要的临床体征之一,对其进行诊断和鉴别诊断有着重要的临床意义。

(一) 临床表现

1. 症状 肝大本身可表现为右上腹部疼痛,胀痛为主,有时仅觉肝区不适,主要由于肝大致肝被膜紧张,受牵拉,或炎症刺激、肿瘤浸润肝被膜所致。

肝大伴肝功能损害时可出现下列症状。

(1) 胃肠道表现 最常见有食欲减退、上腹胀、嗳气、恶心、呕吐等症状。

(2) 皮肤、黏膜黄疸 根据引起肝大的原因不同可表现为持续性黄疸和间歇性黄疸,包括肝细胞性黄疸、阻塞性黄疸和先天性黄疸。

(3) 腹腔积液 漏出液多见于急性重症肝炎、亚急性重症肝炎和肝硬化;血性腹腔积液多见于肝的恶性肿瘤破裂或腹腔内转移;渗出液常见于腹腔内感染和肝的恶性肿瘤破裂或腹腔内转移。

(4) 出血与贫血 临床表现为牙龈出血、鼻出血、皮肤出血点或瘀斑、呕血和黑便。

(5) 神志改变 临床上可表现为嗜睡、意识模糊、昏睡和昏迷等。

(6) 其他系统表现 原发病的表现。

2. 体征 肝大病因不同,临床体征也可有不同。

(1) 视诊 可有慢性肝病面容、体型消瘦、皮肤黏膜苍白、皮肤黏膜黄疸、皮肤出血点或瘀斑、肝掌、蜘蛛痣、双下肢水肿;大量腹腔积液时全腹膨隆,腹式呼吸消失;门静脉高压时可见腹壁静脉曲张,呈水母头样改变;右上腹部局限性隆起,常见于肝癌、肝脓肿、肝血管瘤等。

(2) 触诊 主要了解肝下缘的位置和肝的质地、边缘及表面状态、压痛、搏动、肝区摩擦感、肝震颤等。

(3) 叩诊 肝癌、肝脓肿、肝炎、肝淤血、多囊肝及酒精性肝硬化可使肝浊音界扩大。急性重症肝炎、晚期肝硬化可出现肝浊音界缩小。肝区叩击痛常见于急性肝炎、肝脓肿或肝癌。肝左叶增大可使胃泡鼓音区缩小。

(4) 听诊 可利用搔弹音确定增大的肝的下界。肝周围炎累及局部腹膜时,可在右上腹部闻及摩擦音。

(二) 诊断与鉴别诊断

肝大主要应对下列疾病进行鉴别。

1. 病毒性肝炎 常有与确诊的病毒性肝炎患者密切接触史,或有进不洁食物或输血、消毒不严格的药物注射、接种和针刺史。主要有食欲减退、乏力、恶心、腹胀、肝区疼痛等症状,可有肝大、肝区叩痛、黄疸等体征,肝功能检查血清酶学增高,血清学检查到各型肝炎病毒抗原或抗体。

2. 肝脓肿 细菌性肝脓肿患者畏寒、发热、肝区疼痛较明显;阿米巴性肝脓肿患者畏寒、发热可不明显,常有阿米巴痢疾病史,患者排果酱样大便;肝大、表面光滑,有压痛及叩击痛;外周血常规、B 型超声波、CT 等检查可协助诊断,必要时可行诊断性穿刺进行脓液检查。

3. 原发性肝癌　40 岁以上男性多见,常有病毒性肝炎、肝硬化病史。有食欲减退、消瘦、肝区疼痛、发热、黄疸、腹腔积液等症状。肝大、质地硬、表面可扪及结节,可有压痛。早期肝癌肝可无增大。血清甲胎蛋白、B 超、CT 和 MRI 等检查可协助诊断。

4. 脂肪肝　脂肪肝多无明显的临床表现,常有酗酒史。可有肝区痛或肝区不适感,肝大,质地较韧,表面光滑,边缘圆钝。肝功能检查,以及肝脏 B 超、CT 和肝穿刺组织学检查可协助诊断。

5. 肝结核　常见于青壮年,有发热、食欲减退、乏力、消瘦、盗汗等结核中毒症状,肝大,肝功能损害。患者 PPD 试验多呈阳性,X 线胸片、B 超、CT 或 MRI 可发现肝及其他器官结核病变,肝穿刺及腹腔镜检查有助于该病的进一步确诊。

6. 中毒性肝炎　起病前可有药物或毒物接触史,之后出现发热、皮疹、肝区疼痛、黄疸、肝大等症状,常伴有其他脏器功能损害的表现。血常规中嗜酸性粒细胞增多。停用有关药物或停止接触有关毒物后一般可恢复正常,再次接触该药物或毒物时再次出现相似的临床表现。

7. 伤寒　临床表现主要有发热、相对缓脉、玫瑰疹、脾大、白细胞减少、全身中毒症状等,可有轻度到中度的肝大。结合实验室的血常规、血培养、骨髓培养及肥达反应可进一步确诊。

8. 疟疾　有疫区接触史或近期接受过输血或血制品史。临床特点为间歇性发作的高热、寒战,继而大汗后缓解,伴有肌肉酸痛、头痛、乏力、疲倦等。血中、骨髓中查到疟原虫可确诊。

9. 血吸虫病　轻症慢性血吸虫病患者多无自觉症状,或有轻度消化不良症状,常可发现轻度肝脾大;重症及晚期患者可有巨脾、腹腔积液和门静脉高压表现,常有肝萎缩。血吸虫抗原皮内试验有一定诊断价值。

10. 心源性肝大　慢性右心衰竭和心包炎可导致肝淤血性增大。常表现为胸闷、胸痛、心悸、气促、静脉压明显升高,肝大伴触痛,质地较硬,可出现腹腔积液、黄疸、颈静脉怒张、皮下水肿和肝颈静脉回流征阳性等。常有肝功能损害。彩色多普勒超声心动图可协助诊断。

11. 肝豆状核变性(Wilson 病)　此病为铜代谢障碍的遗传性疾病。主要表现为肝功能损害伴有神经症状,可有震颤、手足徐动和肝硬化的临床表现。角膜 K-F 环、血清铜蓝蛋白浓度及肝穿刺活检有助于诊断。

12. 肝囊肿　此病在临床上常无特殊临床表现。部分可有右上腹痛、肝区不适。腹部 B 超、CT、MRI 可协助诊断。

四、脾大

正常情况下,脾在肋下不能触及,排除脾下移因素,能触及脾则可提示脾大,但有时脾体积增大,左肋下并未能触及,需 B 超等辅助检查才能明确。引起脾大的原因很多,临床上需进一步鉴别。

(一) 临床表现

1. 症状　脾大患者常无明显的症状,有的患者可有食欲减退,腹部不适,尤其是左季肋部胀满感,左侧卧位时明显。

脾大的病因不同,可伴有不同的症状。脾大可伴有贫血、发热、皮肤与黏膜出血、皮疹、水肿等。

2. 体征
(1) 视诊　巨脾或消瘦的患者可见左上腹部膨隆。
(2) 触诊　主要了解脾下缘的位置、质地、边缘及表面状态、压痛、脾区摩擦感等。
(3) 叩诊　了解脾浊音区的大小。脾浊音区扩大见于各种原因所致的脾大。脾浊音区缩小见于左侧气胸、胃扩张、肠胀气等。
(4) 听诊　脾周围炎及脾梗死时,听诊时可闻及摩擦音。

(二) 诊断和鉴别诊断

1. 诊断　根据病史、症状和体征,初步作出脾大的诊断,再选择 B 超、CT、MRI 等辅助检查,常可找到脾大的病因。

2. 鉴别诊断

(1) 急性感染性脾大 脾大常伴有发热、皮疹、皮肤瘀点、肝大及淋巴结肿大,脾一般表现为轻度增大,质软。常见于伤寒、败血症、病毒性肝炎、细菌性心内膜炎、疟疾、恙虫病等疾病。

(2) 慢性感染性脾大 脾大一般无明显的压痛,质地硬。主要见于慢性病毒性肝炎、慢性血吸虫病、慢性疟疾、梅毒、结节病。

(3) 淤血性脾大

1) 肝硬化 常有肝炎、嗜酒、心力衰竭或血吸虫感染等病史。有消瘦、乏力、食欲减退、腹胀、出血倾向等症状,体检发现腹壁静脉曲张、腹腔积液、脾大。脾多为轻中度增大。通过病史、临床表现、肝功能和影像学检查可作出诊断。肝穿刺活检显微镜下见假小叶形成可确诊。

2) Budd-Chiari 综合征 又称肝静脉阻塞综合征。顽固性腹腔积液,肝脾大,剑突下及侧胸壁有明显静脉曲张为其主要特点。B 超、下腔静脉造影可明确诊断。

3) 慢性右心衰竭 右心血液回流受阻,淤积在肝,当肝发生硬化时则多伴有脾大。有明确的心脏病史及其体征,诊断并不困难。

4) 慢性缩窄性心包炎 体格检查、X 线、超声心动图检查往往可明确诊断。

(4) 血液系统疾病引起的脾大

1) 慢性溶血性贫血 脾一般为轻、中度增大,并有贫血、黄疸等,血液和骨髓检查可协助诊断。

2) 白血病 急性白血病表现为感染、贫血、出血、浸润等,脾轻、中度增大;慢性白血病脾可高度增大。外周血和骨髓检查可确诊。

3) 恶性淋巴瘤 表现为无痛性局部或全身淋巴结肿大,伴发热、肝脾大,脾大一般呈轻、中度,淋巴结活组织病理切片及骨髓涂片可发现 R-S 细胞或淋巴瘤细胞。

4) 恶性组织细胞病 临床表现有不明原因的发热、全血细胞减少、肝脾大等,严重者脾可高度增大。外周血和骨髓涂片或淋巴结活检病理检查可确诊。

5) 真性红细胞增多症 脾可呈高度增大,可发生脾梗死,引起脾周围炎。红细胞计数、血红蛋白显著增高。

(5) 风湿性疾病引起的脾大

1) 系统性红斑狼疮 15% 病例可有轻度脾大,有典型的临床表现,抗核抗体谱的检测可明确诊断。

2) 类风湿关节炎 可有肝、脾和淋巴结肿大,有明显的骨关节病变,类风湿因子阳性。

3) Felty 综合征 常有脾大,许多患者合并有下肢溃疡、色素沉着、皮下结节和关节畸形等全身表现。

(6) 代谢性疾病引起的脾大

1) Gaucher 病 又称脑苷脂网状内皮细胞病,为葡萄糖脑苷脂酶缺陷所致的遗传性疾病,肝脾大及骨髓中有戈谢(Gaucher)细胞浸润则可明确诊断。

2) Niemann–Pick 病 又称含神经磷脂网状内皮细胞病,为家族性类脂质代谢障碍所致的遗传疾病。肝、脾、淋巴结和骨髓等处有含神经磷脂的网状细胞。

(7) 脾肿瘤和脾囊肿鉴别 脾肿瘤可致脾大,质硬,表现不平滑,CT 或磁共振成像可协助诊断。脾囊肿体查时于左上腹可扪及囊样肿块,柔软,光滑,有波动感,多无移动。超声波检查可发现脾区囊性肿物。

思考题

1. 试述腹部膨隆常见的原因及其鉴别。

2. 试述门静脉高压与下腔静脉梗阻腹壁曲张静脉的血流方向。

3. 触及增大的肝,要描述哪些内容?

4. 试述腹壁包块与腹腔内包块的鉴别。

5. 何谓 Couvoisier 征? 它的临床意义何在?

6. 试述肝脾大常见原因及其鉴别。

7. 试述腹腔积液征与巨大卵巢囊肿在视、触、叩、听上的鉴别。

8. 试述肝浊音变化(增大、上移、下移、缩小、消失)的临床意义。

9. 试述肠鸣音增强、减弱和消失的临床意义。

10. 名词解释:蛙腹、舟状腹、胃型或肠型、揉面感、反跳痛、肝－颈静脉回流征阳性、Murphy 征阳性、移动性浊音、尺压试验、肠鸣音。

(周　宇　叶石才)

网上更多......

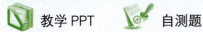教学 PPT　　自测题

生殖器、肛门与直肠

1. 男、女生殖器检查的方法及临床意义。
2. 肛门、直肠检查的方法及临床意义。

生殖器、肛门和直肠的检查是全身体格检查的一部分,对临床诊断和治疗具有重要的意义。因此,在临床医疗实践中,医师决不应忽略此项检查,同时应说服有检查指征的患者接受和配合检查,以免发生漏诊或误诊。另外,男医师检查女患者时,须有女医务人员在场,以免产生不必要的误会。

▶▶▶ 第一节　男性生殖器 ◀◀◀

检查时应让患者充分暴露下身,双下肢取外展位,先检查外生殖器——阴茎及阴囊,后检查内生殖器——前列腺及精囊。

一、阴茎

阴茎(penis)为前端膨大的圆柱体,分为头、体、根三部分。正常成年人阴茎长 7~10 cm,由三个海绵体构成。其检查顺序如下。

1. 包皮与包茎　阴茎的皮肤在阴茎颈前向内翻转覆盖于阴茎表面,称为包皮(prepuce)。成年人包皮不应掩盖尿道口。若翻起包皮后仍不能露出尿道外口或阴茎头者称为包茎(phimosis),见于先天性包皮口狭窄或炎症、外伤后粘连。若包皮长度超过阴茎头,翻起后能露出尿道外口或阴茎头,称为包皮过长(prepuce redundant)。包皮过长或包茎易引起尿道外口或阴茎头感染、嵌顿,甚至阴茎癌,故提倡早期手术处理。

2. 阴茎头与阴茎颈　阴茎前端膨大部分称为阴茎头(glans penis),俗称龟头。在阴茎头、颈交界部位有一环行浅沟,称为阴茎颈(neck of penis)或阴茎头冠(corona of glans penis)。检查时应将包皮上翻暴露全部阴茎头及阴茎颈,观察其表面的色泽,有无充血、水肿、分泌物及结节等。正常阴茎头红润、光滑,如有硬结并伴有暗红色溃疡、易出血或融合成菜花状,应考虑阴茎癌的可能性。阴茎颈处发现有单个椭圆形质硬溃疡称为下疳(chancre),愈合后留有瘢痕,此征对诊断梅毒有重要价值。

3. 尿道口　检查尿道口时医师将示指置于龟头上,拇指于龟头下,轻轻挤压龟头使尿道口张开,观察尿道口有无红肿、分泌物和溃疡。淋球菌或其他病原体感染所致的尿道炎常可见以上改变。观察尿道口是否狭窄,先天性畸形或炎症粘连常可出现尿道口狭窄。注意有无尿道口异位,尿道下裂时尿道口位于阴茎腹面。

4. 阴茎大小与形态　成年人阴茎过小呈婴儿型阴茎,见于垂体功能或性腺功能不全患者;在儿童期阴茎过大呈成年型阴茎,见于性早熟,如促性腺激素过早分泌;假性性早熟见于睾丸间质细胞瘤患者。

二、阴囊

阴囊内中间有一隔膜将其分为左、右两个囊腔,每个囊内含有精索、睾丸及附睾。检查时患者取立位或仰卧位,两腿稍分开。先观察阴囊皮肤及外形,后行阴囊触诊。触诊方法是:医师将双手的拇指置于患者阴囊前面,其余手指放在阴囊后面,双手同时触诊。阴囊检查按以下顺序进行。

1. 阴囊皮肤及外形　正常阴囊皮肤深暗色,多皱褶。视诊时要注意观察阴囊皮肤有无皮疹、脱屑等损害,观察阴囊外形有无肿胀肿块。阴囊常见病有:

(1) 阴囊湿疹(scroti eczema)　阴囊皮肤增厚呈苔藓样,有小片鳞屑;或皮肤呈暗红色,糜烂,有大量浆液渗出,有时形成软痂,伴有顽固性奇痒,此种改变为阴囊湿疹的特征。

(2) 阴囊水肿　阴囊皮肤常因水肿而紧绷,可为全身性水肿的一部分,如肾病综合征。也可为局部因素所致,如局部炎症或过敏反应、静脉血或淋巴液回流受阻等。

(3) 阴囊象皮肿　阴囊皮肤水肿粗糙、增厚如象皮样,称为阴囊象皮肿(chyloderma)或阴囊象皮病(elephantiasis scroti),多为丝虫病引起的淋巴管炎或淋巴管阻塞所致。

(4) 阴囊疝(scrotal hernia)　是指肠管或肠系膜经腹股沟管下降至阴囊内所形成,表现为一侧或双侧阴囊肿大,触之有囊样感,有时可推回腹腔。但患者用力咳嗽使腹腔内压增高时可再降入阴囊。

(5) 鞘膜积液　阴囊肿大触之有水囊样感,鞘膜积液时透光试验显示阴囊呈橙红色匀质的半透明状,而阴囊疝或睾丸肿瘤则不透光。透光试验方法简便易行,可用不透明的纸卷成圆筒,一端置于肿大的阴囊部位,对侧阴囊以手电筒照射,从纸筒另一端观察阴囊透光情况。也可把房间光线调暗,用电筒照射阴囊后观察。

2. 精索(spermatic cord)　为柔软的条索状圆形结构,在左、右阴囊腔内各有一条,位于附睾上方。检查时医师用拇指和示指触诊精索,从附睾摸到腹股沟环。正常精索呈柔软的索条状,无压痛。若呈串珠样肿胀,见于输精管结核;若有压痛且局部皮肤红肿,多为精索急性炎症;靠近精索的附睾触及硬结,常由丝虫病所致。

3. 睾丸(testis)　表面光滑柔韧。检查时医师用拇指和示、中指触及睾丸。注意其大小、形状、硬度及有无触压痛等,并作两侧对比。睾丸急性肿痛,压痛明显者,见于急性睾丸炎,常继发于流行性腮腺炎、淋病等。睾丸慢性肿痛多由结核引起;一侧睾丸肿大、质硬并有结节,应考虑睾丸肿瘤或白血病细胞浸润。睾丸萎缩可因流行性腮腺炎或外伤后遗症及精索静脉曲张引起;睾丸过小常为先天性或内分泌异常引起,如肥胖性生殖无能症等。

阴囊触诊未触及睾丸,应触诊腹股沟管内或阴茎根部、会阴部等处,或作超声检查腹腔。如睾丸不在阴囊内,称为隐睾症(cryptorchism)。隐睾常影响生殖器官和第二性征发育,并可丧失生育能力,应尽早手术复位。

4. 附睾(epididymis)　是储存精子和促进精子发育的器官,位于睾丸后外侧,上端膨大为附睾头,下端细小如囊锥状为附睾尾。检查时医师用拇指和示指、中指触诊。触诊时应注意附睾大小,有无结节和压痛。急性炎症时肿痛明显,且常伴有睾丸肿大,附睾与睾丸分界不清;慢性附睾炎则附睾肿大而压痛轻。若附睾肿胀而无压痛,质硬并有结节感,伴有输精管增粗且呈串珠状,则可能为附睾结核。

三、前列腺

检查时患者取肘膝卧位,跪卧于检查台上,也可采用右侧卧位或站立弯腰位。医师示指戴指套(或手套),指端涂以润滑剂,徐徐插入肛门,向腹侧触诊。正常前列腺,质韧而有弹性,左、右两叶之间可触及正中沟。良性前列腺肥大时正中沟消失，表面光滑，质韧，无压痛及粘连，多见于老年人；前列腺肿大且有明显压痛，多见于急性前列腺炎；前列腺肿大，质硬，无压痛，表面有硬结节者多为前列腺癌。前列腺触诊时可同时做前列腺按摩，留取前列腺液化验检查。

四、精囊

精囊（seminal vesical）位于前列腺外上方，为棱锥形囊状非成对的附属性腺，其排泄管与输精管末端汇合成射精管。正常时，肛诊一般不易触及精囊。如可触及则视为病理状态。精囊呈索条状肿胀并有触压痛，多为炎症所致；精囊表面呈结节状，多因结核引起；质硬肿大应考虑癌变。精囊病变常继发于前列腺，如炎症波及、结核扩散和前列腺癌的侵犯。

▶▶▶ 第二节　女性生殖器 ◀◀◀

一般情况下女性患者的生殖器不做常规检查，如全身性疾病疑有局部表现时可做外生殖器检查，但应有女医护人员或家属陪伴。疑有妇产科疾病时应由妇产科医师进行检查。检查时患者应排空膀胱，暴露下身，仰卧于检查台上，两腿外展，屈膝，医师戴无菌手套进行检查。检查顺序与方法如下。

一、外生殖器

1. 阴阜（mons pubis）　位于耻骨联合前面，为皮下脂肪丰富、柔软的脂肪垫。性成熟后皮肤有倒三角形阴毛分布，为女性第二性征。若阴毛先浓密后脱落而明显稀少或缺如，见于性功能减退症或希恩综合征等；阴毛明显增多，呈男性分布，多见于肾上腺皮质功能亢进。

2. 大阴唇（labium majus pudendi）　为一对纵形长圆形隆起的皮肤皱襞，皮下组织松软，富含脂肪及弹力纤维。性成熟后表面有阴毛，未生育妇女两侧大阴唇自然合拢遮盖外阴；经产妇两侧大阴唇常分开；老年人及绝经后则常萎缩。

3. 小阴唇（labium minus pudendi）　位于大阴唇内侧，为一对较薄的皮肤皱襞，两侧小阴唇常合拢遮盖阴道外口。小阴唇表面光滑，呈浅红色或褐色，前端融合后包绕阴蒂，后端彼此会合形成阴唇系带。小阴唇炎症时常有红肿疼痛。局部若有结节、溃烂应考虑癌变可能。

4. 阴蒂（clitoris）　为两侧小阴唇前端会合处与大阴唇前连合之间的隆起部分，外表为阴蒂包皮，其内具有男性阴茎海绵体样组织，性兴奋时能勃起。阴蒂过小，见于性发育不全；过大应考虑两性畸形；红肿见于外阴炎症。

5. 阴道前庭（vestibulum vaginae）　为两侧小阴唇之间的菱形裂隙，前部有尿道口，后部有阴道口。前庭大腺分居于阴道口两侧，如黄豆粒大，开口于小阴唇与处女膜的沟内。如有炎症，则局部红肿、硬痛并有脓液溢出；肿大明显而压痛轻，可见于前庭大腺囊肿。

二、内生殖器

1. 阴道（vagina）　为生殖通道，平常前后壁相互贴近，内腔狭窄，但富于收缩和伸展性。受性刺激时阴道前 1/3 产生收缩，分娩时可高度伸展。检查时，医师用拇指、示指分开两侧小阴唇，在前庭后部可见阴道外口，其周围有处女膜（hymen）。处女膜外形有不同类型，未婚女性一般不做阴道检查，但已婚妇女有指征者不能省略该项检查。正常阴道黏膜呈浅红色，柔软，光滑。检查时应注意其紧张度，有无瘢痕、肿块、分泌物、出血及子宫颈情况等。

2. 子宫（uterus）　为中空的肌质器官，位于骨盆腔中央，呈倒梨形。触诊子宫应以双合诊法进行检查。正常宫颈表面光滑，妊娠时质软着紫色，检查时应注意宫颈有无充血、糜烂、肥大及息肉。环绕宫颈周围的阴道分前、后、左、右穹，后穹最深，为诊断穿刺的部位。正常成年未孕子宫长约 7.5 cm，宽约 4 cm，厚约

2.5 cm；产后妇女子宫增大，触之较韧，光滑无压痛，子宫体积匀称性增大见于妊娠；非匀称性增大见于各种肿瘤。

3. 输卵管（oviduct）　长 8~14 cm。正常输卵管表面光滑、质韧无压痛。输卵管肿胀、增粗或有结节、弯曲或僵直，且常与周围组织粘连、固定，明显触痛者，多见于急、慢性炎症或结核。明显肿大可为输卵管积脓或积水。双侧输卵管病变，管腔变窄或梗阻，则难以受孕。

4. 卵巢（ovary）　为一对扁椭圆形性腺，具有生产卵子、分泌性激素的功能。成年女子的卵巢约 4 cm×3 cm×1 cm 大小，表面光滑、质软。绝经后萎缩变小、变硬；增大有压痛常见于卵巢炎症；卵巢囊肿常可出现卵巢不同程度肿大。

▶▶▶ 第三节　肛门与直肠 ◀◀◀

直肠（rectum）长 12~15 cm，下连肛管（anal canal）。肛管下端在体表的开口为肛门（anus），位于会阴中心体与尾骨尖之间。肛门与直肠的检查方法简单，常能发现许多有重要临床价值的体征。

一、检查体位

1. 肘膝位　患者两肘关节屈曲，置于检查台上，胸部尽量靠近检查台，两膝关节屈曲成直角跪于检查台上，臀部抬高。此体位常用于前列腺、精囊及内镜检查（图 3-9-1）。

2. 左侧卧位　患者取左侧卧位，右腿向腹部屈曲，左腿伸直，臀部靠近检查台右边。医师位于患者背后进行检查。该体位适用于病重、年老体弱或女性患者（图 3-9-2）。

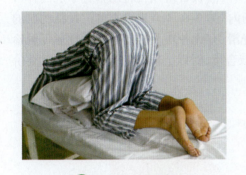

图 3-9-1　肘膝位

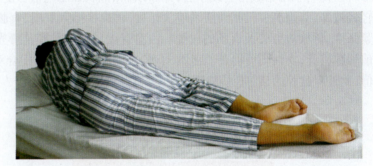

图 3-9-2　左侧卧位

3. 仰卧位或截石位　患者仰卧于检查台上，臀部垫高，两腿屈曲、抬高并外展。适用于重症体弱患者、直肠膀胱陷凹检查和直肠双合诊。

4. 蹲位　患者下蹲呈排大便的姿势，屏气向下用力。适用于检查直肠脱出、内痔及直肠息肉等。

二、病变记录方法

肛门与直肠检查所发现的病变如肿块、溃疡等应按顺时针方向进行记录，并注明检查时病人所取体位。肘膝位时肛门后正中点为 12 点钟位，前正中点为 6 点钟位，而仰卧位的时钟位则与此相反。

三、检查方法

1. 视诊　医师用手分开患者臀部，观察肛门及其周围皮肤颜色和皱褶，正常颜色较深，皱褶自肛门向外周呈放射状。观察肛门周围有无脓血、黏液、肛裂、外痔、瘘管口或脓肿等。

（1）肛门闭锁（proctatresia）与狭窄　多见于新生儿先天性畸形；因感染、外伤或手术引起的肛门狭窄，常可在肛周发现瘢痕。

（2）肛门瘢痕与红肿　肛门周围瘢痕,多见于外伤或手术后;肛门外周有红肿及压痛,常为肛门周围炎症或脓肿。

（3）肛裂（anal fissure）　是肛管下段（齿状线以下）深达皮肤全层的纵行及梭形裂口或感染性溃疡。患者自觉排便时疼痛,排出的粪便周围常附有少许鲜血。检查时肛门常可见裂口,触诊时有明显触压痛。

（4）痔（hemorrhoid）　是直肠下端黏膜下或肛管边缘皮下的内痔静脉丛或外痔静脉丛扩大和曲张所致的静脉团。多见于成年人,患者常有大便带血、痔块脱落、疼痛或瘙痒感。痔疮可分为:① 内痔（internal hemorrhoid）:位于齿状线以上,表面被直肠黏膜下端所覆盖,在肛门内口可查到柔软的紫红色包块,排便时可突出肛门外。② 外痔（external hemorrhoid）:位于齿状线以下,表面被肛管皮肤所覆盖,在肛门外口可见紫红色柔软包块。③ 混合痔（mixed hemorrhoid）:位于齿状线上、下均可发现紫红色包块,下部被肛管皮肤所覆盖;具有外痔与内痔的特点。

（5）肛门直肠瘘　简称肛瘘（archosyrinx）,有内口和外口,内口在直肠或肛管内,瘘管经过肛门软组织开口于肛门周围皮肤,肛瘘多为肛门或直肠周围脓肿与结核所致,不易愈合,检查时可见肛门周围皮肤有瘘管开口,有时有脓性分泌物排出,在直肠或肛管内可见瘘管的内口或伴有硬结。

（6）直肠脱垂（rectal prolapse proctoptosis）　又称肛脱（hedrocele）,是指肛管、直肠或乙状结肠下端的肠壁,部分或全层向外翻而脱出于肛门外。检查时患者取蹲位,观察肛门外有无突出物。如无突出或突出不明显,让患者屏气做排便动作时肛门外可见紫红色球状突出物,且随排便力气加大而突出更为明显。此即直肠部分脱垂（黏膜脱垂）,停止排便时突出物常可回复至肛门内;若突出物呈椭圆形块状物,表面有环行皱襞,即为直肠完全脱垂（直肠壁全层脱垂）,停止排便时不易回复。

2. 触诊　肛门和直肠触诊通常称为肛诊或直肠指检。患者可采取肘膝位、左侧卧位或仰卧位等。触诊时医师右手示指戴指套或手套,并涂以润滑剂（如肥皂液、凡士林、液状石蜡）后,将示指置于肛门外口轻轻按摩,等患者肛门括约肌适应放松后,再徐徐插入肛门、直肠内（图 3-9-3）。先检查肛门及括约肌的紧张度,再检查肛管及直肠的内壁。注意有无压痛及黏膜是否光滑,有无肿块及搏动感。男性还可触诊前列腺精囊,女性则可检查子宫颈、子宫、输卵管等,必要时配合双合诊,对以上器官的疾病诊断有重要价值,此外对盆腔的其他疾病如阑尾炎、髂窝脓肿也有诊断意义。

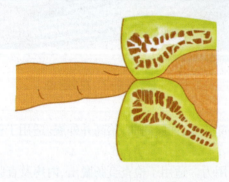
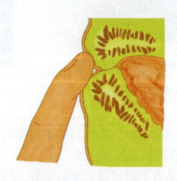

错误方法　　　　　　　　　正确方法

图 3-9-3　直肠指检

直肠指检时应注意有无以下异常改变:① 直肠剧烈触痛,常因肛裂及感染引起。② 触痛伴有搏动感,见于肛门、直肠周围脓肿。③ 直肠内触及柔软、光滑而有弹性的包块,多为直肠息肉（proctopolypus）。④ 触及坚硬凹凸不平的包块,应考虑直肠癌。⑤ 指诊后指套表面带有黏液、脓液或血液,应取其涂片镜检或作细菌学检查。如直肠病变病因不明,应进一步作内镜检查,如直肠镜和乙状结肠镜,以助鉴别。

思考题

1. 阴囊肿大的常见疾病有哪些? 阴囊透光试验有何临床意义?
2. 直肠检查有几种常见的检查体位?
3. 直肠指检的方法如何? 检查内容有哪些?
4. 名词解释:阴囊疝、痔、肛脱。

(周　宇　叶石才)

网上更多 ......

 教学 PPT　　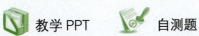 自测题

第十章

脊柱与四肢检查

● 本 章 要 点 ●

1. 脊柱侧弯、前后凸畸形的临床意义。
2. 脊柱压痛和叩击痛的检查方法及临床意义。
3. 四肢检查的常用方法,常见异常表现的临床意义。
4. 肌力的分级。
5. 四肢及关节的常见体征。

▶▶▶ 第一节 脊柱检查 ◀◀◀

脊柱既是支撑体重、维持躯体姿势的重要支柱,也是躯体活动的枢纽。人体脊柱由 7 个颈椎、12 个胸椎、5 个腰椎、5 个骶椎和 4 个尾椎构成。

脊柱病变多表现为姿势或形态异常、局部疼痛以及活动度受限等。脊柱检查时,患者可处站立位或坐位,检查者一般按照视、触、叩的顺序进行检查。

一、脊柱的体表定位

为了确定病变的位置,首先应了解各椎骨体表标志(图3-10-1)。

从枕骨结节向下,第一个可触及的是第 2 颈椎棘突,它与第 2 颈椎的椎体约在同一水平。第 7 颈椎又称隆椎,因棘突特别长而凸出。

将双上肢自然下垂于体侧,两侧肩胛冈内端连线通过第 3 胸椎棘突,棘突下缘约平第 3、4 胸椎间隙;两侧肩胛下角连线通过第 7 胸椎棘突,平第 8 胸椎椎体。

两侧髂嵴最高点的连线,一般通过第 4 腰椎椎体下部或第 4、5 椎间隙。两侧髂后上棘连线,则通过第 5 腰椎与第 1 骶椎棘突之间。

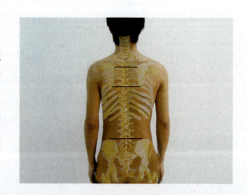

图3-10-1 脊柱的体表标志

二、脊柱检查

检查脊柱时,应嘱受检者脱去上衣,双足并拢站立,两手自然下垂。

(一) 背面视诊

1. 脊柱　正常人直立时,从后面观察,脊柱居中、无变形及侧弯。检查者还可用示指、中指或拇指沿着脊椎棘突以适当的压力由上而下划压,划压后皮肤出现一条红色充血痕,以此痕为标准,观察脊柱是否存在侧弯。如存在侧弯,应记明侧弯的方向及部位,两肩是否等高,双髂嵴上方是否水平等。

脊柱侧弯可以分为:

(1) 姿势性侧弯(posture scoliosis)　有脊柱侧弯但脊柱结构无异常。姿势性侧弯的早期,脊柱弯曲度常不固定,改变体位时可纠正侧弯,如平卧位或向前弯腰时脊柱侧弯可消失。

姿势性侧弯的常见原因有:① 儿童在发育期坐、立姿势不良。② 一侧下肢明显短于另一侧,产生代偿性侧弯。③ 坐骨神经性侧弯,多因椎间盘突出所致,是患者改变体位,以放松对神经根压迫的一种保护性措施。突出的椎间盘位于神经根外侧时腰椎凸向患侧,位于神经根内侧时腰椎则凸向健侧。④ 脊髓灰质炎后遗症等。

(2) 器质性侧弯(organic scoliosis)　脊柱器质性侧弯的特点是体位改变并不能使侧弯得到纠正。其病因主要有先天性脊柱发育不良、佝偻病、肌肉麻痹、慢性严重胸膜肥厚、胸膜粘连、营养不良及肩部或胸廓的畸形等。

2. 背肌　经常进行体育锻炼者,背肌在脊柱的两旁明显隆起,中央呈现一条沟状。经常弯腰工作的人或者缺乏锻炼者背肌萎缩,两侧背肌变平,中央的棘突呈线形隆起。

(二) 侧面视诊

正常人在直立时,从侧面观察脊柱有四个生理弯曲,即颈段稍向前凸,胸段稍向后凸,而腰椎则明显向前凸,骶椎则有较大程度的后凸,又称 S 状弯曲。

常见的病理状态有以下几种:

1. 脊柱后凸(kyphosis)　即脊柱过度后凸,又称驼背(humpback,gibbus),多发生在胸段脊柱。检查时可发现患者头颈部前倾,前胸凹陷,腹部向前凸出。

脊柱胸段后凸的原因很多,表现也不尽相同:

(1) 结核病　常见于儿童及青少年,病变部位常在下段胸椎。由于椎体破坏,棘突向后明显凸出,形成特征性的成角畸形。

(2) 佝偻病　多在儿童期发病,脊柱胸段在直立时呈明显均匀性向后弯曲,而仰卧位时弯曲常消失。

(3) 强直性脊柱炎　多见于中老年患者,脊柱胸段成弧形(或弓形)后凸,常有脊柱强直性固定,与体位变化无明显关系,仰卧位脊柱亦不能伸平。

(4) 脊椎退行性变　多见于老年人,骨质疏松、胸椎椎体被压缩,椎间盘退行性萎缩,胸、腰椎后凸曲线增大,造成胸椎明显向后凸出,形成驼背。

(5) 其他　如外伤所致脊椎压缩性骨折,造成脊柱后凸,可发生于任何年龄;青少年胸段下部及腰段均匀后凸,多为发育期姿势不良或脊椎骨软骨炎所致。

2. 脊柱前凸(lordosis)　即脊柱过度向前凸出。最常发生在腰椎部位,又称挺腰畸形,其表现主要为腹部明显向前凸出,臀部则明显向后凸出。可见于妊娠等生理情况,也可见于大量腹腔积液、先天性髋关节脱位或炎症所致的髋关节屈曲畸形。

(三) 脊柱活动度

人类脊柱除保护内脏器官和支撑体重外,还有扩大身体活动范围的作用。正常人脊柱各部分活动范围存在明显差异。颈椎段和腰椎段的活动范围相对较大,因此是脊柱疾病最易罹及的部位;胸椎段活动度偏小;骶椎和尾椎在其发育过程中融合成骨块状,故几乎不能活动。

检查脊柱活动度时,应让患者作前屈、后伸、侧弯、旋转等动作。检查颈椎活动度时,医师用手固定患者的两肩,以头部正直为中位,让患者作颈部伸屈等运动;检查腰椎活动度时,患者取立位,髋、膝关节伸直,医师用两手固定其骨盆。如已有关节脱位、可疑骨折或脊柱外伤时,应避免进行脊柱活动度的检查,以免损伤脊髓。

正常人在直立、骨盆固定的情况下,颈段、胸段、腰段的活动范围参考值见表3-10-1。

表3-10-1 颈、胸、腰椎及全脊椎活动范围参考值

	前屈	后伸	左、右侧弯	旋转度(一侧)
颈椎	35°~45°	35°~45°	45°	60°~80°
胸椎	30°	20°	20°	35°
腰椎	75°~90°	30°	20°~35°	30°
全脊柱	128°	125°	73.5°	115°

脊柱活动受限主要表现在颈椎段和腰椎段。

脊柱颈椎段活动受限常见于:① 颈椎外伤、骨折或关节脱位。② 结核或肿瘤浸润。③ 颈椎病。④ 颈部肌纤维组织炎及韧带损伤。在这些病理情况下,颈椎活动度常不能达到上述范围,否则可有疼痛感,严重时出现僵直。

脊柱腰椎段活动受限常见于:① 腰椎骨折或脱位。② 腰椎椎管狭窄。③ 腰椎结核或肿瘤。④ 腰部肌纤维组织炎及韧带受损。⑤ 椎间盘突出。

(四)脊柱压痛和叩击痛

1. 压痛 检查脊柱压痛时,嘱患者取端坐位,身体稍前倾,以右手拇指从枕骨粗隆开始自上而下逐个按压脊椎棘突及椎旁肌肉,以第7颈椎棘突为标志,确定病变椎体的位置。

正常时每个棘突及椎旁肌肉均无压痛。

脊椎棘突有压痛多提示相应脊椎病变,如结核、骨折及外伤或椎间盘突出;若椎旁肌肉有压痛,常提示腰背肌纤维组织炎或劳损。颈旁组织的病变也表现为相应部位的压痛,如落枕时斜方肌中点有压痛;颈肋综合征及前斜角肌综合征时,压痛常发生在锁骨上窝和颈外侧三角区内;颈部肌纤维组织炎时,压痛点范围多在颈肩部,比较广泛。

2. 叩击痛 常用的脊柱叩击方法有两种。

(1)直接叩击法 从第7颈椎棘突开始,用中指或叩诊锤自上而下垂直叩击各椎体的棘突(图3-10-2),观察有无疼痛,多用于检查胸椎与腰椎。椎体疾病(如结核或脊椎炎)时,叩击局部会出现深部疼痛,而压痛不明显或较轻。颈椎位置较深,一般不用这种检查方法。

(2)间接叩击法 嘱患者取端坐位,检查者将左手掌掌面放在患者的头顶,右手握拳以小鱼际部位叩击左手背,观察患者有无疼痛(图3-10-3)。

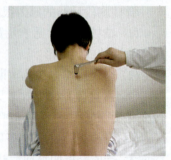

图3-10-2 脊柱直接叩击法

正常人脊柱无叩击痛,叩击痛常见于椎间盘突出、脊椎骨折及脊柱结核等。有叩击痛的部位提示局部存在病变。颈椎病或颈椎间盘突出症时,可出现上肢的放射性疼痛。

(五)其他常用检查方法

1. 颈椎检查

(1)Jackson压头试验 当患者头部处于中立位和后伸位时,检查者于患者头顶部依轴方向施加压力,阳性反应表现为患者出现颈痛或上肢放射痛。多见于颈椎间盘突出症及颈椎病。

(2)颈静脉加压试验(压颈试验,Naffziger试验) 患者取卧位或坐位,检查者用双手压住颈静脉,这时脑脊液回流不畅,压力升高,刺激蛛网膜下腔内的脊神经根,而诱发出颈部或上肢麻木、疼痛者为阳性,可见于神经根型颈椎病、急性椎间盘突出、颈脊髓硬膜下肿瘤等。

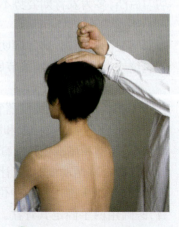

图3-10-3 脊柱间接叩击法

（3）前屈旋颈试验（Fenz 征）　先嘱患者头颈部前屈，再左右旋转活动，若颈椎处出现疼痛即为阳性，提示颈椎骨关节病，表明颈椎小关节有退行性病变。

（4）旋颈试验　又称椎动脉扭曲试验，嘱患者取坐位，头部略后仰，并向左、右作旋颈动作。如患者出现视物模糊、头昏、头痛等症状，则为阳性，提示为颈椎病椎动脉型。因转动头部使椎动脉受压加重，出现椎 – 基底动脉供血不足症状，一旦头部停止转动，症状亦随即消失。此外，该试验有时可引起患者呕吐或猝倒，故检查者应密切观察，以防意外。

2. 腰骶椎的常用检查

（1）摇摆试验　患者平卧，屈膝屈髋，双手抱膝。检查者手扶患者双膝，左右摇摆，如腰部出现疼痛则为阳性。多见于腰骶部病变。

（2）拾物试验　嘱患者拾起地上的物品。正常情况下可两膝伸直，腰部自然弯曲，俯身将物品拾起。若患者先以一手扶膝蹲下，腰部挺直地用另一只手捡拾物品，为拾物试验阳性。多见于腰椎病变，如炎症、腰肌外伤及腰椎间盘突出症。

（3）直腿抬高试验（Lasegue 征）　患者仰卧，双下肢自然伸直，检查者一手置于患者膝关节上，使其下肢保持伸直，另一手将下肢抬起。在正常情况下，大腿抬高可达 80°~90°。如果抬高不到 30° 即出现由上而下的放射性疼痛，则为阳性。见于坐骨神经痛、腰椎间盘突出症或腰骶神经根炎等。

（4）屈颈试验（Linder 征）　嘱患者仰卧位，检查者一手置于患者胸前，另一手置于枕后，用力、缓慢地上抬其头部，使颈前屈，如出现下肢放射痛，则为阳性。多见于腰椎间盘突出症的"根肩型"患者。

（5）股神经牵拉试验　患者俯卧位，髋、膝关节完全伸直。将其一侧下肢抬起，使髋关节处于过伸位，如大腿前方出现放射痛则为阳性。见于高位腰椎间盘突出症（腰$_{2-3}$ 或腰$_{3-4}$）。

▶▶▶　第二节　四肢与关节检查　◀◀◀

四肢及其关节通常运用视诊与触诊进行检查，两种检查方法相互配合，特殊情况下还需结合叩诊和听诊。四肢部分除检查大体形态和长度外，重点为关节检查。

一、一般检查

一般检查包括外形和局部皮肤等。检查时要充分暴露被检查部位，双侧对比。首先观察肢体皮肤色泽、体毛分布情况，有无静脉曲张、杵状指（趾）、皮疹、溃疡、疮疖、坏疽、畸形等各种病变，还要注意观察双侧肢体的外形、长度、关节形态和周径等，注意有无双侧或单侧肢体肿胀。一侧肢体缩短见于关节脱位、骨折或先天性短肢畸形；一侧肢体肿胀见于下肢深静脉血栓形成，肿胀并有皮肤发红、灼热，见于血管炎或蜂窝织炎；下肢慢性溃疡时常伴有皮肤色素沉着。

触诊可了解双侧肢体皮肤温度、湿度和弹性，危重疾病、休克患者常有四肢厥冷。还要注意比较双侧桡动脉、足背动脉搏动强度及是否对称，以协助判断肢体动脉的血供情况。

此外，一般检查的项目还包括肌力和肌张力检查，具体方法详见本篇第十一章第四节。

二、关节的物理检查

（一）上肢关节

1. 肩关节

（1）外形　嘱被检者脱去上衣，充分暴露肢体。取坐位，在良好的照明情况下，观察双肩外形姿势有无倾斜。正常双肩呈弧形对称，如肩峰突出，肩关节弧形轮廓消失，为"方肩"，见于三角肌萎缩或肩关节脱位；两侧肩关节一高一低，颈短耸肩，见于脊柱侧弯及先天性肩胛高耸症；锁骨骨折时远端下垂，使该侧肩下垂；外伤性肩锁关节脱位时，肩部突出畸形如戴肩章状，为锁骨外端过度上翘所致。

（2）运动　嘱被检者做自主运动，观察有无活动受限，或固定患者一侧肩胛骨，另一手持患者前臂进行多个方向的活动。正常情况下,肩关节外展可达90°,内收45°,前屈90°,后伸35°,旋转45°。肩关节周围炎时,肩关节向各方向的活动均受限,称为冻结肩。肩关节外展60°时感疼痛,而超过120°时疼痛消失见于冈上肌腱炎;肩关节开始外展即痛,但仍可外展,见于肩关节炎;轻微外展即感疼痛,多见于肱骨或锁骨骨折。肩锁关节或肩肱关节脱位时,搭肩试验(Dugas征)常为阳性,检查方法是嘱患者用患侧手掌平放于另一侧肩关节前方,如不能搭上而前臂不能自然贴紧胸壁则为阳性。

(3)压痛点 肩关节周围压痛点的部位对鉴别诊断很有帮助。肱骨结节间的压痛常见于肱二头肌长头腱鞘炎,肱骨大结节压痛可见于冈上肌腱损伤。肩峰下内方有触痛,见于肩峰下滑囊炎。

2. 肘关节

(1)形态 正常人肘关节双侧对称,伸直时轻度外翻,称携物角,为5°~15°,女性一般较男性稍大。检查此角时嘱患者两上肢伸直,手掌向前,双侧对比。此角>15°称肘外翻,<0°称为肘内翻。肘关节伸直时,肱骨内外上髁及尺骨鹰嘴形成的连线,称Hüter线。屈肘时,此三点连线为一等腰三角形,称Hüter三角(图3-10-4)。外伤或骨折脱位时,此解剖关系发生改变。肱骨髁上骨折时,由于肱骨下端向前移位可见肘窝上方突出;桡骨头脱位时,肘窝外下方向桡侧突出。检查肘关节时,还应注意双侧及肘窝部是否饱满、肿胀,滑膜增生和肘关节积液常出现局部肿胀。

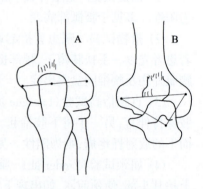

图3-10-4 肘关节关系示意图
A. Hüter线 B. Hüter三角

(2)运动 正常肘关节活动范围为屈135°~150°,伸10°,旋前(手背向上转动)80°~90°,旋后(手背向下转动)80°~90°。没有侧方活动,如有侧方活动,说明其韧带松弛、断裂或者髁部骨折。

3. 腕关节及手

(1)外形 手的功能位置为腕关节背伸30°并稍偏尺侧,拇指外展处掌屈曲位,其余各指屈曲,呈握茶杯姿势(图3-10-5)。

手的自然休息姿势呈半握拳状,腕关节稍背伸约20°,向尺侧倾斜约10°,拇指尖靠在示指关节的桡侧,其余四指为半屈曲状,屈曲程度由示指向小指逐渐增大,且各指尖均指向舟骨结节处(图3-10-6)。

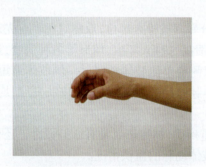

图3-10-5 手的功能位

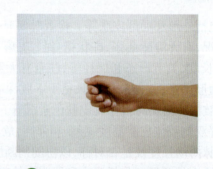

图3-10-6 手的自然休息姿势

(2)局部肿胀与隆起 腕关节可因关节结核、关节炎、外伤而肿胀,腕关节背侧或旁侧局部隆起常见于腱鞘囊肿,腕背侧肿胀见于软组织损伤或腕肌腱腱鞘炎。下尺桡关节半脱位时,尺骨小头向腕背侧隆起。类风湿关节炎和骨性关节炎均可出现手指关节的梭形肿胀,但后者还可出现特征性的Heberden结节。如单个指关节出现梭形肿胀,则考虑为指骨结核或内生软骨瘤。手指侧副韧带损伤可使指间关节侧方肿胀。

(3)畸形 腕部手掌的肌腱、骨骼、神经及血管的损伤或先天性因素及外伤等均可引起畸形,常见的有:① 腕垂症:见于桡神经损伤;② 餐叉样畸形:见于Colles骨折;③ 爪形手:手指呈鸟爪样,见于脊髓空洞症、麻风、尺神经损伤和进行性肌萎缩等;④ 猿掌:见于正中神经损伤。

杵状指（趾）（acropachy）：手指（或足趾）末端明显增宽、增厚，指甲从根部到末端拱形隆起呈杵状。膨大部分早期有小动脉及毛细血管扩张，组织间隙水肿，晚期有组织增生。杵状指（趾）常见于：① 呼吸系统疾病，如慢性肺脓肿、支气管扩张和支气管肺癌；② 营养障碍性疾病，如肝硬化；③ 心血管疾病，如发绀型先天性心脏病、亚急性感染性心内膜炎。其发生机制尚未完全清楚，一般认为可能与肢体末端慢性缺氧、中毒性损害及代谢障碍有关。

匙状甲（koilonychia）：又称反甲，其特点为指甲中央凹陷，边缘翘起，指甲较正常变薄，表面粗糙有条纹，多见于缺铁性贫血和高原疾病，也可见于风湿热及甲癣，发生机制可能与组织缺铁和某些氨基酸代谢障碍有关。

（4）运动 腕关节及指关节运动范围见表 3-10-2，腕关节运动障碍多见于外伤、结核及结缔组织疾病等。

表 3-10-2 腕关节及指关节运动范围

关节	背伸	掌屈	内收（桡侧）	外展（尺侧）
腕关节	30°~60°	50°~60°	25°~30°	30°~40°
指掌	0	60°~90°		
近端指间	0	90°		
远端指间	0	60°~90°		
拇指掌指关节		20°~50°	可并拢桡侧示指	40°
指间关节		90°	可横越手掌	

（二）下肢关节

1. 髋关节 为多轴性关节，能作屈伸、收展、旋转及环转运动，但因关节头与关节窝两者的面积差甚小，故运动范围较小，因此，与肩关节相比，该关节的稳固性大，而灵活性则甚差。

髋关节病变引起的常见异常表现如下：

（1）步态异常 由髋关节病变引起的异常步态主要有：① 呆步：步行时先将下肢向前甩出，同时转动躯干，步态呆板，见于化脓性髋关节炎、髋关节强直等；② 鸭步：走路时两腿间的距离加宽，左右摇摆，如鸭子行走，多见于小儿麻痹症、髋内翻和先天性双侧髋关节脱位所致的双侧臀中、小肌麻痹；③ 跛行：常见的有疼痛性跛行及短肢跛行。疼痛性跛行见于髋关节结核、股骨头无菌性坏死、暂时性滑膜炎等，这时髋关节疼痛不能负重行走，患肢膝部微屈，轻轻落下足尖着地，然后迅速改换健肢负重，步态短促不稳。短肢跛行见于脊髓灰质炎后遗症，表现为以足尖落地或健侧下肢屈膝跳跃状行走。

（2）畸形 检查时患者取仰卧位，腰部放松，腰椎平贴于床面，双下肢伸直，使两侧髂前上棘连线与躯干正中线保持垂直，观察关节有无下列畸形，如果有多为股骨干及股骨头骨折错位、髋关节脱位。常见的畸形有：① 内收畸形：正常时双下肢可并拢伸直，如一侧下肢超越躯干中线向对侧偏移，并且不能外展，为内收畸形；② 外展畸形：下肢离开躯干中线，向外侧偏移并且不能内收，称外展畸形；③ 旋转畸形：仰卧位时，正常情况下髌骨及踇趾应指向上方，若向内、外侧偏斜，则为髋关节内、外旋畸形。

（3）肿胀、皮肤皱褶及窦道瘢痕 腹股沟区异常饱满提示可能存在髋关节肿胀。髋关节病变时常存在病侧臀肌萎缩，因此臀部皱褶不对称。髋关节周围皮肤有瘢痕、肿块及窦道，多见于髋关节结核。

（4）活动度异常 髋关节活动度检查方法及活动范围见表 3-10-3，超过上述活动范围多见于关节脱位，活动受限则见于关节炎症、结核等。

2. 膝关节 由股骨下端、胫骨上端及髌骨组成，外包以关节囊，内有交叉韧带及半月板，是人体中最复杂及关节面最大的负重关节。随着年龄增长，膝关节诸骨由于长年磨损，周围韧带松弛，致使关节不稳定，可引起相应部位病变。常见的膝关节病变如下：

表 3-10-3　髋关节检查方法及活动范围

检查内容	检查方法	活动度
屈曲	患者仰卧，检查者一手按压髂嵴，另一手将屈曲膝关节推向前胸	130°~140°
后伸	患者俯卧，检查者一手按压臀部，另一手握小腿下端，屈膝 90° 后上提	15°~30°
内收	仰卧，双下肢伸直，固定骨盆，一侧下肢自中立位向对称下肢前面交叉内收	20°~30°
外展	患者仰卧，双下肢伸直，固定骨盆，使一侧下肢自中立位外展	30°~45°
旋转	患者仰卧，下肢伸直，髌骨及足尖向上，检查者双手放于患者大腿下部和膝部，旋转大腿，也可让患者屈髋屈膝 90°，检查者一手扶患者臀部，另一手握踝部，向相反方向运动，小腿作外展、内收动作时，髋关节则为外旋、内旋	45°

（1）外形改变

1）膝外翻（genu valgum）　嘱患者处站立位或平卧位，充分暴露双膝关节，直立时双腿并拢，两侧股骨内髁及胫骨内踝可同时接触，如胫骨内踝距离增宽，小腿向外偏斜，双下肢呈"X"状，称"X 形腿"，见于佝偻病。

2）膝内翻（genu varum）　直立时，患者两股骨内髁间距增大，小腿向内偏斜，膝关节向内形成角度，双下肢呈"O"状，故称"O 形腿"，见于小儿佝偻病。

3）膝反张　膝关节过度后伸反屈向前，称膝反屈畸形，见于膝关节结核、脊髓灰质炎后遗症。

4）肿胀　膝关节结核时，膝关节呈梭形膨大；膝关节积液时，双侧膝眼消失并突出，膝关节匀称性胀大；髌骨前面明显隆起，见于髌前滑囊炎；髌骨上方明显隆起，见于髌上囊内积液。如发现关节肿胀还应同时注意关节周围皮肤有无发红、灼热及窦道形成。

5）肌萎缩　膝关节病变时，如疼痛严重会影响步行，甚至导致相关肌肉的失用性萎缩，常见有股四头肌及内侧肌萎缩。

（2）压痛　胫骨结节骨骺炎时，压痛点位于髌韧带在胫骨的止点处；侧副韧带损伤，压痛点多在韧带上下两端的附着处；半月板损伤时，膝关节间隙有压痛；膝关节发炎时，双膝眼处有压痛；髌骨软骨炎时，髌骨两侧有压痛。

（3）肿块　膝关节周围如出现肿块，应注意大小、硬度、活动度、有无压痛及波动感。髌前滑囊炎时，髌骨前方肿块，并可触及囊性感；腘窝处出现肿块，有囊状感，多为腘窝囊肿，如伴有与动脉同步的搏动，见于动脉瘤；胫前上端或股骨下端有局限性隆起，无压痛，多为骨软骨瘤；膝关节间隙处可触及肿块，且伸膝时明显，屈膝后消失，见于半月板囊肿。

（4）摩擦感　检查者一手置于患膝前方，另一手握住患者小腿做膝关节的被动伸屈动作，如膝部有摩擦感，提示膝关节面不光滑；推动髌骨作上下左右活动，如有摩擦感，提示髌骨表面不光滑。上述现象多见于炎症及创伤后遗留的病变。

（5）活动度　正常膝关节活动范围屈曲可达 120°~150°，伸 5~10°，内旋 10°，外旋 20°。活动受限多见于结核、骨性关节炎及外伤等。

（6）几种特殊试验　为明确膝关节病变的性质及特点，临床上还有几种特殊试验。

1）浮髌试验　让患者膝关节伸直放平，放松股四头肌，检查者左手虎口卡于患膝髌骨上极，并加压压迫髌上囊，使关节液集中在髌骨底面，右手示指垂直按压髌骨并迅速抬起，阳性反应表现为向下按压时髌骨与关节面有碰触感，松手时髌骨浮起，提示有中等量以上关节积液（50 mL）（图 3-10-7）。

2）过伸试验　膝关节被动过度伸直时疼痛为阳性。见于脂肪垫肥厚损伤、半月板前角损伤、股骨髁软骨损伤。

3）侧方加压试验　患者取仰卧位，膝关节伸直，检查者一手握住踝关节向外侧推抬，另一手置于膝关节外上方用力向内侧推压，使内侧副韧带紧张度增加，如膝关节内侧疼痛，提示内侧副韧带损伤；如向相反方向加压，膝关节外侧疼痛，提示外侧副韧带损伤。

4）抽屉试验　患者仰卧，屈膝100°~110°，足平放在床上，下肢肌肉放松。检查者用臀部将患者的足固定，以防足前后滑动，双手握住小腿上端做前拉或后推动作。可向前拉出为前十字韧带断裂，如胫骨可向后推出即为后十字韧带断裂。

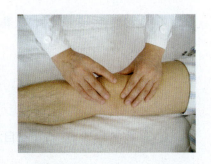

图3-10-7　浮髌试验检查

3. 踝关节与足　检查时应将两侧鞋袜脱去，以便对比，一般让患者取站立或坐位，有时需患者步行。正常人站立时，足的纵弓下方可插入一个手指，跟腱两侧呈凹陷状。踝关节与足常见的病变如下：

（1）形态改变

1）肿胀　正常踝关节两侧可见内外踝轮廓，跟腱两侧各有一凹陷区，踝关节背伸时，可见伸肌腱在皮下走行。踝关节匀称性肿胀时以上结构消失，见于化脓性关节炎、类风湿关节炎、结核及踝关节扭伤。而跟骨结节处局限性肿胀，多见于跟腱周围炎；足背或内、外踝下方局限肿胀，见于腱鞘炎或腱鞘囊肿；足趾皮肤温度变冷、肿胀，皮肤呈乌黑色，见于缺血性坏死；第2、3跖趾关节背侧或跖骨干局限性肿胀，可能为跖骨头无菌性坏死或骨折引起。

2）局限性隆起　足背部骨性隆起，可见于先天性异常、骨质增生或外伤；踝关节前方隆起，见于距骨头骨质增生；内外踝明显突出，见于内外踝骨折、胫腓关节分离。

3）畸形　扁平足（flatfoot）指足纵弓塌陷，足跟外翻，前半足外展，形成足旋前畸形，同时，前足增宽，足底前部形成胼胝。弓形足（clawfoot）则为足纵弓高起，足背隆起，横弓下陷，足趾分开。马蹄足表现为踝关节跖屈，前半足着地，常因腓总神经麻痹或跟腱挛缩引起。小腿三头肌麻痹，行走和站立时足跟着地，足不能跖屈，伸肌牵拉使踝关节背伸，形成跟足畸形。跟骨内旋，前足内收，足纵弓高度增加，站立时足外侧着地，不能踏平，称足内翻，常见于脊髓灰质炎后遗症。足外翻则表现跟骨外旋，前足外展，舟骨突出，扁平状，足纵弓塌陷，跟腱延长线落在跟骨内侧，见于胫前胫后肌麻痹。

（2）压痛点　足跟内侧压痛，见于跟骨骨棘或跖筋膜炎；跟腱压痛，见于跟腱腱鞘炎；第2、3跖骨干压痛，见于疲劳骨折；第2、3跖骨头处压痛，见于跖骨头无菌性坏死；内外踝骨折、跟骨骨折、韧带损伤，均可出现局部压痛。

（3）足背动脉搏动　检查者将示指、中指和环指末节指腹并拢，放置于足背1~2趾长伸肌腱间触及，观察双侧是否对称及有无搏动感。

（4）活动度异常　嘱患者主动活动或医师检查时作被动活动，观察踝关节及足活动度。踝关节与足的正常活动范围如下：

踝关节跖屈40°~50°，背伸20°~30°；跟距关节：内、外翻各30°。

跗骨间关节：外展25°，内收25°；跖趾关节：背伸45°，跖屈30°~40°。

膝关节活动受限常见于外伤、退行性变、关节结核及风湿免疫结缔组织病等。

思考题

1. 如何进行脊柱的体表定位？

2. 什么是脊柱的姿势性侧弯？有哪些常见原因？

3. 脊柱活动受限见于哪些情况？

4. 腰椎间盘突出症可能会有哪些体征？

5. 何谓杵状指（趾）？常见于哪些疾病？

6. 何谓足内翻、足外翻畸形？

7. 名词解释：姿势性侧弯、脊柱后凸、Lasegue 征、Hüter 三角、杵状指（趾）、匙状甲、鸭步、膝外翻、扁平足。

（王志荣）

网上更多 ……

 教学 PPT　　 自测题

第十一章

神经系统检查

● 本 章 要 点 ●

1. 脑神经的检查方法。
2. 中枢性面瘫与周围性面瘫的鉴别。
3. 感觉功能的检查内容，感觉障碍的定位诊断。
4. 运动功能的检查内容。
5. 神经反射的检查方法及阳性体征的临床意义。

神经系统检查是系统体格检查不可缺少的部分，通过神经系统的基本检查，可以获取对疾病有价值的定位与定性诊断信息。

完成神经系统检查常需备有一定的检查工具，包括：叩诊锤、棉签、大头针、音叉、电筒、检眼镜及嗅觉、味觉、失语测试用具等。

▶▶▶ 第 一 节 精 神 状 态 ◀◀◀

精神状态的检查必须在取得患者的充分合作下，耐心细致地进行。完整的精神状态检查应该包括意识、记忆、思维、情感、智能和言语等几个方面。

一、意识

意识是指人对周围环境及自身状态的感知和理解能力。意识障碍的维持是通过脑桥中部以上的脑干上行网状激活系统（ascending reticular activating system）及其投射至双侧丘脑的纤维，以及双侧大脑半球的正常功能实现的。累及网状激活系统或双侧大脑半球的病变均可导致意识障碍。

（一）意识障碍的程度

根据意识丧失的程度可将意识障碍区分为嗜睡、意识模糊、昏睡和昏迷四个等级，详见第一篇第一章第二十三节。

（二）特殊类型的意识障碍

1. 去皮质综合征（decorticate syndrome，apallic syndrome） 患者能无意识地睁眼闭眼，眼球能活动，瞳孔对光反射、角膜反射存在，四肢肌张力增强，吸吮反射、强握反射、紧张性颈反射可出现，但无自发动作，对外界刺激不能产生有意识的反应，大小便失禁，病理反射阳性。身体姿势为上肢屈曲，下肢强直，称为去皮质强直。与去大脑强直的区别为后者四肢均伸性强直。因脑干上行网状激活系统未受损，故保持睡眠－觉醒周期，可无意识地咀嚼和吞咽。常见于缺氧性脑病，其次为皮质损伤较广泛的脑血管病及外伤。

2. 运动不能性缄默症（akinetic mutism） 较少见，又称为睁眼昏迷（coma vigil）、醒状昏迷，患者能注视检查者及周围的人，貌似觉醒，但不能言语，不能活动，对外界刺激无意识反应，大小便失禁，肌肉松弛，锥体束征阴性，但存在睡眠－觉醒周期。为脑干上部或丘脑的网状激活系统及前额叶－边缘系统损害所致，而大脑半球及其传出通路无病变。

二、记忆、思维、情感、智能

记忆、思维、情感、智能等精神智能状态检查可用来帮助判断患者所患的是神经性疾病还是精神性疾病，明确精神性疾病背后是否潜藏着神经病变的基础，鉴别局灶性神经损伤与弥漫性神经病变。

精神智能状态检查要比神经系统检查更为细致，花费的时间更长。

1. 记忆　记忆有很多方面，可以用不同的方法测试。常见将记忆分为瞬时记忆（工作记忆）、近期记忆（短期记忆）、久远记忆（长期记忆）三类。

2. 思维能力　主要通过让患者描述相似性与不同点，以及解释谚语格言的方法来检测。精神病患者或者不能解释一个谚语，或者给出过于具体的、按字面意思的解释。很多病变都会影响概括能力，但其中累及额叶的病变更为常见。

3. 情感与情绪　医师与患者之间建立和谐的医患关系的能力非常重要。抑郁、好斗或者过分随便的患者可能存在额叶损伤。神经质、过度警觉伴有自主神经过度兴奋症状（大汗、心动过速）的患者可能是药物的戒断症状。懒惰、精神运动迟滞提示有抑郁、痴呆或帕金森病。不安、激动、多动可以是躁狂症或药物滥用后的表现。

4. 智力　是认知能力的综合体现。智商（IQ）是智力成绩按年龄调整的衡量指标。Wechsler 成人智力量表第三版（WAIS-Ⅲ）是使用最多的成人智力测试手段。它有多个评估不同功能的分表，包括注意力、推理能力、记忆力、语言、理解以及造句，综合起来对认知能力进行整体评价。WAIS 可以全面评估表达 IQ、执行 IQ 和综合 IQ，每一项的平均分值为100，标准差是15，IQ 值低于平均值两个标准差的为智力迟钝。

三、言语

言语障碍（linguistic disturbance）分为失语症（aphasia，大脑高级神经中枢损害）和构音障碍（dysarthria，发音器官肌肉的功能障碍）两种。

（一）失语症

失语症是脑损害导致的语言交流能力障碍，包括各种语言符号（口语、文字、手语等）表达或理解能力受损。病变部位常位于额叶和颞叶。在检查失语前要首先了解患者是左利或右利，右利者其优势半球在左侧大脑，其次要了解其文化程度和原有语言情况。

1. Broca 失语　口语表达障碍最突出，呈非流利型口语。主要表现为语量少、讲话费力、发音和语调障碍以及找词困难等，而口语理解相对好，同时复述、命名、阅读及书写均不同程度受损。病变位于优势半球 Broca 区（额下回后部）以及相应皮质下及脑室周围白质。

2. Wernicke 失语　口语理解障碍最突出，呈流利型口语。患者对别人和自己讲的话均不理解或仅理解个别词或短语，语量多，讲话不费力，发音清晰，语调正常并有适当的语法结构，患者滔滔不绝地说，但有较多的错语或不易理解的新语，且缺乏实质词而表现空话连篇，难以理解，答非所问，同时可有与理解障碍大体一致的复述和听写障碍，以及不同程度的命名、阅读障碍。病变位于优势半球的 Wernicke 区。

3. 传导性失语　突出特点是复述不成比例受损，表现口语清晰，能自发讲出语义完整、语法结构正常的句子，听理解正常，但却不能复述自发讲话时轻易说出的词或句，或以错语复述，自发谈话常因找词困难有较多的语音错语出现犹豫、中断，命名和朗读中出现明显的语法错语，伴不同程度的书写障碍。病变位于优势半球缘上回皮质或深部白质内弓状纤维。

4. 经皮质失语　因病变位于优势半球不同部位，临床可分为经皮质运动性失语、经皮质感觉性失语、经皮质混合性失语。共同特点是复述能力较其他语言功能不成比例的好。

5. **命名性失语** 以命名不能为突出特点。口语表达表现找词困难，缺乏实质词，常描述物品功能代替说不出的词，赘语和空话较多。言语理解及复述正常或近于正常是与 Wernicke 失语的不同点。病变位于优势半球颞中回后部或颞枕交接区。

6. **完全性失语** 又称混合性失语。特点是所有语言功能均严重障碍，口语表达障碍，语言刻板，预后差。患者可逐渐学会结合语境，并通过非口语方式进行交流。病变为优势大脑中动脉分布区大面积病灶。

(二) 构音障碍

构音障碍是纯口语语音障碍，患者具有语言交流必备的语言形成及接受能力，听、理解、阅读和书写正常，只是由于发音器官神经肌肉病变导致运动不能或不协调，使言语形成障碍，表现为发音困难、语音不清、音调及语速异常等。其常见病因如下：

1. **肌肉病变** 可出现类似下运动神经元损害所造成的构音障碍，系舌、唇、软腭肌无力所致。例如重症肌无力患者有疲劳加重现象，即连续说话后语音不清，休息后缓解。

2. **下运动神经元病变** 是由于吞咽、迷走、舌下神经核性和(或)核下性损害时，构音肌萎缩无力，唇音受影响，软腭肌无力，出现鼻音，声带麻痹，声音嘶哑。

3. **上运动神经元疾病** 构音肌瘫痪，言语含混不清：① 一侧锥体束病变可引起暂时性发音困难，如急性脑血管病；② 一侧广泛的皮质运动区病变可导致持久性发音不清；③ 两侧锥体束损害均有构音不清。

4. **锥体外系病变** ① 系发音器官的肌张力增高或震颤引起发音节律、音韵紊乱，而使语言缓慢、单调和不清楚；② 面、舌、软腭及呼吸肌的不随意运动也可影响发音的清晰和流畅。

5. **小脑疾病** 系构音肌运动协调障碍所致，可造成：① 发音生硬(爆破性语言)；② 声调高低不一，音节停顿不当或停顿延长(吟诗状或断缀性语言)。

▶▶▶ 第二节 脑神经检查 ◀◀◀

脑神经(cranial nerves)共 12 对，脑神经的检查对颅脑病变的定位诊断非常重要。检查时应注意双侧对比，并且应按序逐对进行，以免遗漏。

一、嗅神经

嗅神经(olfactory nerve)系第 1 对脑神经，其功能为传导嗅觉。检查前先确定患者双侧鼻孔是否通畅、有无局部鼻黏膜病变。检查时嘱患者闭目，压住一侧鼻孔，用患者熟悉的、无刺激性气味的物品(如香烟、牙膏、松节油、香皂或杏仁等)置于另一鼻孔下，让患者辨别嗅到的各种气味。然后，换另一侧鼻孔进行测试，注意双侧比较。根据检查结果判断患者的双侧嗅觉状态。单侧嗅觉缺失在排除鼻黏膜病变后，常见于同侧嗅神经损害。嗅沟脑膜瘤如病变压迫嗅球、嗅束可引起嗅觉丧失。

二、视神经

视神经(optic nerve)系第 2 对脑神经。检查包括视力、视野检查和眼底检查。影响视觉通路的任何脑部病变都会引起视觉障碍，此外，颅内压增高、高血压、糖尿病以及动脉硬化可引起眼底的特殊改变。因此，在临床上，视神经检查对于确定病变的部位和性质具有重要意义。具体检查详见本篇第五章第三节。

三、动眼神经、滑车神经、展神经

动眼神经(oculomotor nerve)、滑车神经(trochlear nerve)、展神经(abducens nerve)分别为第 3、4、6 对脑神经，三对神经共同支配眼球运动，合称眼球运动神经，由于解剖关系密切，常常同时受累，故检查时可同时进行。还需注意瞳孔及对光反射、调节反射、眼球运动、眼裂外观等，方法详见本篇第五章第三节。

检查中,如发现眼球运动向内、向上及向下活动受限,以及上睑下垂、调节反射消失,则提示有动眼神经麻痹;如眼球向下及向外运动减弱,多提示滑车神经有损害;眼球向外转动障碍,则为展神经受损。另外,眼球运动神经麻痹可出现相应眼外肌的功能障碍并导致麻痹性斜视,单侧眼球运动神经的麻痹则可导致复视。

四、三叉神经

三叉神经(trigeminal nerve)系第 5 对脑神经,是混合性神经,包括感觉支和运动支。感觉神经纤维分布于面部皮肤、眼、鼻、口腔黏膜,运动神经纤维支配咀嚼肌、颞肌和翼状内外肌,其检查内容包括感觉功能、运动功能和角膜反射。

1. 感觉功能　嘱患者闭眼,以针刺、棉絮和盛有冷或热水的试管分别检查双侧面部的痛觉、触觉和温度觉。观察有无感觉减弱、消失及过敏,同时确定感觉障碍分布范围,注意两侧及内外对比。还要注意区分核性与周围性感觉障碍,前者呈葱皮样感觉障碍,后者可发生在三叉神经三个分支(眼支、上颌支、下颌支)的任何一个分支支配区域的各种感觉缺失。

2. 运动功能　检查者首先观察两侧颞部及颌部有无肌肉萎缩,然后双手触按患者颞肌、咀嚼肌,嘱患者做咀嚼动作,感觉两侧肌肉收缩是否有力、力量是否均等;再嘱患者作张口运动或露齿,以上、下切牙中缝为标准,观察张口时下颌是否位于中线上,有无偏斜。当一侧三叉神经运动支损害时,病侧该纤维支配的咀嚼肌肌力减弱,张口时翼状内、外肌瘫痪,下颌偏向病侧。

3. 角膜反射(corneal reflex)　检查时嘱患者睁眼并向内侧注视,以捻成细束的棉絮从患者视野外侧方接近并轻触外侧角膜,避免触及睫毛,正常反应为被刺激侧出现眼睑闭合反应,同时对侧也迅速闭眼,前者称为直接角膜反射,而后者称为间接角膜反射。直接角膜反射消失,而间接角膜反射存在,见于患侧面神经瘫痪(传出障碍);直接与间接角膜反射均消失见于三叉神经病变(传入障碍)。

五、面神经

面神经(facial nerve)系第 7 对脑神经,主要支配除上睑提肌和咀嚼肌以外的所有面部表情肌和舌前 2/3 味觉功能。

1. 运动功能　检查患者面部表情肌时,首先观察两侧面部是否对称,观察内容包括双侧额纹、眼裂、鼻唇沟和口角,再让患者做鼓腮、皱额、微笑、露齿、闭眼或吹哨动作。面神经受损可分为周围性和中枢性面瘫两种,单侧周围性面瘫表现为病侧额纹减少、眼裂增大、鼻唇沟变浅,不能皱额、闭眼,微笑或露齿时口角变低或歪向健侧,鼓腮及吹口哨时病变侧漏气。一侧皮质脑干束或皮质运动区损害引起中枢性面瘫,由于上半部面肌受双侧皮质运动区的支配,皱额、蹙眉、闭目等动作不受影响(图 3-11-1)。

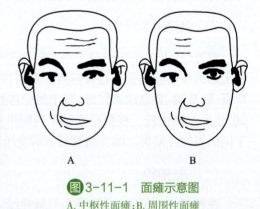

图 3-11-1　面瘫示意图
A. 中枢性面瘫;B. 周围性面瘫

2. 味觉检查　面神经传导舌前 2/3 的味觉(舌后 1/3 味觉由舌咽神经传导)。嘱患者伸舌,舌头保持不动,用棉签蘸取少量准备好的不同味感的物质(如食糖、食盐、醋或奎宁溶液)涂于舌体的一侧。患者不能讲话、缩舌和吞咽,用手指指出事先写在纸上的甜、咸、酸或苦四个字之一。每种味觉试验完成后用清水漱口,再测试下一种味觉,以免相互干扰。先试可疑侧,再用同样的方法测试对侧。

六、前庭蜗神经

前庭蜗神经(vestibulocochlear nerve)系第 8 对脑神经,包括前庭及耳蜗两种感觉神经,前者主管平衡觉,后者传导听觉冲动,检查方法各异。

1. 前庭神经功能　前庭神经传导躯体和头部在空间的定向冲动,病变时可出现眩晕、平衡失调以及自发性眼球震颤。精确的前庭功能检查可以通过旋转试验或外耳道灌注冷、热水试验等特殊试验来进行。

2. 听力测试　可用低语、捻指、表音和音叉等检查方法,为测定耳蜗神经的功能,详见本篇第五章第三节。

七、舌咽神经、迷走神经

舌咽神经(glossopharyngeal nerve)、迷走神经(vagus nerve)系第9、第10对脑神经,都起自延髓,共同传导腭、咽和喉的感觉和运动,舌咽神经还传导舌后1/3的味觉。这两对神经无论在功能上还是解剖结构上都有密切的关系,故常同时受累。

1. 感觉　咽部一般检查可以用棉签轻触两侧软腭和咽后壁黏膜,观察感觉变化及双侧是否对称。味觉的相关检查方法详见面神经检查。

2. 运动　观察患者有无鼻音、发音嘶哑或完全失音,是否有饮水呛咳及吞咽困难。嘱患者张口观察其软腭和腭垂的位置。在患者发"啊"音时看腭垂是否居中,两侧软腭上抬是否一致。双侧神经麻痹时,腭垂位置虽居中,但双侧软腭上抬无力,甚至完全不能上抬;单侧舌咽及迷走神经麻痹时,软腭低垂,腭垂偏向健侧。

3. 咽反射　由舌咽神经传入,迷走神经传出,检查方法为嘱患者张口,用压舌板分别轻触左、右咽后壁,正常者出现咽部肌肉收缩和舌后缩,表现为恶心、作呕,神经损害者患侧反射迟钝或消失。

八、副神经

副神经(accessory nerve)系第11对脑神经,主要支配胸锁乳突肌及斜方肌,前者的作用是耸肩,后者的作用是转颈。首先检查肌肉有无萎缩,再嘱患者做耸肩及转头运动,检查者给予一定的阻力,比较两侧肌力。副神经纤维损害可导致同侧胸锁乳突肌及斜方肌萎缩,向对侧转头及同侧耸肩无力或不能。

九、舌下神经

舌下神经(hypoglossal nerve)是第12对脑神经,支配同侧舌肌,其作用是伸舌向前并推向对侧。检查时嘱患者张口伸舌,注意观察有无舌肌萎缩、肌束颤动以及伸舌偏斜。一侧舌下神经麻痹可见舌肌萎缩,时常伴有纤维性颤动,伸舌舌尖偏向患侧;双侧麻痹者则不能伸舌;一侧舌下神经核上性麻痹则引起伸舌偏向对侧,无舌肌萎缩及纤维性颤动。

▶▶▶ 第三节　感觉功能检查 ◀◀◀

检查感觉功能的前提是患者保持意识清晰并能与检查者配合,检查前要让患者了解检查的目的与方法,以取得充分合作。对于意识不清及不能合作的患者,只能通过观察其对疼痛刺激的痛苦反应推测其痛觉反应。此外,还要注意左右侧和远近端部位差别的比较,分析感觉障碍的程度、性质和范围,从感觉分布的情况判断受损部位。感觉功能检查的特点是主观性强,常因为检查者的不同而产生误差,因此检查时可嘱患者闭目,尽量避免主观或暗示作用。

一、感觉功能检查

(一) 浅感觉检查

1. 触觉(touch sensation)　用棉签、毛笔、纸巾等轻触患者的皮肤或黏膜,询问有无感觉。触觉障碍多见于脊髓丘脑前束和后索病损。

2. 痛觉(pain sensation)　用大头针或别针的针尖均匀地轻刺患者皮肤,询问患者是否疼痛以及疼痛的程度。注意两侧对称比较,同时记录痛觉障碍类型(正常、减退或消失、过敏)与范围。为避免患者将触觉与痛觉混淆,可以交替使用别针的针尖和针帽进行比较。痛觉障碍常见于脊髓丘脑侧束损害。

3. 温度觉　分别用盛有冷水或热水的玻璃试管交替接触患者皮肤,嘱患者辨别冷、热感。测定冷觉的试管温度必须在5~10℃之间,测定热觉的试管温度必须在40~50℃之间,低于5℃或高于45℃则可引起痛觉反应。温度觉障碍见于脊髓丘脑侧束损害。

(二) 深感觉检查

1. 震动觉(vibration sense)　用震动着的音叉(128 Hz)柄置于骨突起处(如内外踝、髂骨、棘突、胸骨、锁骨、腕关节等)或指趾末端,询问有无震动感觉,判断两侧有无差别。震动觉障碍见于后索病损。

2. 位置觉　检查者将患者的肢体摆成某一姿势,然后请患者描述该姿势或用对侧肢体模仿。位置觉障碍见于后索病损。

3. 运动觉　通过上下运动指趾远端,检查患者对关节位置的感受情况。检查者轻轻夹住患者的手指或足趾两侧,向上或向下移动,嘱患者根据感觉说出运动前后位置的改变情况,是"向上"或"向下"(图 3-11-2)。运动觉障碍见于后索病损。

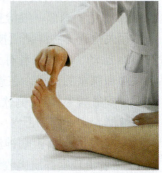

图 3-11-2　运动觉检查

(三) 复合感觉

复合感觉是大脑综合分析的结果,也称皮质感觉。

1. 皮肤定位觉(point localization)　检查者以手指或棉签轻触患者皮肤某处,让患者用手指指出被碰触的部位。如果浅感觉正常而皮肤定位觉障碍提示皮质病变。

2. 两点辨别觉(two-point discrimination)　用钝脚分规轻轻刺激皮肤上的两点(以不造成疼痛为宜),检测患者两点间的辨别能力,再逐渐缩小双脚间距,直到患者感觉为一点时,测其实际间距,两侧比较。正常人舌尖的辨别间距最小,为1 mm,指尖是2 mm,足趾是3~8 mm,手掌是8~12 mm,后背最大,为40~60 mm。检查时应排除个体差异,必须两侧对照。如触觉正常而两点辨别觉障碍,为额叶病变。

3. 实体觉(stereognosis)　将日常用品(如钥匙、硬币、钢笔等)放在患者的手中,嘱患者用单手触摸,并说出物体的名称。先测功能差的一侧,再测另一侧。实体觉障碍测试的是顶叶和枕叶的联合功能。

4. 体表图形觉(graphesthesia)　用手指或铅笔等钝头物体在患者的皮肤上划简单的数字(一、二、十等)或几何图形(三角形、方形、圆形等),观察其能否识别,须双侧对照。体表图形觉障碍常提示丘脑水平以上病变。

二、感觉障碍的性质

感觉障碍可分为抑制性症状和刺激性症状两大类。

(一) 抑制性或破坏性症状

感觉径路被破坏或功能受抑制时,出现感觉缺失或感觉减退。感觉缺失有痛觉缺失、温度觉缺失、触觉缺失和深感觉缺失等。在同一部位各种感觉均缺失,称为完全性感觉缺失。如果在同一部位某种感觉障碍(如痛觉缺失)而其他感觉保存,称为分离性感觉障碍。

(二) 刺激性或激惹性症状

感觉径路受到刺激或兴奋性增高时出现感觉过敏、感觉倒错、感觉过度、感觉异常或疼痛,其中感觉过敏属感觉障碍的"量"的改变,感觉倒错、感觉过度和感觉异常属感觉障碍的"质"的改变。

1. 感觉过敏　指轻微刺激引起强烈感觉,如一个较轻的疼痛刺激引起较强的疼痛感受,为检查时的刺激与传导径路上兴奋性病灶所产生的刺激总和所致。

2. 感觉倒错　系非疼痛性刺激而诱发出疼痛感觉,例如轻划皮肤而有痛感,冷觉刺激误以为热觉刺激。

3. 感觉过度　感觉的刺激阈增高,有5个特点:① 潜伏期长:刺激需经一潜伏期,才能有感觉;② 感受性降低:兴奋阈增高,即刺激必须达到较强程度才能感觉到;③ 刺激呈暴发性:所感到的刺激呈现一种剧烈的难以形容的、定位不明确的感觉;④ 扩散性:局部刺激有较大的范围感受;⑤ 后作用表现:刺激停止后的一段时间内仍有刺激的感受。

4. 感觉异常　是指没有外界刺激而自发的感觉,如麻感、木重感、痒感、针刺感、冷或热感、蚁走感、电击感、束带感等感觉异常。其出现范围具有定位价值。

5. 疼痛　疼痛定位诊断时,必须注意疼痛的部位、性质、程度、频度,是发作性的还是持续性的,加重或减轻疼痛的因素。常见的疼痛有以下几种:

(1) 局部痛　是病变部位的局限性疼痛,如神经炎所致的局部神经痛。

(2) 放射性痛　神经干、神经根或中枢神经受病变刺激时,疼痛不仅发生于刺激局部,且可扩展到受累感觉神经的支配区,如脊髓神经根受肿瘤或椎间盘脱出的压迫等引起的放射性疼痛,脊髓空洞症引起痛性麻木等。

(3) 扩散性痛　疼痛由一个神经分支扩散到另一个神经分支而产生的疼痛。如三叉神经某一支受到刺激时,疼痛会扩散到其他分支。

牵涉性痛:也是一种扩散性痛。当某些内脏器官发生病变时,与患病内脏器官相当的脊髓段所支配的体表部位时常出现感觉过敏区、压痛点或疼痛。这是由于内脏和皮肤的传入纤维都是汇聚到脊髓后角的神经元,当内脏有病变时,内脏的疼痛性冲动便扩散到相应节段的体表。如心绞痛时引起心前区及左上臂内侧痛,肝胆疾病引起右肩疼痛。

(4) 灼性神经痛　一种烧灼样的剧烈疼痛,常迫使患者用冷水浸泡患肢。多见于正中神经或坐骨神经损伤后。

三、感觉障碍的定位诊断

由于感觉通路各部位损害后,所产生的感觉障碍有其特定的分布和表现,故可根据感觉障碍区的分布特点和改变的性质,判定感觉通路损害的部位。临床可分为以下几型:

1. 末梢型　表现为四肢末梢对称性手套式和袜套式分布的各种感觉减退、消失或过敏,主观表现为肢端的麻木、疼痛和各种异常感觉,如烧灼感、蚁行感等。如果自主神经纤维也同时受损,还常有肢端发凉、发绀、多汗以及甲纹增粗等自主神经功能障碍的表现。有的则有不同程度的下运动神经元性瘫痪症状,见于四肢末梢神经炎。

2. 周围神经型　可表现某一周围神经支配区感觉障碍,如尺神经损伤累及前臂尺侧及第4、5指;一肢体多数周围神经各种感觉障碍,为神经干或神经丛损伤;三叉神经第三支(下颌支)受损,下颌(下颌角除外)、舌前 2/3、口腔底、下部牙齿和牙龈、外耳道及鼓膜等皮肤黏膜感觉障碍,伴咀嚼肌瘫痪,张口时下颌偏向患侧(运动支与下颌支伴行)。

3. 节段型　① 后根型:单侧节段性完全性感觉障碍,如髓外肿瘤压迫脊神经根,可伴后根放射性疼痛(根性痛);② 后角型:单侧节段性分离性感觉障碍,见于一侧后角病变,如脊髓空洞症;③ 前联合型:双侧对称性节段性分离性感觉障碍,见于脊髓中央部病变,如髓内肿瘤早期、脊髓空洞症等。

4. 脊髓传导束型　① 脊髓半切综合征(Brown-Seqard syndrome):病变平面以下对侧痛、温觉缺失,同侧深感觉缺失,见于髓外肿瘤早期、脊髓外伤;② 脊髓横贯损害:病变平面以下完全性传导束性感觉障碍,见于急性脊髓炎、脊髓压迫症后期。

5. 交叉型　同侧面部、对侧躯体痛温觉减退或缺失,见于延髓背外侧(Wallenberg)综合征,病变累及三叉神经脊束、脊束核及交叉的脊髓丘脑束。

6. 偏身型　对侧偏身(包括面部)感觉减退或缺失,见于脑桥、中脑、丘脑及内囊等处病变,一侧脑桥或中脑病变可出现受损平面同侧脑神经下运动神经元瘫;丘脑病变深感觉障碍较重,远端较重,常伴自发性疼痛和感觉过度,止痛药无效,抗癫痫药可能缓解;内囊受损可引起三偏。

7. 单肢型　对侧上肢或下肢感觉缺失,可伴复合感觉障碍,为大脑皮质感觉区病变。皮质感觉区刺激性病灶可引起对侧局灶性感觉性癫痫发作。

▶▶▶ 第四节 运动功能检查 ◀◀◀

一、控制运动的主要神经结构

控制躯体运动的主要结构包括锥体系和椎体外系。锥体系中下行至脊髓的纤维束称皮质脊髓束,止于脑干脑神经运动核的纤维束称皮质核束。椎体外系是指锥体系以外的影响和控制躯体运动的一切传导路径,其结构十分复杂,包括大脑皮质、纹状体、背侧丘脑、底丘脑、中脑顶盖、红核、黑质、脑桥核、前庭核、小脑和脑干网状结构以及它们的纤维联系。

二、运动功能检查

运动包括随意和不随意运动,随意运动由锥体束司理,不随意运动(不自主运动)由锥体外系和小脑共同司理。运动检查内容包括随意运动与肌力、肌张力、不随意运动以及共济运动等。

(一) 肌力

肌力(muscle strength)是指肌肉运动时的最大收缩力。检查时嘱患者依次做有关肌肉收缩运动,检查者施予阻力,或嘱患者用力维持某一姿势时,检查者用力改变其姿势,判断肌力,注意两侧比较。

肌力的记录采用0~5级的六级分级法。

0级 完全瘫痪,测不到肌肉收缩。

1级 肌肉可收缩,但不能产生动作。

2级 肢体能在床面上水平移动,但不能抵抗自身重力,即不能抬离床面。

3级 肢体能抬离床面,但不能对抗阻力。

4级 能做抗阻力动作,但不完全。

5级 正常肌力。

临床意义:不同程度的肌力减退导致随意运动功能的减低或丧失,分别称为完全性瘫痪和不完全性瘫痪(轻瘫)。不同部位或不同组合的瘫痪可分别命名为:① 单瘫:单一肢体随意运动功能障碍,常见于脊髓灰质炎或皮质病变,如顶叶的小梗死等;② 偏瘫:为一侧上、下肢随意运动的丧失,常伴有同侧中枢性面瘫和舌瘫,多见于一侧大脑半球或基底核区域的病变,如脑出血、脑梗死、脑肿瘤等;③ 交叉性偏瘫:为一侧肢体瘫痪及对侧脑神经损害,是脑干病变的特征性表现;④ 截瘫:根据受损平面,出现四肢或双下肢随意运动的障碍,是脊髓横贯性损伤的结果,见于脊髓外伤、脊髓炎、脊髓肿瘤等,以后者更为常见。

(二) 肌张力

肌张力(muscular tension)是一种牵张反射,是指静息状态下的肌肉紧张度和被动运动时遇到的阻力,即骨骼肌受到外力牵拉时产生的收缩反应,这种反应是通过反射中枢控制的。检查时嘱患者肌肉放松,检查者根据触摸肌肉的坚实程度或者做被动运动体会肌肉的紧张度作出判断。

1. 肌张力增高 触摸肌肉有坚实感,伸屈肢体时阻力增加。可表现为:① 痉挛状态(spasticity):在被动伸屈其肢体时,起始阻力大,终末阻力突然减弱,又称折刀现象,为锥体束损害现象;② 铅管样强直(lead-pipe rigidity):伸肌和屈肌的肌张力均增高,做被动运动时各个方向的阻力增加是均匀一致的,为锥体外系损害现象。

2. 肌张力降低 肌肉松软,伸屈其肢体时阻力低,关节运动范围扩大,见于肌源性病变、小脑病变和下运动神经元病变(如脊髓前角灰质炎、周围神经炎)等。

(三) 去脑强直

去脑强直也称去大脑强直,是因病变损害,使大脑与中脑和脑桥间的联系中断,影响了上部脑干的功能所致。常见于重症脑出血昏迷期,天幕疝晚期,脑室出血,中脑、脑桥出血以及其他原因引起的严重脑干损伤等。其主要表现为四肢强直性伸展,上臂内收并旋内,前臂伸直并过分旋前,髋内收、内转,膝伸直,颈后仰呈角弓反张。患者常呈深昏迷状态,伴有呼吸不规律及全身肌肉抽搐。

(四) 共济失调

机体任一动作的完成均依赖于某组肌群协调一致的运动,称共济运动(coordination)。小脑、前庭系统、锥体外系以及感觉系统共同负责运动的协调和平衡。这些结构的病变,尤其是小脑的病变,可使运动缺乏准确性,称为共济失调(ataxia)。临床上常用的检查共济失调的试验包括以下几种。

1. 指鼻试验(finger-to-nose test)　嘱患者前臂外展、伸直,以示指触自己的鼻尖,由慢到快,先睁眼、后闭眼,重复进行。正常人动作准确,共济失调患者指鼻动作常失误。如睁眼时指鼻准确,闭眼时出现障碍则为感觉性共济失调;睁眼、闭眼皆困难者为小脑性共济失调。

2. 指指试验(ring finger test)　检查者站在患者的对面约一臂距离。患者伸直示指,反复举起并下落,用自己的示指接触对方的示指。先慢后快,先睁眼后闭眼。正常人可以准确地完成。如果总是偏向于一侧,提示该侧前庭或小脑有病变。

3. 跟 – 膝 – 胫试验(heel-knee-shin test)　嘱患者仰卧,先高举一侧下肢,然后将举起的下肢足跟放在对侧膝盖上,并将足跟沿着胫骨脊向下移动的一系列动作。小脑损害时,动作稳定性差;感觉性共济失调者则闭眼时足跟难以寻到膝盖。

4. 快速轮替动作(rapid alternating movements)　任何由主动肌和拮抗肌交替作用的动作都可以作为快速轮替动作的测定。常用方法包括:嘱患者伸直手掌,前臂做快速旋前旋后动作,也可用一只手的手掌、手背连续交替拍打对侧手掌。小脑半球损害的患者,病侧肢体出现轮替动作的障碍。

5. 闭目直立试验(Romberg's test)　嘱患者足跟并拢站立,两手掌心朝下向前平举,先睁眼后闭眼,若出现身体摇晃或倾斜则为阳性,提示后束或小脑半球的病变。如睁眼时能站稳而闭眼时站立不稳则为感觉性共济失调。

(五) 不自主运动

不自主运动(involuntary movements)是指患者意识清楚的情况下,随意肌不自主收缩所发生的一些无目的的异常动作,多为锥体外系损害的表现。常见的表现有以下数种:

1. 震颤(tremor)　为两组拮抗肌交替收缩引起的一种不自主的肢体摆动动作,可有以下几种类型:① 静止性震颤(static tremor):静止时震颤明显,动作如同“搓丸”样,运动时减轻,睡眠时消失,常伴肌张力增高,见于帕金森病;② 意向性震颤(intentional tremor):又称动作性震颤,震颤在睡眠或静止时消失,动作时发生,在动作开始时并不明显,愈近目标震颤幅度愈明显,见于小脑疾病。

2. 舞蹈样运动(choreic movement)　为面部肌肉或肢体的不对称、无目的、不规则、运动幅度大小不等、快速的不自主运动,表现为做鬼脸、耸肩、转颈、摆手和伸臂、手指间断性伸曲等舞蹈样动作,可以因外界刺激、随意运动及精神紧张而加剧,睡眠时减轻或消失,见于各种舞蹈病。

3. 手足徐动(athetosis)　是一种手指或足趾的持续缓慢的伸展扭曲动作,出现各种程度的屈曲、伸直、外展、内收混合的蠕虫样动作,呈现各种各样的姿态,见于脑基底节变性、肝豆状核变性和脑性瘫痪。

(六) 异常肌肉活动

异常肌肉活动(abnormal muscle activities)亦称肌肉内运动,表现如下:

1. 肌束颤动(fasciculation)　肌肉中个别肌束产生细小、快速或蠕动样的收缩,但不引起肢体关节运动,常伴发肌萎缩。见于各种下运动神经元损伤疾病及某些正常人,系由于脊髓前角细胞或前根受刺激引起,亦可由周围神经受刺激引起。

2. 肌痉挛(myospasm)　又称肌纤维颤搐(myokymia),是一个或多个运动单位短暂自发的痉挛性收缩,较肌束震颤缓慢,持续时间长,邻近运动单位常呈交替性间断收缩。见于放射性损伤、局限性周围神经压迫和代谢性疾病等,也可见于疲劳、寒冷、焦虑时,最常见且为大家熟悉的是眼睑抽搐,俗称“跳眼”,多为良性。

3. 痛性痉挛(algospasm)　为肌肉或肌群短暂的痛性收缩,正常人也可发生,最常发生于腓肠肌,可由于剧烈活动、寒冷、失水、妊娠、尿毒症、低钙血症、低镁血症、运动神经元疾病、肌肉疾病等引起。

▶▶▶ 第五节 神经反射检查 ◀◀◀

神经反射由反射弧完成,反射弧包括感受器、传入神经元、反射中枢、传出神经元和效应器等。神经反射可出现减弱或亢进等病理改变。反射弧中任一环节有病变都可影响反射,使其减弱或消失;因为反射又受高级神经中枢控制,故当锥体束以上病变时,可使反射活动失去抑制而出现反射亢进。神经反射包括生理反射和病理反射,根据刺激的部位,又可将生理反射分为浅反射和深反射两部分。

一、浅反射

浅反射(superficial reflexes)系刺激皮肤、黏膜或角膜等引起的反应。

1. 角膜反射(corneal reflex) 见本章第二节。

2. 腹壁反射(abdominal reflex) 检查时,患者取仰卧位,下肢稍屈曲,使腹壁充分松弛,用钝头竹签分别沿肋缘下(胸髓 7~8 节)、脐水平(胸髓 9~10 节)及腹股沟上(胸髓 11~12 节),由外向内轻划两侧腹壁皮肤(图 3-11-3),分别称为上、中、下腹壁反射。正常反应是上、中或下部局部腹肌收缩。反射消失分别反映上述不同平面的胸髓病损。一侧上、中、下部腹壁反射均消失见于同侧锥体束病损。双侧上、中、下部反射均消失也见于昏迷和急性腹膜炎患者。肥胖、老年及经产妇由于腹壁过于松弛也会出现腹壁反射减弱或消失,应予以注意。

3. 提睾反射(cremasteric reflex) 用钝头竹签由下而上轻划股内侧上方皮肤,可引起同侧提睾肌收缩,睾丸上提。一侧反射减弱或消失见于锥体束损害。双侧反射消失为腰椎 1~2 节病损。局部病变(如阴囊水肿、腹股沟疝等)也可影响提睾反射。

4. 跖反射(plantar reflex) 患者仰卧,下肢伸直,检查者左手持患者踝部,右手用钝头竹签划足底外侧,方向为由足跟向前至近小趾环关节处转向蹬趾侧(图 3-11-4)。正常反应为足跖屈曲(即 Babinski 征阴性)。反射消失为骶髓 1~2 节病损。

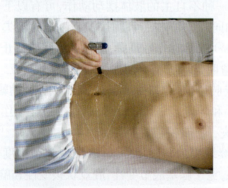

图3-11-3 腹壁反射检查

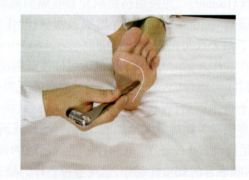

图3-11-4 跖反射检查

5. 肛门反射(anal reflex) 用大头针轻划肛门周围皮肤,可引起肛门外括约肌收缩。反射障碍为骶髓 4~5 节或肛尾神经病损。

二、深反射

刺激骨膜、肌腱和关节内的本体感受器等深部感受器完成的反射称深反射,又称腱反射。患者精神紧张或注意力集中于检查部位,可以使腱反射受到抑制,因此检查时需要患者合作,充分放松肢体肌肉。检查时叩击力量要均等,注意两侧对比。

深反射的强弱常表示如下:

0:反射消失。

1+:肌肉收缩存在,但无相应关节活动,为反射减弱。

2+:肌肉收缩并导致关节活动,为正常反射。

3+:反射增强,可为正常或病理状况。

4+:反射亢进并伴有阵挛,为病理状况。

1. 肱二头肌反射(biceps tendon reflex)　患者前臂屈曲,检查者以左前臂承托患者前臂,左手拇指置于患者肘部肱二头肌腱上,右手持叩诊锤叩击检查者自己的左拇指(图3-11-5)。正常反应前臂屈曲,同时检查者可以感觉到患者肱二头肌肌腱的收缩。反射中枢为颈髓5~6节。

2. 肱三头肌反射(triceps tendon reflex)　患者外展前臂,前臂及上臂半屈呈90°,检查者用左手托住其前臂,右手用叩诊锤直接叩击鹰嘴上方约2 cm的肱三头肌腱(图3-11-6)。正常表现为肱三头肌收缩,引起前臂快速伸展。反射中枢为颈髓6~7节。

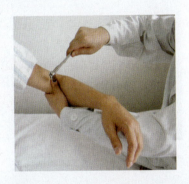

图3-11-5　肱二头肌反射检查

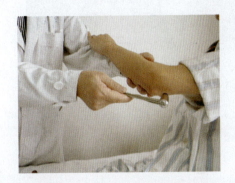

图3-11-6　肱三头肌反射检查

3. 桡骨膜反射(brachioradialis tendon reflex)　被检者前臂置于半屈半旋前位,检查者以左手托住其前臂,并使腕关节自然下垂,随即以叩诊锤分别叩击两侧桡骨茎突(图3-11-7)。可引起肱桡肌收缩,发生肘关节屈曲、旋前和手指屈曲。反射中枢在颈髓5~6节。

4. 膝反射(patellar tendon reflex)　可坐位或卧位检查。坐位检查时,患者坐于床沿,两小腿自然悬挂;卧位检查时,检查者以左手托起其膝关节使之屈曲约120°,用右手持叩诊锤叩击膝盖髌骨下方股四头肌腱(图3-11-8)。反应为股四头肌收缩,小腿前伸。反射中枢在腰髓2~4节。

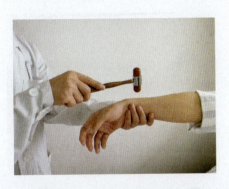

图3-11-7　桡骨膜反射检查

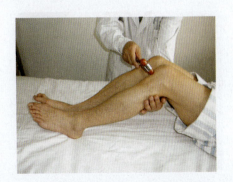

图3-11-8　膝反射检查

5. 跟腱反射(achilles tendon reflex)　又称踝反射(ankle reflex)。患者仰卧,髋及膝关节屈曲,下肢取外旋外展位。检查者左手将患者足部背屈成直角,以叩诊锤叩击跟腱(图3-11-9)。这时腓肠肌收缩,足向跖面屈曲。反射中枢为骶髓1~2节。

6. 阵挛(clonus)　锥体束以上存在病变,导致深反射极度亢进时可以出现阵挛,即用一持续的压力使

所检查的肌肉保持紧张时,该组肌肉则发生节律性收缩。常见的有以下两种:

(1) 踝阵挛(ankle clonus) 患者仰卧,下肢放松,髋与膝关节稍屈,检查者一手持患者小腿,另一手持患者足掌前端,突然用力使踝关节背屈并继续维持适当的推力(图3-11-10)。阳性表现为腓肠肌与比目鱼肌发生连续性节律性收缩,而致踝关节节律性的屈伸动作。

(2) 髌阵挛(patellar clonus) 患者仰卧,下肢伸直,检查者以拇指与示指压于髌骨上缘,突然向远端方向推动,并持续加压于髌骨上缘(图3-11-11)。阳性反应为股四头肌发生节律性收缩,致髌骨急速上下跳动。

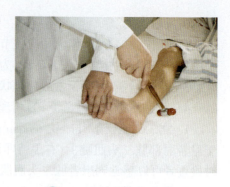

图3-11-9　跟腱反射检查

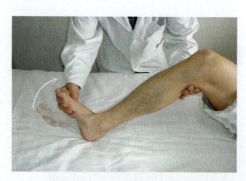

图3-11-10　踝阵挛检查

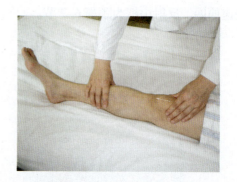

图3-11-11　髌阵挛检查

三、病理反射

病理反射在正常情况下不出现,在中枢神经系统损害时才发生。其机制为锥体束病损时,大脑失去了对脑干和脊髓的抑制作用而出现的异常反射。1岁半以内的婴幼儿由于神经系统发育尚未完善,也可出现这种反射,不属于病理性。

1. Babinski 征　为锥体束受损的特征性反应,是一个重要病理反射。检查方法同跖反射,检查者用竹签等刺激物划患者足底外侧缘,由后向前至小趾近跟部并转向内侧(图3-11-12)。阳性反应为拇趾背伸,其余四趾呈扇形展开。

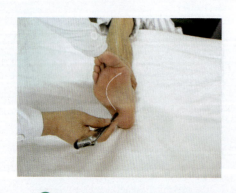

图3-11-12　Babinski 征检查

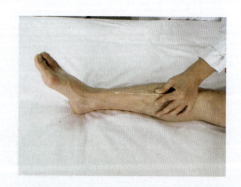

图3-11-13　Oppenheim 征检查

2. Oppenheim 征　检查者用拇指及示指沿患者胫骨前缘用力由上而下滑压(图3-11-13)。阳性表现同 Babinski 征。

3. Gordon 征　检查者用手以一定力量挤压腓肠肌(图3-11-14)。阳性表现同 Babinski 征。

4. Chaddock 征　用竹签在外踝下方由后向前划至趾掌关节处转向拇趾侧(图3-11-15)。阳性表现

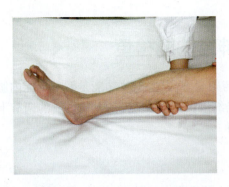
图3-11-14　Gordon 征检查

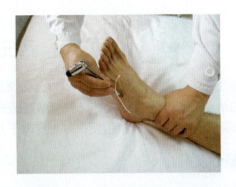
图3-11-15　Chaddock 征检查

同 Babinski 征。

以上 4 种体征临床意义相同,其中 Babinski 征是最典型的病理反射。

5. Hoffmann 征　通常认为是病理反射,但也有认为是深反射亢进的表现,可出现在锥体束受损时,也可见于少数反射活跃的正常人。反射中枢为颈髓 7 节 ~ 胸髓 1 节。检查者左手持患者腕部,右手中指与示指夹住患者中指并稍向上提,使腕部处于轻度过伸位,以拇指迅速弹刮患者的中指指甲,引起其余四指掌屈反应则为阳性(图 3-11-16)。

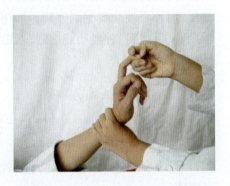
图3-11-16　Hoffmann 征检查

四、脑膜刺激征

脑膜刺激征为脑膜受激惹的体征,见于蛛网膜下腔出血、颅内压增高和脑膜炎等。

1. 颈强直　是最常见的脑膜刺激征,特点是颈部僵直,做被动运动时有抵抗感,试图活动时有疼痛和痉挛。检查时患者仰卧,检查者一只手置于患者胸前,另一只手托患者枕部作屈颈动作,如被动屈颈检查时感觉到抵抗力增强,即为颈部阻力增高或颈强直。此外,脑膜刺激征的诊断需除外颈椎或颈部肌肉局部病变。

2. Kernig 征　患者仰卧,检查者先将患者一侧下肢髋、膝关节屈曲成直角,一手扶髌骨处,另一手将小腿抬高伸膝(图 3-11-17)。正常人膝关节可伸达 135°以上。脑脊膜受刺激的患者由于屈肌痉挛,伸膝受限,并有疼痛和阻力,为阳性。

3. Brudzinski 征　患者仰卧,下肢伸直,检查者一手按于其胸前,另一手托起患者枕部使头部被动前屈(图 3-11-18)。阳性表现为双髋与膝关节同时屈曲。

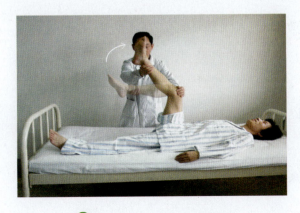
图3-11-17　Kernig 征检查

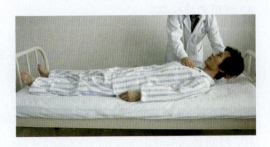
图3-11-18　Brudzinski 征检查

▶▶▶ 第六节 自主神经功能检查 ◀◀◀

自主神经系统又称为植物神经系统,可分为交感与副交感两种,主要功能是调节支配内脏平滑肌、腺体与血管的活动。大部分内脏接受交感和副交感神经纤维的双重支配,在大脑皮质的调节下,协调整个机体内、外环境的平衡。临床常用检查方法有以下几种。

一、眼心反射

眼心反射(oculocardiac reflex)反射中枢为延髓,传入神经为三叉神经,传出神经为迷走神经。检查时嘱患者仰卧休息片刻,双眼自然闭合,计数脉率。检查者用左手中指、示指分别置于患者眼球两侧,逐渐加压,但不可使患者感到疼痛。加压 20~30 s 后计数脉率,正常可减少 10~12 次 /min,超过 12 次 /min 提示副交感(迷走)神经功能增强,迷走神经麻痹则无反应。如压迫后脉率非但不减慢反而加速,则提示交感神经功能亢进。

二、皮肤划痕试验

用钝头竹签在皮肤上适度加压划一条线,数秒钟后,皮肤先出现白色划痕(血管收缩),高出皮面,以后变为红色条纹,属正常反应。如白色划痕持续较久,超过 5 min,提示交感神经兴奋性增高。如红色划痕迅速出现,持续时间较长,明显增宽甚至隆起,提示副交感神经兴奋性增高或交感神经麻痹。

三、竖毛反射

竖毛反射受交感神经节段性支配。将冰块置于患者颈后或腋窝,数秒钟后可见竖毛肌收缩,毛囊处隆起如鸡皮。根据竖毛反射障碍的部位可以协助交感神经功能障碍的定位诊断。

四、Valsalva 动作

患者深吸气后,在屏气状态下用力作呼气动作 10~15 s。计算此期间最长心搏间期与最短心搏间期的比值,正常人大于或等于 1.4。如小于 1.4,则提示压力感受器功能不灵敏或其反射弧的传入纤维或传出纤维损害。

思考题

1. 精神状态检查包括哪些内容?
2. 面神经功能如何检查?周围性面瘫与中枢性面瘫如何鉴别?
3. 感觉功能检查包括哪些内容?
4. 何谓牵涉性痛?
5. 肌力如何分级?
6. 锥体束损害时神经系统检查可能有哪些发现?
7. 何谓浅反射?浅反射检查包括哪些内容?
8. 脑膜刺激征包括哪些?有何临床意义?
9. 何谓深反射?深反射异常有何表现?有何临床意义?
10. 何谓感觉过度?
11. 肌张力异常有何临床意义?

12. 名词解释:去皮质综合征、Broca 失语、Wernicke 失语、周围性面瘫、中枢性面瘫、牵涉性痛、痉挛状态、铅管样强直、静止性震颤、共济失调、深反射、病理反射、脑膜刺激征。

(王志荣)

网上更多 ......

 教学 PPT　　 自测题

第十二章

体格检查考核评估

1. 全身体格检查的基本原则。
2. 体格检查考核评估要点。
3. 体格检查时应注意的问题。

▶▶▶ 第一节 全身体格检查的基本原则 ◀◀◀

全身体格检查(complete physical examination)是指临床医师对受检者全身各部分进行井然有序、全面系统的体格检查。是每位临床医师和医学生必备的基本功,也是评价和考核医师及医学生临床技能的重要组成部分。虽然在前述各章已经详细学习了各部分的体格检查,但是初学者在面对具体病人的时候往往会不知所措,众多的体格检查内容不知从何入手。所以,医学生很有必要在学完各部分体格检查后,还要专门训练在面对具体病人的时候,用不超过 40 min 的时间对病人进行从头到脚、全面系统、井然有序的全身体格检查。全身体格检查是医学生必须要过的一道坎儿,全身体格检查的基本原则就是要注意处理好如下几种关系。

一、全面体格检查和重点体格检查的关系

严格说来,如果条件允许,每位来就诊的患者,特别是住院患者都应该进行全身的体格检查,尽可能地搜集完整的客观资料。只有全面系统的体格检查才能全面了解身体的健康状况,减少漏诊,特别是要注意发现那些尚没有明显症状的、或者是患者本身并没有意识到和此次就诊有关系的体征。但是,每一个具体的全身体格检查并不是机械地、简单地重复,而是要根据问诊所获得的疾病线索,在全身体格检查的基础上,有目的、有重点地进行体格检查。比如,以心悸为主要症状而就诊的患者,除了在问诊时要注意是否有运动、激动、情绪、疼痛、食物和药物影响等因素外,我们在全身体格检查的基础上要重点注意如:体温、脉搏、呼吸、血压、睑结膜(是否苍白)、眼球(是否突出)、扁桃腺、甲状腺,呼吸音及啰音,叩诊心界,听诊心率、心律、心音、杂音、心包摩擦音等。

若体格检查不全面,可能会漏掉某些疾病信息;但是有时过于教条的体格检查可能会脱离实际,比如一个上呼吸道感染的患者,可能就没必要非要进行一次直肠指检不可。所以,原则是在全身体格检查的基础上进行重点的体格检查,当面对具体病人的时候,要具体问题具体对待。

二、体格检查和问诊的关系

查体通常在问诊之后进行,在实际操作时,两者不必截然分开,其实问诊就是和患者进行沟通和交

流。因此,查体过程中,要注意和患者适当交流,这样不仅可以融洽医患关系,还可以补充病史资料,查到哪里,问到哪里,边查边问,边查边想,相互印证,相互补充,相互核实。必要时还可以体现健康教育和精神支持。有经验的临床医师会在查体过程中十分自然简捷地获取有关的疾病信息。通常在查体结束时,要简要告知病人查体结果、注意事项及下一步的检查计划。当然,对于把握不定的体征不要妄加解释,以免徒增患者精神负担或影响检查程序。

三、体格检查和治疗的关系

查体的目的是为了诊断,诊断的目的是为了治疗。在实际工作当中要摆正两者间的关系。在条件允许的前提下,比如病情较轻或者慢性病人,应按一般程序,先问诊查体,明确诊断后再进行治疗,因为诊断是治疗的前提,不然会无的放矢;但遇到急、重症病人,生命没有给你过多的检体时间,那就要简单迅速查体后即刻着手进行抢救或治疗,遗留问题待病情稳定后再进一步补充,决不能死板教条,因进行无关紧要的查体而延误患者的抢救或治疗。比如,主动脉夹层血肿患者,过多的翻动身体或频繁的仰卧起坐有可能导致瘤体破裂而出现生命危险。

四、全身体格检查操作顺序和记录顺序的关系

全身体格检查的操作顺序和写病历时的记录顺序不完全相等,体格检查的记录顺序是按照病历编写中固有格式的记录顺序书写。比如,皮肤及淋巴结检查在记录时是写在一起的,而实际体格检查时,不可能是先把全身皮肤及淋巴结检查完毕,然后再分部位检查头、颈、胸、腹,而是在检查头部时,头部的皮肤及淋巴结同时检查,检查胸部时,胸部的皮肤及淋巴结同时检查。再如,腹部检查时的顺序是视、听、叩、触,而记录的顺序为了统一格式,仍按习惯记录视、触、叩、听。

全身体格检查的操作顺序通常要有规律地分段进行,强调一种合理规范的逻辑顺序,不仅可以尽可能地方便操作、保证体检的效率和速度,而且可以最大限度地减少患者的不适和不必要的体位变动。通常的检体顺序分两种情况。

1. 卧位顺序　一般情况和生命体征、头颈部、胸心肺、(坐起后)背部、(躺下)腹部、上下肢、肛门直肠、外生殖器及神经系统(最后站立位)。

2. 坐位顺序　一般情况和生命体征、上肢、头颈部、背部、(仰卧后)胸心肺、腹部、下肢、肛门直肠、外生殖器及神经系统(最后站立位)。

五、全身体格检查和专科检查之间的关系

患者初次就诊时,也许起初我们并不确切知道是属于哪个科的疾病,因此都应全面体格检查。在查体过程中我们初步发现了某个器官或系统的病态表现,比如头痛的病人,查体时发现眼压高,是否与青光眼有关?心前区疼痛的病人查出右上腹压痛,也许是胆心综合征,是否和胆结石有关?右下腹疼痛的有停经史的育龄女性病人,查出内出血表现,是否输卵管妊娠破裂?如此种种,确切的诊断和治疗都需要由专科医师的进一步配合,不能越俎代庖,由于执业范围的不同及检查条件的限制,每一个医生不可能都精通所有专业。因此,全身体格检查的意义在于初步发现病变所在,涉及专科疾病的检查时,详细的进一步检查交由专科医师进行。

▶▶▶　第二节　体格检查考核纲要　◀◀◀

全身体格检查是由各部分体格检查组成的,详细的各部分的体格检查内容在前面几章已经学过,这些技能不仅是检体训练中的重点内容,同时也是临床执业医师资格考试中的重点考核抽查项目。体格检查主要考核内容列表如下。

二、一般检查

(一) 全身状况

生命征(体温、脉搏、呼吸、血压)、发育(包括身高、体重、头围)、体型、营养状态、意识状态、面容、体位、姿势、步态。

(二) 皮肤

(三) 淋巴结

二、头颈部

(一) 眼

外眼检查(包括眼睑、巩膜、结膜、眼球运动、眼震)、瞳孔的大小与形状、对光反射(直接、间接)、集合反射。

(二) 口

牙齿、口腔黏膜、咽部、扁桃体。

(三) 颈部

血管、甲状腺、气管。

三、胸部

(一) 胸部视诊

1. 胸部的体表标志　包括骨骼标志、垂直线标志、自然陷窝、肺和胸膜的界限。

2. 胸壁、胸廓、胸围。

3. 呼吸运动、呼吸频率、呼吸节律。

(二) 胸部触诊

胸廓扩张度、语音震颤、胸膜摩擦感。

(三) 胸部叩诊

叩诊方法、叩诊肺界、叩诊肺下界移动度。

(四) 胸部听诊

听诊方法、正常呼吸音、异常呼吸音、啰音、胸膜摩擦音。

(五) 乳房检查(视诊、触诊)

四、心脏和血管

(一) 心脏视诊

心前区隆起与凹陷、心尖搏动、心前区异常搏动。

(二) 心脏触诊

心尖搏动及心前区异常搏动、震颤、心包摩擦感。

(三) 心脏叩诊

心界叩诊及左锁骨中线距前正中线距离的测量。

(四) 心脏听诊

心脏瓣膜听诊区、听诊顺序、听诊内容(心率、心律、心音、心音改变、额外心音、心脏杂音、心包摩擦音)。

(五) 外周血管检查

1. 脉搏　脉率、脉律。

2. 血管杂音　静脉杂音、动脉杂音。

3. 周围血管征。

五、腹部

注意腹部检查顺序(视、听、叩、触)和记录顺序(视、触、叩、听)的不同。

(一)腹部视诊

1. 腹部的体表标志及分区。
2. 腹部外形、腹围。
3. 呼吸运动。
4. 腹壁静脉。
5. 胃肠型和蠕动波。

(二)腹部触诊

1. 腹壁紧张度。
2. 压痛及反跳痛。
3. 肝、脾触诊及测量方法,胆囊触诊。
4. 腹部包块。
5. 液波震颤。
6. 振水音。

(三)腹部叩诊

1. 腹部叩诊音。
2. 肝浊音界。
3. 移动性浊音。
4. 肋脊角叩击痛。
5. 膀胱叩诊。

(四)腹部听诊

1. 肠鸣音。
2. 血管杂音。

六、脊柱、四肢及肛门

(一)脊柱检查

1. 脊柱弯曲度。
2. 脊柱活动度。
3. 脊柱压痛与叩击痛。

(二)四肢、关节检查

(三)肛门指诊

七、神经系统

(一)深反射

跟腱反射、肱二头肌反射、膝反射。

(二)浅反射(腹壁反射)

(三)病理反射

(四)脑膜刺激征

颈强直、Brudzinski 征、Kernig 征。

▶▶▶ 第三节　体格检查的考核与评估要点 ◀◀◀

体格检查的考核不仅是对医学生体格检查学习效果的检查与评估,同时也是临床执业医师考试必须要通过的项目,通常以抽签决定考核项目,两位考生互相检查不同项目(例:甲给乙检查血压,乙给甲检查眼)或检查模拟人。

每道题满分 20 分,其中准备标准 1 分,整体印象 1 分,操作标准 18 分。

准备标准:(1 分)

衣冠整洁,手、甲卫生,光线充足,态度和蔼。

适当解释,体现人文关怀。

准备有关物品,如纸、笔、直尺、听诊器等。

整体印象标准:(1 分)

操作规范、认真。

语言流利、善于沟通。

时间一般在 10 min 内完成。

操作标准(18 分),得分要点分述如下。

一、血压测量

间接测量法(18 分)

1. 检查血压计　汞柱是否在"0"点,充气球是否漏气。

2. 肘部位置正确　肘部置于心脏同一水平(仰卧位平腋中线、坐位平第 4 肋软骨)。

3. 血压计袖带部位正确、松紧适度　通常测右上肢血压,袖带下缘距肘横纹上 2~3 cm,气囊中部对准肱动脉,松紧度以恰能放进一手指为宜。

4. 听诊器胸件放置部位正确　胸件置于肱动脉搏动处,轻压之(不能塞在袖带下)。

5. 测量过程流畅　向袖带气囊内充气,边充气边听诊,肱动脉搏动声消失,汞柱再升高 20~30 mmHg 后,缓慢放气,双眼水平观察汞柱平面,根据听诊和汞柱位置读出血压值。

6. 读数正确　考生测量完毕,向考官报告血压读数,必要时,考官可复测一次,了解考生测定血压读数是否正确(如读数不正确酌情扣分)。

7. 提问(3 个,由考官任选 2 个)

(1) 如果听诊血压时声音减弱与消失的数字较大,该如何记录?

(2) 肱动脉(测量血压时)的正确位置是什么(坐、卧位)?

(3) 为什么听诊器胸件不应塞入袖带下?

二、眼的检查

眼球运动、直接及间接对光反射、集合反射、眼球震颤检查等(18 分)

1. 眼球运动检查方法正确　检查者置目标物,如棉签或手指尖,于受检查者眼前 30~40 cm,告之病人头部不动,眼球随目标物方向移动,一般按左、右、上、下、左上、左下、右上、右下 8 个方向的顺序进行。

2. 对光反射(直接、间接)检查方法正确　① 直接对光反射是将光源直接照射被检查者瞳孔,观察瞳孔变化。② 间接对光反射是指光线照射一眼时,另一眼瞳孔立即缩小,移开光线,瞳孔扩大。间接对光反射检查时,应以一手挡住光线,以防光线照射到要检查之眼而形成直接对光反射。

3. 眼球震颤检查方法正确　告之被检查者头部不动,眼球随医师手指所示方向垂直、水平运动数次,观察眼球是否出现一系列有规律的快速往返运动。

4. 眼集合反射　告之被检查者注视检查者手指。检查者手指自被检查者前面 1 m 远处,匀速向被检查者鼻前移动,至 10 cm 前停止。观察被检查者两侧瞳孔缩小及两眼聚合情况。

5. 提问(3 个,由考官任选 2 个)

(1) 两侧瞳孔不等大(一侧缩小)有什么临床意义?

(2) 两侧瞳孔呈针尖样瞳孔说明什么问题?

(3) 两眼辐辏功能不良(不能聚合)考虑什么?

三、颈部、腋窝淋巴结检查(18 分)

1. 颈部淋巴结检查

(1) 指导被检查者采取正确体位及姿势　头稍低或偏向检查侧,肌肉放松,有利触诊。

(2) 检查者手势正确　医师手指紧贴检查部位,由浅及深进行滑动触诊。

(3) 检查部位及顺序正确　一般顺序为耳前、耳后(乳突)、枕部、下颌下、颏下、颈前三角、颈后三角。

2. 腋窝淋巴结检查

(1) 指导被检查者采取适当体位及姿势　检查腋窝时面对被检查者,检查者应一手将被检查者手腕及上臂托起,并将其前臂稍外展。

(2) 检查者手法正确　以右手触诊被检查者左侧腋窝,左手检查右侧腋窝,检查腋窝 5 组淋巴结。

3. 提问(3 个,由考官任选 2 个)

(1) 发现淋巴结肿大应如何描述?

(2) 肺癌、乳癌各易转移至何处浅表淋巴结?

(3) 颈部淋巴结肿大破溃常见于什么疾病?

四、锁骨上、腹股沟、滑车上淋巴结检查(18 分)

1. 锁骨上淋巴结检查

(1) 告之被检查者正确体位、姿势　被检查者取坐位或仰卧位,头部稍向前屈。

(2) 检查者手法正确　检查者左手触病人右侧,右手触病人左侧,由浅部逐渐触摸至锁骨后深部。

2. 腹股沟淋巴结检查

(1) 告之被检查者体位、姿势正确　被检查者平卧,检查者站在被检查者右侧。

(2) 检查者手法正确　右手四指并拢,以指腹触及腹股沟,由浅及深滑动触诊,先触摸腹股沟韧带下方水平组淋巴结,再触摸腹股沟大隐静脉处垂直组淋巴结。左、右腹股沟对比检查。

3. 滑车上淋巴结检查

(1) 左臂滑车上淋巴结检查方法正确　检查者左手握住被检查者左腕,用右手四指从其上臂外侧伸至肱二头肌内侧,于肱骨内上髁上 3~4 cm 上下滑动触摸滑车上淋巴结。

(2) 右臂滑车上淋巴结检查方法正确　检查者右手握住被检查者右腕,用左手四指从其上臂外侧伸至肱二头肌内侧,于肱骨内上髁上 3~4 cm 上下滑动触摸滑车上淋巴结。

4. 提问(3 个,由考官任选 2 个)

(1) 腹股沟淋巴结肿大考虑什么?

(2) 滑车上淋巴结肿大常见于什么病?

(3) 发现淋巴结肿大应如何描述?

五、甲状腺触诊、气管触诊(18 分)

1. 甲状腺触诊　手法正确,并能正确表达其大小及性质。

(1) 甲状腺峡部触诊　检查者站于受检查者前面,用拇指(或站于受检者后面用示指)从胸骨上切迹向上触摸,可触到气管前软组织,判断有无增厚,此时请受检者做吞咽动作,可感到此软组织在手指下滑动,判断有无增大和肿块。

（2）甲状腺侧叶触诊　一手拇指施压于一叶甲状软骨，将气管推向对侧，另一手示指、中指在对侧胸锁乳突肌后缘向前推挤甲状腺侧叶，拇指在胸锁乳突肌前缘触诊，嘱受检者配合做吞咽动作，重复检查，可触及被推挤的甲状腺。用同样方法检查另一侧甲状腺。注意在前位检查时，检查者拇指应交叉检查对侧，即右拇指查左侧，左拇指检查右侧。

（3）后面触诊　被检者取坐位，检查者站在被检查者后面，一手示指、中指施压于一叶甲状软骨，将气管推向对侧，另一手拇指在对侧胸锁乳突肌后缘向前推挤甲状腺，示指、中指在其前缘触诊甲状腺。再配合吞咽动作，重复检查。用同样方法检查另一侧甲状腺。

总之，甲状腺触诊的要领可以概括为推、挤、触、咽。

没有明确嘱被检查做吞咽动作的，扣2分。

（4）能表述甲状腺肿大程度、对称性、硬度、表面光滑或有无结节、压痛感等。

2. 检查气管方法　三手指放置部位正确并能表达气管正中或偏移。

检查时让受检查者取舒适坐位或仰卧位，使颈部处于自然正中位置，检查者将示指与环指分别置于两侧胸锁关节上，然后将中指置于气管之上，观察中指是否在示指与环指中间，或以中指置于气管与两侧胸锁乳突肌之间的间隙，据两侧间隙是否等宽来判断气管有无偏移。

3. 提问（3个，由考官任选2个）

（1）甲状腺两侧对称性肿大。考虑什么问题？如果一侧肿大有结节。又考虑什么问题？

（2）甲状腺肿大时，如何从体征上区别甲状腺功能亢进与单纯性甲状腺肿？

（3）气管向右偏移，可能是胸部有了什么病变？

六、外周血管检查

颈动脉搏动、毛细血管搏动征及水冲脉、枪击音检查（18分）

1. 颈动脉搏动触诊　检查者以拇指置颈动脉搏动处（在甲状软骨水平胸锁乳突肌内侧）触之并比较两侧颈动脉搏动。

2. 毛细血管搏动征检查方法正确　毛细血管搏动征：用手指轻压被检查者指甲末端或以玻片轻压被检查者口唇黏膜，可使局部发白，发生有规律的红、白交替改变即为毛细血管搏动征。

3. 水冲脉检查方法正确　检查者左手指掌侧紧握被检查者右手腕桡动脉搏动处，遂将其前臂高举超过头部，有水冲脉者可使检查者明显感知犹如水冲的脉搏。

4. 枪击音检查，操作正确　枪击音：在外周较大动脉表面（常选择肱动脉或股动脉），轻放听诊器胸件，可闻及与心搏一致的短促如射枪的声音。主要见于主动脉瓣关闭不全、甲状腺功能亢进。

5. 提问（3个，由考官任选2个）

（1）为什么不能同时触诊两侧颈动脉？

（2）主动脉瓣关闭不全时，周围血管检查有何异常？

（3）有水冲脉者应考虑什么问题？

七、胸部视诊

包括视诊内容、方法及胸部体表标志（18分）

1. 口述同时指出胸部主要垂直标志线及主要自然陷窝　胸骨角、锁骨上窝、锁骨下窝、胸骨上窝、腋窝、锁骨中线、腋前线、腋中线、腋后线、肩胛下角线、肋间隙、肋脊角、剑突。

2. 胸廓视诊　能口述提到正常胸、桶状胸、扁平胸、鸡胸、肋间隙增宽、肋间隙狭窄、乳房是否对称、脊柱形态。

3. 视诊呼吸运动的主要内容　考生能口述：

（1）呼吸频率　呼吸过速、呼吸过缓、呼吸深度变化。

（2）呼吸节律　潮式呼吸、间停呼吸、抑制呼吸、叹息样呼吸。

4. 提问(3 个,由考官任选 2 个)

(1) 扁平胸、桶状胸、鸡胸各见于什么疾病?

(2) 正常呼吸频率是多少? 呼吸频率增快考虑什么问题?

(3) 什么是陈 – 施(Cheyne-Stokes)呼吸? 见于什么情况?

八、胸(肺)部触诊

内容与方法(18 分)

1. 胸廓扩张度双手触诊方法、姿势正确　前胸廓扩张度的测定,检查者两手置于被检查者胸廓下面的前侧部,左、右拇指分别沿两侧肋缘指向剑突,拇指尖在前正中线两侧对称部位,两手掌和伸展的手指置于前侧胸壁,以此对比患者呼吸时两侧胸廓扩张度,或也可取后胸廓扩张度的测定,则将两手平置于被检查者背部,约于第 10 肋骨水平,拇指与中线平行,并将两侧皮肤向中线轻推。

2. 语音震颤触诊方法正确

(1) 检查者将左、右手掌的尺侧缘轻放于被检查者两侧胸壁的对称部位,然后嘱被检查者用同等强度重复轻发"yi"长音。

(2) 自上至下,从内向外比较两侧相应部位两手感触到语音震颤的异同、增强或减弱。

3. 能正确演示胸膜摩擦感操作方法

(1) 操作手法同胸廓触诊,部位常位于胸廓的前下侧部。

(2) 考生能口述　当被检查者吸气和呼气时均可触及胸膜摩擦感。

4. 提问(3 个,由考官任选 2 个)

(1) 一侧胸部呼吸运动较对侧减弱,考虑什么?

(2) 一侧胸部语颤增强常见于什么疾病?

(3) 一侧胸部语颤减弱常见于什么疾病?

九、胸(肺)部间接叩诊

内容与方法(18 分)

1. 间接叩诊　手指动作、方法、顺序正确。

(1) 以左中指的第一、二节作为叩诊板指,紧贴于叩击部位表面,其他手指自然抬起,右手中指以右腕关节和指掌关节活动叩击左手中指第 2 指骨的前端或末端的指关节。

(2) 顺序正确　首先检查前胸,由锁骨上窝开始,自第 1 肋间隙从上至下逐一肋间隙两侧对比进行叩诊。其次检查侧胸壁,嘱被检查者举起上臂置于头部,自腋窝开始向下叩诊至肋缘。最后叩诊背部,告之被检查者向前稍低头,双手交叉抱肘,自上至下进行叩诊,比较叩诊音的变化(无对比叩诊应酌情扣分)。

2. 叩肺下界移动度

(1) 患者在平静呼吸时,检查者先于肩胛线叩出肺下界的位置。

(2) 然后告之被检查者作深吸气后并屏住呼吸的同时,沿该线继续向下叩诊,当由清音变为浊音时,即为肩胛线肺下界的最低点。

(3) 当患者恢复平静呼吸时,再告之作深呼气并屏住呼吸,然后由上向下叩诊,直至清音变为浊音,即为肩胛线肺下界的最高点,由此测量出最高点与最低点之间距离即为肺下界移动度。

(4) 患者屏气不宜过长。

3. 提问(3 个,由考官任选 2 个)

(1) 肺部叩诊有几种方法? 讲一下正确做法。

(2) 下胸部清音区叩诊明显变浊,考虑什么疾病? 还要做什么体检鉴别?

(3) 肺下界移动度范围正常值是多少? 数值减小有什么临床意义?

十、胸部(肺)听诊

方法、内容顺序(18分)

1. 听诊方法、顺序正确

(1) 手持听诊器胸件手势正确,嘱被检查者深呼吸。

(2) 听诊顺序正确　听诊的顺序由肺尖开始,自上而下,分别检查前胸部、侧胸部、背部,而且要在上下、左右对称部位进行对比。

2. 考生口述在正常人身上能听到哪些呼吸音,并能指出其部位　能讲出肺泡呼吸音、支气管呼吸音、支气管肺泡呼吸音,能指出相应听诊部位。

3. 考生口述肺部常见的异常呼吸音及附加音　异常支气管呼吸音、湿啰音、干啰音。

4. 提问(3个,由考官任选2个)

(1) 正常人肺部听诊有何正常变异?

(2) 胸腔积液时患侧胸部听诊有何改变(体征)?

(3) 大片状肺炎时该部听诊有何异常?

十一、心脏视诊

方法、内容以口述为主,并能指出其相应部位(18分)

1. 心脏视诊方法正确

(1) 被检查者仰卧位(或卧位),正确暴露胸部。

(2) 检查者站在被检查者右侧,其视线自上向下,必要时与胸部同水平视诊。

2. 考生叙述心脏视诊主要内容

(1) 观察心前区有无异常隆起与凹陷。

(2) 观察心尖搏动。

(3) 观察心前区有无异常搏动。

3. 正确叙述被检查者心尖搏动位置和范围

(1) 能够正确指出心尖搏动位置。

(2) 能够正确指出被检查者心尖搏动的搏动范围正常或弥散。

4. 考生口述　心前区异常搏动三个主要搏动名称,并能指出其部位。

(1) 胸骨左缘第3~4肋间搏动。

(2) 剑突下搏动。

(3) 心底部异常搏动。

5. 提问(3个,由考官任选2个)

(1) 心前区隆起常见于什么疾病?

(2) 右心室增大时,心尖搏动有何变化?左心室增大时,心尖搏动有何变化?

(3) 主动脉瓣区隆起常提示什么问题?

十二、心脏触诊

内容、方法、顺序(18分)

1. 触诊手法正确　被检查者卧位,检查者在其右侧,先用右手掌自心尖部开始检查,触诊压力适当。

2. 触诊顺序正确　从心尖部开始,逐渐触诊肺动脉瓣区、主动脉瓣区、主动脉瓣第二听诊区及三尖瓣区。

3. 在心尖搏动区触诊(可用单一示指指腹)确认心尖搏动最强点,并能表达被检查者心尖搏动所在体表位置。

（1）能够正确指出心尖搏动最强点在第几肋间。

（2）能够正确指出在锁骨中线内或外。

4. 触诊震颤、心包摩擦感

（1）震颤　用手掌或手掌尺侧小鱼际平贴于心前区各个部位，以触知有无微细的震动感。

（2）心包摩擦感　用上述触诊手法在心前区胸骨左缘第4肋间触诊。或说出如何能使触诊满意的条件（前倾位、收缩期、呼气末、屏住呼吸）。

5. 提问（4个，由考官任选2个）

（1）心尖搏动最强点在第4肋间锁骨中线外，考虑什么情况？

（2）心尖搏动触不到，有什么可能？

（3）如何辨别收缩期震颤和舒张期震颤？

（4）心前区触到舒张期震颤即肯定有器质性心脏病，对不对？

十三、心脏间接叩诊

手法、顺序，需在人体上叩出心脏相对浊音界（18分）

1. 叩诊手法、姿势正确　以左手中指为叩诊板指，平置于心前区拟叩诊的部位。被检查者取坐位时，板指与肋间垂直（消瘦者例外），当被检查者平卧时，板指与肋间平行。

2. 心脏叩诊顺序正确

（1）先叩左界，再叩右界，由下而上，由外向内。左侧在心尖搏动外2~3 cm处开始叩诊，逐个肋间向上，直至第2肋间。

（2）叩右界时，先叩出肝上界，然后于其上一肋间由外向内，逐一肋间向上叩诊，直至第2肋间。

3. 叩出实际心浊音界，并能在胸廓体表量出心浊音界。

叩诊手法同前，自左侧心尖搏动外2~3 cm处由外向内叩诊，当由清音变浊音时作出标记，并测量其与前正中线垂直距离，再逐一肋间向上叩诊直至第2肋间，将其标记点画成连线。右侧方法同上，将心浊音界标记点画成连线。正常人心脏相对浊音界参考值见表3-12-1。

表3-12-1　正常人心脏相对浊音界

右界（cm）	肋间	左界（cm）	右界（cm）	肋间	左界（cm）
2~3	Ⅱ	2~3	3~4	Ⅳ	5~6
2~3	Ⅲ	3.5~4.5		Ⅴ	7~9

（左锁骨中线距前正中线为8~10 cm）

评分办法：

（1）方法和结果正确。（10分）

（2）方法和结果基本正确。（6分）

（3）方法和结果错误。（0分）

4. 提问（3个，由考官任选2个）

（1）心脏叩诊的正确顺序是什么？

（2）什么叫梨形心？提示什么病变？

（3）什么叫靴形心？提示什么病变？

十四、心脏听诊

方法、内容，并指出相应听诊部位（18分）

1. 考生能正确指出传统的5个听诊区位置

（1）二尖瓣区　位于心尖搏动最强点，又称心尖区。

(2) 肺动脉瓣区　在胸骨左缘第 2 肋间。

(3) 主动脉瓣区　在胸骨右缘第 2 肋间。

(4) 主动脉瓣第二听诊区　在胸骨左缘第 3 肋间。

(5) 三尖瓣区　在胸骨下端左缘,即胸骨左缘第 4、5 肋间。

2. 听诊顺序正确　从二尖瓣区开始—肺动脉瓣区—主动脉瓣区—主动脉瓣第二听诊区—三尖瓣区,逆时针方向或称倒 8 字。

3. 能表达心脏听诊主要内容　心率、心律、心音、额外心音、心脏杂音(功能性、器质性)、心包摩擦音等。

4. 提问(3 个,由考官任选 2 个)

(1) 如果心尖部听到舒张期杂音,还要注意什么?

(2) 什么是三音心率? 包括哪些? 如何区别?

(3) 什么是奔马律? 说明什么问题?

十五、腹部视诊

方法、内容,并需在腹部指出体表标志与分区(18 分)

1. 考生口述并在人体上指出腹部体检时的体表标志及分区　肋弓下缘、腹上角、腹中线、腹直肌外缘、髂前上棘、腹股沟、脐及分区(四区法、九区法)。

2. 视诊方法正确

(1) 被检查者仰卧,正确暴露腹部,双腿屈曲,告之被检查者放松腹肌,检查者在其右侧,自上而下视诊全腹。

(2) 检查者视线与被检查者腹平面同水平,自侧面切线方向观察。

3. 能表述视诊主要内容

(1) 腹部外形　膨隆、凹陷、腹壁静脉。

(2) 呼吸运动、胃肠型和蠕动波。

(3) 皮疹、瘢痕、疝等。

4. 提问(3 个,由考官任选 2 个)

(1) 腹部膨隆可见于什么情况?

(2) 腹部凹陷可见于什么情况?

(3) 腹壁静脉曲张鉴别诊断的意义?

十六、腹部触诊

浅部触诊手法、顺序、液波震颤、腹部包块触诊(18 分)

1. 浅部触诊手法及顺序正确

(1) 告之被检查者正确体位　检查者立于被检查者的右侧,并嘱其平卧于床上,头垫低枕,两手自然放于躯干两侧,两腿自然屈髋屈膝并稍分开,放松腹肌。

(2) 检查者手法正确　检查者的手应温暖、指甲剪短,右前臂应在被检查者的腹部表面同一水平,先以全手掌放于腹壁上,使患者适应片刻,并感受腹壁紧张程度,然后以轻柔动作开始触诊。触诊时手指必须并拢,应避免用指尖猛戳腹壁。检查每个区域后,检查者的手应提起并离开腹壁,不能停留在整个腹壁上移动。

(3) 检查顺序正确　从左下腹开始,逆时针方向进行触诊,或从不痛处开始。

2. 腹部异常包块触诊

(1) 触诊包块手法正确。

(2) 触及异常包块时应注意　位置、大小、形态、质地、压痛、移动度。

3. 液波震颤触诊　患者平卧,双腿屈曲,放松腹壁,检查者以一手掌面贴于患者一侧腹壁,另一手四指并拢稍屈曲,用指端叩击对侧腹壁或指端冲击腹壁。为防止腹壁本身的震动传至对侧,可让另一人手掌尺侧缘压于脐部腹中线上。

4. 提问(3个,由考官任选2个)

(1) 腹部触诊检查的顺序是什么?

(2) 炎性包块和肿瘤性包块各有什么特点?

(3) 液波震颤检查什么?腹腔内有多少液体可查出液波震颤?

十七、腹部触诊

浅部触诊手法,腹壁紧张度、压痛与反跳痛(18分)

1. 浅部触诊手法、顺序正确

(1) 告之被检查者正确体位　检查者立于被检查者的右侧,并嘱其平卧于床上,头垫低枕,两手自然放于躯干两侧,两腿屈曲稍分开,放松腹肌。

(2) 检查者手法正确　检查者的手应温暖、指甲剪短,右前臂应在被检查者的腹部表面同一水平,先以全手掌放于腹壁上,使患者适应片刻,并感受腹壁紧张程度,然后以轻柔动作开始触诊。触诊时手指必须并拢,应避免用指尖猛戳腹壁。检查每个区域后,检查者的手应提起并离开腹壁,不能停留在整个腹壁上移动。

(3) 检查顺序正确　从左下腹开始,逆时针方向进行触诊,或从不痛处开始。

2. 腹壁紧张度

(1) 考生口述腹壁紧张度正常(柔软)　按压时腹部有一定弹性,但无肌紧张或抵抗,亦不饱满。

(2) 考生口述腹壁紧张度增加　腹膜刺激而引起腹肌痉挛,触诊时腹壁有明显的紧张强直,呈木板状,使检查者手指不易下压,有明显抵抗感觉(或考生口述腹壁紧张度减低:当手指按压时腹壁软弱无力,失去弹性)。

3. 压痛及反跳痛　检查者用手触诊腹部各处,特别是与各脏器有关的部位(如上腹部、脐部、右肋下、左下腹、麦氏点等),观察压痛。检查者用手触诊被检查者腹部出现压痛后,手指可于原处稍停片刻,使压痛感觉趋于稳定,然后迅速将手抬起,离开腹壁,被检查者感觉腹痛骤然加重,称为反跳痛。

4. 提问(3个,由考官任选2个)

(1) 腹部有局限压痛,考虑什么?

(2) 炎性包块和肿瘤性包块在触诊时各有什么特点?

(3) 如果有腹肌紧张和反跳痛,其临床意义是什么?

十八、肝触诊和肝上下径叩诊测量(18分)

1. 肝触诊

(1) 告之患者体位正确　被检查者仰卧,双腿屈曲,腹式呼吸,检查者立于被检查者的右侧。

(2) 单手触诊　检查者将右手四指并拢,掌指关节伸直,与肋缘大致平行地放在被检查者右上腹部或脐右侧,估计肝下缘的下方。随被检查者呼气时,手指压向腹深部,再次吸气时,手指向前上迎触下移的肝缘。如此反复进行中,手指不能离开腹壁,同时手指逐渐向肝缘滑动,直到触及肝缘或肋缘为止。

(3) 双手触诊　检查者右手位置同单手触诊法,而左手托住被检查者右腰部,拇指张开置于肋部,触诊时左手向上托推,使肝下缘紧贴腹壁下移,并限制右下胸扩张,以增加膈下移的幅度,可提高触诊的效果。

2. 肝上下径叩诊测量方法正确

(1) 沿右锁骨中线,在胸部由上向下叩诊,当由清音转至浊音时即为肝上界。

(2) 测量肝上界(该肋间上缘)至肝下缘(或肋缘)的垂直距离。

3. 提问(2个)

(1) 肝上下径正常值是多少?

(2) 右肋缘下触及肝缘时要注意哪些内容?

十九、脾、胆囊触诊(18 分)

1. 脾触诊

(1) 平卧位触诊　被检查者仰卧,两腿屈曲。检查者站在被检查者的右侧,左手绕过腹前方,手掌置于左腰部第 7~10 肋处,试将其脾从后向前托起,右手掌平放于左上腹部,与肋弓大致成垂直方向,嘱患者配合腹式呼吸,以手指弯曲的力量下压腹壁,直至触及脾缘。如脾中度以上增大时,亦可以右手单手触诊。

(2) 侧卧位触诊　当平卧位触诊不到脾时,嘱被检查者取右侧卧位,右下肢伸直,左下肢屈曲,此时用双手触诊法。

2. 胆囊触诊

(1) 单手触诊法　被检查者仰卧,两腿屈曲,检查者站在被检查者的右侧。将右手四指并拢,掌指关节伸直,与肋缘大致平行地放在被检查者右上腹部,然后随被检查者呼气时,手指压向腹深部,再次吸气时,手指向前上在胆囊点下方稍左右滑行触诊下移的胆囊。

(2) 钩指触诊手法(Murphy 征检查)　左手拇指指腹钩压于胆囊点,告之被检查者缓慢作深吸气,判断 Murphy 征阳性标准(突然因疼痛而屏住呼吸)。

3. 提问(2 个)

(1) 脾大应如何分度? 各提示什么病变?

(2) Murphy 征阳性提示什么?

二十、腹部叩诊

胃泡鼓音区叩诊、移动性浊音叩诊、肋脊角叩诊(18 分)

1. 胃泡鼓音区(Traube 鼓音区)　叩诊左前胸下部肋缘上鼓音区方法正确,能叩出其大致范围。能说出其如何形成。

2. 移动性浊音叩诊　让被检查者仰卧,自腹中部开始,向两侧腹部叩诊,出现浊音时,板指手不离开腹壁,令被检查者右侧卧,使板指在腹的最高点,再叩诊,呈鼓音,当叩诊向腹下侧时,叩诊音又变为浊音,再令被检查者左侧卧,同样方法叩击,这种因体位不同而出现的浊音区变动现象称移动性浊音。

3. 肋脊角叩诊　检查时,被检查者采取坐位或侧卧位,检查者用左手掌平放在患者肋脊角处,右手握拳用轻到中等的力量叩击左手背。

4. 提问(3 个,由考官任选 2 个)

(1) 胃泡鼓音区消失说明什么问题?

(2) 什么叫移动性浊音? 代表什么?

(3) 一侧肋脊角叩击痛考虑什么? 双侧肋脊角叩击痛考虑什么?

二十一、腹部听诊

操作方法,描述肠鸣音、血管杂音(18 分)

1. 听诊操作方法正确并能指出主要听诊部位

(1) 应将听诊器胸件置于腹壁上,全面地听诊各区,顺序正确,左至右,下至上。

(2) 能注意在上腹部、脐部、右下腹部及肝、脾区听诊。

2. 会听并能表述何谓肠鸣音正常、亢进、消失

(1) 能描述正常肠鸣音,每分钟 4~5 次。

(2) 能描述肠鸣音亢进,每分钟 10 次以上且肠鸣音响亮、高亢。

(3) 能描述肠鸣音消失标准,3~5 min 听不到肠鸣音。

3. 会听腹部血管杂音(动脉性和静脉性)

(1) 动脉性杂音听诊部位正确 常在腹中部或腹部一侧。

(2) 静脉性杂音听诊部位正确 常在脐周或上腹部。

(3) 能说出腹部血管杂音的形成。

4. 提问(3个,由考官任选2个)

(1) 怎样才算肠鸣音消失?

(2) 如何区别动脉性和静脉性血管杂音?

(3) 腹中线部位听到动脉性血管杂音要考虑什么? 如何进一步检查?

二十二、神经反射——深反射检查

肱二头肌、膝腱、跟腱反射(18分)

1. 肱二头肌反射

(1) 检查方法正确 被检查者前臂屈曲90°,检查者以左拇指置于被检者肘部肱二头肌腱上,然后右手持叩诊锤叩左拇指指甲,可使肱二头肌收缩,引出屈肘动作。

(2) 考生说出此反射中枢区域 反射中枢为颈髓5~6节。

2. 膝腱反射

(1) 检查方法正确 坐位检查时,被检者小腿完全松弛下垂(仰卧位检查时,被检查者仰卧,检查者以左手托起其膝关节使之屈曲约120°),右手持叩诊锤叩膝盖髌骨下方股四头肌腱,可引出小腿伸展。

(2) 考生说出此反射中枢区域 反射中枢为腰髓2~4节。

3. 跟腱反射(踝反射) 被检查者仰卧,髋及膝关节稍屈曲,下肢取外旋外展位。检查者左手将被检者足部背屈成直角,以叩诊锤叩击跟腱,反应为腓肠肌收缩,足向跖面屈曲。

4. 提问(3个,由考官任选2个)

(1) 什么叫上运动神经元? 什么叫下运动神经元?

(2) 一侧大脑中动脉出血时,对侧肢体会怎样? 为什么?

(3) 检查神经反射时应重视注意事项(检查者叩击力量要均等,两侧要对比)。

二十三、神经反射——浅反射检查

腹壁、角膜、提睾反射(18分)

1. 腹壁反射

(1) 检查方法正确 被检查者仰卧,下肢稍屈曲,使腹壁松弛,然而用钝头竹签分别沿肋缘下、脐平及腹股沟上的平行方向,由外向内轻划腹壁皮肤。正常反应是局部腹肌收缩。

(2) 考生口述腹壁反射意义

上、中或下腹壁反射消失:分别见于同平面胸髓病损。

双侧上、中、下部腹壁反射消失:见于昏迷和急性腹膜炎患者。

一侧上、中、下部腹壁反射消失:见于同侧锥体束病损。

2. 角膜反射

(1) 检查方法正确 以消毒棉棍头端捻成棉丝,告之被检查者眼睛向另一侧旁视,以棉丝轻触其角膜(不能触及睫毛)。观察闭目反应。

(2) 考生口述角膜反射临床意义

直接及间接反射皆消失:提示患侧三叉神经病变。

直接反射消失、间接反射存在:提示患侧面神经瘫痪。

两侧角膜反射同时消失:提示深昏迷。

3. 提睾反射

(1) 检查方法正确　与检查腹壁反射相同,竹签由下而上轻划股内侧上方皮肤,可引起同侧提睾肌收缩,睾丸上提。以同样方法检查另一侧。

(2) 考生口述提睾反射意义

双侧反射消失:提示腰髓 1~2 节病变。

一侧反射消失或减弱:提示锥体束损害。

4. 提问(3 个由考官任选 2 个)

(1) 浅反射除上述三种外,还有哪两种?

(2) 试述腹壁反射的传导径路。

(3) 分述腹壁反射、提睾反射及肛门反射异常的临床意义。

二十四、脑膜刺激征

颈强直、Kernig 征、Brudzinski 征(18 分)

1. 颈强直测试操作正确

(1) 检查方法正确　被检查者仰卧,去掉枕头。颈部放松,检查者左手托被检查者枕部,右手置于前胸上部,以左手力量托起枕部作屈颈动作检查,使颈部接近胸部。

(2) 考生口述何为颈强直　被动屈颈时如抵抗力增强,即为颈部阻力增强或颈强直。

2. Kernig 征测试操作正确

(1) 检查方法正确　被检查者仰卧,检查者抬起被检查者一侧下肢,使髋关节屈成直角后,当膝关节也在近乎直角状态时,检查者左手按住其膝关节,右手将被检查者小腿屈伸活动数次后,抬高小腿。

(2) 考生口述何为阳性　正常人膝关节可伸达 135° 以上,若伸膝受阻,屈肌痉挛或疼痛为阳性。

3. Brudzinski 征测试操作正确

(1) 检查方法正确　被检查者仰卧,双下肢伸直,检查者在右侧,右手按于被检查者胸前,左手托起其枕部,做头部前屈动作时,观察双膝关节是否自动屈曲。

(2) 考生口述何为阳性　当头部前屈时,双髋与膝关节同时屈曲为阳性。

4. 提问(2 个)

(1) Kernig 征与 Lasegue 征(直腿抬高试验)体检操作时有什么不同?

(2) 举出两种能引起凯尔尼格征和布鲁津斯基征阳性的疾病。

二十五、病理反射

Babinski 征、Oppenheim 征、Gordon 征(18 分)

1. Babinski 征

(1) 检查方法正确　用竹签沿患者足底外侧缘,由后向前至小趾跟部并转向内侧。

(2) 考生口述阳性反射特征　阳性反应为趾背伸,余趾呈扇形展开。

2. Oppenheim 征

(1) 检查方法正确　检查者用拇指及示指沿被检者胫骨前缘用力由上向下滑压。

(2) 考生口述阳性反射特征　阳性反应为趾背伸,余趾呈扇形展开。

3. Gordon 征

(1) 检查方法正确　检查时用手以一定力量捏压被检者腓肠肌中部。

(2) 考生口述阳性反射特征　阳性反应为趾背伸,余趾呈扇形展开。

4. 提问(3 个,由考官任选 2 个)

(1) 一侧锥体束征阳性考虑什么? 双侧锥体束征阳性考虑什么?

(2) 正常人能否出现 Babinski 征(+)?

(3) 当一侧肢体锥体束征(+)时,还需做什么体征检查?

▶▶▶ 第四节　体格检查考核评估中常见的问题 ◀◀◀

体格检查属于实践技能,对初学者来说必须要反复实践才能逐渐掌握,有时即使理论上背会了条目的内容,但缺乏反复实践训练,当真正面对面操作时,由于心里没底,往往会精神紧张、不知所措、丢三落四、顺序颠倒。因此从学习开始,就要重视难点,反复强化,避免错误,不断完善,使检体从容流畅,使操作程序形成一种习惯。

现将体格检查评估过程中同学们容易出现的问题列举以下,供同学们借鉴。

一、检查者的站位及被检查者的体位不当

通常检查者应站在被检查者的右侧,指导被检查者采取适当体位,如仰卧位检查腹部时,要指导被检查者头垫低枕,双上肢自然置于躯干两侧,充分暴露腹部,双下肢自然屈曲并稍分开,必要时排空大小便。若需侧卧位检查时,要指导被检查者采取正确的侧卧位姿势,如左侧卧位时,要左下肢伸直,右下肢屈曲。再如测血压时,无论卧位还是坐位,要注意肘部、血压计水银柱"0"位应与心脏同一水平。

二、忽略被检查者的配合

体格检查时应注意和被检查者的沟通,不能自顾自。如肝、脾触诊时,要嘱病人腹式呼吸,良好的腹式呼吸才能使肝、脾随呼吸运动上下移动,增加触诊的有效性;再比如甲状腺检查时,要嘱被检查者做吞咽动作,以便于发现肿大的、随吞咽动作上下移动的甲状腺;肺部听诊时,要嘱被检查者深呼吸,以便于发现可能出现的异常呼吸音及啰音。

三、忽略左右对比的原则

左右对比是体格检查中的一项基本原则。由于个体差异,两个个体之间有时缺乏对比意义,比如呼吸音,由于胖瘦、年龄、肺活量大小等因素影响,有的呼吸音强一些,有的呼吸音弱一些。因此,只有两肺之间比较才有对比意义。再比如神经反射、瞳孔大小及对光反射、第一心音和第二心音的强弱等,很多情况都是"比较而言"。

四、检查项目遗漏,顺序颠倒

缺乏规范的训练,在面对面体格检查时,检查者对体格检查的项目、内容及方法心中无数,所以会精神紧张,导致检体项目遗漏或顺序颠倒。这种情况只有通过反复训练才能克服。

五、问诊不详细,病史不明确

因此,检查重点不突出。

六、检查器械准备不充分或不会使用

在体格检查评估时,通常通过抽签决定考查项目,当抽到某个检体项目时,应先准备好检查所需器械,有的同学在测血压时,打不开血压计盒,有的汞柱打上去才发现没戴听诊器,甚至有的同学绑不上测血压袖带,有的不会使用压舌板或姿势不正确等。

七、容易忽略的技术难点

这些属于纯技术问题,如甲状腺触诊两手如何配合,异常呼吸音、啰音及心脏杂音如何识别,腹部肝、脾触诊如何同被检查者的呼吸配合等,都要在老师的指导下,反复训练才能掌握。

八、重理论轻实践,会背不会做

比如,间接叩诊叩不出声音,肝、脾触诊时右手掌和被检查者的呼吸运动不协调,找阑尾点时不能明确指出髂前上棘的确切位置;再比如,不能明确指出枕淋巴结、滑车上淋巴结的位置等。

九、善始不善终

检查完毕时,要收拾好检查器械,比如要把血压计袖带内气体放净、倾斜45°汞柱归"0"、关闭汞柱阀门、缠好袖带、正确放置充气球位置等。有的同学测完血压后久不放气,有的把血压计及袖带随便一扔,有的忘记关闭汞柱阀门。良好的习惯要在平时训练中逐渐养成。

思考题

1. 全身体格检查应掌握哪些基本原则?
2. 不同体位时的检体顺序如何?
3. 体格检查考核过程中应注意哪些事项?
4. 名词解释:准备标准、整体印象标准、对称原则、侧卧位、膀胱截石位。

(李金鹏)

网上更多 ......

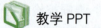 教学 PPT　　 自测题

第四篇

病 历 书 写

本篇要点:

1. 病历书写的重要意义。
2. 病历的正确书写。

第十三章

病历书写的基本要求

病历书写是指医师通过问诊、查体、辅助检查、诊断、治疗等活动获得有关资料,并进行归纳、分析、整理,形成医疗活动记录的行为。病历书写应当客观、真实、准确、及时和完整。它包括住院病历、入院记录、病程记录、手术记录、阶段小结、转科记录和出院记录等。

一、病历书写的具体要求

1. 住院病历书写应当使用蓝黑墨水、碳素墨水,禁用圆珠笔,门(急)诊病历和需复写的资料可以使用蓝或黑色圆珠笔。

2. 病历书写应当使用中文和医学术语,通用的外文缩写和无正式中文译名的症状、体征、疾病名称等可以使用外文。医学术语和概念要准确,语句中的数字一律用阿拉伯数字表示。

3. 各项记录必须有完整的记录时间,按"年 – 月 – 日　时"顺序书写,按 24 h 制书写,如:"2010-09-31　18:10"。每页标明患者姓名、住院号及页码。

4. 病历书写应当文字工整、字迹清晰、表述准确、语句通顺、标点正确、层次分明、重点突出。书写过程中出现错字时,应当用原笔双线划在错字上,接下来写上正确文字,并有改动医师签字,注明修改时间。不得采用刮、粘、涂等方法掩盖或去除原来的字迹。

5. 病历应当按照规定的内容书写,并由相应医师签名,均须用正楷签署全名,不得用草书或外文签名,更不能只签一个姓代表全名。实习医师、试用期医师书写的病历,应当经过在本医疗机构合法执业的医师审阅、修改并签名。进修医师应当由接收进修的医疗机构认定其胜任本专业工作的实际情况后方可书写病历,然后,由上级医师审阅、修改并签字确认。

6. 上级医师有审查修改下级医师病历的责任。对病历和各项记录的修改一律用红笔。修改时,应当注明修改日期并签名,并保持原记录清楚可辨。

7. 因抢救急危患者,未能及时书写病历的,有关医师应当在抢救结束后 6 h 内据实补记,并加以注明。

8. 凡具备完全民事行为能力的患者入院时要填写"知情同意与委托授权书"。由其自愿指定病情的被告知者和医疗活动同意书签署者签字。对按照有关规定需取得患者书面同意方可进行的医疗活动(如特殊检查、特殊治疗、手术、实验性临床医疗等),应当由患者本人签署同意书。

9. 患者不具备完全民事行为能力时,应当由其法定代理人签字;患者因病无法签字时,应当由其近亲属签字,没有近亲属的,由其委托代理人签字;为抢救患者,在法定代理人或近亲属、委托代理人无法及时签字的情况下,可由医疗机构负责人或者被授权的负责人签字。因实施保护性医疗措施不宜向患者说明情况的,应当将有关情况通知"知情同意与委托授权书"中所确定的代理人。

二、病历书写的重要性

医疗纠纷、医患矛盾已经成为影响医院医疗正常秩序的一大因素。同时,法律和医疗机构对医疗文件的要求也越来越高,病历作为医疗纠纷和法律诉讼最直接的书面证据,是整个医疗行为的真实记录,具有法律效应,当纠纷或事故发生时,更显得尤为重要。

病历既是临床工作实践的总结,又是处理医疗纠纷的法律依据。病历不仅反映病人在住院期间的病情记录和治疗,而且还是一个重要的法律文件。病历书写质量的高低,不仅反映出一个医院的医疗管理水平,而且也能体现医务人员的责任心和素质。书写病历的过程是培养和提高临床医务人员诊治疾病的正确思维方法的过程,也是临床医务人员必须掌握的基本技能。

对于医疗事故争议,不论是行政处理,还是法律解决,病历都是重要证据。保全病历证据,对于应对医疗纠纷是非常重要的事情。

医疗病历是医疗纠纷和法律诉讼中最直接、最重要的书面证据,充分说明了病历在医疗活动中的重要性。

网上更多 ......

教学 PPT　　自测题

第十四章

病历书写的种类、格式与内容

▶▶▶ 第一节 住院期间病历 ◀◀◀

一、住院病历

(一) 住院病历格式与内容

住院病历应当于患者入院后 24 h 内完成,由住院医师及以上级别医师书写。具体内容和要求如下:

一般项目

姓名、性别、年龄、婚姻、民族、职业、籍贯(出生地)、现住址、工作单位、入院日期、记录日期、病史叙述者及可靠程度等。

主诉

1. 主诉是指促使患者就诊的主要症状(或体征)及其持续时间。主诉应用一两句话概括,一般情况下症状不超过 3 个,字数不超过 20 个字。对于病史较长者,字数可以适当增多,但语句要精练。

2. 主诉多于一项者,按发生的先后次序列出,并记录每个症状的持续时间,要求文字精练。如:"反复上腹痛 2 年,黑便 3 天"。

3. 主诉描写的内容要和现病史一致,主诉实际上是对现病史的高度浓缩,所以写入主诉的内容在症状、体征、时间等方面要和现病史一致。

4. 主诉要能反映出第一诊断的疾病特点,好的主诉应能推断出第一诊断。如:"发作性心前区疼痛 1 个月,加重伴呕吐 2 h。"据此可知患者的初步诊断可能为"冠心病,急性心肌梗死"。

5. 主诉的词语要规范、严谨,应采用医学术语,主诉不能完全按病人的原话原意书写,需经医师加工润色后采用医学术语写出。如:"肚子疼伴拉肚子 2 天"应描述为"腹痛伴腹泻 2 天"。

6. 记录主诉要简明,不可采用诊断用语(病名),不宜用诊断、体征或检验结果代替症状,如:"患冠心病 3 年"或"血红蛋白下降 5 年"或"患糖尿病 1 年"。当有下列两种特殊情况时,可用以下方式记录:

1) 如病情没有连续性时,可记录为"发现心脏杂音 20 年,气短、水肿 2 周"。

2) 如当前无症状,诊断和入院目的又十分明确时,可记录为"白血病复发 2 周,要求入院化疗"或"发现胆囊结石 2 个月"。

7. 书写主诉要遵循客观和实事求是的原则。

现病史

现病史是病史中的主体部分,它是病历记录的核心部分,也是不易记录完整和错误最常发生的部分。

1. 现病史包括的内容

(1) 起病情况与患病时间。

（2）主要症状的特点、发展及演变,包括症状出现的病因与诱因、部位、性质、程度、持续时间、缓解或加剧的因素。

（3）伴随症状的特点、发展及演变。

（4）具有重要鉴别诊断意义的阳性或阴性症状。

（5）诊治经过及结果。

（6）病程中的一般情况　包括六要素,即精神、饮食、睡眠、大小便、体力、体重改变。

2. 书写现病史注意事项

（1）现病史与主诉的内容、时限相一致,不可脱节、矛盾。现病史要能反映主要疾病的发展变化过程,重点突出,层次清楚,概念明确。

（2）书写内容要求全面、完整、系统、准确。不能遗漏有关内容,按疾病或症状发生的先后顺序一层层地写下去,记录以往治疗经过时,不要漏掉与本次发病或治疗有关的重要内容。同时还要注意逻辑性,用词不要含混不清,描述时避免残缺不全。

（3）描写要确切,用词要恰当、精炼,文法上不能有毛病。少写与本次医疗无关的废话,少堆砌不必要的形容词。善于归纳,避免重复与拖沓。对于反复发作的病症,除首次发病要详细写之外,以后的每次发作,雷同的地方归纳一起写,但需要说明每次发作的时间,有特征的地方则予以突出。

（4）涉及体重、体温、尿量、体重等变化时,需要记载准确或大约的数或量及单位,或"不详"。

（5）如实收集和记录,不要先入为主,主观臆断,拿不准的材料不要写进去,更不能乱编一些症状,以免造成误诊,影响治疗、抢救,甚至引发医疗纠纷。

（6）要使用公知公用的词语或名称,不要擅自使用自造词语,要使用国内或国际上统一规定的或通用的病名、药名、诊疗技术名称以及度量单位,已废弃的不宜再用,更不可杜撰。不要随意自造缩写词,而应写出中文全名。

（7）引用其他医院的诊断结果及治疗所用药物时,如无书面材料而仅是根据患者本人所述,应加用双引号（"　"）,以示区别。

（8）与本次疾病虽无紧密关系、但仍需治疗的其他疾病情况,可在现病史后另起一段予以记录。

既往史

包括下述内容:① 既往健康情况;② 既往疾病史(包括传染病史);③ 手术史,外伤史;④ 过敏史(食物、药物、其他接触物);⑤ 预防接种史。

系统回顾

呼吸系统:咳嗽、咳痰、呼吸困难、咯血、发热、盗汗、胸痛、与肺结核患者密切接触史等。

循环系统:心悸、活动后气促、晕厥、下肢水肿、心前区痛、血压增高、咯血、发绀、动脉硬化、心脏疾病、风湿热病史等。

消化系统:食欲减退、反酸、嗳气、恶心、呕吐、腹胀、腹痛、便秘、腹泻、呕血、黑便、便血、黄疸等。

泌尿系统:腰痛,尿频、尿急、尿痛、排尿困难,尿色(洗肉水样或酱油色),清浊度,夜尿增多、多尿、少尿,面部水肿,肾毒性药物应用史,铅、汞等化学毒物接触或中毒史及下疳、淋病、梅毒等性传播疾病史等。

造血系统:乏力、头晕、眼花、牙龈出血、皮肤或黏膜瘀点、紫癜、血肿、骨痛、鼻出血、化学药品、工业毒物、放射性物质接触史等。

内分泌系统及代谢:食欲亢进、多汗、畏寒、多饮、多尿、肌肉震颤、性格、体重、皮肤、毛发和第二性征改变史等。

神经精神系统:头昏、头痛、眩晕、晕厥、记忆力减退、视力障碍、失眠、意识障碍、痉挛、瘫痪、感觉异常等。

肌肉骨骼系统:关节肿痛、运动障碍、肢体麻木、痉挛、萎缩、瘫痪史等。

个人史

包括下述内容:① 生于何地,到过何地(疫区);② 职业工作条件;③ 烟酒等不良嗜好(量及时间);④ 不洁性交史。

婚姻史、月经史和生育史

结婚年龄、配偶健康情况。女性患者应询问月经和婚育史。格式：

$$初潮年龄\ \frac{行经期(天)}{月经周期(天)}\ 末次月经时间或绝经年龄$$

记录经血的量和色，有无血块、痛经、白带等情况。生育史应当记录妊娠、生育次数，流产原因及次数（可按"孕$_n$、产$_n$、流产$_n$"格式记录），已婚者应询问有无避孕措施等。

家族史

应记录亲属（父母、兄弟、姐妹和子女）等主要家庭成员的健康或疾病情况，如已死亡，应记录死亡年龄和原因。对于溃疡病、高血压、糖尿病、肿瘤、血液病、肾疾病、结缔组织病、免疫缺陷病和精神疾病等家族性疾病或有遗传倾向的疾病，需要问明两系三代亲属中有无类似疾病，必要时绘出家系图。有时还需询问家族史中有无结核、肝炎、性病等传染性疾病。不能笼统写："无特殊记载"或"无家族遗传病史"。

体格检查

应当按照系统顺序全面进行书写。内容包括生命体征（体温、脉搏、呼吸、血压），一般情况，皮肤、黏膜，全身浅表淋巴结，头部及其器官，颈部，胸部（胸廓、肺部、心脏、血管），腹部（肝、脾等），直肠肛门，外生殖器，脊柱，四肢，神经系统等。每个部位均应按照"视、触、叩、听"的顺序如实记录查体所见，使用医学术语或简明扼要的语言，避免不必要的修饰词句。

专科情况

应当根据专科需要记录专科特殊情况。

辅助检查

是指入院前所做的与本次疾病相关的主要检查及其结果。应当写明检查日期，如系在其他医疗机构所作的检查，应当写明该机构名称。

初步诊断

初步诊断是指接诊医师根据患者入院时情况，综合分析所作出的诊断。如初步诊断为多项时，应当主次分明。

书写住院病历的医师签名

书写入院记录的医师签名，须用正楷签署全名，不得用草书或外文签名，更不能只签一个姓代表全名。有合法资格的非本院医师、实习医师、试用期医师等书写的病历，应当经过在本医疗机构合法执业的医师审阅、修改并再签名。

确定诊断、修订诊断和补充诊断

确定诊断是指上级医师第一次查房时所确定的诊断，确定日期是指上级医师第一次查房的日期，一般要求在入院 48 h 内进行，确诊医师是指查房的上级医师。确定诊断必须与查房记录中的诊断一致。

修订诊断是指对确定诊断所作的更正。

补充诊断是指住院期间新发现的其他疾病诊断。

修订诊断和补充诊断必须在相应的病程记录中找到依据（一般也由上级医师作出诊断），并写明修订及补充诊断的日期及医师。

(二) 住院病历举例

住 院 病 历

姓名:王××	籍贯:辽宁省大连市
性别:男	现住址:大连市中山区××街×号
年龄:63 岁	入院日期:2010 年 10 月 12 日 15:00
婚姻:已婚	记录日期:2010 年 10 月 12 日 16:30
民族:汉族	病史申述人及可靠性:本人,可靠
职业:工人	工作单位:大连市 ××

病　史

主诉:反复咳嗽、咳痰 20 年,活动后气短 10 年,加重伴发热 2 天。

现病史:患者 20 年前因受凉感冒后出现咳嗽,咳痰,此后常于寒冷季节发病,气候转暖时逐渐减轻。咳嗽以晨起明显,痰呈白色黏液状,每当受凉感冒时咳嗽加重,痰量增多,黏稠度增加或为黄色脓痰,经抗感染、祛痰治疗可好转。上述症状逐年加重。近 10 年登楼或走坡路时出现气短,近 1 年走平路时亦感气短,胸闷,曾在我院门诊诊断为慢性阻塞性肺疾病,给予抗炎对症治疗(具体不详)。2 天前受凉后上述症状再次加重,咳黄痰,痰量约 50 mL,伴畏寒,发热,体温最高达 38.3℃,于我院门诊就诊,予氨溴索 30 mg,每日 3 次口服祛痰,青霉素钠640万 U,日2次,静脉点滴2天,疗效不明显,为进一步诊治而收入院。2 天来乏力,食欲、睡眠欠佳,大小便正常,体重无明显改变。

既往史:既往体健。否认肝炎、结核等传染病史,无外伤、手术史,预防接种史不详,无药物食物过敏史。

系统回顾

呼吸系统:除现病史表现外,无咯血、胸痛、发绀史,无长期低热、盗汗史。

循环系统:无心悸、胸闷胸痛史,无水肿、晕厥史。

消化系统:无恶心、呕吐,无反酸、嗳气,无慢性腹痛、腹泻,无皮肤黄染史。

泌尿生殖系统:无尿频、尿急、尿痛史,无血尿、水肿史。

造血系统:无头昏、乏力史,无皮下出血、鼻出血史,无肝、脾、淋巴结肿大史。

内分泌系统及代谢:无烦渴、多饮多食、多尿史,无食欲异常史,无智力、性格改变史。

神经精神系统:无头痛、晕厥、瘫痪史,无抽搐、痉挛史,无幻觉、定向力障碍、情绪异常史。

肌肉骨骼系统:无关节肿痛史,无肌萎缩史,无肢体麻木史,无骨折、脱臼史。

个人史:生于本地,无长期外地居留史,吸烟 30 年,每日 10 支,戒烟 1 年,不酗酒,无性病和冶游史。

婚育史:已婚 40 年,妻子体健,夫妻关系和睦,育有二子,体健。

家族史:父母健在,一弟二妹均健康,家族中无类似病史,无遗传性及家族性疾病史。

体 格 检 查

体温 37.8℃　脉搏 90 次 /min　呼吸 22 次 /min　血压 130/85 mmHg

一般状况

发育正常,营养中等,喘息貌,神志清楚,问答合理,查体合作,步入病房。

皮肤黏膜

颜面、甲床、口唇轻度发绀,皮肤湿热,无黄染、苍白,未见皮疹、出血点,无肝掌、蜘蛛痣。

淋巴结

耳前、耳后、颏下、颌下、颈部、锁骨上窝、腋窝及腹股沟外浅表淋巴结未及肿大。

头部及其器官

头颅:无畸形,头发色灰白,分布尚均匀。

眼:无倒睫,无脱眉,双眼睑无水肿,睑结膜无苍白、充血,巩膜无黄染,眼球无突出,运动自如,双瞳孔等大等圆,直径约 2 mm,对光反射灵敏。

耳:听力正常,外耳道无分泌物,耳郭、乳突无压痛。

鼻:无鼻翼扇动,鼻中隔无偏曲,鼻腔无阻塞、出血、流涕,鼻窦区无压痛。

口腔:口唇轻度发绀,龋齿左上 6,牙龈无红肿,舌苔薄白,咽不充血,扁桃体不大,声音无嘶哑。

颈部

两侧对称,无颈强直,无颈静脉怒张,气管居中,甲状腺不大。

胸部

桶状胸,前后径大于左右径,呼吸略促,胸式呼吸为主,节律规整,乳房两侧对称,无胸壁静脉曲张。

肺

视诊　双侧呼吸动度加深,对等,肋间隙增宽。

触诊　双侧语音震颤减弱,对等,无胸膜摩擦感。

叩诊　双肺呈过清音,肺下界下移,位于右锁骨中线第7肋间,腋中线第9肋间,肩胛线第11肋间。

听诊　双肺呼吸音对称性减弱,呼气延长,双肺可闻及散在干啰音,双下肺可闻及少许小水泡音,双侧语音共振对称性减弱,未闻及胸膜摩擦音。

心脏

视诊　心前区无隆起,心尖搏动位于第5肋间左锁骨中线内0.5 cm,搏动范围直径约2.0 cm,搏动减弱。

触诊　心尖搏动位置同视诊。无震颤、摩擦感、抬举样搏动。

叩诊　心界不大,心脏相对浊音界如下:

右侧(cm)	肋间	左侧(cm)	右侧(cm)	肋间	左侧(cm)
2.5	II	3.0	3.0	IV	7.0
2.5	III	4.0		V	8.5

(左锁骨中线距前正中线9 cm)

听诊　心率90次/min,心律齐,心音遥远,第一心音无增强,各瓣膜区未闻及杂音。

腹部

视诊　腹无膨隆,未见腹壁静脉曲张及蠕动波。

触诊　腹软,无肌紧张,全腹无压痛、反跳痛。肝下缘下移,肋下1.5 cm,剑下未触及,质软,表面光滑,无触痛,脾肋下未触及。无液波震颤,未触及包块。

叩诊　肝上界下移,肝肺相对浊音界位于右锁骨中线第6肋间,脾界不大,肝、脾、双肾区无叩痛。腹部叩诊轻度鼓音,移动性浊音阴性。

听诊　肠鸣音正常、未闻血管杂音。

肛门、直肠、外生殖器

未见异常

脊柱四肢

无畸形,活动自如,关节无红肿,双下肢无压凹性水肿。

神经反射

腹壁反射、肱二头肌反射、膝腱及跟腱反射对称存在,双侧 Babinski 征、Hoffmann 征、Brudzinski 征阴性。

辅 助 检 查

血常规(2010-10-12 我院门诊):白细胞 10.6×10^9/L,中性粒细胞82%,淋巴细胞28%,血红蛋白120 g/L,红细胞 3.6×10^{12}/L,血小板 300×10^9/L。

血气分析(2010-10-12 我院门诊):pH 7.30,PaO_2 56 mmHg,$PaCO_2$ 55 mmHg,HCO_3^- 31 mmol/L,BE -6 mmol/L。

胸片(2010-10-12 我院门诊):双肺纹理增强、紊乱,双肺透过度增强,膈肌低平。

肺功能检查(2010-10-12 我院门诊):FEV1 占预计值48%,FEV1/FVC 为57%,RV/TLC 为56%,提示重度阻塞性通气功能障碍。

摘 要

王××,男,63岁,反复咳嗽、咳痰20年,活动后气短10年,加重伴发热2天。咳嗽、咳痰,好发于寒冷季节,晨起明显,每当受凉感冒时咳嗽加重,痰量增多或为黄痰。10年前出现登楼时气急,2天前上述症状加重,伴畏寒、发热。

查体:体温37.8℃,呼吸22次/min,略促,喘息貌,口唇、颜面、甲床轻度发绀,龋齿左上6,桶状胸,肋间隙增宽,双肺呼吸音对称性减弱,两肺可闻及散在干啰音,两下肺可闻及少许小水泡音,心尖搏动减弱,心音遥远,肝肺浊音界下移,肝下缘下移。

血常规:白细胞 $10.6 \times 10^9/L$,中性粒细胞 82%。血气分析:pH 7.30,PaO_2 56 mmHg,$PaCO_2$ 55 mmHg,HCO_3^- 31 mmol/L,BE −6 mmol/L。胸片:双肺纹理增强、紊乱,双肺野透过度增强,膈肌低平。

初步诊断:

慢性阻塞性肺疾病(COPD)急性加重

Ⅱ型呼吸衰竭

龋齿

医师签名

二、常用医疗文件

(一)入院记录

入院记录为完整住院病历的简要形式,要求重点突出、简明扼要,在入院 24 h 内完成,由住院医师书写。其主诉、现病史与住院病历相同,其他病史(如既往史、个人史、月经生育史、家族史)和体格检查可以简明记录,免去摘要。

(二)病程记录

包括首次病程记录和日常病程记录

首次病程记录

首次病程记录是指患者入院后由经治医师或值班医师书写的第一次病程记录,应当在患者入院 8 h 内完成。首次病程记录的内容包括病例特点、初步诊断和诊断依据、鉴别诊断及诊疗计划等。

1. 时间及标题　时间应按照年、月、日、时、分的顺序书写,标题注明首次病程记录。

2. 病例特点　应高度概括,突出特点。

具体内容及格式要求如下:病人基本资料:姓名、性别、年龄;主诉及最主要的症状、体征及辅助检查结果。

3. 初步诊断　是指经治医师根据患者入院时情况,综合分析所作出的诊断。如初步诊断为多项时,应当主次分明。患两种以上疾病,要每行写出一种疾病,不可在一行内连续写多个病名。

4. 诊断依据　对支持诊断的各项依据逐条列出(一般按流行病学特征、以往病史及特点、症状、体征、辅助检查等顺序),应当高度概括,简明扼要,按主次顺序记录诊断及其依据。

5. 鉴别诊断

(1)一般病例,特别是疑难重症病例、有疑问的病例、涉及有创检查及治疗等病例均需书写鉴别诊断。

(2)如果有病理学等可靠证据已确诊的病例,可以注明"病理学等已确诊为乳腺癌,不必与其他疾病鉴别",否则会被误认为漏项。

6. 诊疗计划　原则和主要的具体处理措施。

7. 医师签名　同住院病历和入院记录要求。

日常病程记录

日常病程记录是指对患者住院期间及疾病的变化、诊疗过程的经常性、连续性记录。由医师书写,也可以由实习医师或试用期医师书写(需加有上级医师的修改和签字)。书写日常病程记录时,首先标明记录日期(具体到几点几分,如 2010−07−18　18:30),另起一行记录具体内容。对病危患者应当根据病情变化随时书写病程记录,每天至少 1 次;对病重患者,提倡随时记录,至少 2 天记录 1 次病程记录。对病情稳定的患者,至少 3 天记录 1 次病程记录。对病情稳定的慢性病患者,至少 5 天记录 1 次病程记录。 病程记录不要写成流水账,要求承前启后,科学严谨;对疾病的诊治结果、发展变化记录清楚;字数要求:病程记录不能过短,至少两行半为一个病程记录;复杂病情者分项目、分段记录。

(三)会诊记录

会诊记录是指患者在住院期间需要其他科室或者其他医疗机构协助诊疗时,分别由申请医师和会诊医师书写的记录。会诊后要由会诊医师将会诊意见直接记录在病程记录上,一般会诊48 h内完成。急会诊要求10 min内到场。内容包括申请会诊记录和会诊意见记录。申请会诊记录应当包括申请时间、所申请会诊的科室、患者病情及诊疗情况、申请会诊的理由和目的(重点介绍)、致谢、申请会诊医师签名等。会诊意见记录应当有会诊医师所在的科别或者医疗机构名称、会诊时间、会诊意见(重点介绍)、谢邀及会诊医师签名等。其格式分别如下:

请 ×× 科会诊记录

时间:具体到分钟

患者姓名　　　　　　性别　　　　　　年龄

简要介绍本科病情及诊疗经过:

所出现的他科症状、体征、有关检查结果及初步意见:

请求会诊的理由和目的:

谢谢!

申请会诊医师签名:

×× 科会诊记录

会诊时间:具体到分钟

患者姓名　　　　　　性别　　　　　　年龄

概括会诊医师所见的病情:

诊断及处理意见:

谢邀!

会诊医师签名:

(四) 转科记录

转科记录是指患者住院期间需要转科时,经转入科室医师会诊并同意接收后,由转出科室和转入科室医师分别书写的记录,包括转出记录和转入记录。转出记录由转出科室医师在患者转出科室前书写完成(紧急情况除外);转入记录由转入科室医师于患者转入后24 h内完成。转科记录内容包括入院日期、转出或转入日期、患者姓名、性别、年龄、主诉、入院时情况、入院诊断、诊疗经过、目前情况、目前诊断、转科目的及注意事项或转入诊疗计划、医师签名等。

格式如下:

转出(入)记录

患者姓名　　　　　　性别　　　　　　年龄

入院日期:

转出(入)记录:

主诉:

入院时情况:

入院诊断:

诊疗经过:

目前情况:

目前诊断:

转科目的及注意事项(转入诊疗计划)

医师签名:

(五) 出院记录

出院记录是指经治医师对患者此次住院期间诊疗情况的总结,应当在患者出院后 24 h 内完成。内容主要包括入院日期、出院日期、入院时情况、入院诊断、诊疗经过、出院时情况、出院诊断、出院医嘱、医师签名等。出院记录重点概括记录患者疾病发生、发展,住院期间医师的诊断、治疗和疾病的变化,患者病后恢复情况以及出院后应当注意的事项等,是病案的核心内容之一。写好每一份出院记录不仅能反映执业医师的业务水平和责任精神,为门诊及外院就医提供参考,还能更好地维护医患双方的合法权益,减少或避免医疗纠纷。

格式如下:

出 院 记 录

姓名　　　　　　性别　　　　　　年龄　　　　　　住院号

入院日期:

出院日期:

入院时情况(包括主诉、简要病史、主要体格检查、辅助检查)

入院诊断:

诊治经过:

出院时情况:

出院诊断:

出院医嘱:

医师签名:

(六) 死亡记录

死亡记录是指经治医师对已死亡患者的诊疗和抢救经过的记录,应在患者死亡后 24 h 内完成。

格式如下:

死 亡 记 录

患者姓名　　　　　性别　　　　　　年龄

入院日期:

死亡时间(记录死亡时间应当具体到分钟):

入院时情况:

入院诊断:

诊疗经过(重点记录病情演变、抢救经过):

死亡原因(尽可能标明直接死亡原因,不要笼统写"呼吸循环衰竭"):

死亡诊断:

医师签名:

(七) 其他

常用医疗文件还包括术前小结、术后记录、手术记录等。格式同一般病程记录。术前小结重点记录患者术前病情,手术治疗的理由、目的,拟行手术名称,术中、术后可能出现的情况预测及应急措施和对策。术后记录应重点记录手术情况、术中发现、手术名称、术中病情变化、麻醉种类及反应、术后给予的治疗措施等。手术记录一般应由术者书写,另起一页。其内容应包括术前诊断,手术时体位、麻醉方法及效果,皮肤消毒、铺无菌巾的方法,切口部位、名称及长度,手术步骤,术中发现,术式,术中病人情况变化及处理,手术起止时间,切除标本送检情况等。

三、再次住院病历

再次或多次住院患者的病历书写要求及内容基本同住院病历,其特点有:在一般情况之后,应详细列出历次住院时间及出院诊断;主诉是记录患者本次入院的主要症状(或体征)及持续时间;如因旧病复发再次住院,需将过去病历摘要及上次出院后至本次入院前的病情与治疗经过详细记入现病史中,但重点描述本次发病情况;既往史、个人史、(月经)婚育史和家族史亦应详细记录。

▶▶▶ 第二节 门诊病历 ◀◀◀

一、书写要求

1. 门诊病历要求简明扼要,重点突出。

2. 门诊病历的封面会有如下项目:姓名、性别、出生年月、民族、婚姻、职业、住址、工作单位、药物过敏史、身份证号以及门诊病历编号等,应该认真填写完整。

3. 每次就诊均应填写就诊日期(年、月、日)和就诊科别。急危重患者就诊时,应记录就诊的时刻,具体到分钟,除了记录简要病史和重要体征,还必须记录生命体征(血压、脉搏、呼吸、体温)、意识状态、救治措施和抢救过程。对收入急诊观察室的患者,应书写观察病历。如抢救无效死亡者,还要记录参加抢救人员姓名、职称或职务,病人的死亡时间、死亡诊断和原因。

4. 门诊诊断应在初诊或复诊时作出。如果当时难以确诊,可暂时作症状待诊,以求进一步确诊,在症状待诊后应提出一个或多个可疑的诊断。

5. 初步诊断、诊断医师签名写于右下方。如需上级医师审核签名,则签在署名医师的左侧并划斜线相隔。

6. 门诊病历、住院证可用圆珠笔填写,字迹应清晰可认。

二、书写内容

(一) 初诊

1. 主诉　主要症状及持续时间。

2. 病史　现病史(包括本次患病的起病日期、主要症状、他院诊治情况及疗效),以及与本次疾病有关的既往史、个人史及家族史。

3. 体格检查　一般情况、阳性体征以及有助于鉴别诊断的阴性体征。

4. 实验室检查和特殊检查以及会诊记录。

5. 初步诊断　暂不能明确的,可在病名后用"?"。

6. 处理意见(包括进一步检查;给药种类及剂量、总量、用法;建议;休假时间及疫情报告)。

7. 医生签全名。

(二) 复诊

1. 上次诊治后的病情变化和治疗效果或反应,也要记录必要的病史概要或补充修正的病史、体征及各项检查结果,不可用"病情同前"字样。

2. 体格检查　着重记录原来的阳性体征变化和新的阳性发现。

3. 需补充的实验室或其他特殊的检查项目。

4. 1~2 次复诊仍不能确诊的患者,接诊医生应请上级医师会诊,上级医师应写明会诊意见及会诊时间并签名。

5. 诊断(修正诊断)。

6. 处理意见　要求同初诊。

7. 医生签全名。

三、门诊病历举例（病历封面略）

初 诊 记 录

2010-9-20　上腹部反复隐痛 7 年,加重 3 个月。

7 年前每当进硬食后半小时左右出现上腹部隐痛,不放射,伴嗳气、反酸、纳差,常持续 2 h 左右后缓解。无发热、黄疸、呕血及黑便。未系统诊治。近 3 个月加重。1 月前曾在外院作 X 线钡餐检查,结果阴性,未再诊治。二便正常,无消瘦。

既往健康,无肝病及胃病史。

体检:P 75 次 /min,BP 120/80 mmHg,结膜无苍白,巩膜无黄染,锁骨上淋巴结未触及。颈软,心、肺阴性。腹部平坦、柔软,左上腹轻压痛,肝、脾未扪及,Murphy 征可疑,未触及包块,无移动性浊音,肠鸣音正常。

初步诊断
慢性胃炎

处理

1. 病毒学检查、胃镜。

2. 胆囊超声检查。

3. 果胶铋 0.5 g　3 次 /d　口服 ×9 天。

4. 随诊。

医师签名:

复 诊 记 录

2010-9-27

病史同前,服药后症状减轻,反酸、嗳气减轻,食欲稍增加,体检腹部平坦、柔软,上腹轻压痛。

胃镜:慢性浅表性胃炎。

胆囊超声检查:正常。

诊断
慢性胃炎

处理

1. 雷尼替丁 0.15 g　2 次 /d　口服 ×7 天。

2. 果胶铋 0.5 g　3 次 /d　口服 ×7 天。

3. 随诊。

医师签名:

▶▶▶ 第三节　病历书写常见缺陷 ◀◀◀

1. 患者基本情况和病史采集不完整,病历内容不完整　一般项目填写不全;无年龄单位;职业不具体;无病史陈述者;主诉重点不突出,症状过多,字数过多。

2. 病历记录不规范

(1) 使用诊断性名词或体征作主诉(特殊情况除外),主要诊断选择不正确,常有错字、缺字等,或用英文简写代替。

(2) 现病史如流水账式记录、条理不清、层次不分明;与现病史有直接关系的病史写到了既往病史中;

现病史的病程与主诉时间不相符,应记录的内容不全;在入院前使用的药物和诊断名称未加引号;有的诊断名称书写不规范。

(3) 既往史内容遗漏;与现病史有关的疾病未写到现病史中;已确诊的病只叙述了症状未写诊断名称。

(4) 个人史项目遗漏;烟和酒不写具体的量和持续时间;婚姻史未记录;月经及生育史记录不全;家族史记录不全。

(5) 体格检查 体温、脉搏、呼吸、血压不填写(空)具体数字或不写单位;发育描述不正确(发育应用正常或不正常);营养描述不正确(营养应用良好、中等、不良);特殊面容未记录;扁桃体肿大未分度;甲状腺肿大未分度;神经反射书写不正确。

(6) 辅助检查 不注明检查的时间和地点。

3. 病程记录书写不规范 首次病程记录过于简单,不写诊断依据、鉴别诊断、诊疗计划;不及时记录;记录内容不全;无上级医师签名;未注明上级医师姓名及技术职称;更换医师无交(接)班记录;无月小结;疑难病例讨论记录不写主持人(副主任医师以上),记录过于简单,未注明参加者的职称;无重大手术或难度手术讨论记录。

4. 病历书写不及时 对于实习生或进修生书写的病历,部分带教医师审修不及时;手术记录和抢救记录没有在规定时间内完成。

5. 三级查房记录只流于形式,没有反映各级医师查房的实际内容 主治医师查房记录和主任查房记录模版相同,除诊断分析和处理稍不同外,其他内容过于相似,没有突出病例的重点与特点,体现不出主治医师和主任医师的诊断分析能力,使病历失去了临床、教学、科研的价值。

6. 出院记录填写不完整 诊治经过记录过于简单,无出院医嘱;死亡记录中死亡原因和死亡诊断混淆;无特殊检查和特殊治疗同意书或未写出可能出现的并发症。

7. 门(急)诊病历 不写就诊科别,格式不规范,内容过于简单。

8. 其他 病历书写不整洁,有刀刮、胶粘等涂改现象,页面有污迹,同一个病程记录两种笔迹等。

思考题

1. 简述住院病历的书写。
2. 简述病历书写过程中常见的错误。
3. 简述病历书写过程中的注意事项。
4. 名词解释:主诉、现病史、确定诊断、修订诊断、补充诊断。

(杨延宗)

网上更多······

 教学 PPT   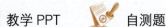 自测题

第五篇

器械检查

第十五章

心 电 图

1. 心电图产生原理、心脏传导系统,掌握心电图各波段命名、测定与正常值。
2. 心电图导联系统及标准十二导联心电图的连接方式。
3. 心肌缺血的心电图表现、心肌梗死的心电图特征性改变与定位。
4. 期前收缩、心动过速、心房扑动与颤动、心室扑动与颤动、房室传导阻滞的心电图特征。
5. 心电图诊断的基本内容和程序。

▶▶▶ 第一节 临床心电图的基本知识 ◀◀◀

一、心电图产生原理

心脏各个部分在兴奋过程中出现的生物电活动,可以传导到体表,通过电流放大器放大所记录出的连续曲线,就是心电图(electrocardiogram,ECG)。

心脏的电活动是由心肌细胞内外带正负电荷的阴阳离子跨膜流动产生的。心肌细胞在静息状态时,膜外排列阳离子,膜内排列同等比例阴离子,保持内负外正平衡的极化状态,这种情况下心肌细胞无电位变化。当处于极化状态的细胞膜受到刺激(阈刺激),其通透性发生改变,受刺激部位细胞膜外的阳离子(Na^+)流进细胞内,这一过程称为除极,同时产生动作电位(action potential),使该处细胞膜外正电荷消失而其前面尚未除极的细胞膜外仍带正电荷,其结果是心肌细胞的两端出现电位差,物理学称之为电偶(dipole),电源(正电荷)在前,电穴(负电荷)在后,电流自电源流入电穴,并沿着一定的方向迅速扩展,直到整个心肌细胞除极完毕。此时心肌细胞膜内带正电荷,膜外带负电荷,称为除极(depolarization)状态。除极时,将探查电极放在电源侧,正对着电流的方向,可记录到一个正向波;将探查电极放在电穴侧,背对着电流的方向,可记录到一个负向波。放在电源、电穴中间的电极则记录到先正后负的波。

除极之后,心肌细胞的离子代谢作用使细胞膜又逐渐恢复原来的极化状态,这一过程称为复极(repolarization)。对于单个细胞而言,复极与除极先后程序一致,但复极化的电偶是电穴在前,电源在后,并较缓慢向前推进,直至整个细胞全部复极为止(图5-15-1)。需要注意,在正常人的心电图中,记录到的复极波方向常与除极波主波方向一致,与单个心肌细胞不同。这是因为正常人心室的除极从心内膜向心外膜,而复极则从心外膜开始,向心内膜方向推进,其机制尚不清楚。可能因为心内膜下心肌的基础代谢水平较低,与心内膜下心肌的血供缓慢有关,导致细胞发生心肌缺血的假象。其结果是,复极波从心外膜下指向心内膜下,而背向正极记录电极,在体表心电图上表现为T波直立。

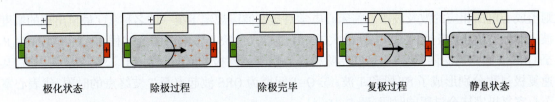

极化状态　　　　除极过程　　　　除极完毕　　　　复极过程　　　　静息状态

图 5-15-1　心肌细胞除极和复极过程以及所产生的电偶变化(细胞外膜观)

　　心电图的向量概念表明,心脏的电激动起源于心脏的中心,呈三维方向,而体表心电图是心脏电活动在二维平面的二次投影。心肌的除极、复极过程相当于一对由电源和电穴构成的电偶向心脏其他部位扩散的过程,该过程产生具有一定强度,又具有方向性的电位幅度称为心电"向量"(vector)。某一瞬间不同位置的多个电偶共同产生的心电向量称为"综合向量",它是由各电偶产生的向量按照力学上"平行四边形"法则综合而成。从零点开始不同瞬间的综合向量的末端相连产生心电向量环。该心电向量环呈三维的,投影到某一平面产生"平面向量环",再投影到该平面的某一导联则产生心电图。每个导联反映该导联有关的电激动总和。心电图的波形取决于许多因素,包括心电向量的方向和振幅、导联轴的位置和方向以及心电向量与导联间的距离。在心电图上,心电向量代表在任何时间的瞬间电激动的总和均值(图 5-15-2)。

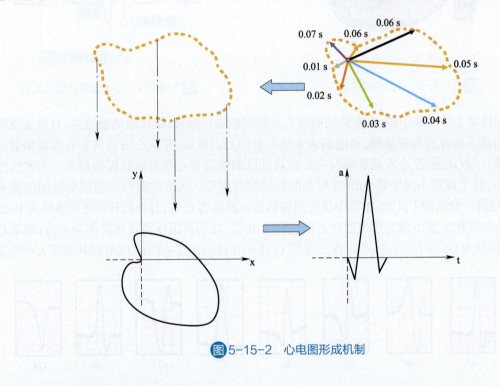

图 5-15-2　心电图形成机制

二、心电图各波段的组成和命名

　　心脏传导系统主要由特殊的心肌纤维组织构成,正常的心脏传导系统每天约产生、传导 10 万次的兴奋或冲动。心脏的特殊传导系统由窦房结、结间束(分为前、中、后结间束)、房间束(起自前结间束,称 Bachmann 束)、房室结、希氏束(His bundle)、束支(分为左、右束支,左束支又分为前分支和后分支)以及浦肯野纤维(Pukinje fiber)构成(图 5-15-3)。有趣的是,心脏传导系统发现的顺序正巧符合这个特殊系统的反方向,即从下到上的发现。1903 年,荷兰生理学家 Einthoven 在前人研究的基础上应用改进的弦式电流计,在体表记录到清晰的心电图,经过数学校正及毛细管静电计曲线分析,将心电图的几个波分别命名为 P、Q、R、S 和 T 波,并一直沿用至今。

　　正常心脏的电活动起源于窦房结并经窦房结传至结间束而引起心房的除极,然后激动再依次通过房室结、希氏束、束支及浦肯野纤维,最后引起心室除极。这种先后有序的电激动的传播过程中产生的电位变化则形成心电图相应的波及波段。临床心电学对这些波段规定了统一的名称:① 最早出现的幅度较小的 P 波,反映心房的除极过程;② 幅度最大的 QRS 波群,反映心室除极的全过程;③ P–R 间期为 P 波的起点至 QRS 波起点的时限,代表心房开始除极至心室开始除极的时间间期;④ 心室除极完毕后,其缓慢和快速复极过程分别形成了 ST 段和 T 波;⑤ Q–T 间期为 QRS 波起点至 T 波终点的时限,代表心室开始除极至心室复极完毕全过程的时间(图 5–15–4)。

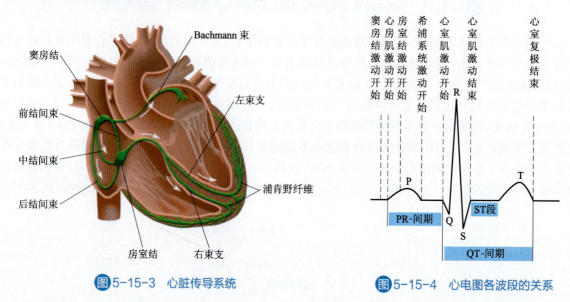

图 5-15-3 心脏传导系统

图 5-15-4 心电图各波段的关系

正常心室除极始于室间隔中部,自左侧间隔向右上间隔肌进行除极;继而激动通过左、右束支及其分支以及遍布心内膜下的浦肯野纤维网,迅速到达全部心室的心内膜面,并从心内膜向心外膜面辐射。左心室较右心室厚,一般认为,左心室基底部与右心室肺动脉圆锥部是心室最后除极的部位。心室肌这种规律的除极顺序,对于理解不同导联 QRS 波形态的形成颇为重要。QRS 波群可因检测电极的位置不同而呈多种形态,已统一命名如下:QRS 波群中最先出现的负向波称为 Q 波;首先出现的正向波称为 R 波;R 波之后出现的负向波称 S 波;S 波后再出现的正向波称为 R′ 波,之后再出现的负向波称为 S′ 波;如果 QRS 波只有负向波,则称为 QS 波(图 5–15–5)。至于采用 Q 或 q、R 或 r、S 或 s 表示,应根据其幅度大小而定。

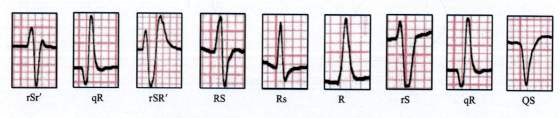

| rSr′ | qR | rSR′ | RS | Rs | R | rS | qR | QS |

图 5-15-5 QRS 波群的各种形态的命名

三、心电图导联体系

将探查电极放置在体表有一定距离的任意两点,则构成心电图的一个记录导联。两个点之间的连线则是该记录导联的导联轴,具有方向性(由负极指向正极)。

导联可分为双极导联和单极导联。由体表两个位点组合成的导联为双极导联,双极导联又称为标准导联,由一个正极和一个负极组成,所测的电位变化是体表被测两点的电位变化的代数和,分析波形较为复杂。根据 Kirchhoff 电流定律,从网络节点中电流总和为零的基点出发,将右臂、左臂和左腿采集的心电信号相加,得到零电位,称为中心电端或无关电极,以它连于心电图机的阴极端,另外一个正极电极(探查电极)放置在体表不同部位,这种连接方式称为单极导联。由于无关电极始终保持零电位不变,故所测得的电位变化就只表示探查电极所在部位的电位变化,因而对波形的解释较为单纯。3个双极导联(Ⅰ、Ⅱ、Ⅲ)和9个单极导联(aVR、aVL、aVF、$V_1 \sim V_6$)就组成标准的12导联心电图。每一导联代表心脏心电向量的二维观。双极肢体导联(Ⅰ、Ⅱ、Ⅲ)和单极加压肢体导联(aVR、aVL、aVF)是反映额面心电综合向量的导联,胸前六导联($V_1 \sim V_6$)是反映水平面心电综合向量的导联。

(一) 肢体导联

肢体导联(limb leads)包括双极肢体导联Ⅰ、Ⅱ、Ⅲ和单极加压肢体导联 aVR、aVL、aVF。肢体导联的探查电极分别放置在右上肢(R)、左上肢(L)及左下肢(F),连接三点则构成 Einthoven 三角(图 5-15-6)。单极加压肢体导联(augmented unipolar limb leads)以中心电端作为阴极,将探查电极放置在右上肢、左上肢及左下肢,分别构成 VR、VL 和 VF 导联。由于中心电端包括了右上肢、左上肢及左下肢部分电位,使得记录的心电图图形太小,不易识别。Goldberger 提出在记录 VR 导联时,将中心电端中的右上肢电极拔出,实际上即以右上肢为阳极,左上肢和左下肢为阴极,这样录出的图形与 VR 相同,但图形放大了,以此类推,故称为单极加压肢体导联,即 aVR、aVL 和 aVF 导联(图 5-15-7)。

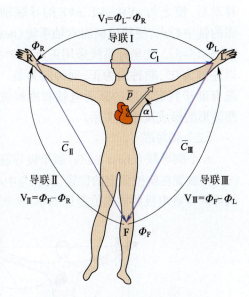

图 5-15-6　Einthoven 三角和标准肢体导联连接方式

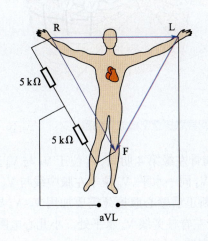

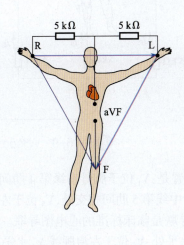

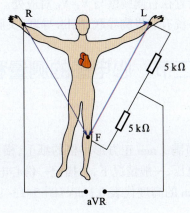

图 5-15-7　单极加压肢体导联连接方式

上述6个肢体导联记录和反映了人体额面心电活动的变化，故又称额面导联。将Ⅰ、Ⅱ、Ⅲ导联轴平行移动后，使之与aVR、aVL、aVF的导联轴都通过坐标图的轴中心点，便构成额面六轴系统（hexaxial system）（图5-15-8）。此坐标系统采用正负180°的角度标识。以左侧为0°，顺钟向为正，逆钟向为负。额面六轴系统有助于判定心脏的额面电轴和理解肢体导联心电图波形的形成及相互关系。

（二）胸导联

6个胸导联（chest leads）属单极导联。探查电极（正极）放置在胸壁固定的位置，负极与中心电端相连，胸导联探查电极的放置位置见图5-15-9。

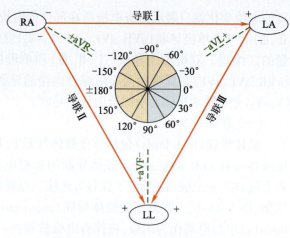

图5-15-8　体表心电图额面六轴系统

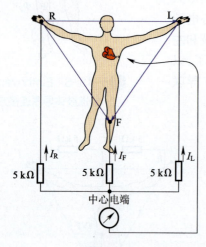

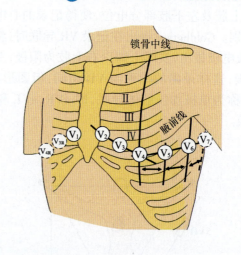

图5-15-9　Wilson中心电端及胸导联探查电极放置位置

电极的位置是：V_1 位于胸骨右缘第4肋间，V_2 位于胸骨左缘第4肋间，V_3 位于 V_2 与 V_4 连线的中点，V_4 位于左锁骨中线第5肋间相交处，V_5 位于左腋前线与 V_4 同一水平，V_6 位于左腋中线与 V_4 同一水平。

以上12导联是临床标准的心电图导联。有时为诊断正后壁心肌梗死需要加用 V_7~V_9 导联：V_7 位于左腋后线 V_4 水平处，V_8 位于左肩胛线 V_4 水平处，V_9 位于左脊柱旁线 V_4 水平处。小儿心电图或诊断右心病变时需选用 V_{3R}~V_{6R}，电极放置在右侧胸壁与 V_3~V_6 对应处。

其他临床不常用的导联系统有双极胸导联、Nehb导联、头胸导联及Frank导联等。

▶▶▶ 第二节　心电图的测量和正常数据 ◀◀◀

一、心电图的测量

心电图一般都是描记在布满1mm正方形小格的纸上，横向代表时间，当走纸速度为25mm/s，1mm的宽度代表0.04s；纵向代表电压，一般情况下，每描记一份心电图，外加1mV电压时，基线便应准确抬高10个小格，故每个小格即1mm的高度代表0.1mV（图5-15-10）。如果采取非标准的走纸速度或"定准电压"记录心电图时必须标注。

（一）心率的测量

1. 规则的心率　计算公式：心率（次/min）=60/P-P（R-R）间期，也可以查表得出。

2. 不规则的心率　以一个 P 波或 R 波为起点,连续计算 3 s 或 6 s 内所包含的 P-P 或 R-R 间期数,若最后一个间期是不完整的则需保留一位小数,乘以 20 或 10,即得出心率数。

(二) 各波段振幅的测量

正向波振幅的测量,应从等电位线的上缘垂直量到波顶;测量负向波时,应从等电位线的下缘垂直量到波底。等电位线应以 TP 段为标准,因为在整个 TP 段心脏无心电活动,电位相当于 0 mV。

(三) 各波段时间的测量

12 导联同步心电图仪记录心电图测量规定:测量 P 波和 QRS 波群时间,应分别从 12 导联同步记录中最早的 P 波起点测量至最晚的 P 波终点以及从最早 QRS 波起点测量至最晚的 QRS 波终点。P-R 间期应从 12 导联同步心电图中最早的 P 波起点测量至最早的 QRS 波起点或 P 波开始点最清楚而又有 q 波的导联上测出。Q-T 间期应是 12 导联同步心电图中最早的 QRS 波起点至最晚的 T 波终点的间距,当 TU 波融合难以测量时,通常选择 U 波不明显的导联(如 aVR 与 aVL)来测量,或沿 T 波降支最陡峭的部分做切线,将其与 TP 段的交点作为 T 波终点,测得的 Q-T 间期可能低于实际值。

单导联心电图仪记录测量:P 波及 QRS 波时间应选择 12 个导联中最宽的 P 波及 QRS 波进行测量,P-R 间期应选择 12 导联中 P 波宽大且有 Q(q)波的导联进行测量,Q-T 间期测量应取 12 导联中最长的 Q-T 间期。

一般规定,测量各波时间应自波形起点的内缘测至波形终点的内缘。

(四) 平均额面心电轴

1. 概念　心电轴一般指的是平均 QRS 电轴(mean QRS axis),它是心室除极过程中全部瞬间向量的综合(平均 QRS 向量),借以说明心室在除极过程这一总时间内的平均电势方向和强度。它是空间性的,但心电图学中通常所指的是它投影在前额面上的心电轴。因此可用任何两个肢体导联的 QRS 波群的电压或面积计算出心电轴。一般采用平均心电轴与 I 导联正(左)侧段之间的角度来表示平均心电轴的偏移方向,除测定 QRS 波群电轴外,还用同样方法测定 P 波和 T 波电轴。

2. 平均额面心电轴的检测

(1) 目测法　在临床最常用,也是最简单的方法。目测 I、III 导联 QRS 波群的主波方向,估测电轴是否偏移:若 I、III 导联 QRS 主波均为正向波,可推断电轴不偏;若 I 导联出现较深的负向波,III 导联主波为正向波,则属电轴右偏;若 III 导联出现较深的负向波,I 导联主波为正向波,则属电轴左偏;若 I、III 导联 QRS 主波均为负向波,心电轴则为不确定。

便于记忆的方法是:两峰"共同向上"为正常电轴,"针锋相对"为电轴右偏,"背道而驰"为电轴左偏,"共同向下"为电轴不确定(图 5-15-11)。

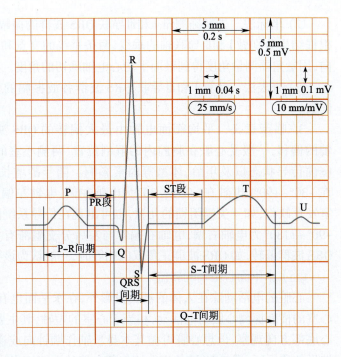

图 5-15-10　心电图的测量

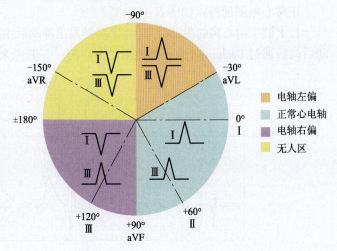

图 5-15-11　正常心电轴及其偏移

（2）坐标法　先精确测量Ⅰ和Ⅲ导联QRS波群的振幅，计算Ⅰ和Ⅲ导联QRS波群各波振幅的代数和，根据结果分别做Ⅰ和Ⅲ导联轴的垂线，两条垂线的交点和中心点的连线指示的方向即为额面心电轴的方向，用量角器测量角度得到额面平均心电轴确切的角度。

（3）查表法　计算Ⅰ和Ⅲ导联QRS波群各波振幅的代数和，经心电轴专用表查到额面心电轴值的读数。

3. 临床意义　平均额面电轴由最大偏转的QRS波群的导联决定，并与年龄和体型有关。心电轴的偏移，一般受心脏在胸腔内的解剖位置、两侧心室的质量比例、心室内传导系统的功能、激动在心室内传导状态以及年龄、体型等因素影响。随年龄增长，电轴渐向左偏移。在成年人，正常QRS电轴在 $-30°\sim+90°$，电轴在 $-90°\sim-30°$ 为电轴左偏，电轴左偏常与左前分支阻滞有关，可出现在先天性右心室发育缺陷，如三尖瓣闭锁的儿童，也可出现在传导系统障碍（如完全性房间隔缺损）的儿童中。电轴在 $+90°\sim+180°$ 为电轴右偏，电轴右偏常与左后分支阻滞有关。电轴在 $-180°\sim-90°$ 为无人区，若无明显的QRS波群偏转，如QRS波群正负双向相等时，一般认为该导联电轴不确定。

（五）水平面心电轴的转位

心脏的电活动除在人体的额面投影外，在水平面也有投影。$V_1\sim V_6$ 胸导联为水平面导联，是从左、右心室的横面探测心脏的电活动，相当于心室的短轴，其主要反映心室前后、左右的心电活动。自心尖部朝心底部方向观察，设想心脏可循其本身长轴作顺钟向或逆钟向转位。正常时 V_3 或 V_4 为左、右心室QRS波形的移行区（即QRS波的正向波与负向波的振幅相当，图形为RS或rS型）。"顺钟向转位（clockwise rotation）"时，正常应在 V_3 或 V_4 导联出现的波形转向左心室方向，出现在 V_5、V_6 导联上，临床见于右心室肥厚。"逆钟向转位（counterclockwise rotation）"时，正常 V_3 或 V_4 导联出现的波形转向右心室方向，即出现在 V_1、V_2 导联上，临床见于左心室肥大。需要注意，$V_1\sim V_6$ 导联QRS波群的这一变化只提示心电位的转位变化，并非与心脏解剖学上转位的结果完全一致（图5-15-12）。

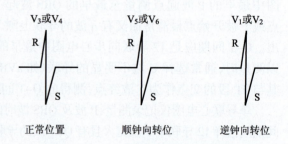

图5-15-12　水平心电位转位判断方法

如果说额面平均心电轴反映心脏长轴的心电变化，则水平面电位反映心脏短轴的心电变化，由于心脏长轴与传导系统近似平行，因此，传导系统中分支的传导功能的变化反映在额面心电图。而短轴是左、右心室的横面，心电位的变化对左、右心室病变的诊断敏感。

二、正常心电图波形的特点与正常值

正常心电图的特点如图5-15-13。

1. P波　由心房的激动所产生。窦房结发出冲动后主要从上向下、从右向左、向前传播，先激动右心房，随后向后通过Bachmann束迅速地激动左心房。一般说来，P波前部代表右心房激动，中间部分代表左、右

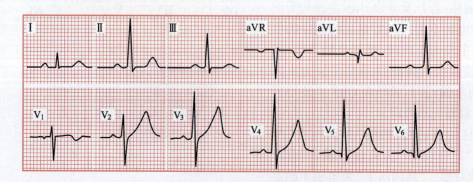

图5-15-13　正常心电图

心房共同激动,后部代表左心房激动。心房除极的综合向量指向左、前、下方,因此 P 波在 I、II、aVF、V₄~V₆导联向上,在 aVR 导联向下,其余导联可呈双向、倒置或低平。P 波的形态在多数导联呈钝圆形,有时可有轻度切迹。正常 P 波的时限为 0.08~0.11 s,P 波振幅在胸导联不超过 0.2 mV,肢导联不超过 0.25 mV。

2. P-R 间期　是指自 P 波开始至 QRS 波群开始的时间,代表激动从心房经房室结、希氏束、束支传导至浦肯野纤维的时间。正常窦性心律时,P-R 间期为 0.12~0.20 s。儿童及心动过速时,P-R 间期可相应缩短;老年人及心动过缓时,P-R 间期可略延长,但不应超过 0.21~0.22 s。

3. QRS 波群　反映左、右心室的电激动过程,代表全部心室肌激动过程所需要的时间。正常心室激动起源于左侧室间隔中下部的 1/3 处,心室的激动顺序为:① 从内向外,即从心内膜向心包脏层;② 从下向上,即从心室的中下部向心底;③ 心室内的激动顺序从间隔扩展至前壁、侧壁、心尖及下壁,最后是心底部及心室的流出道。左心室壁的厚度为右心室壁的 3 倍,心室除极的总体向量主要决定于左心室,方向为向左、向下、向后。正常人 V₁、V₂ 多呈 rS 型,V₁ 的 R 波一般不超过 1.0 mV,V₅、V₆ 可呈 qR、qRs、Rs 或 R型,R 波振幅不超过 2.5 mV。在 V₃、V₄ 导联,R 波和 S 波的振幅大致相等,正常人的胸导联 R 波自 V₁ 至V₆ 逐渐增高,S 波逐渐变小,V₁ 的 R/S 小于 1,V₅ 的 R/S 大于 1。aVR 导联的 QRS 主波向下,可呈 QS、rS、rsr′ 或 Qr 型,aVR 的 R 波一般不超过 0.5 mV。aVL 与 aVF 的 QRS 波群可呈 qR、Rs 或 R 型,也可呈 rS 型。I 导联的 R 波小于 1.5 mV,aVL 的 R 波小于 1.2 mV,aVF 的 R 波小于 2.0 mV。I、II、III 导联的 QRS 波群在没有电轴偏移的情况下,其主波一般向上。时限 0.06~0.10 s,一般≤0.12 s。

4. ST 段　从 QRS 波群的终点到 T 波开始之间的一段。QRS 终末至 ST 段开始的一点为 J 点。正常的 ST 段往往是轻微的向上抬起与 T 波相连。正常人的肢导联 ST 段抬高≤0.1 mV,胸导联中 V₁~V₂ 导联抬高≤0.3 mV,V₃ 导联抬高≤0.5 mV,V₄~V₅ 导联抬高≤0.1 mV,所有肢体导联 ST 段压低一般不能超过0.05 mV。

5. T 波　代表心室激动后复极时所产生的电位。T 波方向大多和 QRS 波主波方向一致。T 波方向在 I、II、V₄~V₆ 导联向上,aVR 导联向下,III、aVL、aVF、V₁~V₃ 导联可以向上、向下或者双向。若 V₁ 导联 T 波向上,则其他胸前导联就不应该再向下。正常情况下,除III、aVL、aVF、V₁~V₃ 导联外,R 波为主的心电图上,T 波不应低于 R 波的 1/10。T 波在胸导联有时可高达 1.2~1.5 mV,亦属正常。

6. U 波　位于 T 波之后一个微小的波,振幅一般不超过 T 波的一半。U 波的意义尚无定论,有学者认为是心室乳头肌或浦肯野纤维的复极波。正常 U 波并不是在每个导联中都明显易见,通常在 V₂、V₃ 导联最明显,心率愈慢,U 波愈明显。

7. Q-T 间期　指 QRS 波群起点至 T 波终点的时间间期,代表心室肌激动的全过程。在正常窦性心律范围内,Q-T 间期的正常范围为 0.32~0.44 s。Q-T 间期随心率的改变而发生变化,心率减慢,Q-T 间期延长,反之则缩短,因此常采用校正的 Q-T 间期(QTc)。最早提出也是目前最常用的为 Baeztt 计算公式:QTc=Q-T/R-R$^{1/2}$。Q-T 间期标准目前尚无定论,建议 Q-T 间期延长的标准为女性≥460 ms,男性≥450 ms;Q-T 间期缩短的标准为男性或女性≤390 ms。

三、小儿心电图特点

小儿处于生长发育阶段,解剖与生理随着年龄的增加而变化,心电图也发生相应变化。新生儿出生后胎盘血液循环停止,肺循环刚刚建立,肺尚未扩张,肺动脉压较高。新生儿及婴幼儿右心房、右心室占优势,心电图上表现为 P 波增高,心电轴右偏;胸壁较薄、膈肌较高,故心前导联电压较高;新陈代谢旺盛,交感神经相对占优势,故表现为心率较快。这些形成了小儿心电图不同时期的变化,年龄越小,变化越大。总体来说,是从右心室优势型逐渐过渡到左心室优势型。

1. 心率　小儿的心率快于成年人,心率的波动范围较大,以后随着发育,心率逐渐减慢,至 10 岁以后即可大致保持为成年人的心率水平。

2. P 波　新生儿期由于肺动脉压较高,在肢体导联可达 0.3 mV。P-R 间期与年龄呈正相关,7 岁以后趋于恒定(0.10~0.17 s),小儿的 QTc 值比成年人略长。

3. **QRS波群特点**　新生儿期的Ⅰ、aVL导联的S波较深,可随年龄增长而变浅。小儿心前区导联的图形更富有年龄的特征:新生儿时期右心前导联R波比左心前导联高,以后随着年龄增长,R_{V_1}逐渐减低,而R_{V_5}逐渐增高;反之,S_{V_1}逐渐变深,S_{V_5}逐渐变浅,至6个月后与成年人近似。新生儿及婴幼儿右心室占优势,故心电轴右偏;胸壁较薄、膈肌较高,故心前导联电压较高。小儿时期Ⅱ、Ⅲ、aVF、V_5、V_6导联常见Q波。

4. **T波**　小儿T波变化有着显著的年龄特征,右心前导联于新生儿时期常表现为T波较低平、倒置。

▶▶▶ 第三节　心房、心室肥大 ◀◀◀

一、心房肥大

(一)左心房肥大(left atrial hypertrophy)

由于左心房电活动的起始与结束都比右心房晚,故当左心房肥大时主要表现为总的心房电活动时间的延长,左心房电活动时限延长易使P波产生双峰或切迹。这是因为正常情况下,左、右心房的波峰几乎同时出现并融合为一个单峰的P波(图5-15-14A)。左心房肥大时心电图表现为:① P波增宽,其时限≥0.12 s;② P波常呈双峰型,两峰时距≥0.04 s,以Ⅰ、Ⅱ、aVL导联明显,又称"二尖瓣型P波";③ V_1导联的P波终末电势(Ptf)≤-0.04 mm·s,Ptf只指V_1导联P波负向振幅和负向持续时间的乘积(图5-15-14B)。必须注意:部分患者左心房不大,但传导时间延迟或房内传导阻滞,其心电图表现也类似于左心房肥大,超声心动图可以鉴别。

(二)右心房肥大(right atrial hypertrophy)

正常情况下,右心房先除极,左心房后除极。当右心房肥大时,除极时限增加,但增加的时间与左心房激动的过程相重叠,故总除极时间并不延长;主要表现为心房除极波即P波起始部分振幅增高(图5-15-14C)。心电图表现为:① P波尖而高耸,其振幅≥0.25 mV,以Ⅱ、Ⅲ、aVF导联表现最为突出,又称"肺型P波";② V_1、V_2导联P波直立时振幅≥0.15 mV,如P波呈双向时,其振幅的算术和≥0.20 mV。值得注意的是,右心房肥大的P波时限通常在正常范围内,唯一例外的是先天性心脏病(尤其是单心室)患者。

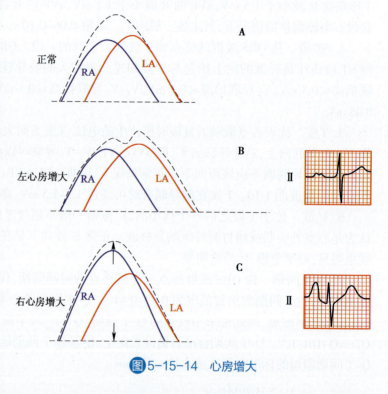

图5-15-14　心房增大

(三)双心房肥大(biatrial hypertrophy)

心电图表现为:① P波增宽≥0.12 s,其振幅≥0.25 mV;② V_1导联P波呈双向,起始部分高而尖,终末部分宽而深,Ptf_{V_1}≤-0.04 mm·s。

必须注意,上述"二尖瓣型P波"和"肺型P波"并不是二尖瓣疾病及肺源性心脏病所特有的唯一指征,而需要结合临床资料,因此不能成为具有病因学诊断价值的心电图改变。

二、心室肥大

心电图对诊断心室肥大特异性低,敏感性较高,需结合临床资料及其他的检查结果,通过综合分析,才能得出正确结论。这是由于左、右心室肥大引起的增大的 QRS 向量方向相反,有可能互相抵消而失去两者各自的心电图特征,以致难于作出肯定诊断,此外,其他因素(如束支阻滞)也可影响左、右心室肥大心电图的诊断价值。

(一) 左心室肥大(left ventricular hypertrophy)

左心室肥大时,使得左心室优势的综合除极向量特征更为突出,具体表现为面向左心室的导联 R 波振幅增高(I 、aVL、V_5 及 V_6),背向左心室的导联 S 波加深(V_1 及 V_2),而传导时间与基础状态相比,则相对延长。心电图表现为(图 5-15-15):

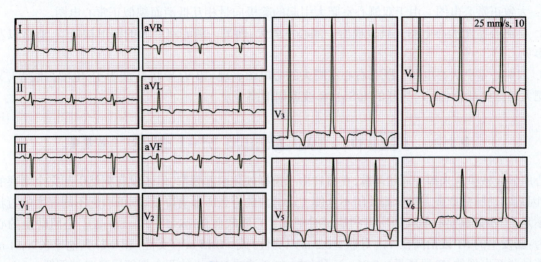

图 5-15-15　左心室肥大

1. QRS 波群电压增高　胸导联 R_{V_5} 或 R_{V_6}>2.5 mV;R_{V_5}+S_{V_1}>4.0 mV(男性)或 >3.5 mV(女性)。肢体导联中,R_I>1.5 mV,R_{aVL}>1.2 mV,R_{aVF}>2.0 mV,R_I+S_{III}>2.5 mV。

2. QRS 波群时限延长　延长到 0.10~0.11 s,但一般 <0.12 s;或 V_5、V_6 导联 QRS 波群起点至 R 峰时限延长。

3. 心电轴轻度左偏　多数在 +0°~-30°。

4. ST-T 改变　在 R 波为主的导联,其 ST 段呈下斜型压低达 0.05 mV 以上,T 波低平、双向或倒置。而以 S 波为主的导联(如 V_1 导联),T 波反而直立。

(二) 右心室肥大(right ventricular hypertrophy)

右心室肥大可引起 QRS 向量向右前方偏转,从而使右胸导联 R 波峰值增加,而背向右心室导联的 S 波变深(I 、aVL、V_5)。正常情况下,左心室的电活动主导心电向量的平衡,这与右心室壁厚度仅有左心室壁的 1/3 有关,只有右心室壁的厚度达到相当程度时,才会显示右心室肥大图形改变,故应用心电图来诊断右心室肥大的敏感性不高。右心室肥大的心电图表现为(图 5-15-16):

1. V_1 导联 R/S≥1,有时可呈 RS、rSR、qR 型(除外心肌梗死);左胸导联的 S 波加深,甚至 V_5 导联 R/S≤1;aVR 导联的 R/q 或 R/S≥1。

2. R_{V_1}+S_{V_5}>1.05 mV(重症 >1.2 mV),aVR 导联的 R 波 >0.5 mV。

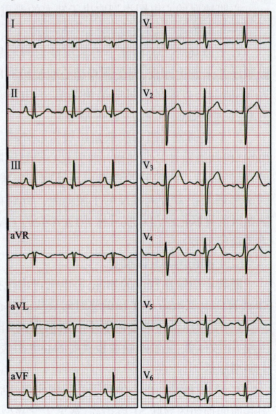

图 5-15-16　右心室肥大

3. 心电轴右偏 额面平均电轴≥+90°（重症时可 >+110°）。

4. ST-T 改变 右胸导联（V₁，V₂）T 波双相或倒置，ST 段压低。

在右心室肥大的心电图诊断中，电轴右偏和右胸前导联明显的前向电压是必须具备的条件，符合的标准越多，诊断的特异性就越高。另一方面，除右心室肥大外，很多其他因素也可导致这样的改变，包括常有的正常变异。因此，结合相应的临床辅助资料至关重要。

（三）双侧心室肥大（biventricular hypertrophy）

由于左、右心室肥大引起的 QRS 向量方向相反而呈现以下三种情况。

1. 大致正常心电图 由于双侧心室肥大引起的除极向量相互抵消而貌似正常心电图。

2. 单侧心室肥大心电图 只表现出一侧心室肥大，而另一侧心室肥大的图形被掩盖，通常以左心室肥大多见。

3. 双侧心室肥大心电图 既有右心室肥大的心电图表现（如 V₁ 导联 R 波为主，电轴右偏等），又有左心室肥大的某些征象（如 V₅ 导联的 R/S>1，R 波振幅增高等）。

▶▶▶ 第四节 心肌缺血与 ST-T 改变 ◀◀◀

心肌的血液供应来源于冠状动脉，在后者由于粥样硬化引起狭窄，但还没有突然引起完全堵塞的情况下，或因冠状动脉痉挛或主动脉瓣关闭不全使主动脉内的舒张压显著降低，则可引起不同程度的冠状动脉供血不足，当不能满足心肌代谢所需的能量时则发生心肌缺血（myocardial ischemia）。心肌缺血的心电图定义为：新发生的 ST 段抬高在 V₂₋₃ 导联≥0.2 mV（男性）或≥0.15 mV（女性）和（或）其他导联≥0.1 mV，两个相邻导联新出现的 ST 段压低≥0.05 mV 和（或）在 R 波或 R/S>1 的两个相邻导联 T 波倒置≥0.1 mV。

一、心肌缺血的心电图类型

心肌缺血的心电图类型取决于缺血的严重程度、持续时间和发生部位。

（一）缺血型 T 波改变（图 5-15-17）

1. T 波高耸 心内膜下心肌层缺血时心肌复极顺序并未发生改变，但受累局部心肌复极时间延迟，不能与心外膜的复极电流相抵消，心电图表现为 Q-T 间期延长和（或）T 波振幅增加。

2. T 波倒置 当心肌缺血扩展至心外膜下心肌层（包括透壁性心肌缺血），则引起心肌复极顺序的逆转，即从心内膜开始逐渐向心外膜方向推进，因而出现与正常方向相反的 T 波向量。此时面向缺血区的导联记录出双肢对称、倒置深尖的 T 波（称之为冠状 T 波）。

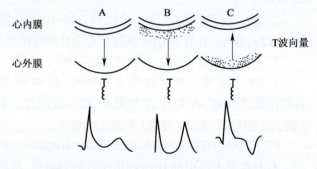

图 5-15-17 心肌缺血与 T 波变化的关系
A. 正常心肌；B. 内膜下缺血，T 波高耸；C. 外膜下缺血或透壁性缺血，T 波倒置

（二）损伤型 ST 段改变

随着心肌缺血程度的加深，心电图可出现损伤型 ST 段改变，即 ST 段上斜型、下斜型、水平型压低及 ST 弓背向上型抬高。ST 段偏移时向量从正常心肌指向损伤心肌（图 5-15-18）。

1. ST 段压低 若心内膜下心肌损伤，ST 段向量背离心外膜面指向心内膜，使位于心外膜面的导联出现 ST 段压低，是心肌缺血最重要的心电图表现。典型的心绞痛发作时，可出现 ST 段水平型、下斜型或上斜型压低。

2. ST 段抬高 若心外膜下心肌损伤（包括透壁性心肌缺血），ST 段向量从心内膜指向心外膜面导联，引起面向损伤区导联 ST 段抬高，常见于变异型心绞痛。

近年来研究发现，心绞痛时心电图上不同的 ST 段表现是由于心肌损伤的程度不同，以不同的方式影

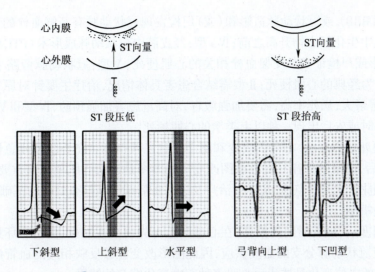

心内膜
心外膜
ST向量
ST向量

ST 段压低
ST 段抬高

下斜型   上斜型   水平型   弓背向上型   下凹型

图 5-15-18 心肌缺血与 ST 段偏移的关系

响了心肌及其代谢过程。典型心绞痛往往因运动量增加或情绪激动所诱发，主要是因耗氧量增加，引起供血不足而致远端心肌的缺氧，心肌进行无氧代谢，消耗大量的糖原储备，同时向细胞外液中摄取大量的糖作为代偿。伴随葡萄糖的摄入，大量钾离子也自细胞外进入细胞内，导致细胞内钾离子增加，细胞内、外钾离子浓度差异常升高，细胞膜出现"过度极化"状态，与周围极化程度相对较低的未损伤心肌形成"舒张期损伤电流"，使缺血部位导联上表现为 ST 段压低。变异型心绞痛的发作与运动量或情绪激动无关，主要因为冠状动脉痉挛性狭窄引起心肌急性严重缺血，部分细胞膜丧失维持细胞内、外钾离子浓度差的能力，因而钾离子自缺血细胞外逸，导致细胞内、外钾离子浓度差降低，细胞膜极化不足，这种情况与急性心肌梗死相似，即由于未损伤部分心肌的极化程度较缺血部分心肌高，从而形成"损伤电流"，使缺血部位导联上表现为 ST 段抬高，相对应导联出现 ST 段压低。

(三) 临床意义

心肌缺血的心电图可仅仅表现为 ST 段改变或者 T 波改变，两者也可能同时出现。临床上发现 50% 以上的冠心病患者未发作心绞痛时，心电图可以正常，而仅于心绞痛发作时有心电图 ST-T 的改变。约 10% 的冠心病患者在心绞痛发作时心电图可以正常或仅有轻度 ST-T 变化。

长时间持续而相对恒定的 ST 段改变和(或)T 波低平、正负双向和倒置，常见于慢性冠状动脉供血不足，ST-T 易变性是心肌缺血心电图的特征之一。心电图上原来 T 波倒置的导联在某些情况下转为直立，称为 T 波假性正常化或 T 波伪改善。T 波假性正常化是诊断心肌缺血的客观证据。

(四) 鉴别诊断

心电图上 ST-T 改变只是非特异性心肌复极异常的共同表现，除冠心病外，心室肥大、束支传导阻滞、预激综合征、心肌病、心肌炎、心包炎、瓣膜病、心包炎、特殊的心脏肿瘤等均可出现此类 ST-T 改变。另外，电解质紊乱、药物(洋地黄、奎尼丁等)、正常变异(如早期复极综合征)及自主神经调节障碍也可引起非特异性 ST-T 改变。因此，在作出心肌缺血或"冠状动脉供血不足"的心电图诊断之前，必须结合临床资料进行鉴别诊断。

二、心肌梗死

心肌梗死(myocardial infarction)是在冠状动脉病变的基础上，发生冠状动脉血供急剧减少或中断，使相应的心肌严重而持久地急性缺血导致心肌坏死。根据病因可对心肌梗死作出以下分型：I型，自发性心肌梗死，由原发冠状动脉事件，如斑块侵蚀和(或)破裂、裂隙或夹层引起；II型，继发于缺血的心肌梗死，由于心肌供氧减少或需氧增加引起，如冠状动脉痉挛、冠状动脉栓塞、贫血、心律失常、高血压或低血压；III型，突发、未预料到的心脏性死亡，包括心脏停搏，通常有心肌缺血的症状，伴随新的 ST 段抬高或新的左束支传导阻滞(LBBB),或冠状动脉造影和(或)尸检发现冠状动脉有新鲜血栓的证据,但死亡发生于可取得血样之前或血中生化标志物升高之前;Ⅳa型:经皮腔内冠状动脉成形术(PTCA)相关的心肌梗死;Ⅳb型:冠状动脉造影或尸检证实与支架血栓相关的心肌梗死;Ⅴ型:冠状动脉旁路手术(CABG)相关的心肌梗死。其中Ⅰ型为经典的心肌梗死;Ⅱ型需结合患者具体情况,治疗主要针对原发病,而不是盲目进行介入治疗;Ⅲ型危害最大,病死率高,需要加强教育,对高危患者加强预防;Ⅳ型和Ⅴ型都与手术操作相关。有时患者可能同时或先后出现一种以上类型的心肌梗死。

临床诊断心肌梗死依靠症状、心电图改变和酶学变化三项指标。在心肌梗死急性期,三项指标可能同时具备;急性期过后,遗留的往往只有心电图改变。心电图是诊断心肌梗死最重要和最基本的临床检测方法,正确判读心电图,尤其在急诊,是介入治疗及进一步后续诊断检查处理的基础。

(一) 基本图形及机制

冠状动脉发生闭塞后,随着时间的推移,在心电图上可先后出现缺血、损伤和坏死3种类型的图形。各部分心肌接受相应冠状动脉分支的血液供应,因此图形改变能够反映相应的血管病变,具有显著的区域特点。心电图显示的电位变化是梗死后心肌多种心电变化综合的结果。

1. "缺血型"改变 冠状动脉急性闭塞后,最早出现的变化是缺血型T波改变。通常缺血最早出现在心内膜下心肌层,使面向缺血区的导联出现T波高而直立;若缺血发生在心外膜下肌层,则面向缺血区的导联出现T波倒置。缺血使心肌复极时间延长,特别是3位相延缓,引起Q-T间期延长。

2. "损伤型"改变 随着缺血时间延长,缺血程度进一步加重,则会出现"损伤型"ST段改变,即面向损伤心肌的导联出现ST段抬高。两个或两个以上解剖学结构相邻导联ST段改变达到或超过规定的上限就可以诊断急性心肌梗死(AMI)。临床遇到疑为AMI患者,首要的问题是区别其为ST段抬高型或非ST段抬高型,前者冠状动脉内含大量纤维蛋白的红色血栓,而后者主要是富含血小板的白色血栓,因为两者机制有显著的区别而影响其临床表现、危险分层及预后。

3. "坏死型"改变 心肌缺血进一步加重,导致心肌细胞变性、坏死。坏死的心肌细胞丧失了电活动,梗死部位心肌不再产生心电向量,而正常健康心肌仍照常除极,致使产生一个与梗死部位相反的综合向量。如果心肌坏死位于QRS起始向量40 ms除极部位,且心肌坏死的面积足够大,则可能在面向坏死心肌的导联出现起始部的负向波,即病理性的Q波(时限≥0.04 s,振幅≥1/4R)(图5-15-19)。

临床上,当冠状动脉某一分支发生闭塞,则受损伤部位中心区的心肌发生坏死,直接置于坏死区的电极记录到异常Q波或QS波;靠近坏死区周围受损心肌呈损伤型改变,记录到ST段抬高;而外侧受损较轻的心肌则呈缺血型改变,记录到T波倒置。体表心电图导联可同时记录到心肌缺血、损伤和坏死的图形改变(图5-15-20),因此,若上述3种改变同时存在,则急性心肌梗死的诊断基本确立。

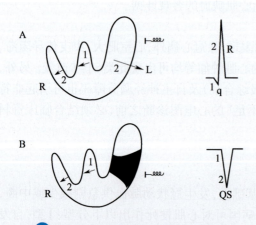

图5-15-19 坏死性Q波的形成机制

A. 正常心室除极自室间隔开始逐渐扩展至左、右心室,电极置于左心室心外膜面可记录到qR波群;B. 透壁性心肌梗死时,于左心室心外膜面可记录到QS波群

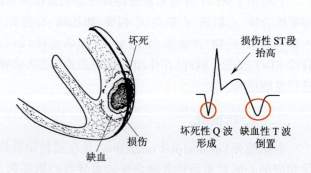

图5-15-20 急性心肌梗死后心电图上产生的特征性改变

（二）心肌梗死的图形演变及分期

典型的心肌梗死有其特有的演变规律,根据心电图变化的特点,可以分为4个时期,但是,由于临床治疗手段不断提高,闭塞的冠状动脉得以及时再通,大大缩短了各期的进程（图5-15-21）。

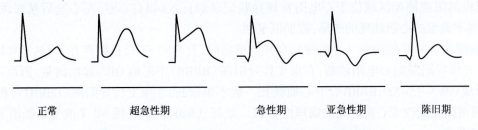

| 正常 | 超急性期 | 急性期 | 亚急性期 | 陈旧期 |

图5-15-21　典型的急性心肌梗死图形演变过程及分期

1. **超急性损伤期**　心电图改变多为一过性,其时间范围在数分钟至数小时,多数情况下患者的心电图在数分钟后进展为急性期。其特点为:① 相应导联的R波上升支上升缓慢,导致心室壁激动时间延长（≥45 ms）及QRS波时间延长（≥120 ms),此种情况称为急性损伤阻滞;② ST段斜行上升,与其后的T波相连,对应导联的ST段斜行下移;③ T波高耸（相对于既往的心电图）,波峰由圆钝变为较尖锐、双支对称。

2. **急性期**　也称充分发展期,ST段逐渐呈弓背抬高,高耸的T波下降,抬高的ST段与T波融合形成单向曲线,两者难以区分,对应导联的ST段呈相反变化,但ST段抬高程度可能与相对应导联ST段压低的程度不同。T波可呈对称性倒置（冠状T波）,病理性Q波在数十分钟至2 h后出现。急性期的心电图开始于梗死后数小时或数日,可持续到数周,但形成室壁瘤的患者抬高的ST段可以持续存在多年。

3. **稳定演变期**　也称亚急性期,这一阶段发生在急性心肌梗死数周到数月。此期以坏死及缺血图形为主要特征,抬高的ST段基本恢复至基线,坏死型Q波可持续存在,缺血型T波由倒置较深逐渐变浅。

4. **陈旧期**　也称愈合期,常出现在心肌梗死3~6个月或更久。此期上移的ST段回落,T波可以正常或呈对称性倒置,多数患者的T波呈缺血性改变并有较低的R波,已经形成的病理性Q波可长期存在,或逐渐减小、消失。

（三）心肌梗死的定位诊断

心肌梗死的部位与冠状动脉的供血区域相关,并与这些区域相应的导联明确关联。因此,对心肌梗死时心电图变化的判定越准确,则对梗死部位的定位就越准确。与近期冠状动脉造影结果相联系,心电图如有病理性Q波、ST段改变等可以更加精确地定位病变血管,甚至病变位置,如近端或远端病变（表5-15-1）。

表5-15-1　心肌梗死的心电图定位诊断

梗死部位	Q波或ST段抬高的导联	冠状动脉病变的位置
前壁	V_3、V_4（可有V_2）	前降支远端
前间壁	V_1~V_3	前降支的室间隔支
广泛前壁	I、aVL、V_1~V_6	左冠状动脉主干或前降支+旋支
侧壁	I、aVL、V_5~V_6	旋支的右侧支
高侧壁	I、aVL	旋支的钝缘支或前降支的对角支
下壁	II、III、aVF	右冠状动脉或旋支发出的后降支
正后壁	V_7~V_9	右冠状动脉或旋支
右心室	V_{3R}~V_{5R}	右冠状动脉或前降支+圆锥支

（四）心肌梗死的不典型图形改变和鉴别诊断

1. **心肌梗死的不典型图形改变**

（1）无Q波型心肌梗死　是指心电图上无病理性Q波,只有ST段抬高或压低及T波倒置,ST-T改变可呈规律演变,这类心肌梗死需要结合心肌酶谱及临床表现以明确诊断。以往称为非透壁性心肌梗死,即心室壁坏死未累及心室全层,但近年研究发现,无 Q 波型梗死既可以是透壁的,亦可是非透壁的。此种不典型心肌梗死较多见于多支冠状动脉病变,因为不同部位病变所产生的电位变化可相互抵消。此外,若梗死范围较局限或梗死区域位于心电图常规导联记录的盲区(如右心室、左心室后基底段、孤立正后壁),也可出现不典型的心肌梗死的图形,需加以鉴别。

(2) 心肌梗死合并其他病变　心肌梗死合并室壁瘤时,升高的 ST 段持续存在,可达半年以上。心肌梗死合并束支传导阻滞的心电图诊断:右束支传导阻滞(RBBB)不影响 QRS 起始向量,因而不影响病理性 Q 波的形成(图 5-15-22),RBBB 合并心肌梗死一般不难诊断;左束支传导阻滞(LBBB)可影响 QRS 起始向量,因而可掩盖或改变心肌梗死的病理性 Q 波。此外,LBBB 时继发性 ST-T 改变可抵消 AMI 出现的原发性 ST-T 改变。

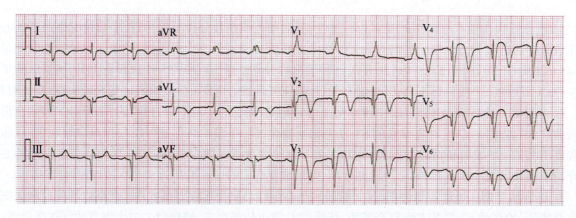

图5-15-22　急性心肌梗死合并右束支传导阻滞

2. 心肌梗死的鉴别诊断　导致 ST 段异常的因素有很多,要重视除心肌梗死以外导致 ST 段抬高的因素(图 5-15-23)。心包炎、高钾血症、急性心肌炎、特殊的心脏肿瘤、Osborn 波,以及正常变异(如早期复极综合征)等均可引起 ST 段抬高,但与心肌梗死引起的 ST 段改变有所不同,后者往往呈动态改变,需

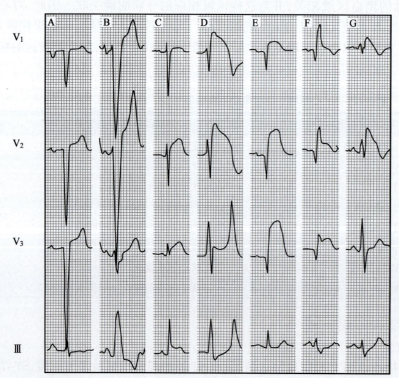

图5-15-23　ST 段抬高的鉴别诊断

A. 左心室肥厚;B. LBBB;C. 急性心包炎;D. 高血钾;E. 急性前间壁心肌梗死;F. 急性前间壁心肌梗死伴 RBBB;G. Brugada 综合征

要注意鉴别。异常 Q 波不一定都提示为心肌梗死,顺钟向转位、左心室肥大、B 型预激综合征及左束支传导阻滞时,均可出现异常 Q 波或"QS"波,但缺乏动态改变。仅当异常的 Q 波、抬高的 ST 段以及倒置的 T 波同时出现,并具有一定的演变规律,才是急性心肌梗死的特征性改变。

▶▶▶ 第五节 心 律 失 常 ◀◀◀

正常的心脏激动起源于窦房结,通过心房内传导,引起右心房和左心房激动,然后缓慢通过房室间的正常通道房室结后,快速激动希氏束、两侧束支、浦肯野纤维,最后到达心室肌,使心室除极。如果心脏激动的起源异常或(和)传导异常,就称为心律失常。心电图是心律失常诊断最简便、最可靠的手段之一,可以诊断大约 90% 的心律失常,大约 10% 的心律失常需要其他辅助检查甚至心内电生理检查方可确定诊断。心律失常按照形成原因大致分为三类,即激动起源异常、激动传导异常及激动起源异常合并传导异常(图 5-15-24)。

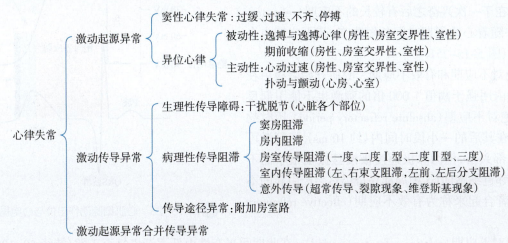

图 5-15-24 心律失常的分类

一、概述

(一) 激动起源异常

激动起源异常分为两类:① 窦房结自身激动异常;② 异位节律,心脏激动全部或部分起源于窦房结以外的部位。异位节律又分为主动性和被动性两种,主动性是指异位节律点的自律性增强或触发活动所发放冲动的频率超过窦房结频率,被动性则因为窦房结发放激动的频率过缓或被阻滞,低位节律点按其固有频率发放冲动。

(二) 激动传导异常

激动传导异常中,最多见的是传导阻滞,表现为传导延缓或传导中断,可以是传导系统本身的病变而引起阻滞,也可以是激动落在传导系统的绝对或相对不应期,引起功能性阻滞;另一类是激动通过房室间的异常旁路传导,使部分心肌提前激动。

(三) 激动起源异常合并传导异常

激动起源异常和传导异常合并存在时,两者相互作用,组合成更为复杂的心律失常。

二、心肌电生理

心肌细胞具有自律性、兴奋性、传导性和收缩性,前三者与心律失常密切相关。

(一) 自律性

自律性指心肌在不受外界刺激的影响下能自动地、规律地产生兴奋及发放冲动的特性。自动节律产生的原理是自律性心肌细胞在静息状态下(即动作电位的 4 位相时)能自动发生缓慢除极,达到阈电位水平时激活离子通道,产生一个新的动作电位。心房肌和心室肌细胞一般不具有起搏功能,称为工作心肌细胞。起搏细胞常聚集存在,构成起搏点,例如窦房结内就有数以千计的起搏细胞,其他有起搏细胞的部位包括冠状静脉窦区、心房传导组织、房室交界区、希氏束、束支和浦肯野纤维等。窦房结的自律性最高,正常为 60~100 次 /min;房室交界区次之,为 40~60 次 /min;希氏束以下最低,仅 25~40 次 /min。正常情况下,因窦房结起搏点频率最高,为正常心脏的主导节律,称窦性心律。如某一异位起搏点频率超过窦性频率,则可取而代之成为主导节律而构成快速异位心律。

(二) 兴奋性

心肌细胞对受到的刺激作出应答性反应的能力称为兴奋性或应激性,这种反应通常表现为细胞膜通透性改变,产生动作电位,并以一定形式向周围扩布,工作心肌细胞兴奋并引起收缩。不同细胞或同一种细胞在不同状态下,其兴奋性有所不同。心肌细胞兴奋性特殊之处在于一次兴奋之后有较长的不应期(refractory period),并随着心动周期时间长短改变,其不应期也会发生变化(图 5-15-25)。

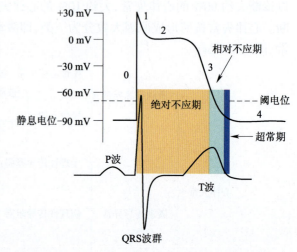

图 5-15-25　心肌细胞动作电位与心电图的关系

1. 绝对不应期和有效不应期　心肌开始除极后在一段时间内用强于阈值 1 000 倍的刺激也不能引起反应,称为绝对不应期(absolute refractory period),历时约 200 ms。在其后的一小段时间内(约 10 ms),强刺激可以产生局部兴奋,但因除极速度极慢且振幅很小而不能扩布到邻近细胞(但这种局部兴奋仍然会产生新的不应期),两者合起来称为有效不应期(effective refractory period)。

2. 相对不应期(relative refractory period)　在此期间兴奋性由低逐渐恢复至正常(持续 50~100 ms,相当于动作电位恢复至 –60~–80 mV 期间),较强刺激才能引起激动,且除极化速度和幅度均较正常低、传导慢且易发生递减传导,由此而新产生的不应期也较短,故易发生心律失常。心室的相对不应期相当于心电图 T 波降支处。

有效不应期加上相对不应期称总不应期,为 250~400 ms。从绝对不应期到相对不应期前一半的一段时间,心肌细胞的兴奋性已开始恢复,但不一致,各部分心肌的兴奋性和传导速度差异显著,此时若受到一适当强度的刺激,可发生多处的单向阻滞和折返激动而引起颤动,称为易颤期或易损期(vulnerable period)。心室的易颤期相当于心电图上 T 波顶峰偏前约 30 ms 处,心房的易颤期相当于心电图上 R 波的降支和 S 波的时间。快反应细胞(心房肌、心室肌及希氏束、束支、浦肯野纤维细胞)兴奋性的周期性变化既依赖于复极电压,也依赖于时间,但严格地讲,不应期的变化与动作电位时程的变化并不一定成正比,不应期取决于钠通道失活后再次激活的恢复时间,而动作电位则取决于钾通道的开放情况。慢反应细胞(窦房结、房室结细胞)兴奋性的周期性变化只依赖于时间,其不应期可持续到跨膜电位完全恢复之后的某一时间。

3. 超常期　在相对不应期之后,相当于从 –80 mV 到复极完毕的一段时间,跨膜电位小于正常,用稍低于阈值的刺激也能激发动作电位的产生,称之为超常期,以后心肌细胞就进入正常兴奋状态。心室兴奋的超常期相当于心电图上 T-U 连接处。

(三) 传导性

一处心肌激动时能自动地向周围扩布称为心肌的传导性。心肌细胞之间兴奋的传导主要是通过闰盘部位的联络进行,心肌各部分的传导速度并不相同。心脏内有一部分心肌细胞的主要功能就是传导,加上起搏细胞群,构成了特殊的起搏传导系统:窦房结、结间束、房室结、希氏束、束支及其分支和浦肯野纤维。以浦肯野纤维及束支传导速度最快,房室结最慢。但传导速度受很多因素影响,如动作电位的舒张期膜电位和 0 位相的除极速度、局部组织有无病变及下面的心肌组织接受刺激产生兴奋的能力。一般来说,处于不应期的心肌使得下一次激动不能或减慢传导。

心肌传导功能异常有以下几种表现形式:完全性传导阻滞、单向阻滞、隐匿性传导、传导延迟以及折返激动等,均与心律失常的发生密切相关。

三、窦性心律及窦性心律失常

起源于窦房结的心律称为窦性心律,包括正常窦性心律和窦性心律失常两大类。窦性心律失常是指起源于窦房结的激动异常或者窦房结传导至心房阻滞,包括窦性心动过速、窦性心动过缓、窦性心律不齐、窦房传导阻滞、窦性停搏及病态窦房结综合征。

(一) 窦性心律

普通心电图不能记录到窦房结的激动电位,只能根据窦性激动引起的心房 P 波的出现规律及特点推测窦房结的电活动。窦性心律时,心房除极向量由右前上方指向左后下方。窦性 P 波的特点:P 波在 I、II、aVF、V$_4$~V$_6$ 导联直立,aVR 导联倒置;P 波规律出现,频率 60~100 次 /min;P-P 间期相差 ≤0.12 s(图 5-15-26)。

(二) 窦性心动过速

窦性心动过速的特点是:窦性 P 波,频率超过 100 次 /min;P-R 间期、QRS 波群时限和 Q-T 间期可相应缩短,但 P-R 间期 ≥0.12 s,可伴继发性 ST-T 改变(图 5-15-27)。通常窦性心动过速是在各种生理性、病理性、药源性或联合刺激因素作用下,心率逐渐增快,终止时逐渐减慢至正常水平。这种现象通常为一过性,常见于运动、紧张、发热、甲状腺功能亢进、贫血、心肌炎、不恰当窦性心动过速、直立性心动过速综合征等情况。

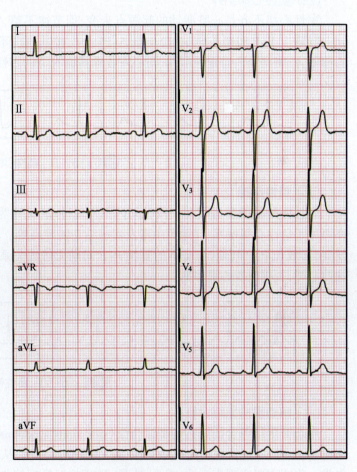

图 5-15-26　窦性心律

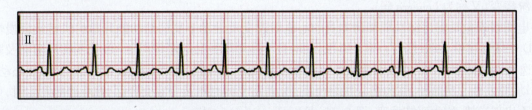

图 5-15-27　窦性心动过速

(三) 窦性心动过缓

窦性心动过缓的特点是:窦性 P 波,频率低于 60 次 /min;P-R 间期 >0.12 s(图 5-15-28)。可见于健康的成年人,尤其是运动员、老年人和睡眠状态时,其他病理情况,如颅内压增高、血钾过高、甲状腺功能减退、低温以及应用洋地黄、β 受体阻滞药等药物。经典的黑 – 伯反射描述的是肺参与心脏调控的生理

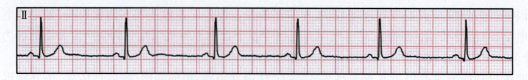

图 5-15-28　窦性心动过缓

现象,当肺膨胀时导致反射性心动过缓并抑制吸气。平静呼吸时,该反射不参与呼吸调节,而在某些病理状态下,如慢性阻塞性肺疾病、肺炎及低碳酸血症等,该反射参与呼吸调节。

(四) 窦性心律不齐

窦性心律不齐是心脏激动的起源点未变,但节律不整,常与窦性心动过缓同时存在。心电图表现为同一导联上 P-P 间期差异 >0.12 s(图 5-15-29),按其表现不同分为呼吸性窦性心律不齐、非呼吸性窦性心律不齐、窦房结内游走性节律、与心室收缩排血有关的窦性心律不齐及异位节律诱发的窦性心律不齐。

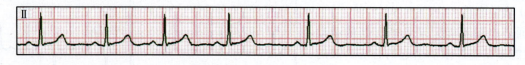

图 5-15-29　窦性心律不齐

(五) 窦性停搏

窦性停搏是指窦房结在一段时间内不发放冲动,又称为窦性静止。多因强烈的迷走神经反射所致,亦可见于急性心肌梗死、洋地黄中毒及窦房结功能障碍等。心电图表现为规律的 P-P 间期后突然无 P 波发生,形成长 P-P 间期,与基本的窦性 P-P 间期无倍数关系(图 5-15-30)。多数在停搏之后出现逸搏或逸搏心律,否则出现心脏停搏。

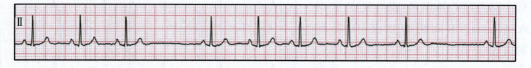

图 5-15-30　窦性停搏

(六) 病态窦房结综合征

病态窦房结综合征简称病窦综合征(sick sinus syndrome, SSS),又称窦房结功能不全。由窦房结及其邻近组织病变引起窦房结起搏功能和(或)窦房传导障碍,从而产生缓慢性心律失常和继发的快速性心律失常。临床主要表现为心悸、乏力、头晕、黑矇甚至晕厥等症状。SSS 最常见的病因为心脏传导系统退行性变。除累及窦房结及其邻近组织外,部分患者可合并房室交界区病变,若同时累及左、右束支则称为全传导系统病变(又称为 Lenegre 病)。

心电图表现包括窦房结功能障碍本身的心电图改变及继发于窦房结功能异常的快速或缓慢性心律失常:① 持续性窦性心动过缓,心率 <50 次 /min,且不易用阿托品等药物纠正;② 窦房传导阻滞及窦性停搏;③ 逸搏或逸搏心律;④ 在显著窦性心动过缓的基础上,伴随快速性房性心律失常,如房性心动过速、心房扑动、阵发性心房颤动,称为慢 - 快综合征;⑤ 若病变同时累及房室交界区,窦性停搏发生时,可有较长时间不出现逸搏,称为双结病变(图 5-15-31)。

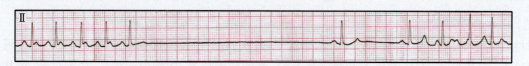

图 5-15-31　病态窦房结综合征

四、期前收缩

期前收缩又称为过早搏动,简称早搏,是临床最常见的心律失常之一。期前收缩是在窦性或异位心律的基础上,心脏某一节律点发放比基础心律提前出现的激动,过早地引起心脏部分或全部除极。

(一)期前收缩产生的机制

期前收缩产生的机制有:① 折返机制;② 触发活动,包括早期后除极及晚期后除极;③ 自律性增强。根据期前收缩的发生部位可分为:房性、房室交界性及室性期前收缩,其中室性期前收缩最常见,房室交界性较少见。根据期前收缩发生的频度可分为偶发和频发。某些频发的期前收缩有一定规律,如期前收缩与窦性心律交替出现时成为二联律,而每两个窦性心搏后跟随一个期前收缩时成为三联律。根据异位起搏点的数目及形态分为单源性、多源性及多形性期前收缩。单源性期前收缩是指同一导联中出现的异位搏动其形态及联律间期均相同。多源性期前收缩是指同一导联中出现 2 种或 2 种以上形态不同且联律间期不等的异位搏动。多形性期前收缩是指早搏形态各异但联律间期相等。

期前收缩可以发生于正常人,但多见于器质性心脏病患者,如冠心病、心肌病、心肌炎及甲状腺功能亢进等。

(二)期前收缩相关常用概念

1. 联律间期　是指期前收缩与前次主导节律心搏间的间隔。

2. 代偿间期　亦称早搏后间期,是从提前出现的激动到下次基础心律心搏间的一段较长的间期。

3. 代偿间歇　是指联律间期与代偿间期之和,即包含期前收缩在内的前后两个基础心搏之间的间期,分为完全和不完全代偿间歇。由于房性异位激动常可逆传至窦房结而致其节律重整,因而房性期前收缩大多为不完全代偿间歇,而房室交界性和室性期前收缩往往表现为完全代偿间歇。

4. 插入性期前收缩　是指插入在两个相邻正常窦性搏动之间的期前收缩。

(三)不同起源部位的期前收缩心电图特征

1. 房性期前收缩(图 5-15-32)　① 提前出现 P′波,形态与窦性 P 波不同,可呈直立、双相、低平或倒置;② 能下传心室者,P′-R 间期 >0.12 s,且常较窦性 P-R 间期为长;③ 部分期前收缩过早的 P′波后无 QRS 波群跟随,称为房性期前收缩未下传;④ 代偿间歇多不完全,即期前收缩前后两个窦性 P 波间距小于正常 P-P 间距的 2 倍;⑤ 房性期前收缩的 QRS 波群一般正常,如呈宽大畸形者表示伴有室内差异性传导;⑥ 同一导联中有 2 种或 2 种以上形态不同的 P′波过早出现且配对间期不相等,称为多源性房性期前收缩。

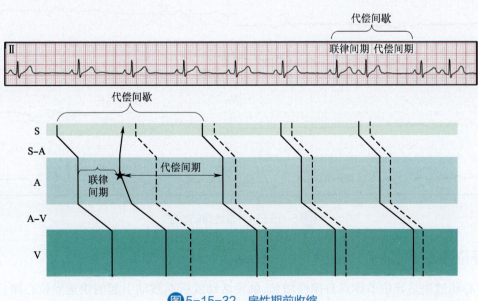

图 5-15-32　房性期前收缩

2. 房室交界性期前收缩（图 5-15-33） ① QRS 波群过早出现，其前无窦性 P 波，形态与窦性下传者基本相同；② 出现逆行 P′波（P 波在Ⅱ、Ⅲ、aVF 导联倒置，aVR 导联直立），可位于 QRS 波之前（P′-R 间期 <0.12 s）、之后（R-P′间期 <0.20 s），或与之重叠；③ 代偿间期多完全；④ 如伴室内差异性传导时，QRS 波群可增宽。

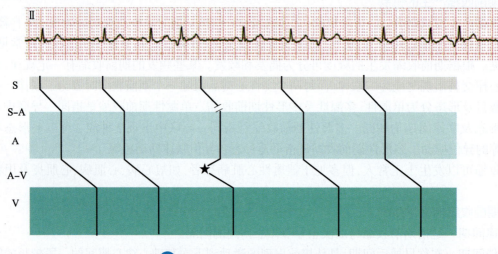

图 5-15-33 房室交界性期前收缩

3. 室性期前收缩（图 5-15-34） ① QRS 波群提前出现，其前无 P 波或无相关的 P 波；② QRS 波宽大畸形，时限 >0.12 s，T 波方向多与主波方向相反；③ 常呈完全代偿间歇，即期前收缩前后两个窦性 P 波间距等于正常 P-P 间距的 2 倍。

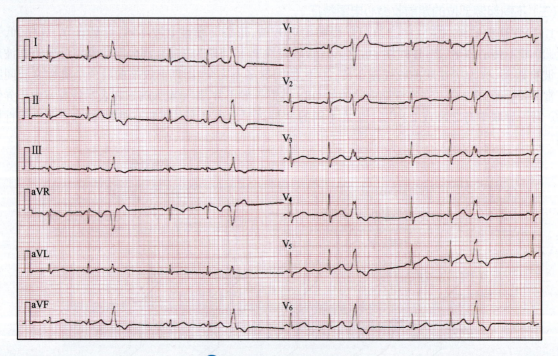

图 5-15-34 室性期前收缩

五、异位性心动过速

异位性心动过速是异位节律点自律性增加、触发活动或折返激动引起的快速异位心律（连续出现 3 次或 3 次以上的期前收缩），根据异位节律点发生的部位可分为房性、交界性及室性心动过速。起源于希氏束分支以上部位的心动过速,统称为室上性心动过速,发作时心电图 QRS 波大多不增宽;而起源于希氏束分支以下部位的心动过速,则称为室性心动过速,发作时心电图 QRS 波大多宽大畸形。

1. 阵发性室上性心动过速(paroxysmal supraventricular tachycardia,PSVT)　常有突发突止特点,频率通常在 140~220 次 /min,节律规则,QRS 波形态一般与窦性时相似(若伴室内差异性传导,可呈宽 QRS 波),ST 段压低和 T 波倒置常见(图 5-15-35)。临床上最常见的 PSVT 是旁道介导的房室折返性心动过速以及房室结双径路引发的房室结折返性心动过速。PSVT 可见于任何年龄,与器质性心脏病无明确关系,可以通过导管射频消融术根治。阵发性房性心动过速约占 PSVT 总数的 10%,P'波形态常与窦性心律不同,心率常在 100~250 次 /min,P'-R 间期正常或延长,心房率过快时可以出现 2：1 或 3：1 的房室传导。

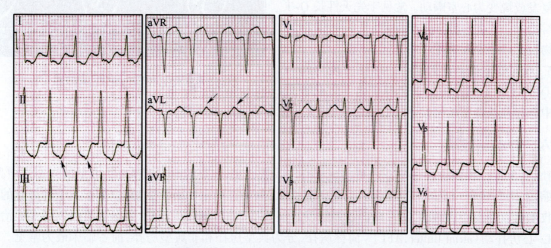

图 5-15-35　阵发性室上性心动过速

2. 室性心动过速(ventricular tachycardia,VT)　连续 3 个或 3 个以上的室性期前收缩称为室性心动过速,其起源位于希氏束分支以下的特殊传导系统和(或)心室肌。心电图表现为(图 5-15-36):① QRS 波宽大畸形,时限通常 >0.12 s,ST-T 方向常与主波方向相反;② 心率多为 150~250 次 /min,节律可略不规则;③ 可出现房室分离(P 波和 QRS 波无关系),或心室夺获(心房激动提前夺获心室或发生室性融合波)(图 5-15-37);④ QRS 波群后偶有逆行 P'波,此为心室异位起搏点激动心室后逆传至心房所致。

3. 非阵发性心动过速(nonparoxysmal tachycardia)　又称加速性心动过速。加速性房性、交界性或室性自主节律使异位节律点的自律性增高,多见于器质性心脏病。其发作特点为逐渐起病,缓慢终止,频率介于逸搏节律与阵发性心动过速之间。交界性非阵发性心动过速的心率多为 70~130 次 /min,室性心率

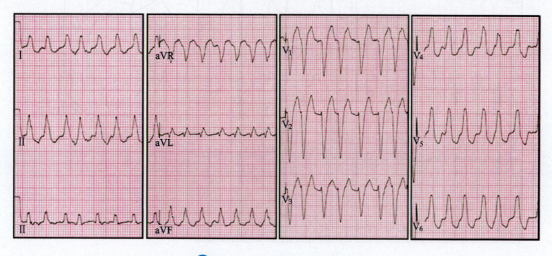

图 5-15-36　室性心动过速(1)

多在 60~100 次 /min。由于心动过速频率与窦性心律相近,易发生干扰性房室脱节,或出现各种融合波及夺获心律。

4. 尖端扭转型室性心动过速(torsade de pointes, TDP) 是指持续短阵的宽大畸形的 QRS 波群,形态多变,其主波方向以每 3~10 个心搏围绕着基线不断扭转而发生周期性变化,其发生机制尚不清楚。TDP 每次发作持续数秒到数十秒,可自行终止,但容易复发或蜕变为心室颤动。常见于先天性长 Q-T 间期综合征、严重的房室传导阻滞、低钾低镁和某些药物引起(胺碘酮、奎尼丁等)。

5. 双向性室性心动过速 心电图表现为同一导联 QRS 波群主波方向上下交替变化。多见于洋地黄中毒和儿茶酚胺敏感性室性心动过速,偶见于无器质性心脏病者。

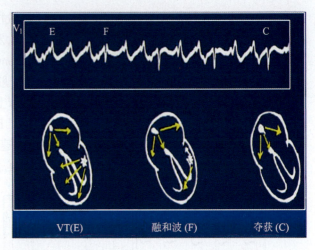

图 5-15-37 室性心动过速(2)

六、扑动与颤动

扑动(flutter)和颤动(fibrillation)可出现于心房或者心室,主要的电生理基础为心肌的兴奋性增高、不应期缩短,同时伴有一定的传导障碍。近年研究提示,颤动亦可由期前收缩触发(如起源于肺静脉的房性期前收缩可以诱发心房颤动,室性期前收缩触发心室颤动),祛除触发因素后,部分患者可以得到根治。

1. 心房扑动(atrial flutter, AFL) 简称房扑,分为典型房扑和非典型房扑,前者临床最为常见。典型房扑又称为 I 型房扑、三尖瓣峡部依赖型房扑。其发病机制比较明确,属于大折返型房扑,其缓慢传导区位于三尖瓣峡部。临床多为阵发性发作,也有持续性发作者。心电图特点是(图 5-15-38):P 波消失,代

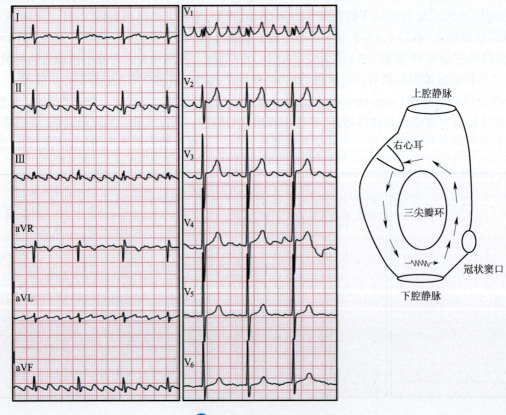

图 5-15-38 心房扑动

之以大锯齿样扑动波(F 波)。通常 F 波之间无等电位线,F 波多数在Ⅱ、Ⅲ、aVF 及 V₁ 导联中清晰可见,其波幅大小、形态及时限均规则,频率在 250~350 次 /min 之间,大多以固定房室比例(2∶1 或 4∶1)下传,故心室率规整,偶有不等比例下传或伴有文氏传导现象,心室率则不规整。房扑时 QRS 波时限一般不增宽,如合并差异性传导,亦可增宽。

对于三尖瓣峡部依赖型房扑,可以通过消融三尖瓣环至下腔静脉口之间的后位峡部,阻断折返环的关键峡部而达到根治。

2. 心房颤动(atrial fibrillation,AF) 简称房颤,是临床最常见的室上性心律失常之一。房颤时心房失去有效的收缩与舒张,其泵血功能恶化甚至丧失,易形成附壁血栓。房颤时规则而有序的心房电活动丧失,代之以快速无序的颤动波,加之房室结本身递减传导特性,引起心室不规则的反应。体表心电图表现为(图 5-15-39):窦性 P 波消失,代之以大小、形态及时限均不规则的颤动波(f 波,频率在 350~600 次 /min),通常以 V₁ 导联最为明显;心室率绝对不规整;有时因为心率快,或者前一个 R-R 间期偏长而与下一个 QRS 波相距较近时,容易出现室内差异性传导,酷似室性期前收缩,应当注意鉴别诊断。近十年的研究提示,房颤可由肺静脉内异位活动触发,通过肺静脉电隔离可以治愈房颤。

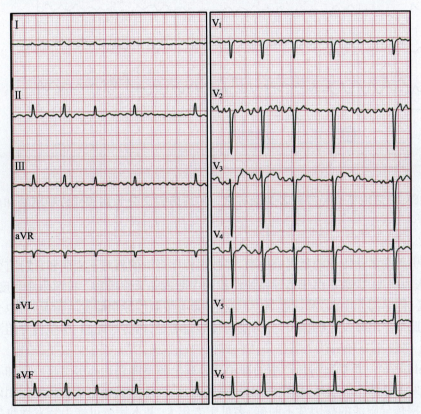
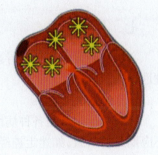

图 5-15-39 心房颤动

3. 心室扑动(ventricular flutter)和心室颤动(ventricular fibrillation) 均是极严重的致死性心律失常。心室扑动是较快而规整的心室激动,目前认为其机制为心室内折返。心室扑动常短时间存在,可自行终止,或恢复为原来的心律,或蜕变为心室颤动。心室扑动的发生一般需具备两个条件,其一是缺氧或代谢异常引起心室明显受损,其二是异位搏动落在心室易颤期内。心室扑动的心电图表现为:① 正常 QRS 波消失,代之以规则的、振幅相似的连续大正弦波;② 频率在 200~250 次 /min(图 5-15-40)。

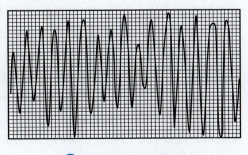

图 5-15-40 心室扑动

心室颤动是快速不规整的心室激动,心室完全失去泵血功能,常常是心脏停搏前的征象。多由心室扑动蜕变而来,亦可见于遗传性心律失常,如 Brugada 综合征、长 QT 综合征和致心律失常右心室心肌病等。新近研究显示,部分特发性心室颤动是由起源于心室或浦肯野纤维网的室性期前收缩所触发,经射频消融去除触发因素后可达到治疗目的。心电图表现为:① QRS 波完全消失,代之以形态不同、大小各异和不规则的颤动波;② 频率在 250~500 次 /min(图 5-15-41)。

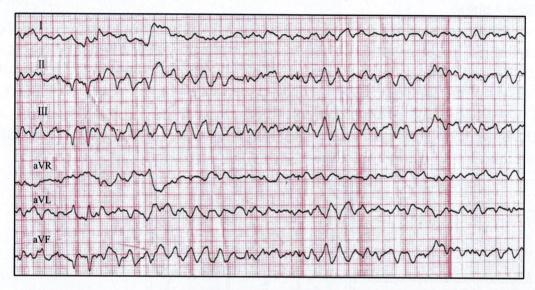

图 5-15-41　心室颤动

七、传导异常

心脏传导异常包括传导障碍、异常传导途径或两者兼而有之。传导障碍又分为病理性传导阻滞和生理性干扰脱节。

(一)心脏传导阻滞

心脏传导阻滞是各种病因引起的激动传导的延迟或阻断,多数因传导组织的相对不应期和(或)有效不应期延长所致,如迷走神经张力增高,少数是由于传导系统组织的中断或先天性畸形。按照阻滞程度,可以分为一度(传导延缓)、二度(传导部分中断)和三度(传导完全中断);按照传导阻滞发生情况,可以分为永久性、暂时性及渐进性;按照传导阻滞发生的部位,分为窦房传导阻滞、房内传导阻滞、房室传导阻滞和室内传导阻滞。

1. 窦房传导阻滞(sinoatrial block)　是指窦房结产生的冲动部分或全部不能到达心房引起心房和心室停搏。短暂的窦房传导阻滞见于急性心肌梗死、急性心肌炎、高钾血症、洋地黄或奎尼丁类药物作用以及迷走神经张力过高。慢性窦房传导阻滞的病因常不明确,多见于老年人,基本病变可能为特发性窦房结退行性变,其他常见病因为冠心病和心肌病。按其阻滞程度可分为一度、二度和三度,但只有二度窦房传导阻滞才能从心电图上作出诊断。二度 I 型窦房阻滞时,窦房传导时间逐渐延长,但延长的绝对值减少,心电图表现(图 5-15-42):窦性 P-P 间期逐渐缩短,直至 P 波脱漏并出现一个长的 P-P 间期,其长度短于两个 P-P 间期;二度 II 型窦房传导阻滞时,心电图表现为 P 波之间出现长间歇,是基本 P-P 间期的倍数。窦性停搏则没有这样的倍数关系,可据此进行鉴别。

2. 房内传导阻滞　指冲动在心房内或左、右心房间传导发生障碍,可分为不完全性心房内传导阻滞和完全性心房内传导阻滞,以前者多见。心房内有前、中、后三条结间束连接窦房结与房室结,同时也激动心房。连接右心房与左心房的主要为上房间束(系前结间束的房间支,又称 Bachmann 束)和下房间束。房内传导阻滞一般节律规整,以不完全性房内传导阻滞多见,主要是上房间束传导障碍。心电图表现为 P 波增宽≥0.12 s,出现双峰,切迹间距≥0.04 s,V$_1$ 导联 Ptf 负值增大,需要结合临床资料与左心房肥大相鉴

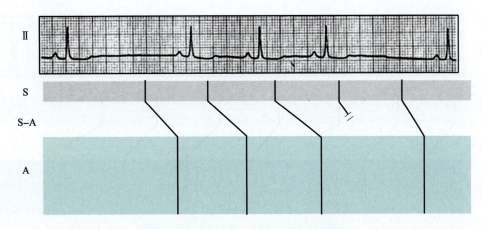

图5-15-42　二度Ⅰ型窦房传导阻滞

别。完全性房内传导阻滞较少见,指心房同时受到心房内两个起搏点所激动而不互相抑制,发生时又称为心房分离(atrial dissociation)。

3. **房室传导阻滞**　是指窦房结的冲动在激动心房后下传心室的过程中发生延缓或阻断,是临床上常见的传导阻滞型心律失常之一,其病因多数为器质性心脏病所致,少数见于迷走神经张力增高的正常人。房室传导阻滞多发生在房室结、希氏束。若左、右束支或三支(右束支及左束支的前、后分支)同时出现传导阻滞,也归于房室传导阻滞。通过分析体表心电图的 P 波和 QRS 波群的关系可以诊断房室传导阻滞的程度,并初步定位阻滞部位,要准确判断传导阻滞发生的部位需要结合心内希氏束电图。

(1) 一度房室传导阻滞(图 5-15-43)　不引起明显的症状和体征。在心肌炎或其他心脏病患者听诊时响亮的第 1 心音可突然减轻。心电图主要表现为:① 每一个窦性 P 波均能下传心室并产生 QRS-T 波群;② P-R 间期延长(成年人 >0.20 s,老年人 >0.21 s,14 岁以下小儿≥0.18 s);③ 同一个人在不同时间描记的心电图上如果心率无明显改变,而 P-R 间期增加 0.04 s 以上,即使延长的 P-R 间期仍在正常上限值以内,亦应考虑一度房室传导阻滞的可能。值得注意的是,P-R 间期可随年龄、心率及迷走神经张力而变化。

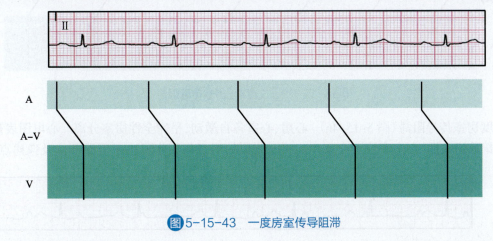

图5-15-43　一度房室传导阻滞

(2) 二度房室传导阻滞(second degree atrioventricular block,Ⅱ°AVB)　是激动自心房传至心室过程中有部分传导中断,即有心室脱漏现象,可同时伴有房室传导延迟。体表心电图主要表现为部分 P 波后 QRS 波脱漏。1924 年,莫氏(Mobitz)将二度房室传导阻滞分为莫氏Ⅰ型和莫氏Ⅱ型,亦称二度Ⅰ型和二度Ⅱ型房室传导阻滞,前者亦称文氏现象(Wenckebach phenomenon)。二度Ⅰ型房室传导阻滞常见于健康人,尤多见于运动及睡眠时,这主要与迷走神经张力增高有关,其预后良好。二度Ⅱ型房室传导阻滞多为器质性损害形成的,易发展为高度或完全性房室传导阻滞。

二度Ⅰ型房室传导阻滞的心电图特征(图 5-15-44):P 波规律出现,P-R 间期逐渐延长,但延长的增量逐渐较少,故 R-R 间期逐渐减小,直至发生一次 QRS 波群脱漏;漏搏的长间歇后第一个 P-R 间期正常或

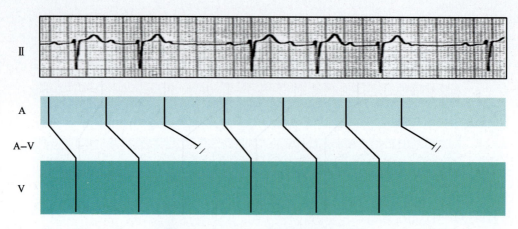

图5-15-44 二度Ⅰ型房室传导阻滞

接近正常，随后 P-R 间期又逐渐延长，周而复始，形成文氏现象。通常用每个周期中 P 波的总数和下传数的比例表示阻滞程度，如文氏 3∶2 传导表示每 3 个 P 波中 2 个下传到心室。

二度Ⅱ型房室传导阻滞的心电图特征（图 5-15-45）：P-R 间期恒定不变，多数情况下 P-R 间期正常，但也可延长，部分 P 波后突然出现心室漏搏，R-R 间期固定，长 R-R 间期是短 R-R 间期的 2 倍。如连续出现 2 次或 2 次以上的 QRS 波脱漏者，称为高度房室传导阻滞。若下传的 QRS 波群宽大畸形则阻滞部位在希氏束分叉部以下，预后不佳，应及时植入永久性起搏器。

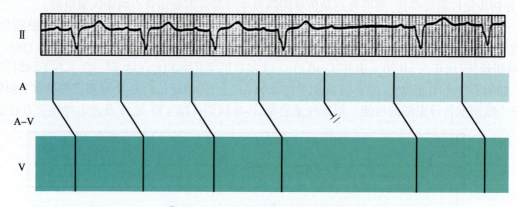

图5-15-45 二度Ⅱ型房室传导阻滞

（3）三度房室传导阻滞（图 5-15-46） 心房、心室各自激动，呈完全性房室分离。心电图表现为 P 波与 QRS 波群无相关性，心房率快于心室率。QRS 波群的形态与频率取决于阻滞部位及逸搏点的部位。

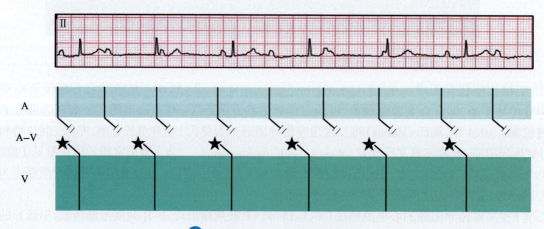

图5-15-46 三度房室传导阻滞

逸搏点位于交界区时,QRS 波形态多正常,心室率为 40~60 次 /min。如出现室性逸搏心律时,通常表示阻滞在希氏束分叉部以下,QRS 波宽大畸形,心室率为 20~40 次 /min。心房颤动伴心室率慢而规整时,为心房颤动合并三度房室传导阻滞。

4. 室内阻滞 希氏束在室间隔顶端分为左、右束支后分别支配左、右心室。左束支又分为左前分支和左后分支。一侧束支阻滞时,激动从健侧束支传导至心室,同时缓慢跨越室间隔到达对侧浦肯野纤维网快速激动对侧心室,在时间上可延长 0.04~0.06 s。根据 QRS 波时限是否≥120 ms 分为完全性和不完全性束支传导阻滞。所谓完全性传导阻滞并不代表该束支的传导发生完全中断,当两侧束支的传导时间差超过 40 ms 以上时,延迟传导一侧的心肌就会被对侧传导来的冲动所激动,从而表现出完全性阻滞图形。左、右束支及左前分支和左后分支不同程度的传导障碍,还可以分别构成不同组合的双支阻滞或者三支阻滞。

(1) 右束支传导阻滞(right bundle branch block,RBBB) 右束支的主干纤细而长,不应期较左束支长,且由单侧冠状动脉分支供血,故传导阻滞容易发生。右束支传导阻滞时,心室除极仍始于左室间隔中部,自左向右除极,接着通过浦肯野纤维网快速激动左心室的同时,缓慢通过心室肌的传导激动右心室。因此其 QRS 波前半部分接近正常,后半部分 QRS 时间延迟,形态发生变化。

1) 完全性右束支传导阻滞 其心电图表现(图 5-15-47):① 成人 QRS 波群时限≥120 ms;② V₁、V₂ 导联 QRS 波群呈 rsr′、rsR′或 rSR′型(M 型最具特征),R′或 r′时限通常比初始的 R 波宽,少数患者可在 V₁ 和(或)V₂ 导联出现宽并常有切迹的 R 波;③ 成人 I、V₆ 导联 S 波时限 >R 波时限,或 S 波时限 >40 ms;④ V₅、V₆ 导联 R 波时限正常,但 V₁ 导联 R 波时限 >50 ms;⑤ 可出现继发性 ST-T 改变。

2) 不完全性右束支传导阻滞 成年人不完全性右束支传导阻滞的 QRS 波群时限为 110~120 ms,其他标准同完全性右束支传导阻滞。不完全性右束支传导阻滞可出现在无心脏病变的人群中,尤其是当 V₁ 导联位置高于正常记录位置时。

右束支传导阻滞合并心肌梗死时,不影响心电图对急性前壁、前间壁心肌梗死的诊断,主要影响急性正后壁心肌梗死的诊断。存在右束支传导阻滞的患者对左、右心室肥大的诊断敏感性降低。

(2) 左束支传导阻滞(left bundle branch block,LBBB) 左束支主干短、扁、宽,较早分为左前分支和左后分支,其由双侧冠状动脉分支供血,不易发生传导阻滞。左束支传导阻滞多见于器质性心脏病患者。阻滞时,激动沿右束支下传到右心室,然后缓慢通过室间隔到达左后乳头肌的浦肯野纤维网,激动整个左心室。完全性左束支传导阻滞心电图表现为(图 5-15-48):① QRS 波群时限≥120 ms;② V₁₋₂ 导联 QRS 波呈 rS 或 QR 型,I、aVL、V₅、V₆ 导联记录到宽阔有切迹、顿挫的 R 波;③ V₅ 和 V₆ 导联生理性 q 波消失;④ 室壁激动时间≥50 ms;⑤ ST 段和 T 波方向通常与 QRS 波群方向相反;

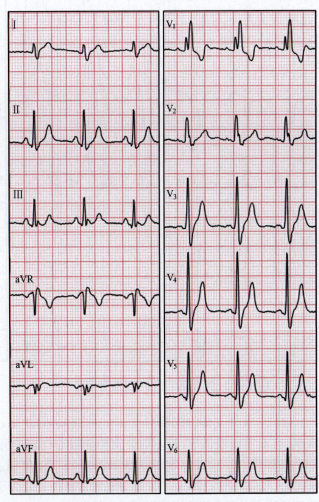

图 5-15-47 完全性右束支传导阻滞

⑥ 常伴电轴偏移。

不完全性左束支传导阻滞图形与完全性左束支传导阻滞图形相似,但时限 <0.12 s,需要与左心室肥大相鉴别。左束支传导阻滞合并心肌梗死时,常掩盖梗死图形特征,容易漏诊。当左胸导联的 QRS 波群出现 q 波,V$_1$ 和 V$_2$ 导联出现 R 波,同时合并临床症状时,应高度警惕可能合并心肌梗死。

(3) 左前分支阻滞(left anterior fascicular block,LAFB) 左前分支细长,向上分布于左心室前乳头肌、左心室前侧壁及高侧壁,易发生传导阻滞。左前分支传导阻滞时,激动沿左后分支下传,先引起左心室后下壁除极,然后通过浦肯野纤维网逐渐传导到左心室前侧壁、高侧壁,最大向量指向左上后方,主要心电图表现为(图 5-15-49):① QRS 波时限轻度延长,但小于 120 ms;② 额面电轴左偏(-45°~-90°);③ I、aVL 导联呈 qR 型;④ aVL 导联 R 峰时限 >45 ms;⑤ QRS 波群时限 <120 ms;⑥ 部分患者 II、III、aVF 导联呈 rS 型(S$_{III}$>S$_{II}$)。

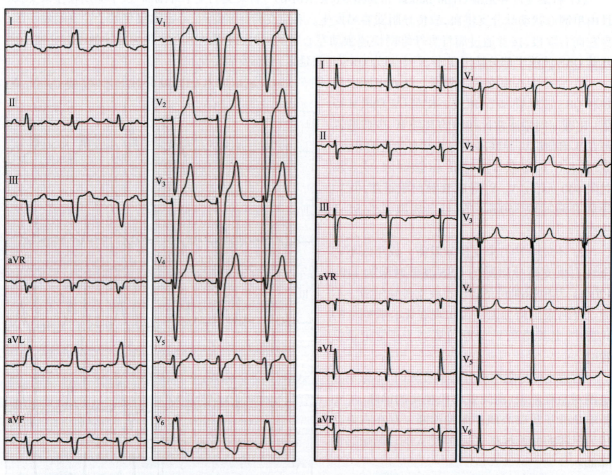

图 5-15-48 完全性左束支传导阻滞　　　　图 5-15-49 左前分支传导阻滞

(4) 左后分支传导阻滞(left posterior fascicular block,LPFB) 左后分支较粗,向后下分布于左后乳头肌,有双重血液供应,故左后分支传导阻滞比较少见。心电图表现为(图 5-15-50):① 额面电轴右偏(90°~180°);② I、aVL 导联 QRS 波群呈 rS 型;③ III、aVF 导联 QRS 波群呈 qR 型,q 波时限 <0.04 s;④ QRS 波群时限 <120 ms;⑤ 部分患者 III 导联 R 波大于 II 导联 R 波。诊断左后分支传导阻滞时,需结合临床排除右心室受累等疾病引起的电轴右偏。

(二) 干扰与脱节

正常的心脏传导系统在发放激动或被其他部位的激动通过后,在一定的时间内处于不应期,而此时对于下一个激动表现为不能应激(即处于绝对不应期)或者应激能力下降(即处于相对不应期),这种因生

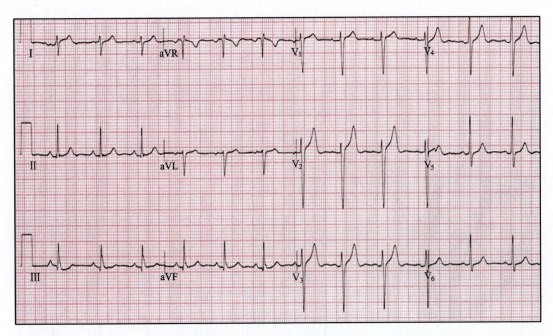

图 5-15-50　左后分支传导阻滞

理不应期而发生的传导障碍，称为干扰。当两个节律点的频率接近而连续发生干扰时，可形成干扰性脱节（interference dissociation）。干扰是一种常见的心电现象，可以发生在心脏任何部位，最常见的部位是房室交界区。干扰所致的常见心电图表现有传导延缓、中断，甚至房室脱节等，使心电图复杂化，导致心律失常分析变得更加困难，常需与病理性传导阻滞相鉴别。

（三）预激综合征

预激综合征是指心房、心室之间除正常连接之外，还有附加的肌束，心室激动由异常传导束提前激动心室，并伴有阵发性心动过速的一组疾病，多见于健康的年轻人群。有学者认为，仅有心室预激，而无心动过速的临床表现，最好称为"心室预激"。而有些特殊的传导束，如 Mahaim 纤维，在窦性心律下表现为正常范围心电图，而心动过速时，经旁道前传，表现为宽 QRS 心动过速，也属于预激综合征，此类疾病常有遗传倾向。

预激综合征包括经典预激综合征（Wolff-Parkinson-White syndrome，WPW 综合征）、间歇性预激综合征、短 PR 综合征和 Mahaim 纤维。

1. 经典 WPW 综合征　属于显性房室旁路，其解剖基础是房室环存在连接心房和心室的附加传导束（图 5-15-51）。心房的激动通过附加传导束先激动部分心室肌，同时经正常房室结下传的激动快速激动其他心室肌，形成特殊的心电图表现：短 P-R 间期（≤0.12 s），QRS 起始部有预激波（δ 波，40 ms）及 QRS 波增宽≥0.12 s，P-J 间期正常，常出现继发性 ST-T 改变。显性房室旁路可分布在除主动脉和二尖瓣环连接处之外的任何部位，不同部位房室旁路有不同的心电图表现，常常可以通过体表心电图进行粗略定位，如 V₁ 导联 δ 波向上，一般为左侧旁路；如 V₁ 导联 δ 波向下，一般为右侧旁路。而有些心动过速患者，虽然心电图上不表现为预激，但电生理检查发现有逆向传导的房室旁路介导心动过速，称为隐匿性旁道。

2. 间歇性预激综合征　指预激的心电图表现为 δ 波间歇性存在，P-R 间期时而缩短，时而正常。

3. 短 PR 综合征　又称为 LGL 综合征，心电图表现为 P-R 间期缩短，QRS 波正常。目前对其解剖基础的认识仍有分歧，主要有两种观点：① 存在绕行至房室结下部的后结间束；② 房室结发育较小，房室结内部存在传导异常加快的旁路，引起房室结加速传导。

4. Mahaim 纤维　是一组具有特殊电生理特性的房室旁道，于 1937 年首次报道并命名。本型房室旁道的解剖学基础，目前认为是胚胎早期发育中类房室结样组织的残余物连接心房和心室，因此具有房

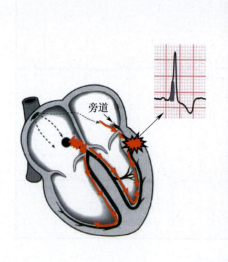

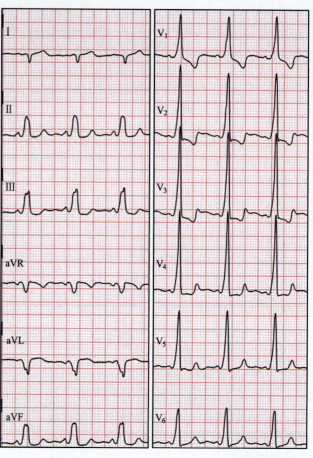

图5-15-51　经典预激综合征

室结样传导特性,其电生理特性也与房室结类似,具有单向及缓慢与递减性传导特征,此类旁道多位于右侧。心电图多表现为 P-R 间期正常,QRS 波多正常,这类患者基础状态下常不显示预激波或表现为很小的预激波,部分患者应用减慢房室结传导的药物或增快心率后可显现出明显的预激波。Mahaim 纤维可引发呈左束支传导阻滞型的宽 QRS 波心动过速。

预激综合征可伴发各种类型的快速性心律失常,主要有阵发性室上性心动过速、心房颤动等。部分患者发作心房颤动,可以引起心室率过快,甚至有进一步恶化成为心室颤动的危险。由于导管射频消融技术的根治性效果,已经成为预激综合征患者治疗的首选策略。

八、逸搏与逸搏心律

当窦房结或高位节律点由于器质性病变或其他原因受到抑制出现停搏、节律明显减慢、传导阻滞(如窦房阻滞或房室阻滞),或者其他原因造成长间歇(如期前收缩后代偿间歇)时,自律性较低、频率较慢的低位节律点发放一个或多个冲动,激动心房或者心室,形成逸搏或逸搏心律。仅发放 1~2 个者称为逸搏,连续 3 个以上者称为逸搏心律。往往最初几个逸搏周长偏长,随后逐渐缩短并固定,属于温醒现象。逸搏或者逸搏心律在长间歇后出现,是一种被动保护性节律,使机体免受过久停搏造成的危害。逸搏或逸搏心律可发生于心脏任何部位,最常见的是房室交界区,房性逸搏较少见。

1. **房性逸搏心律**　当窦房结的激动形成或传导障碍时,心房的异位节律点将以其固有的频率产生自动除极,该激动通过正常的房室传导系统下传至心室,称为房性逸搏心律。其心电图特征为:窦性 P 波消失,在一个较窦性周期为长的间歇之后连续出现 3 次或 3 次以上的异位 P' 波,其后跟随 QRS-T 波,心房率与心室率缓慢而规整,频率 50~60 次 /min;P'-R 间期在 0.12~0.20 s,QRS 波群时限在正常范围。

2. **交界性逸搏心律**　是最常见的逸搏心律,多见于窦性停搏或三度房室传导阻滞等。心电图特点是:

较长间歇后,连续出现 3 次或 3 次以上的交界性逸搏,心房率与心室率缓慢而规整,频率 40~60 次 /min;QRS 波群形态与窦性心律时一致或略有差别,偶可伴差异性传导而略有畸形。

3. 室性逸搏心律 多见于高血钾、双结病变或临终期。一旦出现,多提示预后不良。心电图表现为:较长间歇后,连续出现 3 次或 3 次以上的室性逸搏;心室率缓慢,频率在 20~40 次 /min,节律可规整,起搏点越低,频率越慢且节律越不规整;QRS 波宽大畸形,时限 >0.12 s,起搏点愈低,QRS 波宽大畸形愈明显;ST-T 方向与 QRS 波主波方向相反。

▶▶▶ 第六节 电解质紊乱和药物影响 ◀◀◀

一、电解质紊乱对心电图的影响

血清电解质浓度的改变会影响心肌的除极与复极及激动传导异常,并反映在心电图上。需要强调,心电图虽有助于电解质紊乱的诊断,但由于受其他因素的影响,心电图改变与血清中电解质水平并不完全一致。如同时存在各种电解质紊乱时可因互相影响、加重或抵消心电图改变。应密切结合病史和临床表现进行判断。

(一)低钾血症

血钾浓度 <3.5 mmol/L 即为低钾血症。低钾时心肌细胞静息膜电位负值增加,细胞膜超极化,动作电位 0 相及 4 相除极速度增加,自律性增高,动作电位时程和不应期延长。细胞电生理改变的结果是心电图出现 T 波平坦或倒置、U 波显著增高及 Q-T 间期的延长。低钾血症时,易出现期前收缩甚至引起致命性的尖端扭转型室性心动过速。

(二)高钾血症

血钾浓度 >5.5 mmol/L 即为高钾血症。不同程度的高钾血症具有一定的心电图改变,但心电图表现与血清钾的水平并不完全一致,临床上一些重度高钾血症的患者,其心电图可以仅有很轻微的变化,这与心肌细胞对慢性高血钾的适应性有关。轻度高钾血症(5.5~6.6 mmol/L)主要表现在 T 波的改变,心电图上出现高尖 T 波或帐篷样 T 波,特征是双支对称、基底变窄;中度至重度高钾血症(>6.5 mmol/L)时,心电图表现为:P 波可消失、P-R 间期延长、QRS 波群增宽,最终可出现心室颤动。

(三)高钙血症

心电图表现主要为:① ST 段缩短,甚至可消失,T 波升支迅速达到顶峰;② QTc 间期缩短;③ 严重高血钙时,QRS 波群振幅增高,T 波双相,可出现 Osborn 波。

(四)低钙血症

心电图表现主要为:① ST 段延长。② QTc 间期延长。③ 部分导联可出现 T 波倒置。

(五)高镁血症

心电图表现主要为:① P-R 间期延长。② QRS 波群增宽。③ Q-T 间期延长。④ 严重时可有 P 波振幅降低。

(六)低镁血症

心电图表现主要为:① 非特异性的 ST-T 改变。② Q-T 间期延长。③ 偶有室性心律失常。

二、药物对心电图的影响

(一)洋地黄效应

洋地黄效应的心电图特点主要为:① 在以 R 波为主的导联上,出现 ST-T 的鱼钩样改变,包括 ST 段呈倾斜形下移,T 波低平、双向或倒置,双向 T 波的初始部分往往倒置,终末较短,随后突然上升,与初始部分几乎成直角。有时呈 J 点下降,与心肌缺血相似。② QTc 间期缩短。③ P 波振幅降低或出现切迹,U 波振幅轻度增高(图 5-15-52)。

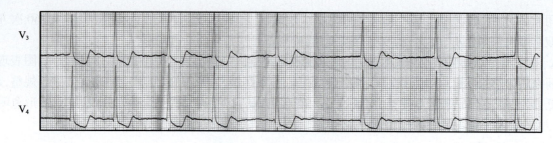

图5-15-52 洋地黄效应

(二) 洋地黄中毒

心电图表现具有多样性和易变性的特点,可出现任何一种心律失常,常见的心律失常有频发室性期前收缩(常为二联律),严重时可出现室性心动过速,尤其是出现双相性心动过速和双重性心动过速(心房和心室分别由不同的快速异位起搏点控制而形成),几乎可以完全肯定是洋地黄中毒的表现。Wellens 总结了洋地黄中毒时的四点规律:先前正常或快速心室率的患者出现缓慢性心律失常,先前心律正常的患者出现快速性心律失常,先前节律规整的患者出现不规则的节律,出现有规律的不规则性节律。

(三) 抗心律失常药物

抗心律失常药物中以 I A 类药物奎尼丁最易引起心电图改变,包括:① QTc 间期延长;② T 波振幅降低;③ U 波振幅增加;④ QRS 波群轻度增宽,如 QRS 时限延长 25%~50% 常提示奎尼丁过量;⑤ 心律失常:小剂量使窦性心律加速,大剂量产生窦性心动过缓、窦房传导阻滞及窦性停搏,可增加心房颤动患者的心室率,甚至发生尖端扭转型室性心动过速。而 I B 和 I C 抗心律失常药物对心电图的影响较小。II 类药物 β 受体阻滞药可减慢心率,很少出现心电图的异常变化。III 类抗心律失常药物胺碘酮、索他洛尔均可使 Q-T 间期显著延长,严重者可发生尖端扭转型室性心动过速。IV 类抗心律失常药物钙通道阻断药(维拉帕米、地尔硫䓬)可减少房性期前收缩,减慢或终止阵发性室上性心动过速,无特殊的心电图变化。

▶▶▶ 第七节 心电图的分析方法和临床应用 ◀◀◀

一、心电图分析方法和步骤

心电图是临床最常用的辅助检查之一,是反映患者心脏电活动直接而客观的资料。但在阅读分析前应该注意:

(一) 心电图描记的关键因素和方法

描记时应尽量做到排除伪差:如保持基线平稳并避免肌电和交流电的干扰、肌肉震颤干扰、导联有无连接错等。心电图机必须保证放大后的电信号不失真、阻抗及时间常数合乎要求,注意走纸速度、毫伏标尺。描记者应了解临床资料并掌握心电图分析法。心电图应常规描记 12 导联的心电图,最好是 12 导联同步心电图,有助于心律失常起源的分析。应根据临床需要及心电图变化,决定描记时间的长短和是否加作导联。例如为了从不规整的心律中分析出内在的规律,常需要延长连续记录时间,以便能够重复显示具有异常改变的周期;疑有右心室肥大或心肌梗死时应加作 V$_{3R}$ 导联,怀疑后壁心肌梗死应加作 V$_7$~V$_9$ 导联等。

(二) 紧密联系临床资料

心电图只是心肌电学活动的记录,心电图检测技术本身还存在一定的局限性,并且还受到个体差异等方面的影响。许多心脏疾病,特别是早期阶段,心电图可以正常。多种疾病亦可引起同一种图形改变,如心肌病、脑出血等都会出现异常 Q 波,不可轻易诊断为心肌梗死;又如 V$_5$ 导联电压增高,在正常青年人仅能提示为高电压现象,而对长期高血压或瓣膜病患者就可作为诊断左心室肥大的依据之一。因此,在检查心电图之前应了解相关病史,必要时应亲自询问和作必要的体格检查。对心电图的各种变化都应密切结合临床资料,才能得出正确的解释。

(三) 熟悉心电图的正常变异

分析心电图时必须熟悉心电图的正常变异。例如 P 波偏小常无意义;儿童为右心室优势型;横位心时Ⅲ导联易见 Q 波;呼吸可导致交替电压现象;儿童和妇女 V_1~V_3 导联的 T 波倒置机会较多;青年人易见 ST 段斜形轻度抬高;有自主神经功能紊乱者,可出现 ST 段压低;体位、情绪、饮食等也常引起 T 波振幅减低;心动过速终止恢复窦性心律后,常伴随继发性的 ST 段压低及 T 波倒置等。

(四) 心电图的定性和定量分析

定性分析是基础,先遍览各导联,注意 P、QRS-T 各波有无及其相互之间的关系,波形的大小和有无增宽变形,以及 ST-T 的形态等。对可疑或界限不明确的地方,通过有目的的测量获得较准确的参数帮助判断。定量分析常用的参数有 P-P 间期、P-R 间期、QRS 时限、Q-T 间期以及 P 和 QRS 波群的振幅等。必要时需借助梯形图。另外,心电图的最后诊断还要反证与临床是否有明显不符合的地方,并提出适当的解释。

(五) 灵活运用梯形图理解心律失常机制

梯形图是描绘冲动发生与传导过程的图解方法,有助于理解正常心电图,分析复杂心电图及阐明其机制,是一种形象而生动的描述心电图的常用方法。可在心电图的下方划上数条横线分别代表窦房结 (S)、心房(A)、房室交界区(A-V)和心室(V),另配以适当的符号,例如,加黑圆点表示激动的起源,直线表示激动传导,"-"表示传导受阻等。梯形图常用来分析各波群之间的关系和互相影响,可以直观地显示其相互关系。

心电图阅读时可按以下步骤进行:

1. 将各导联的心电图大致浏览一遍,注意有无伪差,定标电压是否标准,阻尼是否适当。

2. 首先寻找 P 波,根据 P 波的有无、形态及与 QRS 波群的时间关系来确定主导节律。P 波一般在Ⅱ、V_1 导联最清楚。

3. 测定 P-P 或 R-R 间期,计算心率。

4. 观察各导联的 P 波、P-R 间期、QRS 波群、ST 段和 T 波、Q-T 间期的形态、方向、电压和时间是否正常。

5. 测量心电轴。

6. 比较 P-P 间隔和 R-R 间隔,找出心房律与心室律的关系,注意有无提前、延后或不整齐的 P 波和 QRS 波群,以判定异位心律和心脏传导阻滞的部位。

7. 最后结合临床资料,作出心电图诊断。

必须强调:单纯地参照某些诊断标准或死记硬背指标数值是不够的,甚至会发生误导。原则上能用一种道理解释的不要设想过多的可能性,并首先考虑多见的诊断。要充分熟悉并掌握心电图分析的方法和技巧,并善于把心电图的各种变化与具体病例的临床情况密切结合起来,才可能对心电图作出正确的诊断和解释。

二、心电图的临床应用

心电图是反映心脏兴奋的电活动过程,它对心脏的基本功能及其病理研究具有重要的参考价值,是观察病情、评价疗效、估计预后最直接的有用方法之一。心电图可以分析与鉴别各种心律失常,也可以反映心肌受损的程度及发展过程等,至今尚没有任何方法能替代心电图在这方面的作用。特征性的心电图改变和演变是诊断心肌梗死可靠而实用的方法。房室肥大、心肌受损和心肌缺血、药物和电解质紊乱都可引起相应的特征性心电图改变,有助于诊断。电生理检查时,常需要与体表心电图进行同步描记,帮助判断电生理现象。对于瓣膜活动、心功能状态等,心电图不能直接提供信息,但作为心动周期的时相标记,又是其他检查的重要辅助。然而,心电图检查也有其局限性,有时貌似正常的心电图不一定证明心功能正常;相反,心肌的损伤和功能的缺陷并不总能由心电图的变化加以显示。所以心电图的检查必须结合多种指标和临床资料,进行全面综合分析。

思考题

1. 心电图常规12导联的名称及各导联的连接方式如何?
2. 心电轴如何测定?
3. 简述心肌梗死的定义及分期。
4. 简述心房、心室肥大的心电图诊断标准。
5. 简述心房扑动与颤动、心室扑动与颤动的心电图特征。
6. 简述病态窦房结综合征的心电图特征。
7. 简述Ⅱ度房室传导阻滞的心电图特征。
8. 简述完全性右束支传导阻滞的心电图特征。
9. 简述完全性左束支传导阻滞的心电图特征。
10. 心脏传导系统由哪几部分构成?
11. 试述平均心电轴的偏移及临床意义。
12. 心肌缺血引起的心电图改变有哪些?
13. 列举5种能引起继发性 ST-T 改变的疾病。
14. 窦性心律的心电图表现是什么?
15. 心律失常的发生机制有哪些?
16. 心电图的分析方法和步骤主要有哪几部分?
17. 名词解释:心电轴、心电向量、完全代偿间歇、不完全代偿间歇、绝对不应期、相对不应期。

(陈明龙)

网上更多 ......

 教学 PPT　　 自测题

第十六章

其他常用心电学检查

本 章 要 点

1. 动态心电图的临床应用范围。
2. 心电图运动负荷试验的定义及适应证。
3. 运动试验阳性的判定标准。

▶▶▶ 第一节　动态心电图 ◀◀◀

动态心电图(dynamic electrocardiography,DCG)是一种长时间、动态记录并配有心律失常和ST段改变等自动分析功能的心电图记录,1961年由美国Holter发明,故又称Holter检测。它可以连续记录患者生活状态下的心电图,用以捕捉普通心电图不易发现的心电图改变和心电现象,是临床进行无创性病情分析、诊断确定及预后评估的客观依据。

一、仪器的基本结构

动态心电图仪主要由记录系统、回放分析系统和报告打印机三部分组成。

1. 记录系统　包括电极导线和记录器。电极导线一端与固定在受检者身上的电极相连,另一端与记录器连接。记录器是一个可随身佩戴的微型仪器,按记录方式分为连续记录器和间歇记录器,按存储介质分为磁带记录器和固态记录器两种类型。

2. 回放分析系统　主要由计算机系统和心电分析软件组成。磁带记录器通过磁带读入器经模数转换将心电信号输入主机,固态记录器经专用接口用电缆或光缆输入心电信号。回放系统能自动对磁带或固态记录器记录到的24 h心电信号进行分析。首先检出QRS波,确定每一个心搏的位置,然后逐个对其特征进行分析,统计出24 h内出现的心律失常、ST段的偏移、心率变异性以及起搏器工作情况等。由于动态心电图存在干扰和伪差,分析人员通过人机对话对计算机分析的心电图资料结果进行检查、核实、修改和补充。打印出特征性心电图以及有关的数据和图表,做出诊断报告。

二、导联选择

目前动态心电图采用多通道双极导联系统,参照常规心电图导联的体表位置,在相应或相似位置贴附探查电极,再通过电极导线与记录器相连,同步记录多通道的心电信号。

动态心电图导联都为模拟导联,其正负极的位置如下:① CM_1(V_1的模拟导联):探查电极置于导联的 V_1 位置,负极置于左锁骨下窝中1/3处。此导联的P波清晰,分析心律失常时常用此导联。② $CM_{2/3}$($V_{2/3}$

的模拟导联):探查电极位于 V_2 或 V_3 的位置,负极置于右锁骨下窝中 1/3 处或胸骨柄右缘。怀疑变异性心绞痛时,宜联合选用 CM_3 和 M_{aVF} 导联。③ CM_5(V_5 的模拟导联):探查电极置于 V_5 导联的位置,负极置于右锁骨下窝中 1/3 处或胸骨柄右缘。该导联记录到的 QRS 波振幅最高,且对检出缺血性 ST 段下移最为敏感,是常规使用的导联。④ M_{aVF} 导联:探查电极置于左腋前线的第 9~10 肋间,负极置于胸骨柄。该导联主要用于检测左心室下壁的心肌缺血改变。无关电极可置胸部的任何部位,一般置于右胸第 5 肋间腋前线或胸骨下段中部。12 导联动态心电图系统电极放置部位与运动负荷试验的电极放置部位相同,由于其更接近常规 12 导联同步心电图,提高了动态心电图对心电信息的采集、记录、检测和分析诊断的能力。

三、临床应用范围

1. 检测心律失常　评价与心律失常有关的症状。心悸、气促、胸痛、眩晕、晕厥等症状常伴发于心律失常,但也可能属于非心源性的。通过连续记录可以捕捉到此类症状发生时的短暂异常心电变化,了解心律失常的起源、持续时间、频率、发生与终止规律,可与临床症状、日常活动同步分析其相互关系。

2. 诊断和评价心肌缺血　动态心电图尤其是连续监测 12 导联的动态心电图,对心肌缺血的检出率高,还可进行定位诊断,特别是症状不典型或无症状心肌缺血的诊断。ST-T 改变与时间同步的活动相关分析,有助于判断其心肌缺血的类型和选择药物。心肌缺血的诊断标准是:ST 段呈水平型或下垂型压低 $\geqslant 0.1$ mV,持续时间 $\geqslant 1$ min,2 次发作的间隔时间 $\geqslant 5$ min。

3. 评价心脏病患者的预后　通过动态心电图连续记录的资料能够进行心率变异性(HRV)的分析,HRV 降低,提示心肌梗死患者发生心脏事件的危险性较大。HRV 的参考指标为:当 24 h 的 R-R 间期标准差 $\leqslant 50$ ms,三角指数 $\leqslant 15$,提示 HRV 明显降低;R-R 间期标准差 $\leqslant 100$ ms,三角指数 $\leqslant 20$,提示 HRV 轻度降低。

4. 评价抗心律失常药物及导管射频消融的疗效　术前和术后定期进行动态心电图监测,可以评价药物、导管射频消融对心律失常的疗效。应用抗心律失常药物治疗器质性心脏病伴发的恶性心律失常时,动态心电图监测可以指导选择药物和调整剂量。

5. 评价心脏病患者的日常生活能力　动态心电图可检测患者在日常活动、劳动、健身活动、情绪激动等情况下是否有心肌缺血或心律失常,从而正确指导或预防性治疗。

6. 检测心脏起搏器的功能　动态心电图可监测患者在活动或休息时的起搏心电图变化,了解起搏器的脉冲发放与感知功能,以及有无心律失常的发生。

7. 检测复极化 T 波电交替(T wave alternant,TWA)　T 波电交替是预测发生恶性室性心律失常与心脏性猝死的独立性指标,动态心电图检出 T 波电交替的机会增多,可以为临床提供相关的辅助诊断信息。

四、分析注意事项

1. 应记录患者活动状态及其有关的症状,此外,不论有无症状都应认真定时填写记录。记录的填写对于正确分析动态心电图资料具有重要参考价值。

2. 动态心电图检测到的某些结果,尤其是 ST-T 改变,必须结合病史、症状及其他临床资料综合分析才能作出正确的诊断,如心率过快及体位改变时可造成 ST 段假阳性改变。

3. 动态心电图属回顾性分析,不能检测患者即刻的心电变化。

4. 当前常规使用的动态心电图多为 24 h 记录,其阴性结果并不能完全排除真实的心脏病症。另外,监测时的干扰、伪差或者心律失常(如心脏传导阻滞)等,不能由动态心电图分析仪正确识别,必须加以人工校正。

▶▶▶ 第二节　心电图运动负荷试验 ◀◀◀

心电图运动负荷试验(ECG exercise stress test)也称为运动试验,是在连续监测心电图的情况下,通过运动增加心肌耗氧量,并诱发心肌缺血、左心室功能不全以及心律失常的一种方法,其方法简便、无创、安全,是临床心血管病检查的重要手段。

一、运动试验的生理和病理基础

包括心血管系统在内的人体各系统都有巨大的储备能力。安静状态下,许多心脏功能的异常不易发现。生理情况下,人体运动时,为满足组织需氧量的增加,交感神经兴奋性增强,副交感神经的兴奋性减弱,心率相应加快,心肌收缩力增强,心排血量增加,心肌耗氧量上升。然而,运动时心肌从血液中摄取氧的能力基本不变,剧烈运动时,只有通过增加冠状动脉的血流量才能满足心肌的代谢。当冠状动脉发生病变而狭窄到一定程度时,冠状动脉的储备力下降,心肌耗氧量增加而冠状动脉血流不能相应增加,引起狭窄区域的心肌缺血,表现为胸部不适、胸痛、心电图 ST 段的偏移、心律失常、心脏泵功能降低。

二、运动负荷量的确定

运动负荷试验中的运动负荷以代谢当量(metabolic equivalent,MET)的形式表示。1MET 相当于坐位时,基础状态下的能量消耗,约为 3.5 mL/(kg·min)的氧摄入量。按照纽约心脏病协会的心功能分级标准,运动能达到 1MET 者心功能Ⅳ级,2~3MET 者心功能Ⅲ级,4~5MET 者心功能Ⅱ级,6~10MET 者心功能Ⅰ级。

根据运动强度可分为极量运动、亚极量运动以及症状限制性运动。极量运动是指运动达到自己的生理极限的负荷量,即运动的目标心率 =220 - 年龄(岁);亚极量运动是指心率达到 85%~90% 的最大心率的负荷量,即运动的目标心率 =195 - 年龄(岁),临床上多采用这种运动试验;症状限制性运动试验是指试验因患者发生心肌缺血的症状或证据、心律失常或其他症状等,未达到目标心率而提前终止运动。

三、心电图运动试验方法

心肌耗氧量与心率关系密切,当以某种方法增快心率时,可诱发心肌缺血症状或缺血型 ST-T 改变。临床广泛应用的检测方法为活动平板运动试验和踏车运动试验。

1. 活动平板运动试验(treadmill test)　让受检者在能够自动调节坡度和速度的平板上走动,根据预先设计的方案按时间段逐渐增加坡度和速度,直到受检者心率达到所需水平。这种方法最接近理想的生理运动形式,可使心肌的耗氧量达到最高。常用的为 Bruce 方案(变速变斜率运动)。

运动前应描记 12 导联心电图,并测量血压作为对照。运动中按照预定的方案记录心电图和测量血压,同时观察其变化,直至达到目标心率或者出现试验终止的指征。达到预期负荷后,应使预期心率保持 1~2 min 后停止运动。运动停止后即刻及每隔 2 min 记录一次心电图及血压,直至恢复到运动前状态,一般至少观察 6 min。患者如无禁忌证,应鼓励受试者坚持运动并达到适宜的试验终点,即达到亚极量水平。未达到目标心率而需要终止试验的指征有:① 运动负荷增加时,心率反而减慢或血压下降;② 出现室性心律失常或进行性传导阻滞;③ 出现眩晕、视物模糊、面色苍白或发绀;④ 出现典型心绞痛或心电图出现缺血性 ST 段下移≥0.2 mV;⑤ 无病理性 Q 波的导联出现 ST 段抬高≥0.1 mV(V$_1$ 及 aVR 导联除外)。

2. 踏车运动试验　让受检者在装有功率计的踏车上做蹬车运动,负荷量可以分级依次递增,直至使受检者心率达到所需水平。踏车前、中、后多次描记心电图,逐次分析做出判定。

四、运动试验的适应证和禁忌证

1. 运动试验的适应证　① 协助确诊冠心病,并对无症状者筛选有无隐匿性冠心病;② 估计冠状动脉狭窄的严重程度,筛选高危患者以便进行手术治疗;③ 测定冠心病患者心脏功能和预后;④ 观察冠心病患者治疗(药物、介入或血运重建)的效果;⑤ 评价反复发生、与运动有关的症状和心律失常。

孤立性室性期前收缩患者、左束支传导阻滞或预激综合征的可疑冠心病患者以及非心源性胸痛患者不需要或者不宜进行运动试验。

2. 运动试验的禁忌证　① 心肌梗死的急性期(1 个月内)。② 不稳定型心绞痛。③ 急性心肌炎、心包炎及急性心内膜炎。④急性或严重的心力衰竭。⑤严重主动脉瓣狭窄。⑥快速房性或室性心律失常。⑦严重房室传导阻滞。⑧急性肺动脉栓塞或肺梗死。⑨严重高血压未经控制。⑩严重肢体残疾。

五、运动试验结果的判断

目前国内采用的运动试验阳性的诊断标准为：

1. 运动中出现典型的心绞痛。

2. 运动中心电图出现 ST 段下斜型或水平型下移≥0.1 mV，或原有 ST 段下移者，运动中或运动后 ST 段在原有基础上进一步呈下斜型或水平型下移≥0.1 mV，持续时间大于 2 min（运动试验阳性的心电图）。

3. 少数患者运动试验中出现 ST 段抬高（≥0.1 mV），如果运动前心电图有病理性 Q 波，此 ST 段抬高主要为室壁运动异常所致；如果运动前患者心电图正常，运动中出现 ST 段抬高常提示有透壁性心肌缺血，多为某一冠状动脉主干或近端严重狭窄所致。

4. 运动中血压明显下降。

应当强调，心电图运动试验阳性仅仅是冠心病的辅助诊断指标之一，在评价结果时，不能将心电图运动试验阳性等同于冠心病的诊断，同时运动试验阴性也不能完全排除冠心病。心电图负荷试验虽然有一定假阴性和假阳性，但由于其无创、安全、便捷等优势，仍是冠心病筛查的一项重要检查手段。

思考题

1. 动态心电图有哪些临床应用范围？

2. 简述运动试验的适应证。

3. 运动试验阳性的判定标准是什么？

4. 名词解释：动态心电图、心电图运动负荷试验、代谢当量。

（陈明龙）

网上更多……

 教学 PPT　　 自测题

第十七章

肺功能检查

本 章 要 点

1. 常见的肺容积指标。
2. 功能残气量及残气量和肺总量异常的临床意义。
3. 通气功能的各项检查。
4. 最大自主通气量、用力肺活量、肺泡通气量的意义;通气功能异常的临床意义。
5. 气体分布的定义、临床意义。
6. 通气血流比值和弥散功能的定义。
7. 闭合容积、最大呼气流量－容积曲线和频率依赖性肺顺应性的定义和临床意义。
8. pH、PaO_2、$PaCO_2$、SaO_2、P_{50}、TCO_2、CO_2CP、AB、SB、BB、BE、AG 的测定及临床意义。
9. 酸碱平衡失调的类型和主要特点。

　　肺功能检查可对受检者呼吸生理功能的基本状况作出确切的评价,明确肺功能障碍的程度和类型,观察肺功能损害,对探索疾病的发病机制、病理生理、明确诊断、指导治疗、判断疗效和疾病的康复、劳动力鉴定以及评估胸、腹部大手术的耐受性等,都有重要意义;但肺的代偿能力较强,即使患严重肺部疾病,若部位较局限,肺功能也可正常。因此,对检查结果的评价,必须结合病史、体检及其他实验室检查资料综合判断,才能发挥其积极作用。

　　以下介绍临床常用的肺功能检查及其临床意义。

▶▶▶ 第一节　肺容积检查 ◀◀◀

　　根据肺和胸部扩张与回缩程度,肺内容纳气量产生的相应改变,可分为四种基础肺容积(basal lung volume)和四种基础肺容量(basal lung capacity)。

一、肺容积

　　肺容积是安静状态下一次呼吸出现的气量变化,不受时间限制,理论上具有静态解剖学意义(图 5-17-1)。以下四种容积彼此互不重叠:潮气量、补吸气量、补呼气量和残气量。

(一)潮气量

　　潮气量(tidal volume,TV)为一次平静呼吸时吸入或呼出的气量;正常成人约 500 mL。影响 TV 的主要因素是吸气肌功能,尤其是膈肌的运动,其次是性别、年龄、身高与呼吸习惯(形式),呼吸肌功能不全时 TV 减少。

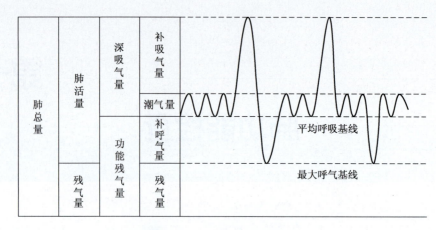

图 5-17-1　肺容积及其组成

(二) 补呼气量

补呼气量(expiratory reserve volume,ERV)为平静呼气末再尽力呼气所能呼出的最大气量,反映呼气储备;正常成人参考值:男性 1 603 mL±492 mL,女性 1 126 mL±338 mL。

(三) 补吸气量

补吸气量(inspiratory reserve volume,IRV)为平静吸气末再尽力吸气所能吸入的最大气量。正常成人参考值:男性约 2 160 mL、女性约 1 400 mL。呼气肌和吸气肌功能减弱时,ERV 和 IRV 减少。

(四) 残气量

残气量(residual volume,RV)是最大呼气末尚留存于肺内的气体量。正常成年人的余气量为 1 000~1 500 mL。残气容积的存在是由于尽力呼气末,细支气管特别是呼吸性细支气管关闭所致;胸廓向外的弹性回复力也使肺不可能回缩至自然容积。残气容积的存在可避免肺泡在低肺容积条件下的塌陷。若肺泡塌陷,则需要极大的跨肺压才能实现肺泡的再扩张。支气管哮喘和慢性阻塞性肺病患者的残气容积增加。正常成人参考值:男性 1 615 mL±397 mL,女性 1 245 mL±336 mL。

二、肺容量

肺容量由两个或两个以上的基础肺容积组成,包括深吸气量、功能残气量、肺活量、肺总量。

(一) 深吸气量

深吸气量(inspiratory capacity,IC)为平静呼气末尽力吸气所吸入的最大气量,即 IC=TV+IRV;在肺量图上是位于平静吸气基线以上的肺活量部分,正常 IC 应占肺活量的 2/3 或 4/5,约为补呼气容积的 2 倍,是肺活量的主要组成部分。正常成人参考值:男性为 2 617 mL±548 mL,女性为 1 970 mL±381 mL。

临床意义:影响 IC 的主要因素是吸气肌力,当呼吸肌功能不全时 IC 减少;其次,胸廓、肺活动度降低与肺组织弹性回缩力增高和气道阻塞等因素亦可使 IC 减少。

(二) 肺活量

肺活量(vital capacity,VC)是指最大吸气后所能呼出的最大气量,即 VC=IC+ERV。右肺肺活量占全肺肺活量的 55%、左肺占 45%。

1. 测定方法　包括一期和分期肺活量;一期肺活量为平静吸气末做最大吸气后,再进行最大缓慢呼气至残气位时所呼出的全部气量,称一次慢呼气肺活量;于平静呼气末做最大缓慢呼气至残气容积后,进行一次最大吸气达肺总量位时所吸入的全部气量,这称为一次吸气肺活量。慢性阻塞性肺疾病患者,作一次慢吸气肺活量测定时,由于先期深呼气胸内压增高,使小气道陷闭,致肺泡呼气不尽而使补呼气容积减少;故以一次呼气肺活量或分期肺活量测定为准,即将相隔若干次平静呼吸分别测得的深吸气量与补呼气容积相加(IC+ERV)即是,见图 5-17-2。

2. 正常值　男性 4 217 mL±690 mL,女性 3 105 mL±452 mL;实测值 / 预计值 <80% 为异常(预计值即

同年龄、同性别、同身高正常人测定的参考值),60%~79% 为轻度降低,40%~59% 为中度降低,<40% 为重度降低。

3. 临床意义 VC 表示肺最大扩张和最大收缩的呼吸幅度,故凡使胸廓与肺呼吸动度受限或活动减弱的情况,均可使 VC 减低。临床上 VC 减低主要见于限制性通气障碍的疾病,如脊柱与胸廓畸形、广泛胸膜增厚、气胸、肺不张、弥漫性肺间质纤维化、肺水肿、大量胸腔积液、大量腹腔积液等。其次,呼吸肌功能障碍,如重症肌无力、膈肌麻痹、传染性多发性神经根炎等。高度肥胖者由于胸廓、膈肌运动受限,VC 有所减少。此外,气道阻塞对 VC 亦有影响,如重症慢性阻塞性肺病,VC 可有轻度降低。

(三) 功能残气量

功能残气量(functional residual capacity,FRC)指平静呼气后仍残留于肺内的气量。FRC=RV+ERV,FRC 和 RV 的意义在于呼气末肺内仍有足够的气量,继续进行气体交换(弥散呼吸)。

潮气量、深吸气量、补呼气容积和肺活量可用肺量计直接测定,功能残气量及残气容积不能直接用肺量计来测定,只能采用间接的方法。要求测定气体不能与肺进行气体交换,一般常用氦(He)及氮(N_2)气。

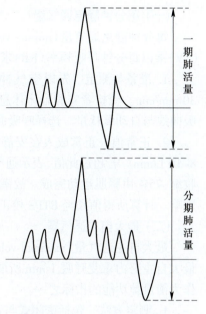

图5-17-2 一期肺活量与分期

1. 测定方法

(1) 密封式氦稀释法 具体方法有重复呼吸法和一口气法,多用前者。先以空气冲洗肺量筒 3 次后灌入定量(10%)氦与空气混合气。受检者取坐位、在功能残气位进行重复呼吸 7~10 min,使肺内与肺量计内气体充分混合,达到氦浓度平衡后再持续 1 min,于平静呼吸末达到测定终点。休息 20 分钟后重复 1 次,要求两次容量差 <5%,然后根据初始氦浓度、平均后的氦浓度与已知的肺量计容积计算出 FRC。

(2) 氮稀释法 有密闭式与开放式重复呼吸法和开放式氮稀释法三种,一般多用前者。肺量计经空气充分冲洗后,充入纯氧 5 000 mL。受检者亦取坐位,重复呼吸 7 min,使肺量计内的氧与肺内的氮充分混合达到平衡,取肺量计中的气样测定氮浓度,计算 FRC。

2. 正常值 FRC 男性 3 112 mL±611 mL,女性 2 348 mL±479 mL。

3. 临床意义 功能残气增多提示肺内充气过度,见于阻塞性肺病和气道部分阻塞,如支气管哮喘与部分慢性支气管炎病人。减少见于各种弥漫性限制性肺疾病和急性呼吸窘迫综合征。

(四) 肺总量

肺总量(total lung capacity,TLC)是深吸气后肺内所含全部气量,TLC=VC+RV。正常值男性 5 766 mL±782 mL,女性 4 353 mL±644 mL。肺总量减少,见于限制性肺疾病,如肺间质纤维化、肺水肿、肺不张、气胸、胸腔积液、脊柱胸廓畸形与肺切除术后等。肺总量增加,主要见于阻塞性肺气肿。肺气肿时肺泡弹性降低,呼气时肺组织对支气管的环状牵引力减弱,支气管易于陷闭,致肺泡内气体滞留。

▶▶▶ 第二节 通气功能检查 ◀◀◀

通气功能是指在单位时间内随呼吸运动进出肺的气量和流速,又称为动态肺容积。凡能影响呼吸频率、呼吸幅度和流速的生理、病理因素,均可影响通气量。

一、肺通气量

呼吸运动的最终结果是使肺与外界空气进行一定量的气体交换,以适应机体在单位时间内吸入氧和排出二氧化碳的需要。把在一定时间内(通常以分钟为单位)吸入或呼出的肺的气量,叫做肺通气量,即:肺通气量 = 潮气量(mL)× 呼吸频率(次 /min)。为此,运用肺功能测定仪测量肺通气的能力,叫做肺通气功能。

(一) 每分钟静息通气量

每分钟静息通气量(minute ventilation, V_E)是基础代谢情况下每分钟吸入或呼出肺的气量,由潮气量(TV)乘以每分钟呼吸频率(RR)求得。

1. 准备与测定　先以空气冲洗肺量计与管道后充入约占筒容 1/2 的空气。将记纹鼓纸速调至 30 mm/min。受检者安静卧床休息待呼吸平稳后,与肺量计相连进行测定。重复呼吸 2 min,同时记录呼吸曲线与自动氧耗量。选择呼吸曲线平稳、基线呈水平状态、氧摄取曲线均匀的 1 min,计算 V_E。

2. 正常值　正常成人在安静情况下,潮气量约为 500 mL,呼吸频率为 16~20 次/min,故肺通气量为 8~10 L/min。若超过此值,表示通气过度;低于此值,则表示通气不足。静息潮气量中,25% 来自肋间肌的收缩,75% 由膈肌运动完成。故潮气量不仅与年龄、性别、身高、体表面积有关,而且受胸廓与膈肌运动的影响。计算所得值须经 BTPS 校正。

(二) 最大自主通气量

最大自主通气量(maximal voluntary ventilation, MVV)是指以最快的呼吸频率和尽可能深的呼吸幅度最大自主努力重复呼吸 1 min 所取得的通气量。最大通气量可反映单位时间内肺的最大通气能力,也常作为衡量肺功能的指标之一。

1. 测定方法　包括密闭式与开放式两种,其中开放式适于基层大规模筛查用。测定前询问有无禁忌证。受试者取立位,与肺量计连接,平静呼吸 4~5 次后以最快的呼吸速度和最大的呼吸幅度持续重复呼吸 12~15 s,要求呼吸次数达 10~15 次/min。休息 10 min 后重复一次。为使测定成功,事前要向受检者充分说明,测定过程中对受检者发出适时的指令并持续地指导与鼓励才能取得最佳结果。

2. 计算　选择呼吸速度均匀、幅度一致连续达到 12~15 s 的一段曲线,将其呼出或吸入的气量乘以 5 或 4,即得每分钟最大通气量。要求 2 次测定结果差异 <8%,且应选取其中最大值作为实测值。

正常值:男性 104 L±2.71 L,女性 82.5 L±2.17 L,通常亦应根据实测值占预计值"%"进行判定,低于预计值的 80% 为异常。

3. 临床意义

(1) MVV 降低　见于:① 气道阻塞和肺组织弹性降低,如阻塞性肺气肿;② 呼吸肌力降低和呼吸功能不全;③ 胸廓、胸膜、弥漫性肺间质疾病和大面积肺实变疾病。

(2) 作为通气储备能力考核指标　常用于胸科手术之术前肺功能状况的评价和职业病劳动能力鉴定。

$$通气储量\% = \frac{每分钟最大通气量 - 每分钟静息通气量}{每分钟最大通气量} \times 100\%$$

正常值 >95%,低于 86% 提示通气储备不足。

4. 注意事项　MVV 测定是较为剧烈的呼吸运动,平常人经过 15 s 持续快速大幅度呼吸运动后,体内 CO_2 可减少 500 mL,$PaCO_2$ 下降 20 mmHg。故严重心肺疾病和咯血者列为禁忌。

二、用力肺活量

用力肺活量(forced vital capacity, FVC)过去称时间肺活量,是深吸气至 TLC 位后尽力尽快地呼气,所能呼出的最大气体量。第 1 秒用力呼气量(forced expiratory volume in one second, FEV1)是指尽力吸气到 TLC 位后,开始呼气第 1 秒内的呼出气量,它既是容积测定,也是 1 s 内的流量测定,常以 FEV1/FVC% 或 FEV1/VC% 表示(简称一秒率),因为正常人 FVC=VC。3 s 用力呼气容积(FEV3)是指最大吸气至 TLC 位后,3 s 内的全部呼出气量(图 5-17-3)。

(一) 测定

仪器先预热,调整鼓风机流速至 75 L/min,受检者取立位,与肺量

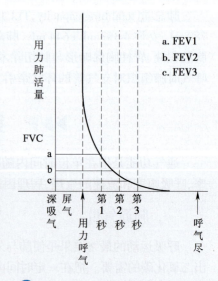

图 5-17-3　用力肺活量描图及计算

计连接后,做最大吸气至 TLC 位,屏气 1 s 后以最大力量、最快速度呼气至 RV 位,持续、均匀、快速呼尽,重复 2 次。

(二) 计算

选取最佳曲线,要求起始部陡直,终末部平坦达 0.5~1.0 s,整个曲线平稳光滑。自曲线上计算第 1、2、3 秒的呼气容积及其各占 FVC 的百分比,分别记为 FEV1、FEV1/FVC%、FEV2、FEV2/FVC%、FEV3、FEV3/FVC%。临床常用相对值,正常分别为 83%、96%、99%,健康者在 3 s 内可将肺活量几乎全部呼出。临床上评价患者通气功能状况,最常采用 FEV1 及 FEV1/FVC% 作为判定指标。其正常值,前者男性为 3 179 mL±117 mL,女性为 2 314 mL±48 mL;后者均应 >80%。

(三) 临床意义

在气道阻塞者,用力呼气可致气道提早变窄或闭合,FVC 可较肺活量低。两者之差可反映受压气道远端陷闭的气体量。阻塞性通气障碍如慢性支气管炎、阻塞性肺气肿和支气管哮喘发作期病人,由于气道阻塞,呼气时间延长,故 FEV1 及 FEV1/FVC% 均降低;限制性通气障碍病人,如弥漫性肺间质纤维化、广泛胸膜肥厚粘连、胸廓与脊柱畸形等患者,气道虽无阻塞,呼出气流不受限,但因胸廓及肺弹性、顺应性降低,呼气运动迅速减弱,致使肺活量的绝大部分在极短时间内提前迅速呼出,FEV1/FVC% 增加。FVC<15 mL/kg 时,术后肺部并发症发生率常明显增加。

三、最大呼气中段流量

最大呼气中段流量(maximal mid-expiratory flow,MMEF,MMF)是由 FVC 曲线计算得出用力呼出肺活量 25%~75% 的平均流量。

(一) 计算方法

将 FVC 曲线起、止两点间平行垂直分为四等份,取中间 2/4 的肺容量与其所用呼气时间(最大呼气中段时间 mid-expiratory time,MET)两者之比值(图 5-17-4)。正常男性为 3 452 mL/s±1 160 mL/s,女性为 2 836 mL/s±946 mL/s。

(二) 临床意义

最大通气量可反映气道阻塞的严重程度,又可了解患者的呼吸储备力、肌肉强度和动力水平,可作为手术前评价。FVC 初始呼气阶段呼气速度快,受主观用力因素影响大,不易掌握。末段,曲线的最后部分处于低肺容量位,肺弹性回缩力降低,气道口径缩小,流量低,且对已有呼吸困难者,往往不能正确完成。而 MMF 主要取决于 FVC 非用力依赖部分,即呼气流量随用力程度达到一定限度后,尽管继续用力,用力流量固定不变,与用力无关。在包括 MMF 在内的低肺容量位流量的改变,受小气道直径影响,流量降低反应小气道阻塞。研究发现小气道疾患当 FEV1、FEV1/FVC% 和气道阻力正常时,MMF 却可降低,说明 MMF 比 FEV1/FVC% 能更好地反映小气道阻塞情况。

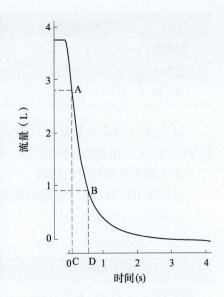

图 5-17-4　最大呼气中段流量

四、肺泡通气量

肺泡通气量(alveolar ventilation,VA)是指安静状态下每分钟进入呼吸性细支气管及肺泡与气体交换的有效通气量。正常呼吸中,呼吸性细支气管以上的气道仅起气体传导作用,不参与肺泡气体交换,为解剖无效腔;部分进入肺泡的气体因无相应的肺泡毛细血管血流与之进行气体交换,为肺泡无效腔,解剖无效腔和肺泡无效腔合称生理无效腔(physiological dead space)。正常情况下,因通气/血流比值正常,肺泡无效腔可忽略不计,故生理无效腔基本等于解剖无效腔。VA 能确切反映有效通气的增加或减少。生理无效腔的增大见于各种原因引起的肺血管床减少、肺血流量减少或肺血管栓塞,反映换气功能的异常。

肺泡通气量减少见于肺通气量减少和(或)生理无效腔增大。呼吸浅快时潮气量(VT)减少,而解剖无效腔不变,则肺泡通气量下降。故从 VA 的角度考虑,深而慢的呼吸较浅而快的呼吸为好。

五、临床应用

(一) 通气功能的判断

通气功能测定是肺功能测定的最基本内容,也是一系列肺功能检查中的初筛项目。通常根据 FVC、MVV 和 VC 测定,并结合通气储量百分比、气速指数,对通气功能作出初步判断。

通气量储备能力:95% 为正常,<86% 提示通气储备功能不佳,<70% 提示通气功能严重损害。

气速指数(A.V.I)=(MVV 实测值 / 预计值 %)/(VC 实测值 / 预计值 %)

正常气速指数为 1。临床可根据气速指数和 FEV1/FVC% 判断肺功能状况和通气功能障碍类型。

1. 肺功能不全分级(表 5-17-1)

表 5-17-1　肺功能不全分级

	VC 或 MVV 实 / 预 %	FEV1/FVC%		VC 或 MVV 实 / 预 %	FEV1/FVC%
基本正常	>80	70	严重减退	50~21	40
轻度减退	80~71	70~61	呼吸衰竭	≤20	
显著减退	70~51	60~41			

2. 通气功能障碍分型(表 5-17-2)

表 5-17-2　通气功能障碍分型

	FEV1/FVC%	MVV	VC	气速指数	RV	TLC
阻塞性	↓↓	↓↓	正常或↓	<1.0	↑	正常或↑
限制性	正常或↑	↓或正常	↓↓	>1.0	正常或↓↓	正常或↓↓
混合性	↓	↓	↓	=1.0	不定	不定

以上通气功能主要反映气道内径 >2.0 mm 的大气道通气状况,阻塞性通气功能障碍的特点是以 FEV1/FVC% 等流速指标降低为主,限制性通气障碍则以肺容量指标(如 VC)减少为主。

(二) 阻塞性肺气肿的判断

可根据 RV/TLC% 结合肺泡氮浓度的测定,对阻塞性通气功能障碍所致肺气肿作出阻塞程度的判定(表 5-17-3)。

表 5-17-3　阻塞性肺气肿程度判断

	RV/TLC(%)	平均肺泡氮浓度(%)		RV/TLC(%)	平均肺泡氮浓度(%)
无肺气肿	≤35	2.47	中度肺气肿	46~55	6.15
轻度肺气肿	36~45	4.43	重度肺气肿	≥56	8.40

(三) 气道阻塞的可逆性判定

当肺功能测定 FEV1/FVC% 降低或据临床表现疑有气道阻塞表现时,可根据具体情况选择下述两种测定,以判断气道阻塞的可逆程度,协助临床诊断。

1. 通气改善率　简称一秒改善率,是给病人吸入沙丁胺醇 0.2 mg 后 15~20 min,重复测定 FEV1 与 FEV1/FVC%(试验前 24 h 停用支气管扩张药),按下列公式计算通气改善率,以判断气道阻塞的可逆性,有助于临床诊断和疗效判定。

通气改善率 =(用药后测定值 − 用药前测定值)/ 用药前测定值 ×100%

改善率 >15% 为阳性,15%~24% 为轻度可逆,25%~40% 为中度可逆,>40% 为高度可逆。支气管哮喘患者改善率至少应达 15% 以上,慢性阻塞性肺疾病患者改善率不明显。

2. 最大呼气流量(peak expiratory flow,PEF)　昼夜波动率或日内变异率:教患者用微型峰流速仪于每日清晨及下午(或黄昏)测 PEF,连续测 1 周后计算:≥20% 示气道阻塞有可逆性,对支气管哮喘诊断有意义。

(四) 支气管激发试验

气道高反应性指气道对各种理化、药物或生物因子刺激的收缩反应,气道反应性增高是支气管哮喘的重要特征,支气管激发试验即是用某种刺激,使支气管平滑肌收缩,通过肺功能检查判定由此所致支气管狭窄程度以判定气道反应性。

药物试验常用组胺或乙酰胆碱,用生理盐水配成以下浓度(mg/mL):0.03、0.06、0.12、0.25、0.50、1.0、2.0、4.0、8.0、16.0,冰箱保存备用。受试前 24 h 内停用支气管扩张药。

先测基础 FEV1 值,然后雾化吸入生理盐水 2 min,再测 FEV1,如无明显降低,则从最低浓度开始,采用潮气法呼吸,依次吸入上述药液;每一浓度呼吸 2 min 后复测 FEV1,至 FEV1 较基础值降低≥20% 时终止。判定主要以使 FEV1 降低 20% 时所需最低药物浓度($PC_{20}FEV1$)或药物累积量($PD_{20}FEV1$),$PD_{20}FEV1(mol) = [(FEV1 对照值 - 收入药物后 FEV1 最高值)/FEV1 对照值] \times 100\%$,组胺 $PD_{20}FEV1 < 7.8\ \mu mol$、乙酰甲胆碱 $PD_{20}FEV1 < 12.8\ \mu mol$,可考虑为气道反应性增高。

临床意义:主要用于协助支气管哮喘的诊断。对于症状、体征不典型,或有可疑哮喘病史,或在哮喘缓解期,肺功能无异常者,或以咳嗽为主要表现的咳嗽变异性哮喘者,若支气管激发试验阳性,哮喘诊断常可确定。

▶▶▶ 第三节　换气功能检查 ◀◀◀

肺有效的气体交换不仅要求有足够的通气量和血流量,而且吸入气体在肺内分布状况、血流状态、两者的比例关系以及弥散膜对气体通过的影响,均对肺的气体交换效率产生影响。

一、气体分布(gas distribution)

肺泡是气体交换的基本单位,要取得最大的气体交换效率,应是吸入的气体能均匀地分布于每个肺泡。但即使是健康人,肺内各部气体分布也不均匀,存在区域性差异。其原因与气道阻力、顺应性和胸膜腔内压的不一致有关。直立位时,胸腔负压以 0.26 cmH_2O/cm 的梯度自肺尖部向肺底部递减,上肺区的扩张程度大于下肺。深吸气时,上肺区肺泡先扩张,气体优先进入分布于上肺区;继而上、下肺区肺泡同时充气,充气时间和数量也基本相同;吸气至肺总量位(TLC)时,上肺区先终止扩张充气(属快肺泡),而下肺区肺泡继续充气(属慢肺泡)。另外,气体在终末肺单位内呈层状分布不均,近肺泡端吸入气分布少,而气道端气体分布多。因此,肺泡内气体分布不可能绝对均匀。

(一) 测定方法

常用氮浓度测定法。氮浓度测定属间接测定。将吸入纯氧后测定呼出气中的氮浓度作为判定指标,其中以一口气氮稀释法(单次呼吸法)为常用。测定时,令受检者于深呼气至残气量(RV)位后吸入纯氧至肺总量(TLC)位,然后缓慢均匀地呼气至残气位;将呼出气持续引入快速氮分析仪,连续测出呼出气中氮浓度,并描记肺泡氮浓度曲线。

呼气氮浓度与曲线呈 4 相变化:第一相:呼气开始段,氮浓度为零,代表解剖无效腔中的纯氧呼出;第二相:上、下肺区肺泡气和无效腔气混合呼出,使氮浓度迅速上升;第三相:为各肺区肺泡气混合呼出,氮浓度变动小,呈相对平坦;第四相:为下肺区小气道开始闭合,中止排气,而氮浓度较高的上肺区肺泡继续呼气,呈氮浓度曲线突然上抬。此段即为闭合气量。判定指标以呼气至 750~1 250 mL 的瞬时氮浓度差为准,正常 <1.5%。

（二）临床意义

吸入气体分布不均主要由于不均匀的气流阻力（如支气管痉挛、受压）和顺应性（如间质性肺炎 – 肺纤维化、肺气肿、肺淤血、肺水肿和胸腔积液等）所致。闭合气量增高是早期小气道阻塞的征象。

二、通气 / 血流比值（ventilation/perfusion ratio，$\tilde{V}/Q$）

有效的肺泡气体交换不仅要求有足够的肺泡通气量和吸入气在全肺的均匀（相对）分布，且需要充分的血流量相匹配。一般肺泡通气为 4 L/min，心排血量为 5 L/min，其比例为 0.8。若 $\tilde{V}/Q<0.8$，则形成不同程度右至左的静脉血样分流；若比值 >0.8，产生生理无效腔增加。$\tilde{V}/Q$ 失调，只产生缺 O_2，并无 CO_2 潴留。此因动、静脉 CO_2 分压差仅 0.8 kPa（6 mmHg），可借健全肺泡过度通气排出较多 CO_2，但若排出太多 CO_2 会产生呼吸性碱中毒，血红蛋白氧离解曲线左移，不利于氧合血红蛋白释放氧给组织细胞，会加重组织缺氧。CO_2 弥散能力为 O_2 的 20 倍。健全肺泡毛细血管血氧饱和度已处于氧离曲线分压的平坦段，氧分压的增加血氧饱和度上升极少，故不能代偿通气不足的肺泡所致的摄氧不足，发生缺氧。氧疗能提高低 $\tilde{V}/Q$ 的肺泡氧分压而较易纠正低氧血症。

（一）测定方法

测定方法多通过动脉血气项目分析计算相关指标间接得出，其基本原理是凡能影响肺泡通气，肺泡 – 毛细血管阻滞与静 – 动脉分流者均可引起 $\tilde{V}/Q$ 失调。如测算肺泡 – 动脉氧和二氧化碳分压差［$P(A-a)O_2$ 和 $P(A-a)CO_2$］、动脉血 – 肺泡气氮分压差［$P(A-a)N_2$］、肺内分流（QS/QT）、无效腔比率（VD/TV）。部分内容将在本章第五节做相应介绍。

（二）临床意义

凡能影响肺顺应性、气道阻力和血管阻力的病理因素，均可使 $\tilde{V}/Q$ 异常，而 $\tilde{V}/Q$ 失调是肺部疾病产生缺氧的主要原因。临床上见于肺实质、肺血管与气道疾病，如肺炎、肺不张、肿瘤、急性呼吸窘迫综合征、肺栓塞、肺水肿、支气管哮喘、阻塞性肺气肿等。

三、肺泡弥散功能

肺泡弥散是气体分子通过肺泡膜进行交换的过程。以弥散量（diffusing capacity，D_L）作为衡量指标，它是指肺泡膜两侧气体分压差为 1.0 mmHg 条件下，每分钟气体所能透过（或转移）的气体量（mL）。弥散能力与肺弥散面积、某气体在肺泡膜间质液的溶解度，以及肺泡膜两侧某气体的分压差成正比；而与肺泡膜弥散的距离、某气体弥散分子量平方根成反比。由于二氧化碳的弥散常数为氧的 20.7 倍，所以临床上不存在二氧化碳弥散障碍，只有氧弥散障碍引起缺氧。

（一）测定方法

测定方法有三种，临床上较常用单次呼吸法。正常值为：男性 18.23~38.41 mL/（mmHg·min），女性 20.85~23.9 mL/（mmHg·min）。

（二）临床意义

典型的肺毛细血管阻滞以特发性弥漫性肺间质纤维化所致弥散功能障碍最为严重，但在发生弥散功能障碍时，因肺泡膜增厚或肺泡毛细血管床的破坏，亦会影响通气和血流分布不匀所致的通气与血流比例失调和右至左的分流增加。慢性阻塞性肺气肿因肺泡壁的破坏，毛细血管床的减少，肺泡膜的性质改变和距离增加造成氧弥散障碍，产生低氧血症。一般而言，高浓度氧疗可改善弥散所致的缺氧。

▶▶▶ 第四节 小气道功能检查 ◀◀◀

小气道是指直径 2 mm 以下的气道，在患者未出现临床不适及常规肺功能检查正常之前，小气道功能测定可发现早期变化，对疾病的早发现、早治疗有积极意义，常用指标有最大呼气流量（流速）– 容积曲线（环）（maximum expiratory flow-volume curve，MEFV 曲线）、闭合容积及肺顺应性测定。

一、最大呼气流量 - 容积曲线

(一) 测定原理

小气道壁可受呼吸过程中肺容积变化的影响,造成小气道流量的变化。吸气时肺容积增大,随胸腔压力(Ppl)降低,气道周围肺组织弹性回缩力对管壁牵张力增强,气道扩张。用力呼气时,肺泡内压(Palv)驱动气体自肺泡内排出,此时 Ppl 既作用于肺泡有利于排气,也挤压气道使其口径缩小而妨碍肺泡排气。气体自肺泡排出需克服气道阻力,Palv 逐渐被消减,致从肺泡到口、鼻腔气道内形成一个压力递降梯度。其间必有一点,此处 Palv=Ppl,被称为等压点(equal pressure point,EPP),以此为界,将气道分为两部:等压点至肺泡一段 Palv>Ppl,气道扩张;等压点至口鼻腔一段 Palv<Ppl,气道缩小。等压点位置由肺容积大小决定,深吸气后用力呼气时,等压点随肺容积缩小逐渐移动,在 80%~70%VC 时,等压点处于肺叶支气管;VC 减少时,等压点渐向外周移动;<40%VC 后,等压点进一步向上游移动,至 25%VC 水平时,等压点已移至细支气管,此处小气道壁已被压缩悬闭。因而,在深吸气后用力呼气初期,肺容积较大,小气道内径相对较粗,单位时间呼气流量与用力程度(胸内压力大小)有关;但到呼气中后期,肺容积缩小,呼气流量则取决于小气道及其腔内压力抵制和削减其周围压力与气道阻力保持通畅的能力,而与呼气用力程度无关,流量自然降低。

(二) 测定方法

嘱受试者立位,平静呼吸数次训练后,深吸气至 TLC 位后,立即用力快速、平稳均匀呼气至 RV 位,总呼气时间应达 4 s 以上。在此过程中,用 XY 记录仪自动描记、绘出呼气量与相应肺容积的相关 V-V 曲线与图形,X 轴代表肺容积、Y 轴代表最大呼气流量($\tilde{V}max$)。间隔 5~10 min 后重复,至少测 3 次。两次测定的最大用力肺活量(FVC)差应小于 5% 或者 100 mL,选择其中 FVC 最大、曲线光滑、起止点清晰的一条曲线测算。

(三) 判定

主要用于检测小气道阻塞性病变,可用 $VC_{50\%}$ 和 $VC_{25\%}$ 时的呼气瞬时流量($\tilde{V}max\ 50$ 和 $\tilde{V}max\ 25$)作为检测小气道阻塞的指标(图 5-17-5)。凡两指标的实测值/预计值小于 70%,且 $\tilde{V}max\ 50/\tilde{V}max\ 25<2.5$ 即认为有小气道功能障碍。根据 $\tilde{V}$-V 曲线形态特点,有助于判断气道阻塞的部位,特别是上气道阻塞,其曲线形态具有特征性(图 5-17-6)。

(四) 低密度混合气体流量

呼吸氦(80%)+氧(20%)的混合气体($He-O_2$)所描绘的 MEFV 曲线($MEFV_{He-O_2}$),与呼吸空气所测绘的 MEFV 曲线($MEFV_{air}$)进行比较,不仅可更敏感地早期发现小气道阻塞和功能障碍,而且可用于鉴别小气道阻塞的部位及是否具有可逆性。

(五) 判定指标与临床应用

分别从 $MEFV_{He-O_2}$ 和 $MEFV_{air}$ 两条曲线测出同一肺容积的 $\tilde{V}max$,然后求出两者之差,即 $\Delta\tilde{V}max$,一般多用 $\Delta\tilde{V}max_{50}$ 表示。Visa $\tilde{V}$ 是从 $MEFV_{He-O_2}$ 和 $MEFV_{air}$ 两条曲线降支相交点到 RV 位为止,所呼出的气体容积,用占肺活量百分比(Visa $\tilde{V}/VC\%$)表示,正常应 <25%VC。

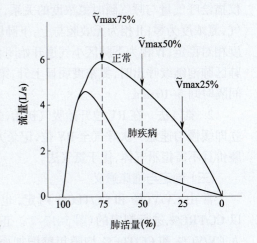

图 5-17-5 正常和阻塞性肺疾病的流量 - 容积曲线

小气道功能障碍者,$\Delta\tilde{V}max\ 50>20\%$,提示阻塞为可逆性,$\Delta\tilde{V}max\ 50<20\%$,提示小气道病变已进入不可逆阶段。如果高中肺容积水平的 $\Delta\tilde{V}max\ 50>20\%$,示等压点的上游段气流为涡流,其阻力与气体密度有关,阻塞部位在大气道;反之,$\Delta\tilde{V}max\ 50<20\%$,示等压点的上游段气流为层流,其阻力与气体密度无关,MEFV 对 $He-O_2$ 无反应,说明阻塞部位在小气道。

二、闭合容积

闭合容积（closing volume, CV）原称闭合气量，是指从 TLC 位一次呼气过程中，肺低垂部位小气道开始关闭时，所能继续呼出的气体量；而小气道开始闭合时肺内留存的气体量则称为闭合总量（closing capacity, CC），CC=CV+RV。

（一）测定原理

正常人直立位或坐位时，由于受重力影响，胸腔负压自上而下呈梯度减低，在深呼气至残气位时，肺尖部的胸腔压（胸膜腔内压）为 −2.2 cmH$_2$O，至肺底部胸膜腔内压为 +4.8 cmH$_2$O。吸气时，因上肺区肺泡负压大于下肺区，因此，吸入气首先进入上肺区，再进入下肺区；深吸气，在吸气末上肺区先终止扩张充气时，下肺区肺泡继续扩张。深呼气，由于胸膜腔内压自上而下梯度递增，故下肺区肺泡排气先于上肺区，继而上、下肺区同时排气；等接近呼吸末期，下肺区因胸腔内压超过气道内压，小气道先被挤压而陷闭。

（二）测定方法

基本有两种，即氮气法（N$_2$ method）或一口气氮测定

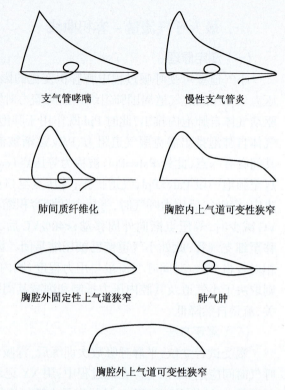

支气管哮喘　　　　慢性支气管炎

肺间质纤维化　　　胸腔内上气道可变性狭窄

胸腔外固定性上气道狭窄　　　肺气肿

胸腔外上气道可变性狭窄

图 5-17-6　不同疾病的流量－容积曲线

法（single breath nitrogen test, SBN$_2$）和氦气法（He bolus method），后者属弹丸法的一种。它们都是利用肺上下部标记气体浓度差异，根据不同浓度的标记气体非同步排空计算闭合气量。

1. 氮气法　嘱受试者取坐位，深呼吸两次空气后，缓慢深呼气至 RV 位，再以 <0.5 L/s 速度缓慢持续吸入 100% 氧到肺总量（TLC）位。然后以 0.3~0.5 L/s 的缓慢速度呼气至 RV 位。在呼气时，以函数记录仪描绘呼气量与呼气瞬时氮浓度的关系，会得出 4 相曲线。Ⅰ相为气道与测定仪管道内不含氮的无效腔气，氮浓度为零；Ⅱ相为无效腔与上、下肺区肺泡混合气，氮浓度上升；Ⅲ相为上、下肺区同等排气，氮浓度相对稳定；Ⅳ相为下肺区小气道开始闭合，排气渐向中、上肺区推进，当中肺区排气始止，含氮较高的上肺区肺泡继续呼出时，氮浓度明显上升，第Ⅲ、Ⅳ相相交点至呼气终点即为闭合容积 CV。重复测 2~3 次，间隔时间 5~10 min。

2. 氦气法　在 RV 位开始吸气初始，先吸入定量指示气体氦 200 mL，接着吸入空气达 TLC 位。尔后立即缓慢匀速地一次呼气至 RV 位，记录方法基本同氮气法。综合分析两法利弊，氮气法操作简单、设备廉价且不需指示气体，优于氦气法。

（三）判定与临床意义

常由 CV/VC% 和 CC/TLC% 判定，也有以 CC/FRC% 进行判定的（图 5-17-7）。正常人 CV/VC% 和 CC/TLC% 均随年龄增加而增加，但依性别而异。CV/VC%，30 岁为 13%，50 岁为 20%；CC/TLC<45%。吸烟影响较大，不正常率明显增加，戒烟半年后可明显改善。关于 CC/FRC%，如 >100% 则表示在静息时已有小气道阻塞。目前较多用于吸烟、大气污染、粉尘作业对小气道功能与损害的研究和监测，可作为环境医学早期筛选手段。

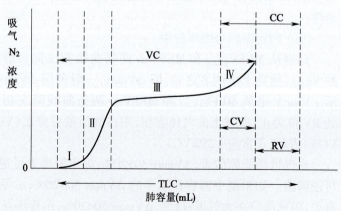

图 5-17-7　闭合气量曲线

三、频率依赖性肺顺应性

频率依赖性肺顺应性(frequence dependent compliance,FDC)与其他小气道功能检查方法相比,是最敏感的检查指标,肺顺应性是指单位压力改变时所引起的肺容积变化($\Delta L/cmH_2O$),分静态肺顺应性(static lung compliance,Cstat)和动态肺顺应性(dynamic lung compliance,Cdyn)两种。静态肺顺应性指在呼吸周期中气流被短暂阻断时测得的肺顺应性,它反映肺组织弹性;动态肺顺应性则是肺组织在呼吸运动过程中,对呼吸肌运动所表现出来的顺应程度,顺应性越好,呼吸越通畅,反之则不通畅。动态肺顺应性又分为正常呼吸频率(20 次/min)和快速呼吸频率(约 60 次/min)两种,后者又称频率依赖性肺顺应性(FDC),比前者更敏感。正常情况下 Cdyn 接近 Cstat,且受呼吸频率影响很小,但当小气道有病变时,患者呼吸频率增加使特定肺容量改变而胸膜腔内压增加,动态肺顺应性降低。除此以外,肺顺应性还与弹性回缩力有关。弹性回缩力增加,肺顺应性降低,反之则肺顺应性增加。正常值:Cstat 为 2.0 L/kPa,Cdyn 为 1.5~3.5 L/kPa。肺纤维化等疾病出现肺静态弹性回缩力增加和 Cstat 降低;肺静态弹性回缩力降低和 Cstat 增加,见于肺气肿。

▶▶▶　第五节　血气分析与酸碱度测定　◀◀◀

血气分析系指对血液中的 O_2、CO_2 和 pH 的测定,及由上述三项所衍生出的有关氧代谢及酸碱平衡的一系列指标的分析。供血气分析的血样通常采取动脉血,可反映向组织的供氧状况及酸碱平衡状态。而静脉血受组织的代谢状况、血流缓急等多种因素影响,波动较大,若同时监测动、静脉的血气指标则有助于了解组织的代谢和灌流状态。近年来,血气分析测定在我国已日趋普及,成为抢救危重病人和监护呼吸系统疾病不可缺少的指标,为早期诊断和指导临床提供理论依据。

一、血气分析指标

(一)动脉血氧分压

动脉血氧分压(PaO_2)是血液中物理溶解的氧分子所产生的压力。PaO_2 正常范围为 95~100 mmHg(12.6~13.3 kPa),其年龄预计公式为 PaO_2=100 mmHg – 年龄 × 0.33(13.3 kPa – 年龄 × 0.04)。PaO_2 检测的主要临床意义是判断有无缺氧及其程度。PaO_2 低于同龄者正常范围下限时称为低氧血症(hypoxemia);PaO_2<60 mmHg(8.0 kPa)时示机体已达失代偿边缘,也是诊断呼吸衰竭的标准;PaO_2<40 mmHg(5.33 kPa)为重度缺氧;PaO_2<20 mmHg(2.67 kPa,相应血氧饱和度 32%)示严重缺氧,脑细胞有氧代谢停止,生命难以维持。

(二)肺泡 – 动脉血氧分压差

肺泡 – 动脉血氧分压差即 $P(A-a)O_2$ 系指肺泡氧分压(PAO_2)与 PaO_2 之差,是反映肺换气(摄氧)功能的指标。正常青年人为 15~20 mmHg(2~2.67 kPa),随年龄增大而增大,但上限一般应 <30 mmHg(4.0 kPa)。$P(A-a)O_2$ 产生的主要原因是肺内存在少量静 – 动脉血的生理分流。病理情况下 $P(A-a)O_2$ 增大示肺本身受累所致氧和障碍,主要原因有:① 右 – 左分流或肺血管病变使肺内动 – 静脉解剖分流增加致静脉血掺杂;② 弥漫性间质性肺疾病、肺水肿、急性呼吸窘迫综合征等致弥散障碍;③ V/Q 比例严重失调,如阻塞性肺气肿、肺炎、肺不张或肺栓塞时。以上三种情况,在 $P(A-a)O_2$ 增大同时,均伴有 PaO_2 降低。若 $P(A-a)O_2$ 增大同时并不伴 PaO_2 降低可见于肺泡通气量明显增加,而大气压、吸入气氧浓度与机体耗氧量不变时。此外,$P(A-a)O_2$ 正常但同时 PaO_2 降低,可由于肺外(呼吸中枢或神经肌肉等)病变所致。

(三)动脉血氧饱和度

动脉血氧饱和度(SaO_2)指动脉血氧与 Hb 结合的程度,即单位 Hb 含氧百分数,正常范围为 95%~98%。SaO_2 与 PaO_2 的相关曲线称氧合血红蛋白解离曲线(ODC),呈 S 形,分为平坦段和陡直段两部分。ODC 受 pH、$PaCO_2$、温度和红细胞内 2,3- 二磷酸甘油酸(2,3–DPG)含量等因素影响而左右移动。pH

降低、$PaCO_2$ 增高、温度升高和红细胞内 2,3-DPG 增多时 ODC 位置右移,氧合血红蛋白(HbO_2)较易释放氧,有利于提高组织氧分压和组织供氧。反之 ODC 位置左移,HbO_2 不易释氧,在已有缺氧者更会加重组织缺氧。这是肺心病急性加重期治疗时,一定要防止出现碱中毒的主要原因。ODC 的位置常以 P_{50} 来表示,P_{50} 指 SaO_2 50% 时的 PaO_2 值,代表 Hb 与 O_2 亲和力状况,是内呼吸的重要指标。正常人 37℃、pH 7.40、$PaCO_2$ 40 mmHg(5.33 kPa)时 P_{50} 为 26.6 mmHg(3.55 kPa)。ODC 右移时 P_{50} 升高;ODC 左移时 P_{50} 降低。

(四) 动脉血氧含量

动脉血氧含量(CaO_2)系每升动脉全血含氧的毫摩尔(mmol)数,或每百毫升动脉血含氧的毫升(mL)数,正常范围 8.55~9.45 mmol/L(9~21 mL/dL)。它是红细胞和血浆中含氧量的总和,包括 HbO_2 中结合的氧和物理溶解氧两部分。呼吸空气时,100 mL 血中物理溶解氧仅有 0.3 mL。溶解于血中的氧随氧分压升高而增加。在 3 个大气压下吸纯氧时,100 mL 血中物理溶解氧可达 0.6 mL,PaO_2 可达 2 000 mmHg(266.7 kPa)。这就是采用高压氧舱治疗变性血红蛋白血症和碳氧血红蛋白血症(CO 中毒)的机制。如同时测定组织回流的静脉血氧,则动、静脉血氧含量差即为该组织的实际氧摄取量或氧耗量。正常混合静脉血氧含量(CvO_2)为 6.3~6.75 mmol/L(14~15 mL/dL),则 CaO_2–CvO_2 为 2.25 mmol/L(5 mL/dL)。

(五) 混合静脉血氧分压(PvO_2)

混合静脉血或称中心静脉血,指全身各部静脉血混合后的静脉血,即经右心导管取自肺动脉、右心房或右心室腔内的血。可分别测混合静脉血氧分压(即 PvO_2)、氧饱和度(SvO_2)并计算氧含量(CvO_2)。

PvO_2 系指物理溶解于上述血中的氧所产生的压力,正常范围 PvO_2 35~45 mmHg(4.67~6.0 kPa),平均 40 mmHg(5.33 kPa),SvO_2 65%~75%。上述指标可有生理变异,老年 PvO_2 可略降低,50 岁时 PvO_2 约为 39 mmHg(5.2 kPa);健康青壮年剧烈运动后,PvO_2 可降至 15 mmHg(2.0 kPa),PvO_2 降至 25%。由于混合静脉血来自全身各组织,在无病理性动、静脉分流情况下,PvO_2 与组织中的平均氧分压相近,是衡量组织缺氧程度的指标;PaO_2 与 PvO_2 之差 [$P(a-v)O_2$] 反映组织摄取利用氧的能力,正常为 60 mmHg(8.0 kPa);$P(a-v)O_2$ 缩小,说明组织摄取、消耗和利用氧能力降低;相反,$P(a-v)O_2$ 增大,说明组织需氧耗氧增加。

(六) 动脉血二氧化碳分压

动脉血二氧化碳分压($PaCO_2$)是指动脉血中物理溶解的 CO_2 分子所产生的压力。正常范围 35~45 mmHg(4.67~6.0 kPa),平均 40 mmHg(5.33 kPa)。测定 $PaCO_2$ 的临床意义在于:① 结合 PaO_2 判断呼吸衰竭的类型及程度:PaO_2<60 mmHg(8.0 kPa)、$PaCO_2$<35 mmHg(4.67 kPa)或在正常范围,为 I 型呼吸衰竭,或称低氧血症型呼吸衰竭、换气障碍型呼吸衰竭、氧合功能衰竭;PaO_2<60 mmHg(8.0 kPa)、$PaCO_2$>50 mmHg(6.67 kPa),为 II 型呼衰,或称通气功能衰竭;肺性脑病时,$PaCO_2$ 一般应 >70 mmHg(9.33 kPa),当 PaO_2<40 mmHg(5.33 kPa)、$PaCO_2$ 在急性病例 >60 mmHg(8.0 kPa),慢性病例 >80 mmHg(10.67 kPa),提示病情严重。② 判断有无呼吸性酸碱平衡失调:$PaCO_2$>50 mmHg(6.67 kPa),提示呼吸性酸中毒,$PaCO_2$<35 mmHg(4.67 kPa)提示呼吸性碱中毒。③ 判断代谢性酸碱平衡失调的代偿反应:代谢性酸中毒经肺代偿后 $PaCO_2$ 降低,最大代偿 $PaCO_2$ 可降至 10 mmHg(1.33 kPa);代谢性碱中毒经肺代偿后 $PaCO_2$ 升高,最大代偿 $PaCO_2$ 可升至 55 mmHg(7.33 kPa)。④ 判断肺泡通气状态:因 $PaCO_2$ 弥散能力很强,$PaCO_2$ 与肺泡二氧化碳分压($PACO_2$)接近,$PaCO_2$ 反映整个 $PACO_2$ 的平均值。$PaCO_2$ 升高,提示肺泡通气不足,$PaCO_2$ 降低,提示肺泡通气过度。

(七) 碳酸氢

碳酸氢(bicarbonate,HCO_3^-)是反映体内酸碱代谢状况的指标。包括实际碳酸氢(actual bicarbonate,AB)和标准碳酸氢(standard bicarbonate,SB)。AB 是指隔绝空气的血标本在实际条件下测得的血浆 HCO_3^- 含量,正常范围 22~27 mmol/L,平均为 24 mmol/L;SB 是血标本在体外经标准条件 [38℃,$PaCO_2$ 40 mmHg(5.33 kPa),SaO_2 100%]平衡后的 HCO_3^- 含量。正常人 AB、SB 两者无差异。因 SB 是血标本在体外经标准化,$PaCO_2$ 正常时测得的,一般不受呼吸因素影响,被认为是能准确反映代谢性酸碱平衡的指标。AB 则受呼吸性和代谢性双重因素影响,AB 升高,既可能是代谢性碱中毒,也可能是呼吸性酸中毒时肾的代偿调节反应；反之，AB 降低，既可能是代谢性酸中毒，也可能是呼吸性碱中毒时肾的代偿调节结果。慢性呼吸性酸中毒时，AB 的最高代偿极限为 45 mmol/L；慢性呼吸性碱中毒时，AB 可代偿性减少至 12 mmol/L。一般 AB 与 SB 的差值，可反映呼吸性因素对 HCO_3^- 的影响程度。呼吸性酸中毒时，受肾代偿调节作用影响，HCO_3^- 增加，AB>SB；呼吸性碱中毒时，肾参与代偿调节作用后，HCO_3^- 降低，AB<SB；相反代谢性酸中毒时，HCO_3^- 减少，AB=SB< 正常值；代谢性碱中毒时，HCO_3^- 增加，AB = SB > 正常值。

(八) pH

pH 表示体液中氢离子浓度 $[H^+]$ 的指标或酸碱度。血液 pH 实际指没有分离血细胞的血浆中 $[H^+]$ 的负对数值，正常范围为 7.35~7.45。pH<7.35 为酸血症，存在失代偿性酸中毒；pH>7.45 为碱血症，存在失代偿性碱中毒。pH 7.35~7.45 可见于三种情况：无酸碱平衡失调、代偿性酸碱平衡失调、复合性酸碱平衡失调。要区别是呼吸性、代谢性抑或两者复合作用的酸碱平衡失调，还需结合其他有关指标进行综合判断。

pH 取决于血液中碳酸氢盐缓冲对（$BHCO_3^-/H_2CO_3$），其中碳酸氢由肾调节，碳酸由肺调节，两者比值为 20：1 时，血 pH 为 7.40；比值 >20：1 时，血 pH 上升 >7.40；比值 <20：1 时，血 pH 下降 <7.40。动脉血 pH 病理改变最大范围为 6.80~7.80。

(九) 缓冲碱

缓冲碱（buffer base，BB）是血液（全血或血浆）中一切具有缓冲作用的碱（负离子）的总和，包括 HCO_3^-、血红蛋白、血浆蛋白和 HPO_4^{2-}，正常范围 45~55 mmol/L，平均 50 mmol/L。HCO_3^- 是 BB 的主要成分，几占其 1/2（24/50）。BB 能反映机体对酸碱平衡紊乱时总的缓冲能力，它不受呼吸因素、CO_2 改变的影响，因而在改变 BB 中 HCO_3^- 含量的同时，伴有相应非 HCO_3^- 成分缓冲的变化；在血浆蛋白和血红蛋白稳定情况下，其增减主要取决于 SB。代谢性酸中毒时 BB 减少，代谢性碱中毒时 BB 增加。若在临床检测中，出现 BB 降低而 HCO_3^- 正常时，提示患者存在 HCO_3^- 以外的碱储备不足，补充 HCO_3^- 是不适宜的。

(十) 碱过剩

碱过剩（base excess，BE）是在 38℃，$PaCO_2$ 40 mmHg（5.33 kPa），SaO_2 100% 条件下，将血液标本滴定至 pH 7.40 时所消耗酸或碱的量，表示全血或血浆中碱储备增加或减少的情况。需加酸者为正值，需加碱者为负值。故碱过剩亦可理解为实际缓冲碱与正常缓冲碱（均值）的差值。正常范围 ±2.3 mmol/L。由于在测定时排除了呼吸性因素的影响，只反映代谢因素的改变，与 SB 的意义大致相同，但因系反映总的缓冲碱的变化，故较 SB 更全面。

(十一) 血浆 CO_2 含量

血浆 CO_2 含量（total plasma CO_2 content，$T-CO_2$）系指血浆中各种形式存在的 CO_2 总量，主要包括结合形式的 HCO_3^- 和物理溶解的 CO_2。其正常范围血浆为 25.2 mmol/L，全血则为 21.7 mmol/L。其中，HCO_3^- 即实际碳酸氢（AB），占总量的 95% 以上，故 $T-CO_2$ 基本反映 HCO_3^- 的含量。$T-CO_2$ 受溶解 CO_2（$PaCO_2$）影响程度虽小，但在 CO_2 潴留和代谢性碱中毒时，均可使其增加；相反，通气过度致 CO_2 减少和代谢性酸中毒时，又可使其降低，故在判断复合性酸碱平衡失调时，其应用受限。

(十二) 二氧化碳结合力

二氧化碳结合力（carbon dioxide combining power，CO_2 CP）是血标本在室温下分离血浆后与含 5.5%CO_2 的气体或 PCO_2 40 mmHg（5.33 kPa）、PaO_2 100 mmHg（13.3 kPa）的正常人肺泡气平衡后，测得的血浆中所含 CO_2 总量再减去物理溶解的 CO_2。正常范围 50~70 vol%（22~31 mmol/L），平均 60 vol%（27 mmol/L）。因它主要是指血浆中呈结合状态存在的 $PaCO_2$，反映体内的碱储备量，其临床意义基本与标准碳酸氢（SB）相当。在代谢性酸碱平衡失调时，能较及时地反映体内碱储备量的增减变化，CO_2CP 不失为一有用的判断指标，因是采静脉血测得，故结果较动脉血（SB）高约 3 mmol/L；在呼吸性酸碱平衡失调时，必须在肾以 NH_4^+ 或 H^+ 形式增加或减少非挥发酸的排出，对回吸收 HCO_3^- 作出相应代偿调节反应时，方能表现出体内碱储备 HCO_3^- 的变化，所以 CO_2CP 非但不能及时反映血中 CO_2 的急剧变化，即使在慢性呼吸性酸碱紊乱时，由于测定条件对 PCO_2 的要求，CO_2CP 也不会给出相应的改变，故对伴随通气障碍而发生的酸碱平衡失调的判断，意义有限。

二、酸碱平衡的调节

机体代谢每天产生固定酸 120~160 mmol（60~80 mEq）和挥发酸 15 000 mmol（15 000 mEq），但体液能允许的 H^+ 浓度变动范围很小，正常时 pH 之所以在 7.35~7.45 狭窄范围内波动，保证人体组织细胞赖以生存的内环境稳定，是由于体内有一系列复杂的酸碱平衡调节机制的作用，包括化学缓冲系统、细胞内外电解质交换和肺、肾的生理调节。

（一）缓冲系统

体液中重要的缓冲系统有：碳酸氢盐缓冲系 $NaHCO_3/H_2CO_3$、磷酸盐缓冲系 Na_2HPO_4/NaH_2PO_4、血浆蛋白缓冲系 Na-蛋白质/H-蛋白质（主要是白蛋白）和血红蛋白缓冲系 KHb/HHb 或 $KHbO_2/HHbO_2$。其中最重要的是碳酸氢盐系统，这是由于：① 其缓冲能力大，占全血缓冲总量的 50% 以上，血浆缓冲量的 35%；② 它通过 CO_2 与肺、通过 HCO_3^- 与肾的调节相联，使其缓冲能力超过一般的化学反应；③ $NaHCO_3/H_2CO_3$ 的比值反映所有其他缓冲系统对［H^+］的缓冲状态并决定 pH。

（二）细胞内外液电解质交换

酸中毒时血浆中增多的 H^+ 与细胞内 K^+ 进行交换，细胞外 2 Na^+、1 H^+ 进入细胞内，细胞内 3 K^+ 移至细胞外，从而使血浆［K^+］呈增加倾向，肾排 K^+ 作用增强，使体液 pH 与血浆 K^+ 浓度之间呈反比关系，pH 每变动 0.1，引起血［K^+］0.6 mmol/L 的变化。呼吸性酸中毒时与此同时尚进行另一种交换，即由红细胞内不断生成的 H_2CO_3 解离之 HCO_3^-，经细胞膜特异的 HCO_3^--Cl^- 载体作用迅速移出细胞外，Cl^- 则从血浆移至细胞内（氯移动 chloride shift），使血［Cl^-］降低。此种变化在慢性呼吸性酸中毒时较为明显，因经肾代偿调节回吸收 HCO_3^-，增加血浆 HCO_3^-。相反，碱中毒时，3 K^+ 进入细胞内，2 Na^+、1 H^+ 移至细胞外，使血［K^+］呈降低倾向。一般，血浆 K^+ 受代谢性酸碱平衡失调的影响比呼吸性酸碱平衡失调的影响为明显，而代谢性酸中毒时血浆 K^+ 的升高比代谢性碱中毒时血浆 K^+ 下降的幅度大。K^+、Na^+ 虽然均能透过细胞膜，但其速度较水缓慢，尤其是 K^+ 进入细胞内非常缓慢，酸碱失衡时，通过细胞内外电解质交换所进行的调节，启动虽然很快，反应完成一般需 24~36 h。

在复合性酸碱平衡失调时，情况较为复杂，如呼吸性酸中毒合并代谢性碱中毒，其代谢性碱中毒绝大多数是由低 K^+、低 Cl^- 所继发，但因呼吸性酸中毒所致细胞内、外 Na^+、K^+ 的交换仍在继续进行，结果会导致重度低血钠（<120 mmol/L），使临床处理颇为棘手；此时若大量补钠，可使 Na^+ 继续进入细胞内，将 K^+ 替出细胞外，经肾不断排出，不仅引起细胞内水肿，且加重 K^+ 丢失，继续恶化至不可挽回的碱中毒，甚或由于严重持久低血钾导致死亡。

（三）肺的调节

正常机体代谢每分钟产生 CO_2 200 mL，每日产生的 CO_2 全部转化为碳酸，约有 15 000 mmol（15 000 mEq），经肺排出，为肾排酸总量的 200 倍左右。肺排 CO_2 量与肺泡通气量密切相关。CO_2 可自由通过血脑脊液屏障，脑脊液 PCO_2 升降迅速；HCO_3^- 通过血脑脊液屏障能力差，再加脑脊液中缺少碳酸酐酶和蛋白质阴离子，缓冲能力弱，故脑脊液 H^+ 浓度变化比血明显，且较缓慢。代谢性酸碱中毒时，通过增加或减少呼吸排出 CO_2 的方式进行调节，重建正常的 HCO_3^-/H_2CO_3 比值，需 3~6 h 才能达到高峰完成。

（四）肾的调节

正常经肾排出非挥发酸为 120~160 mmol，尿的 pH 偏酸居多，但也有波动，其范围在 4.6~8.0。肾的调节比肺慢，一般要在 6~18 h 后开始，需 5~7 天才能达到最大代偿调节。肾对酸碱平衡调节方式有三：① 泌 H^+ 排酸，原认为在远曲小管进行，近来认为哺乳动物肾小管各段均能泌 H^+，参与尿液酸化。排至肾小管腔中的 Na_2HPO_4（占磷酸盐的 80%），离解为 $Na^+NaHPO_4^-$，其中 Na^+ 与肾小管细胞分泌的 H^+ 交换，转变为 NaH_2PO_4（占磷酸盐的 99%）排出，使尿可滴定酸增加，进入细胞的 Na^+ 与 HCO_3^- 形成 $NaHCO_3$ 回吸收入血。② 泌氨中和酸，远端小管和集合小管细胞中谷氨酰胺酶活性增加，分解谷氨酰胺或其他氨基酸脱氨生成 NH_3，排泌至肾小管腔中与 H_2CO_3 解离之 H^+ 结合成 NH_4^+，替取小管腔滤液 NaCl 中之 Na^+，以 NH_4Cl 形式经尿排出；肾每天排泄之非挥发酸中，约 3/4 量是由 NH_3 缓冲排出的，另 1/4 量由可滴定酸排泄。③ HCO_3^- 再吸收,在近球小管进行,肾小管细胞中碳酸酐酶活性增加,CO_2 与水合成碳酸,进而解离为 $H^+ + HCO_3^-$,其中 H^+ 将肾小管腔滤液中 Na^+ 替回,与 HCO_3^- 结合成 $NaHCO_3$ 回吸收入血。

三、血气分析的临床应用

(一)确定呼吸衰竭的类型和程度

动脉血气是诊断呼吸衰竭的主要根据,在海平面大气压、安静状态、呼吸室内空气且无左心衰竭和异常分流情况下,$PaO_2 < 60$ mmHg(8.0 kPa),或伴 $PaCO_2 > 50$ mmHg(6.67 kPa),即为呼吸衰竭。若 PaO_2 降低,$PaCO_2$ 正常或 $PaCO_2 < 35$ mmHg(4.67 kPa),为Ⅰ型呼吸衰竭或换气(氧合)衰竭;而 $PaCO_2$ 升高,则为Ⅱ型呼吸衰竭或通气衰竭。如静息状态下动脉血气分析正常,在某种体力劳动后出现血气异常,则称之为呼吸功能不全(respiratory insufficiency)。

临床表现轻重与低氧血症、CO_2 潴留的程度、发生速度以及机体代偿适应能力有一定关系。一般轻度低氧血症只有脑力活动减弱,PaO_2 降到 40 mmHg(5.33 kPa)时可有头痛、嗜睡,严重时可引起昏迷、抽搐,甚至永久性脑损害。$PaCO_2$ 升高,因颅内压增高而引起头痛,$PaCO_2$ 增高一倍时可出现昏睡、神志恍惚或精神错乱;增加两倍时昏迷几乎不可避免。根据血气分析结果并结合临床症状,对呼吸衰竭患者病情可进行如下分级(表5-17-4)。

表 5-17-4　呼吸衰竭病情分级

指标	轻度	中度	重度
PaO_2　mmHg(kPa)	<60(8.0)	>50(6.67)	<40(5.33)
$PaCO_2$　mmHg(kPa)	<50(6.67)	>70(9.33)	>90(12.0)
SaO_2　%	>80	80~40	<40
意识	清楚	嗜睡、谵语、半昏迷	昏迷
发绀	无	+~++	+++

血气分析指标改变不仅与患者病情且与预后有一定关系,一组 8 771 例次血气分析结果表明,pH<7.20 组,死亡率 81%;$PaO_2 < 31$ mmHg(4.13 kPa)组,死亡率 77.8%;$PaCO_2 > 100$ mmHg(13.3 kPa),死亡率 87.5%。

(二)判断酸碱平衡失调类型和程度

判断酸碱平衡失调主要依据动脉血气分析 pH、$PaCO_2$、HCO_3^- 指标的变化及预计代偿公式计算所得结论,但要准确无误,仅凭实验室的诊断是不够的,特别是对复合性酸碱平衡失调,必须结合临床资料、血电解质检查并测算阴离子间隙(AG),方能得出正确结论。

1. 单纯性酸碱平衡失调预计代偿公式　常用各型单纯性酸碱平衡失调预计代偿公式,见表5-17-5。

表 5-17-5　常用单纯性酸碱平衡失调的预计代偿公式

原发失衡	原发改变	代偿反应	预计代偿公式	代偿时限	代偿极限
呼吸性酸中毒	$PaCO_2\uparrow$	$HCO_3^-\uparrow$	急性 $\Delta HCO_3^- = \Delta PaCO_2 \times 0.07 \pm 1$	数分钟	30 mmHg
			慢性 $\Delta HCO_3^- = \Delta PaCO_2 \times 0.35 \pm 5.58$	3~5 d	45 mmHg
呼吸性碱中毒	$PaCO_2\downarrow$	$HCO_3^-\downarrow$	急性 $\Delta HCO_3^- = \Delta PaCO_2 \times 0.2 \pm 2.5$	数分钟	18 mmHg
			慢性 $\Delta HCO_3^- = \Delta PaCO_2 \times 0.5 \pm 2.5$	3~5 d	12 mmHg
代谢性酸中毒	$HCO_3^-\downarrow$	$PaCO_2\downarrow$	$\Delta PaCO_2 = HCO_3^- \times 1.5 + 8 \pm 2$	12~24 h	10 mmHg
代谢性碱中毒	$HCO_3^-\uparrow$	$PaCO_2\uparrow$	$\Delta PaCO_2 = \Delta HCO_3^- \times 0.9 \pm 5$	12~24 h	55 mmHg

注:① 有 Δ 者为变化值,无 Δ 者为实测值;② 代偿时限:指机体达最大代偿反应的时间;③ 代偿极限:指代偿调节所能达到的最大值或最小值

2. 阴离子间隙(anion gap,AG)　AG 是按 $AG = Na^+ - (HCO_3^- + Cl^-)$ 计算所得。其真实含义反映了未测定

阳离子(unmeasured cation,UC)和未测定阴离子(unmeasured anion,UA)之差。AG 升高的最常见原因是体内存在过多的 UA,即乳酸根、丙酮酸根、磷酸根及硫酸根等。当这些未测定阴离子在体内堆积,必定要取代 HCO_3^-,使 HCO_3^- 下降,称之为高 AG 代谢性酸中毒。临床上重要意义就是 AG 升高代表了高 AG 代谢性酸中毒。AG 在酸碱失衡判断中主要用途是可判断以下六型酸碱平衡失调:① 高 AG 代谢性酸中毒。② 代谢性碱中毒并高 AG 代谢性酸中毒。③ 混合性代谢性酸中毒。④ 呼吸性酸中毒并高 AG 代谢性酸中毒。⑤ 呼吸性碱中毒并高 AG 代谢性酸中毒。⑥ 三重酸碱平衡失调(triple acid base disorders,TABD)。

在临床上实际应用时,必须注意以下四点:① 计算 AG 时强调同步测定动脉血气和血电解质。② 排除实验误差引起的假性 AG 升高。因为 AG 是根据 Na^+、Cl^-、HCO_3^- 三项参数计算所得,因此,此三项参数中任何一项参数的测定误差均可引起 AG 假性升高。③ 结合临床综合判断。④ AG 升高的标准:AG 正常范围为 8~16 mmol/L,凡是 AG>16 mmol/L,应考虑高 AG 代谢性酸中毒存在。但一般认为 AG>30 mmol/L 时,肯定有酸中毒;AG 在 20~30 mmol/L 时,酸中毒可能性很大;AG 为 17~19 mmol/L,只有少数病例(29%)有酸中毒。

3. 酸碱平衡失调类型及判断

(1)急性和慢性呼吸性酸中毒　原发的 $PaCO_2$ 升高称为呼吸性酸中毒。由于肺泡通气不足引起 CO_2 潴留,表现为 $PaCO_2$ 增高。急性呼吸性酸中毒常见于异物堵塞气道、淹溺、喉水肿、肺水肿等,使 CO_2 急剧增高,而肾无足够时间代偿,通气结果为 $PaCO_2$ 明显增高,pH 下降,HCO_3^- 正常或轻微增加(3~4 mmol/L)。慢性呼吸性酸中毒常见于慢性阻塞性肺疾病、胸廓畸形或呼吸中枢病变等引起换气功能障碍使 CO_2 潴留,由于肾有足够时间代偿使 HCO_3^- 增高,致使 pH 调整至正常或接近正常范围。血气结果为 $PaCO_2$ 增高,HCO_3^- 增加,在预计代偿范围内,pH 正常或降低。

(2)急性和慢性呼吸性碱中毒　原发的 $PaCO_2$ 减少,称为呼吸性碱中毒。由于通气过度使 CO_2 丢失过多,表现为 $PaCO_2$ 降低。急性呼吸性碱中毒常见于癔症、呼吸机使用不当,使 $PaCO_2$ 降低,而肾无足够时间代偿,血气结果为 $PaCO_2$ 明显降低,pH 升高,HCO_3^- 正常或降低。慢性呼吸性碱中毒常见于慢性肺纤维化、发热等疾病使 CO_2 排出增多,由于肾有足够时间代偿使 HCO_3^- 减少,致使 pH 调整至正常或接近正常范围。血气结果 $PaCO_2$ 降低,HCO_3^- 降低,pH 正常或接近正常。

(3)代谢性酸中毒　原发的血浆 HCO_3^- 减少称为代谢性酸中毒。由于有机酸产生过多、酸性物质潴留或碱大量丢失,常见于严重缺氧、休克、糖尿病酮症和尿毒症等疾病。代偿性酸中毒时呼吸代偿较快,2~3 h 就可完全代偿,pH 调整至正常或接近正常。仅在代谢性酸中毒早期或伴有呼吸系统疾病而代偿不全时表现为 pH 降低。其动脉血气特点为:pH 下降、HCO_3^- 原发下降、$PaCO_2$ 代偿性下降。临床上常按 AG 将代谢性酸中毒分为高 AG 型和正常 AG 型(高氯性)。不管何型代谢性酸中毒,均应符合上述动脉血气特点,其不同点为:高 AG 代酸 HCO_3^- 下降必有等量 AG 升高,即 $\Delta HCO_3^- = \Delta AG$;正常 AG 型代谢性酸中毒 HCO_3^- 下降必有等量 Cl^- 升高,而 AG 不变,即 $\Delta HCO_3^- = \Delta Cl^-$。

(4)代谢性碱中毒　原发的血浆 HCO_3^- 升高称为代谢性碱中毒。由于酸性物质丢失多或补充碱性物质过多。常见于频繁呕吐、长期大量应用激素、排钾利尿剂过量或输入碳酸氢钠等碱性物质过多等。pH 示代偿程度而定。其动脉血气特点为:pH 偏高、HCO_3^- 原发升高、$PaCO_2$ 代偿性升高。

(5)呼吸性酸中毒合并代谢性酸中毒　急性和慢性呼吸性酸中毒时 HCO_3^- 降低,或者代谢性酸中毒时 $PaCO_2$ 反趋增加,均可诊断为呼吸性酸中毒合并代谢性酸中毒。常见于慢性肺病人有 CO_2 潴留发生呼吸性酸中毒的基础,又有低氧血症,引起无氧代谢产生乳酸酸中毒。肾缺氧使酸性代谢产物进一步在体内堆积,而在呼吸性酸中毒基础上同时合并代谢性酸中毒。血气结果为 pH 明显下降,$PaCO_2$ 升高,HCO_3^- 下降、升高、正常均可。主要取决于呼吸性酸中毒和代谢性酸中毒两种成分的相对严重程度。

(6)呼吸性酸中毒合并代谢性碱中毒　急性和慢性呼吸性酸中毒时 HCO_3^- 过度增高,或者代谢性碱中毒时 $PaCO_2$ 过度的增高,均可诊断为呼吸性酸中毒合并代谢性碱中毒。常见于慢阻肺患者长期服用利尿剂或人工呼吸器过度通气使 $PaCO_2$ 下降过快,致使原来由于代偿而增高的 HCO_3^- 来不及调整而成为呼吸性酸中毒合并代谢性碱中毒。其动脉血气特点为 $PaCO_2$ 升高,HCO_3^- 升高,pH 升高、下降、正常均可。其

pH 主要取决于呼吸性酸中毒与代谢性碱中毒成分的相对严重程度。若两者相等,则 pH 正常;若以呼吸性酸中毒为主,则 pH 下降;若以代谢性碱中毒为主,则 pH 升高。

(7) 混合性代谢性酸中毒 此型酸碱平衡失调为高 AG 代谢性酸中毒并高氯性代谢性酸中毒。其动脉血气特点与单纯性代谢性酸中毒完全相同,pH 下降、HCO_3^- 原发下降、$PaCO_2$ 代偿性下降,且符合 $PaCO_2=1.5 \times HCO_3^- + 8 \pm 2$。但检测 AG 可揭示此型酸碱失衡存在。单纯性高氯性代谢性酸中毒符合 Cl^- 升高数(ΔCl^-)=HCO_3^- 下降数(ΔHCO_3^-),若在此基础上再合并高 AG 代谢性酸中毒,HCO_3^- 继续下降数(ΔHCO_3^-)=AG 升高数(ΔAG),其结果为 $\Delta HCO_3^-=\Delta Cl^- + \Delta AG$。因此,一旦出现 AG 升高时伴有 $\Delta HCO_3^- > \Delta Cl^-$ 或 $\Delta AG < \Delta HCO_3^-$,应想到混合性代谢性酸中毒存在的可能。

(8) 三重酸碱平衡失调(TABD) 呼吸性酸中毒或呼吸性碱中毒同时伴有代谢性酸中毒和代谢性碱中毒的存在,称为三重酸碱平衡失调。

1) 呼吸性酸中毒合并代谢性酸中毒和代谢性碱中毒。常见于严重肺心病呼吸衰竭时。酸碱指标特点:AG 升高、$PaCO_2$ 升高、HCO_3^- 变化与 AG 升高不成比例,pH 偏酸、偏碱或正常,主要取决于三种酸碱平衡失调的相对严重程度,但往往偏酸。

2) 呼吸性碱中毒合并代谢性酸中毒和代谢性碱中毒。可发生在呼吸性碱中毒合并代谢性碱中毒基础上同时有高 AG 代谢性酸中毒。酸碱指标特点:AG 升高、$PaCO_2$ 降低、HCO_3^- 变化与 AG 升高不成比例,pH 取决于三种失衡相对严重程度,但常偏碱。

TABD 的判断必须联合使用预计代偿公式和 AG 值。其判断步骤可分为以下三步:① 首先要确定呼吸性酸碱平衡失调类型;② 选用呼吸性酸中毒抑或呼吸性碱中毒预计代偿公式,计算 HCO_3^- 代偿范围;③ 计算 AG,判断是否并发高 AG 代谢性酸中毒。TABD 中代谢性酸中毒一定为高 AG 代谢性酸中毒。

以上各型酸碱平衡失调的血气分析、电解质、AG 改变要点,总结归纳如表 5-17-6。

表 5-17-6 几种酸碱平衡失调实验室检查结果

酸碱平衡失调类型	血气分析				血电解质			阴离子间隙(AG)	CO₂CP
	pH	$PaCO_2$	HCO_3^-	BE	K^+	Cl^-	Mg^{2+}		
呼吸性酸中毒	↓或≈	↑	≈或↑(代偿)	正值↑	↑	↓或≈		≈或↑	≈或↑
呼吸性碱中毒	↑或≈	↓	≈或↓(代偿)	负值↑	↓	↑或≈		≈或↑	≈或↓
代谢性酸中毒	≈或↓	↓(代偿)	↓↓	负值↑	↑	↑		≈或↑	↓
代谢性碱中毒	≈或↑	↑(代偿)	↑↑	正值↑	↓	↓	↓	≈或↓	↑
呼吸性酸中毒合并代谢性酸中毒	↓↓	↑	≈或↓	≈或↓	↑	≈或↑		↑	
呼吸性酸中毒合并代谢性碱中毒	↑或↓	↑	↑↑	正值↑	↓	↓		≈或↑	↑↑
呼吸性碱中毒合并代谢性酸中毒	↑或↓	↓	↓↓	负值↑	≈	≈		≈或↑	↓↓
呼吸性碱中毒合并代谢性碱中毒	↑↑	↓或≈	↓或≈	负值↑或≈或正值↑	↓	↑↑		≈或↑	≈或↑
代谢性酸中毒合并代谢性碱中毒	↓≈↑	≈	↓或↑	≈	↓	≈或↓		≈或↑(高AG型)	↓≈或↑
呼吸性酸中毒型TABD	↓≈↑	↑	↓或↑	正值↑	≈	↓↓		↑或≈或↓	

注:≈:约等于正常 ↑:高于正常 ↓:低于正常

(三) 血气分析检查注意事项

1. 血气分析应取动脉血,这样可排除因休克、组织水肿等末梢血供不良因素的影响。动脉化的末梢

血对 PaO_2 影响较大。

2. 血标本必须严格隔绝空气,标本中不应有气泡,否则影响数值的正确性。

3. 用 2 mL 注射器,先抽取肝素 1 mL(1 mL=1 mg)冲洗针筒数次,针尖向上推出肝素液,使死腔内均为肝素液占有,针筒内无气泡。

4. 停吸氧 15 min 后采血,部位可取股动脉、肱动脉和桡动脉,穿刺时应准确,动作要轻。如反复穿刺病人因疼痛呼吸加快会影响血标本的酸碱度。当血进入针管时,血随心脏搏动而自动进入针管,切勿抽吸,避免气泡进入针管。针头用橡皮塞密封。穿刺点用消毒棉球压迫 5 min 以上,以免出血。然后用手搓针筒数次,使血和针筒内肝素充分搅匀,以防凝血。

5. 标本应立即送检,因为血细胞仍继续耗氧及排泄酸性产物,pH 会降低。如不能及时送检必须放入冰箱中,但不能超过 1 h。

6. 采血时要测病人体温,因温度对气体溶解度和 pH 均有影响,所以血气检测时应该输入病人抽血时的体温值来校正检测结果。

举例:pH 7.33、$PaCO_2$ 为 70 mmHg、HCO_3^- 为 41.7 mmol/L、Na^+ 为 140 mmol/L、Cl^- 为 80 mmol/L。

判断方法:

(1) $PaCO_2$ 70>40、HCO_3^- 36>24、pH 7.33<7.40,示呼吸性酸中毒。

按呼吸性酸中毒预计代偿公式计算:

(2) $HCO_3^->HCO_3^-$ 预计值:

$$24+0.35 \times (70-40)\pm5.58=34.5\pm5.58 \text{ mmol/L}$$
$$=28.92\sim40.08 \text{ mmol/L}$$

示代谢性碱中毒(低氯性)。

(3) AG=140−(80+36)=24>16 mmol/L,示高 AG 代谢性酸中毒。

(4) 结论 呼吸性酸中毒 + 代谢性碱中毒 + 高 AG 代谢性酸中毒(呼吸性酸中毒型 TABD)。

思考题

1. 功能残气量及残气量增加的临床意义是什么?

2. 四种互不重叠的肺容积有哪些?

3. MVV 降低可见于哪些情况?

4. 阻塞性肺疾病患者有哪些通气功能指标降低?

5. 肺上部还是肺下部的通气血流比值较高?

6. 为什么不存在 CO_2 弥散障碍?

7. 最大呼气流量 − 容积曲线异常有何意义? 静息时已有小气道阻塞,哪些指标会异常?

8. Ⅰ型呼吸衰竭和Ⅱ型呼吸衰竭的特点是什么?

9. 代谢性酸中毒、代谢性碱中毒、呼吸性酸中毒和呼吸性碱中毒的血气分析特点是什么?

10. 名词解释:潮气量、肺活量、肺泡通气量、最大呼气流量、通气血流比值、最大呼气流量 − 容积曲线、闭合气量曲线、缓冲碱、实际碳酸氢、标准碳酸氢、碱过剩、二氧化碳结合力、动脉血氧饱和度。

(王 虹)

网上更多......

 教学 PPT　　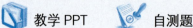 自测题

第十八章

内镜检查

1. 胃镜、结肠镜、支气管镜检查的适应证、禁忌证、并发症。
2. 胃镜、结肠镜、支气管镜检查的临床应用。
3. 胶囊内镜、超声内镜检查的适应证、禁忌证、并发症和临床应用。
4. 内镜逆行胰胆管造影术、支气管肺泡灌洗的适应证、禁忌证、并发症和临床应用。

内镜是医学领域发展迅速的一门新型学科。本章介绍了常用内镜的基本原理;分别介绍了胃镜、内镜下逆行胰胆管造影术、结肠镜检查、支气管镜检查及支气管肺泡灌洗的检查方法以及适应证、禁忌证、并发症和临床应用;对近年新开展的胶囊内镜和超声内镜也做了部分介绍。

▶▶▶ 第一节 基 本 原 理 ◀◀◀

内镜(endoscope)又称内窥镜,是用于窥视体内腔道或器官的医疗器械(图 5-18-1)。内镜检查(endoscopy)意为借助内镜观察体内有关脏器变化的一种方法。自 Bozzini 于 1795 年用细铁管观察直肠腔作为最原始的内镜检查,医学内镜迄今已有 200 多年的历史,经历了早期硬式内镜、半可曲式内镜、纤维

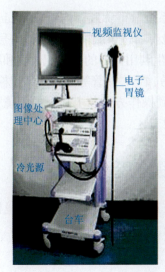
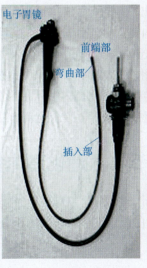
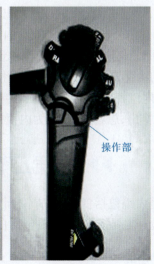

图5-18-1 消化道电子内镜系统

内镜、现代内镜(包括电子内镜、超声内镜、胶囊内镜、共聚焦显微内镜等)漫长的发展过程。由于不断地完善和发展,现代内镜除了内镜诊断,还可进行治疗,形成了新兴的治疗内镜(therapeutic endoscopy)领域。并以其所具有的独特魅力,形成了15个专科内镜,是医学领域发展迅速的一门新型学科。以下介绍几种常用内镜的基本原理。

一、纤维内镜的原理

1957年,美国Hirschowitz制成了第一台纤维内镜(fibroendoscope)。纤维内镜是以单纤维组成的纤维束作为导光和传像元件的,每根单纤维构成传导图像上的一个光点,数以万计的特制光学纤维按一定次序排列,分别接上目镜和物镜,由物镜所成的图像,经导像束的一端不失真的传至另一端。纤维内镜的工作原理是:从光源发出的强光,经导光束照明体内腔道或器官,图像由物镜、导像束传至目镜后进行观察。通过各种附件,可在内镜直视下作活组织检查及摄影等。纤细可屈的镜身使操作灵巧,观察方便,患者痛苦亦大大减少。

二、电子内镜的原理

1983年,美国Welch Allyn公司首先开发了世界上第一台电子内镜。它将电荷耦合器件(charge coupled device,CCD)直接安放在内镜镜端,将光能转变为电能,以电缆替代玻璃纤维传像,经视频处理器处理后,直接在监视屏上显示图像。此类图像非常逼真,在观察方式、记录与贮存图像上与纤维内镜的原理不同。其余部分结构与纤维内镜相似。CCD的基本结构由受光部与水平传递通路组成,受光部是由互相绝缘的摄像二极管组成,每个独立的摄像二极管叫做像素(picture elements),像素越大则成像愈清晰。近年的电子内镜还采用了一些特殊光观察,被形容为"数字化色素内镜"。如窄波成像(narrow band imaging,NBI),即将广谱的光学滤器改为窄谱,使通过光学滤器的光谱发生变化,图像的对比性能得到改善。还有自体荧光成像(auto-fluorescence imaging,AFI),激发光照射到黏膜下层后,会产生强荧光,将这些细微变化转换成色彩信息,使正常黏膜和病灶之间的细微区别得到强调。

三、超声内镜的原理

超声内镜(ultrasonic endoscope)将微型超声探头安装在内镜的顶端,当内镜插入腔道后既可通过内镜直接观察黏膜表面的病变形态,又可借助微型超声探头进行超声扫描获得腔道壁各层次的组织学特征及其周围重要脏器的超声影像。

四、胶囊内镜的原理

2000年,以色列工程师伊丹开发出"智能胶囊消化道内镜系统",俗称胶囊内镜(capsule endoscopy)。2004年,中国金山公司推出国产胶囊内镜。其工作原理是:受检者通过口服内置摄像与信号传输装置的智能胶囊,借助消化道蠕动使之在消化道内运动并拍摄图像,医生利用体外的图像记录仪和影像工作站,了解受检者的消化道情况,从而对其病情作出诊断。现今对小肠、结肠、食管等不同的部位检查选用不同的胶囊,胶囊内镜特别适用于对小肠的检查。此类内镜从外形到操作方式与上述三类内镜完全不同,自动记录,自动排出,患者痛苦小,为内镜检查开辟了一个全新方法。

▶▶▶ 第二节 上消化道内镜检查 ◀◀◀

上消化道内镜包括食管镜、胃镜、十二指肠镜。胃镜检查是其中应用最早、最多的内镜检查,通常上消化道内镜检查主要指胃镜检查,包括食管、胃、十二指肠的检查。

一、适应证

适应证比较广泛,凡上消化道疑有病变者,均可进行胃镜检查,主要适应证如下。

1. 有上消化道症状,包括吞咽不适、哽噎、嗳气、呃逆,胸骨后疼痛、烧灼感,上腹疼痛、不适、饱胀及原因不明的食欲不振、体重下降、贫血等。

2. 上消化道出血需查明原因,或需内镜止血治疗者。

3. X 线钡造影检查不能确诊或难以解释的上消化道病变,特别是疑有肿瘤和黏膜病变者。

4. 需要随访观察的病变,如萎缩性胃炎、消化性溃疡、Barrett 食管等。

5. 上消化道疾病,药物或手术治疗前后的对比观察。

6. 需作内镜治疗的患者,如上消化道出血的止血及食管静脉曲张的硬化剂注射与结扎、取异物、食管狭窄的扩张治疗或支架置入、上消化道息肉摘除等。

二、禁忌证

随着技术进步与器械改良,禁忌证较过去减少。轻症心肺功能不全不属禁忌,必要时酌情在监护条件下进行。部分相对禁忌病人,如消化道出血血压未平稳患者,应充分评估。如检查危险性大于收效,应列为禁忌;如在有效监护治疗下作内镜检查及止血治疗,则可进行。下列情况属检查禁忌证:

1. 严重心肺疾患,如心肌梗死活动期、严重心律失常、心力衰竭、哮喘发作期及严重呼吸衰竭等。

2. 极度衰竭不能耐受检查者。

3. 精神失常,检查不能合作者。

4. 食管、胃、十二指肠穿孔急性期。

5. 急性重症咽喉部疾病,内镜不能插入者。腐蚀性食管损伤的急性期及严重胸主动脉瘤患者。

6. 烈性传染病患者一般暂缓检查,必要时应备有特殊的消毒及防护措施。

三、方法

(一) 检查前准备

1. 检查前禁食 6~8 h。估计有胃排空延缓者,需禁食更长时间,有幽门梗阻者,应事先洗胃再检查。注意知情告知与签署知情同意书制度的落实。

2. 阅读胃镜申请单,了解病史、检查目的、特殊要求、其他检查情况,有否危险性及禁忌证。并做好解释工作,消除患者恐惧心理,说明检查目的及配合检查须注意的事项。

3. 咽部麻醉　检查前 10~15 min 用 2%~4% 利多卡因喷雾咽部 2~3 次或吞服胶浆,亦可吞服 1% 丁卡因糊剂一口(约 10 mL),后者兼具麻醉及润滑作用。

4. 口服去泡剂　可用二甲硅油去除胃黏膜表面泡沫,使视野更加清晰,亦可用西甲硅油消泡,效果更好。现有多种麻醉药和去泡剂组成的复方制剂。

5. 镇静剂、解痉剂　一般无需使用。过分紧张者可肌内注射地西泮 5~10 mg。有特殊要求者也可行清醒镇静麻醉或其他麻醉后检查,称之“无痛胃镜”。无痛胃镜需要麻醉监护配合。胃肠蠕动强者可在检查前 15 min 肌内注射阿托品 0.5 mg 或丁溴东莨菪碱 10 mg。

6. 注意事项　检查胃镜及配件,连接好注水瓶及吸引装置,注水瓶内应装有 1/2~2/3 的蒸馏水,注意光源,送水、送气阀,检查操纵部旋钮控制的角度等,对胃镜性能做到心中有数。检查电子胃镜的线路、电源开关,注意监视器屏幕影像及图像记录仪,电子胃镜应作白色平衡调节。此外,内镜室应备有监护设备、氧气及急救药品。

(二) 检查方法要点

1. 患者左侧卧位,头垫低枕,颈部松弛,双腿屈曲。松开领口及腰带。

2. 口边放置弯盘,铺上无菌巾或毛巾。嘱患者咬紧牙垫,如患者有活动义齿宜取出。

3. 检查者左手持胃镜操纵部,右手持内镜先端约 20 cm 处。左手调节旋钮方向,调整胃镜头端,直视下右手将胃镜经咬口缓缓沿舌背、咽后壁、食管入口插入。或从一侧梨状窝侧方向食管入口滑入(图 5-18-2)。注意动作轻柔,避免暴力。勿误入气管,勿损伤梨状窝。嘱患者做深呼吸有利于减轻紧张状态。

4. 胃镜边注气,边观察。先端在直视下循腔进镜,依次观察食管、贲门(图 5-18-3),进入胃腔后吸除黏液池黏液,观察胃体(图5-18-4)、胃窦、幽门、十二指肠。注意视野中方位,胃前壁位于视野左侧,后壁位于视野右侧,小弯在视野上方,大弯在视野下方。从十二指肠球部进入降部要调旋钮将先端向右及向上,同时向右旋转镜身(顺时针转向),调整胃镜深度,即可见降段及乳头部。退镜时依次观察十二指肠(图5-18-5)、胃窦、胃角(镜头端翻转)(图5-18-6)、胃体、胃底贲门、食管退出。观察过程应配合注气及抽吸,可逐一检查十二指肠、胃及食管各段病变。除注意观察各部位的形态、黏膜皱襞,黏膜有否隆起及凹陷、黏膜血管有无异常等病变之外,要观察黏膜色泽、胃蠕动、分泌物等有无异常。在胃窦时注意观察胃角及其附近;再退镜时注意观察贲门及其附近病变,注意勿遗漏胃体垂直部、后壁及贲门下病变(图5-18-7)。

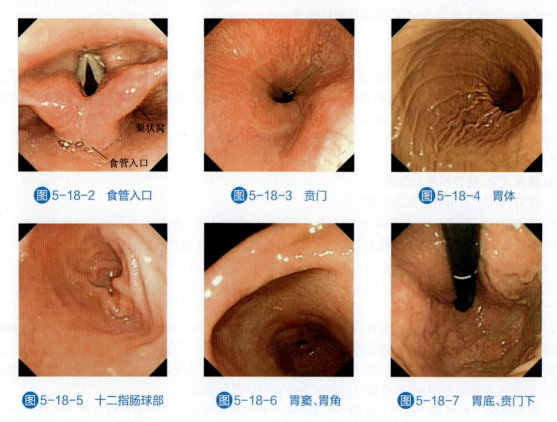

图5-18-2　食管入口　　　　图5-18-3　贲门　　　　图5-18-4　胃体

图5-18-5　十二指肠球部　　图5-18-6　胃窦、胃角　　图5-18-7　胃底、贲门下

5. 对有价值部位可摄像、活检、刷取细胞涂片以及抽取胃液检查等以助诊断,活检前要了解患者是否正在服用抗血小板药或抗凝血药,避免因此造成出血。

6. 术毕尽量抽气,防止腹胀。1 h后进温凉流质或半流质饮食。

四、并发症

上消化道内镜经过多年临床应用,已证实有很高的安全性,但若指征掌握不当、操作不慎或个别受检者体质异常,亦会发生各类并发症,严重者亦有死亡。

(一) 一般并发症

喉头痉挛、咽喉部损伤(少许出血及疼痛)、颞颌关节脱位、腮腺肿大等。

(二) 严重并发症

1. 心搏骤停、心绞痛、心肌梗死等　先前存在的心脏疾病是胃镜检查不良反应的危险因素,插镜时刺激迷走神经及伴发低氧血症而诱发,一旦发生应立即停止检查,积极抢救。

2. 穿孔　多由于操作粗暴,盲目插镜所致。内镜强行通过肿瘤阻塞病变,原有溃疡、肿瘤等疾病基础,注气过多、活检引起穿孔亦有。检查后发生胸背上部疼痛、纵隔颈部皮下气肿、上腹部剧烈疼痛者,可行X线摄片确认及做相应治疗或急诊手术。

3. 出血　常见原因有活检损伤黏膜内血管;检查过程中病人剧烈恶心、呕吐,导致食管贲门黏膜撕裂症而致出血;原有食管胃底静脉曲张等病变,内镜检查时损伤或误做活检引起出血;病人原有出血性疾病(如血小板减少或凝血功能障碍),内镜擦伤消化管黏膜。可予以内镜下止血。出血明显者应留院观察,必要时应住院止血治疗。

4. 感染 老年体弱者有发生吸入性肺炎的可能,镜下治疗如硬化剂注射、黏膜剥离、扩张等,可能发生局部继发感染。可术后使用抗生素。为防止乙型、丙型病毒性肝炎及其他传染病传播,要求严格执行卫生部颁发的"内镜清洗消毒规范"。

5. 肺部并发症 低氧血症。多由于内镜压迫呼吸道引起通气障碍,或因病人紧张憋气,或术前应用麻醉剂所致。给予吸氧及保证呼吸道通畅一般都能好转。

五、常见上消化道疾病的内镜诊断

自上消化道内镜使用以来,上消化道疾病诊断率明显提高。胃镜下常见的疾病有炎症、溃疡、肿瘤以及食管胃底静脉曲张,其次还有息肉、食管贲门黏膜撕裂(Mallory-Weiss 综合征)、Barrett 食管、憩室、异物、寄生虫等。

(一) 慢性胃炎

慢性胃炎很常见。内镜下将慢性胃炎分为非萎缩性(浅表性)胃炎、萎缩性胃炎、特殊类型胃炎,如同时存在平坦糜烂、隆起糜烂、出血、粗大皱襞或胆汁反流等征象,则诊断为非萎缩性胃炎或萎缩性胃炎伴糜烂、胆汁反流等。

1. 慢性非萎缩性胃炎即慢性浅表性胃炎 内镜下可见红斑(点状、片状、条状),黏膜粗糙不平,出血斑点,黏膜水肿及渗出等基本表现。

2. 慢性萎缩性胃炎 内镜下可见黏膜红白相间,以白为主,皱襞变平甚至消失,黏膜血管显露,以及黏膜呈颗粒或结节状等基本表现。

3. 特殊型胃炎 特殊类型胃炎的内镜诊断,必须结合病因和病理。其分类与病因和病理有关,包括化学性、放射性、淋巴细胞性、非感染性、肉芽肿性、嗜酸细胞性及其他感染性疾病所致者等。

(二) 溃疡

溃疡可发生在食管、胃、十二指肠等部位,内镜下可分为活动期、愈合期和瘢痕期。各期又可细分为1、2两期。

1. 活动期 可见圆形或椭圆形凹陷,亦有线状凹陷,直径大小不等,多在 0.5~1.5 cm 之间,底部覆以白苔,周围黏膜充血、水肿、隆起。有血痂或血凝块者,为活动期的 1 期;无血痂即为 2 期。

2. 愈合期 溃疡缩小、变浅,表面薄白苔,边缘光滑整齐,周边水肿消失,再生上皮明显呈红色栅状,溃疡边缘可见黏膜皱襞向中央集中。溃疡周围出现再生上皮和黏膜皱襞集中,为愈合期 1 期征象。再生上皮发红带增宽和皱襞集中明显,为 2 期。

3. 瘢痕期 溃疡消失,为再生上皮覆盖,再生上皮发红,呈栅状,向心性呈放射状排列。最后红色瘢痕由白色瘢痕取代。红色瘢痕为瘢痕期 1 期征象,白色瘢痕为 2 期。

(三) 肿瘤

我国食管癌、胃癌患者多见,胃镜是最佳检查方法。对发现早期癌症更为重要。对胃癌而言,可根据癌组织在胃壁的浸润深度,将胃癌分为早期胃癌和进展期胃癌两类。

早期胃癌浸润深度不超过黏膜下层。可分隆起型、浅表型、凹陷型。浅表型又分为浅表隆起型、浅表平坦型、浅表凹陷型。

进展期胃癌 Borrmann 分型,(日本加以修订后)分为五型。即包曼Ⅰ型:肿块型或隆起型;包曼Ⅱ型:溃疡型;包曼Ⅲ型:浸润溃疡型;包曼Ⅳ型:弥漫浸润型,又称皮革胃;包曼Ⅴ型:不属上述类型,有时可呈类似早期癌的进展型癌。溃疡型癌常发生在胃窦,一般讲,比良性溃疡大而不规则,底部不平,周边不整齐,触之质较硬,黏膜脆易出血。浸润型癌溃疡可有可无,而胃壁变得僵硬、增厚、扩张受限、蠕动性差,形成皮革胃,易被漏诊,应细致观察,多取活检,行病理检查确诊。

(四) 食管胃静脉曲张

因门静脉高压引起门脉与体循环形成侧支循环,造成食管壁、贲门、胃底静脉曲张。内镜可见食管胃底静脉曲张呈纵行,或蛇形迂曲隆起,或呈串珠状、结节状,可有红色征等表现,内镜检查需小心谨慎,避免检查时发生严重出血。静脉曲张的程度不同,出血的风险也不同。对此,国内外分级方法有多种。中华医学会消化内镜学分会制定的"消化道静脉曲张及出血的内镜诊断和治疗规范试行方案(2009 年)"所推荐的分级方法是按曲张静脉位置(location,L)、曲张静脉直径(diameter,D)、危险因素(risk factor,Rf) 3 个因素进行记录,从而根据曲张静脉形态、直径、红色征将食管静脉曲张分为轻度(GⅠ)、中度(GⅡ)、重度(GⅢ) 3 级。

1. 轻度　曲张静脉形态呈直线形,直径≤0.3 cm,无红色征。
2. 中度　曲张静脉直径≤0.3 cm,有红色征,或曲张静脉呈蛇形迂曲隆起,直径 >0.3 cm,无红色征。
3. 重度　曲张静脉直径 >0.3 cm,曲张静脉呈串珠状、结节状或瘤状,有红色征,或曲张静脉直径 >1.0 cm,有或无红色征。

▶▶▶　第三节　内镜逆行胰胆管造影术　◀◀◀

内镜逆行胰胆管造影术(endoscopic retrograde cholangiopancreatography,ERCP)是继内镜技术的进步发展起来的胰胆系统直接造影的一种技术。1968 年,美国乔治·华盛顿大学的 McCune 等首先介绍了通过侧视的纤维十二指肠镜完成了首例十二指肠乳头插管及造影,经过 40 余年的发展,不仅能进行诊断,而且能在此基础上开展许多治疗,对提高胰胆疾病的诊治水平发挥了重要作用。

一、适应证

凡胰胆管疾病及疑有胰胆疾病者均属 ERCP 适应证。常在 B 型超声检查之后,根据临床需要确定检查的指征和重点。如疑有胆道系统肿瘤、结石、炎症性狭窄、梗阻性黄疸、慢性胰腺炎、胰腺癌以及壶腹区病变等均适于 ERCP 检查。

二、禁忌证

1. 严重心、肺、肝、肾病患和其他上消化道内镜检查禁忌者。
2. 有上消化道狭窄、梗阻,估计内镜不可能抵达十二指肠降段者。
3. 非结石嵌顿性急性胰腺炎或慢性胰腺炎急性发作期。
4. 严重胆道梗阻及感染无引流条件者。
5. 严重碘剂过敏,无法进行造影检查者。如改用非离子型造影剂(如碘普罗胺注射液,iopromide injection,优维显),术前应做好急救准备工作,缓慢地注射造影剂,在密切观察患者反应情况下亦可行 ERCP。

三、方法

(一) 检查前准备

1. 术前向患者解释检查的目的、意义和方法,使之消除顾虑、主动配合。并签署知情同意书。
2. 阅读 ERCP 检查清单,简要询问病史,作必要体检,了解检查的指征,有否危险性和禁忌证。
3. 检查前禁食、禁水 8 h。
4. 术前作碘过敏试验。
5. 术前肌内注射丁溴东莨菪碱 20 mg 或阿托品 0.5 mg,肌内注射地西泮 5~10 mg 及哌替啶 50 mg,估计手术难度大、时间长者亦可建立静脉通道,静脉给予上述药物。结合实际条件,可以采用麻醉下实施 ERCP。
6. 咽部麻醉方法与胃镜检查术相同。
7. 连接好生命体征监护设备,必要时吸氧。

8. 检查十二指肠镜及配件,似胃镜检查术前内镜及配件准备。

9. 并准备好造影导管(多种导管)、导丝、造影剂。

10. 检查 X 线机的性能。

(二) 操作要点

1. 患者体位采取半俯卧位,以利插管;或者开始同胃镜检查,内镜进入十二指肠降部后改半俯卧位。

2. 轻柔地将十二指肠镜通过咽部、贲门插入胃腔。

3. 通过幽门。十二指肠镜插入胃腔后吸除胃液,以免反流及减少误吸,直视下推进内镜,通过幽门与前视镜不同,十二指肠镜到达幽门口前,必须使幽门呈半月形,见幽门口即将消失(称日落征)时轻轻插入才能通过幽门到达十二指肠球部。

4. 旋转角度钮使镜端向上向右,同时右旋镜身。轻轻回拉内镜,可使内镜进入十二指肠降部。此时 X 线下十二指肠镜呈倒“7”形。

5. 寻找乳头。嘱患者俯卧,拉直内镜后,即可在十二指肠降段寻找乳头,可沿纵行皱襞走向寻找乳头,乳头形态大多呈乳头形,其次为半球形及扁平型,少数可有特殊变异,并使镜面正对和接近乳头。

6. 将消毒导管内充满造影剂插入十二指肠镜工作通道,露出尖端,通过旋转镜身和调整导管抬举钮,使导管尖端靠近乳头开口,继而进行插管。乳头插管是造影成功的关键(图 5-18-8)。

7. 导管插入成功后,在荧光屏监视下缓慢注入 15%~30% 泛影葡胺,密切观察胆胰管充盈情况,疑有结石或扩张者选用稀释的造影剂更好。

8. 酌情进行胆管、胰管选择性造影摄片,注意显像效果,可取不同体位摄片,包括拔除内镜后照片,以便充分显示可疑的病变(图 5-18-9)。

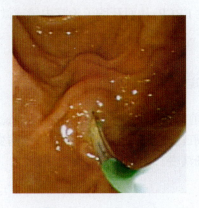 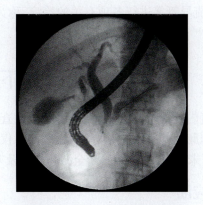

图5-18-8 乳头插管　　　　　　图5-18-9 逆行胰胆管造影

(三) 术后处理

术后禁食 1 天,静脉营养。查血常规及血淀粉酶。如有并发症及时处理。如为胰腺炎高危人群,给予抑制胰腺分泌药物。

四、并发症

ERCP 属比较安全的检查方法,如果操作不慎,亦可发生一些并发症。纵观国内外统计并发症,发生率为 1.19%~4%,病死率为 0.2%,可有急性胰腺炎和急性胆管炎、休克、呼吸抑制、肠穿孔等。休克多见于原有胆道感染败血症者。预后严重,病死率较高,因此,主张造影剂注入时压力不宜过高,避免在胆道感染急性期施行 ERCP,应及时使用抗生素治疗。如发生急性胰腺炎,则作相应治疗。

五、临床应用

(一) 胆道疾病

1. 胆管与胆囊结石　胆管造影可见结石部位有充盈缺损、边缘光滑、局部胆管有扩张现象,还可显示结石的分布、数量和胆管狭窄。直立位有利于显示胆管下端及胆囊影像。

2. 胆管癌 可见胆管狭窄、梗阻或充盈缺损,病变处管壁僵硬,肝门部胆管癌可致梗阻,肝内胆管不显影。胆囊癌可表现为胆囊底部充盈缺损。

3. 胆道蛔虫症 可显示胆总管内长条形密度减低区或团块状密度不均匀的透光区,有时甚至见到未完全进入胆管的虫体。

4. 原发性硬化性胆管炎 胆管呈弥漫性狭窄及不规则充盈,极少数呈局限性狭窄。

5. 胆囊切除术后综合征 ERCP可以协助排除胆管内残留结石或胆囊管遗留过长。

6. 其他 还有先天性胆管扩张症、胰胆管汇合异常等都有特别影像。

(二)胰腺疾病

1. 胰腺癌 胰腺造影可见主胰管孤立的不规则狭窄、僵硬伴狭窄前扩张;主胰管阻塞、截断、移位;肿瘤附近侧支改变,如囊样破坏、胰管阻塞或移位等。ERCP诊断胰腺癌阳性率高达95%,是目前使用的主要方法之一。

2. 慢性胰腺炎 可显示胰管的形态学改变,如主胰管及其分支粗细不均、狭窄、扩张,有时串珠状,亦可见到结石。单独主胰管梗阻难以与胰腺癌区别。

3. 胰腺囊肿 以假性囊肿居多,若与主胰管不相通则ERCP可无异常,有时胰腺癌亦可表现为癌性囊肿,呈弥漫性不规则的囊腔,不要误认为假性囊肿。

4. 壶腹周围肿瘤 乳头插管可因肿块阻塞而失败,若有显影,有时可见到黏膜完好的梗阻,提示癌肿沿胆管系统浸润。十二指肠镜下乳头形态改变以及黏膜活检或细胞学检查可协助诊断。

ERCP的临床应用更多的是在ERCP之后,根据病变性质和病情,插入各种辅助器械,如乳头切开刀、取石网篮、引流导管等进行各项有关的治疗,称为治疗性ERCP,从而开辟了治疗内镜或微创外科治疗的新领域。

▶▶▶ 第四节 下消化道内镜检查 ◀◀◀

下消化道内镜检查包括结肠镜、小肠镜检查。由于前者应用较多,在此仅讨论结肠镜检查。结肠镜可分为乙状结肠镜检查及全结肠镜检查,前者仅检查从肛门至乙状结肠60 cm范围的病变,后者则可到达回盲部甚至末段回肠,从而诊断全结肠病变及末段回肠病变。全结肠镜检查应用较广。

一、适应证

1. 有腹泻、便血、下腹痛、贫血、腹部包块等症状、体征,原因不明者。

2. 钡灌肠或乙状结肠镜检查有异常,如溃疡、息肉、癌肿、狭窄、憩室等需进一步确诊者,或钡灌肠不能解释的病变。

3. 肿瘤标志物,如CEA、CA199等升高,需寻找肿瘤病灶者。

4. 结肠癌肿的术前诊断及术后随访;癌前病变的监视,息肉摘除术后随访观察。

5. 肠道炎性疾病的诊断与随访观察。

6. 需作止血及结肠息肉摘除等治疗者。

二、禁忌证

1. 肛门、直肠严重狭窄,不能进镜者。

2. 急性弥漫性腹膜炎及腹腔脏器穿孔。

3. 妊娠期妇女可能会导致流产或早产。

4. 严重心肺功能衰竭、精神失常及病危不能耐受者。

5. 急性重度结肠炎,如重度溃疡性结肠炎等为相对禁忌,因急性活动期全结肠镜检易发生出血及穿孔。如诊疗需要,可行直肠、乙状结肠镜检查。

三、方法

(一) 检查前准备

1. 根据选用的药物说明书进行准备。正常排便者,检查前日仍可食普通食物,检查当日晨要禁食。便秘者加强准备,检查前1~2日用少渣流质饮食。

2. 肠道清洁有多种方法　① 使用盐类泻剂,检查前3 h嘱病人饮主含氯化钠的洗肠液3 000~4 000 mL。② 复方聚乙二醇电解质散,检查前4 h嘱病人分次饮该清肠液3 000 mL。③ 主含磷酸缓冲液的清肠液,饮水总量不足1 000 mL,可达到同样清肠效果。④ 20% 甘露醇250 mL加5% 葡萄糖氯化钠1 000 mL,亦可有效导泻,但因甘露醇在肠内被细菌分解,可产生易燃气体"氢",如行高频电凝治疗有引起爆炸的危险,应特别注意。可根据清肠效果好、不良反应少、服用方便等原则选用。

3. 注意知情告知与签署知情同意书。

4. 阅读结肠镜申请单,了解病史、检查目的、特殊要求、其他检查情况,有否危险性及禁忌证,并做好解释工作,消除患者恐惧心理,说明检查目的及配合检查须注意的事项。

5. 术前用药,有三种观点:① 不用药。乙状结肠镜检查多无需术前用药;全结肠镜检查者如操作熟练,患者又能充分理解与配合可不用药。② 用镇静剂与解痉剂。可术前15 min肌内注射地西泮5~10 mg减轻紧张、肌内注射阿托品0.5 mg或丁溴东莨菪碱10 mg抑制蠕动,使肠管放松,有利于操作。对青光眼、前列腺肥大或近期发生尿潴留者勿用阿托品。③ 对于有特殊要求者行清醒镇静麻醉或其他麻醉后检查,称之为"无痛肠镜"。无痛肠镜需要麻醉监护配合。

6. 检查室最好有监护装置及抢救药品,以备急需。

7. 检查结肠镜及配件,如同胃镜检查准备,以确保结肠镜性能及质量。

(二) 检查方法

1. 嘱患者穿上开洞的检查裤后取左侧卧位,双腿屈曲。

2. 双人操作　术者可先作直肠指检,了解是否有肿瘤、痔疮、狭窄、肛裂等。助手将肠镜先端涂上润滑剂后(一般用硅油,液状石蜡可损坏肠镜前部橡胶外皮,故不可用),嘱患者张口呼吸,使肛门括约肌放松,以右手示指按压先端镜头,使镜头滑入肛门,此后按术者指令缓缓进镜。此为双人操作检查,由两人共同完成,需要术者与助手的默契配合。

3. 单人操作亦可。术者左手控制操纵部,调节旋钮方向,右手持肠镜插入,注意适当钩拉、旋镜。

4. 依照循腔进镜的原则,注气应少、配合滑进、适当钩拉、去弯取直,防襻、解襻等插镜原则逐段缓慢插入肠镜。特别注意抽吸缩短与取直乙状结肠及横结肠,在结肠左曲、结肠右曲处适当钩拉、旋镜,并配合患者呼吸及体位进镜,以减小转弯处的角度,缩短检查的距离。

5. 有时需助手按要求以适当的手法按压腹部,减少及防止乙状结肠、横结肠结襻,对检查特别有助。

6. 肠镜到达回盲部的标志　可见月牙形或圆形、椭圆形的阑尾孔,Y 形(画盘样)的盲尖皱襞及鱼口样的回盲瓣,部分患者尚可见到鞭虫。在体表可见到右下腹集中的光团。在回盲瓣口调整结肠镜先端角度,可伺机插入回盲瓣,深入末段回肠,观察末段回肠15~30 cm范围的肠腔与黏膜。

7. 退镜时,操纵旋钮,可灵活旋转先端,适量注气、抽气、环视肠壁、逐段观察,注意肠壁及袋囊、肠腔大小等情况。对未见到结肠全周的肠段及转弯部位应调整角度钮及进镜深度,或适当更换体位,重复观察,避免遗漏。

8. 对有价值部位可摄像、取活检以及行细胞学等检查,以助诊断。

9. 检查结束时,尽量抽气以减轻腹胀,嘱患者稍事休息,观察15~30 min再离去。

10. 做过息肉摘除、止血治疗者,应用抗菌药物治疗、半流质饮食和适当休息4~5 天,以策安全。摘除息肉较大者,休息时间要延长,息肉摘除有一周以后迟发性出血的病人。建议摘除息肉较大者住院治疗。

四、并发症

1. 肠出血　多由于活检、插镜损伤、电凝止血不足等引起,应予避免。

2. 肠穿孔　最常见为乙状结肠穿孔,可有剧烈腹痛、腹胀等急性弥漫性腹膜炎的症状、体征,X 线腹部透视或立位平片可见膈下游离气体。一经确诊应立即手术治疗。

3. 肠系膜裂伤　较罕见。如有腹腔粘连可造成肠系膜裂伤。少量出血可行保守治疗,如大量出血至血压下降时,则应剖腹探查作相应处理。

4. 心脑血管意外　检查时过度牵拉刺激迷走神经可引起反射性心律失常,严重者甚至发生心搏骤停。高血压患者检查时情绪过分紧张可加重高血压,如引起脑血管意外,应立即拔出内镜,进行抢救。对高血压患者,检查前应控制血压在相对安全的水平。

5. 气体爆炸　有报道,口服 20% 甘露醇作肠道准备后,再做息肉电切时可引起肠道气体爆炸。故行息肉电切时应避免使用甘露醇,或在息肉电切前反复注气、吸气多次,确保肠道内可燃性气体浓度降低,不会发生爆炸。

6. 肠绞痛　检查时或检查后肠痉挛所致,能自行缓解。注意与肠穿孔鉴别。

五、结肠疾病的内镜诊断

结肠疾病的基本病变,如炎症、溃疡及肿瘤与上消化道疾病有相似之处。掌握了上消化道内镜检查之后,对结肠疾病辨别有助。结肠黏膜的炎症由多种不同的原因引起,形态改变必须结合病原学、病因学及临床表现才能作出诊断。其对慢性炎症性肠病、结肠肿瘤诊断意义重大。另外,结肠镜对肠结核、类癌、缺血性结肠炎等结肠疾病均有重要诊断价值。

(一) 溃疡性结肠炎

病变多从直肠开始,呈连续性、弥漫性分布,表现为:① 黏膜血管纹理模糊、紊乱、充血、水肿、易脆、出血及脓性分泌物附着,亦常见黏膜粗糙,呈细颗粒状;② 病变明显处可见弥漫性多发糜烂或溃疡;③ 慢性病变者可见结肠袋囊变浅、变钝或消失、假息肉及桥形黏膜等。

(二) 克罗恩病

结肠镜诊断要点:结肠镜应达末段回肠。可见节段性、非对称性的黏膜炎症、纵行或阿弗他溃疡、鹅卵石样改变,可有肠腔狭窄和肠壁僵硬等。非干酪性肉芽肿是克罗恩病主要的组织学特征,然而所有这些病变的诊断均需结合临床资料及活检病理学检查。

(三) 结肠肿瘤

良性者以结肠腺瘤为多见,其大小、形态,有蒂、亚蒂、无蒂对判断类型及治疗均有意义。恶性肿瘤患病率均相当高,恶性肿瘤主要是大肠癌,可分为早期和进展期。

早期大肠癌的内镜下形态分为两类基本型:隆起型和平坦型。隆起型根据病变基底及蒂部情况分为 3 种亚型:有蒂型、亚蒂型、广基型。平坦型分为 4 个亚型:表面隆起型、表面平坦型、表面凹陷型、侧向发育型肿瘤。进展期与胃癌 Borrmann 分型相似,亦可分五型,以息肉型(或肿块型)最多,其次为溃疡型和浸润型。早期结肠癌多源于腺瘤恶变。大肠癌好发于直肠、乙状结肠,为结肠镜检查和随访的重要部位。

▶▶▶ 第五节　支气管镜检查及支气管肺泡灌洗 ◀◀◀

一、支气管镜检查

从德国 Killian、美国 Jackson 医生在 19 世纪末开创硬质气管镜检查,20 世纪 60 年代日本池田茂人研制成了纤维支气管镜到今天的电子支气管镜的应用,支气管镜(bronchoscope)已成为临床医生诊疗疾病的重要技术手段。支气管镜又称可弯曲支气管镜,包括纤维支气管镜和电子支气管镜。支气管镜因可弯曲,管径细,易插入段支气管和亚段支气管,同时可在直视下做活检或刷检,亦可做支气管灌洗(bronchial lavage,BL)和支气管肺泡灌洗(broncho-alveolar lavage,BAL),行细胞学或液性成分检查,并可摄影或录像作为教学和科研资料,已在呼吸系统疾病现代诊疗过程中发挥着越来越多的作用。

(一) 适应证

1. 不明原因的慢性咳嗽。

2. 不明原因的咯血或痰中带血。

3. 不明原因的局限性哮鸣音。

4. 不明原因的声音嘶哑。

5. 痰中发现癌细胞或可疑癌细胞。

6. X线胸片和(或)CT检查提示肺、纵隔异常改变或胸腔积液,原因未明者。

7. 肺部手术前检查,指导手术切除部位、范围。

8. 胸部外伤,怀疑有气管支气管裂伤或断裂者。

9. 肺或支气管感染性疾病(包括免疫抑制患者支气管肺部感染)的病因学诊断。

10. 机械通气时的气道管理。

11. 疑有气管、支气管瘘的确诊。

(二) 禁忌证

支气管镜检查开展至今,已积累了丰富的经验,其禁忌证范围亦日趋缩小,或仅属于相对禁忌。但下列情况发生并发症的风险增高,应慎重权衡利弊后再定是否检查。

1. 活动性大咯血。若必须要行支气管镜检查,应在建立人工气道后进行,以降低窒息发生的风险。

2. 严重的高血压及心律失常。

3. 新近发生的心肌梗死或有不稳定心绞痛发作史。

4. 严重心、肺功能障碍。

5. 不能纠正的出血倾向,如凝血功能严重障碍、尿毒症及严重的肺动脉高压等。

6. 严重的上腔静脉阻塞综合征,因支气管镜检查易导致喉头水肿和严重的出血。

7. 疑有主动脉瘤。

8. 多发性肺大疱。

9. 全身情况极度衰竭。

(三) 检查方法

1. 术前准备

(1) 告知及知情同意。术前向病人说明检查目的、意义、大致过程和配合的方法,以消除病人的顾虑,使检查顺利进行。签署知情同意书。

(2) 受检者需有近期X线胸片,包括正侧位片,必要时有断层片或胸部CT片,以确定病变位置。有出血倾向者需作血小板计数和凝血时间等检查。对年老体弱、心肺功能不佳者作肺功能和心电图检查。术前受检者禁食4 h。检查前2 h开始禁饮水。

(3) 检查内镜及附件,性能正常。

2. 术前用药及局部麻醉 阿托品在检查前无需常规应用。如临床需要,术前半小时肌内注射阿托品0.5 mg。如无禁忌证,提倡给予受检者镇静剂。肌内注射地西泮5~10 mg。或者静脉缓慢注射咪达唑仑(咪唑安定),约为1 mg/30 s;60岁以下患者的初始剂量为2.5 mg,在操作开始前5~10 min给药,药物约在注射后2 min起效,如果操作时间长,必要时可追加1 mg,但总量不宜超过5 mg。60岁以上患者的初始剂量为1.5 mg,必要时可追加0.5~1 mg,总量不宜超过3.5 mg。行鼻部麻醉时,可用2%利多卡因凝胶或用2%利多卡因溶液喷鼻;咽喉部麻醉,可于支气管镜镜管插入气管后滴入或经环甲膜穿刺注入。

3. 操作步骤 受检者一般取平卧位,不能平卧者也可取坐位。检查者用左手(或右手)持支气管镜的操纵部,拨动角度调节环和钮,右手(或左手)持镜经鼻或口腔插入,找到会厌与声门,观察声门活动。

声门张开时,立即将镜快速送入气管,边向前推进边观察气管内腔,到达气管隆凸后观察气管隆凸形态。进镜到两侧主支气管开口后,先进入健侧,后进入患侧,依据各支气管的位置,拨动操纵部调节钮,依次插入各段支气管,分别观察支气管色泽是否正常,黏膜是否光滑,有无充血、水肿、糜烂、溃疡、渗出、出血、增生、结节与新生物,以及间嵴是否增宽,管腔有无狭窄,管壁是否受压等。对直视发现的病变,先活检,再用毛刷刷取涂片,或用 10 mL 灭菌生理盐水注入病变部位进行支气管灌洗作病原学或细胞学检查。对某些肺部疾病尚需行支气管肺泡灌洗。

(四) 并发症

支气管镜检查已在临床广泛应用。据文献报道,并发症的发生率约为 0.3%,较严重的并发症的发生率约为 0.1%,病死率约为 0.01%。而且并发症的发生率与病例选择、操作者的技术水平有关。主要并发症有出血、发热、气胸、喉痉挛、麻醉药反应等,偶见心搏骤停。

1. 喉及支气管痉挛 喉痉挛多见于插管不顺利,或麻醉不充分的患者,大多在拔出支气管镜后病情可缓解。严重者应立即吸氧,给予抗组胺药,或静脉给予糖皮质激素。支气管痉挛多见于哮喘急性发作期进行检查的患者,应立即按哮喘严重发作进行处理。

2. 低氧血症 插镜时,通常认为 80% 左右的患者有 PaO_2 下降,其下降幅度在 20 mmHg 左右,操作时间越长,下降幅度越大。低氧血症可诱发心律失常、心肌梗死,甚至心搏骤停。

3. 麻醉药物过敏 发生严重过敏反应或出现毒副作用者应立即进行对症处理,如使用血管活性药物,抗抽搐药物,对心动过缓者应用阿托品,对心搏骤停者进行人工心肺复苏。

4. 术中、术后出血 凡行组织活检者均可有不同程度出血,亦有因细胞刷检后黏膜刷破出血或因插管中剧烈咳嗽而诱发出血。出血量如很少,可自行或经局部注入止血药后停止,大出血时除经支气管镜及时负压吸引外,还需局部注入稀释的肾上腺素或稀释的凝血酶,不易经支气管镜吸出时,应立即换气管插管或金属硬质直管支气管镜吸引,并及时采取全身的止血药物治疗。

5. 气胸 主要是由肺活检引起,也有少数发生在气管腔内直视下活检。有报道,气胸发生率约为 0.4%。极少发生死亡,仅约 50% 的人需进行胸腔闭式引流处理。

6. 术后发热 一般认为,高龄和肺部有慢性阻塞性疾病患者,支气管镜检查后出现发热、感染的机会高于其他人。可继发肺部细菌感染、菌血症,甚至术后出现致死性败血症(偶有发生)。有发热者需积极抗感染治疗。

(五) 临床应用

1. 协助诊断

(1) 肺癌的诊断 支气管镜检查可提高肺癌的确诊率。可以通过钳检技术获取组织,病理确诊,特别要注意第一次活检的准确钳夹,最好钳夹肿瘤的基部,若表面有坏死样物黏附,则需反复吸引或钳出坏死样物后再取肿瘤组织。可结合钳检、针吸、刷检和冲洗以提高诊断阳性率。

(2) 对胸片正常的咯血患者的诊断 通过支气管镜检查可明确有无肺癌、出血的部位,同时可以清除血块及局部止血。但对于大咯血患者的检查时机选择有争议,多数人认为患者仍有少量咯血时进行支气管镜检的效果最好。

(3) 肺不张的诊断 肺不张常见的原因包括肿瘤、炎症和结核以及某些特殊病因如血块、异物、外伤和术后等。支气管镜检查结合病理优于 CT。

(4) 肺部感染性病变的诊断 通过支气管镜取得灌洗液可进行细菌、结核的培养,为病原学诊断提供依据,特别是对支气管结核和不典型肺结核的诊断。

(5) 弥漫性肺部间质性疾病的诊断 可通过经支气管镜肺活检或肺泡灌洗液进行诊断。

(6) 胸膜疾病的诊断 对于原因不明的胸腔积液,可用支气管镜替代胸腔镜查病因。对于伴有咯血或肺部病变者,支气管镜的检查优于胸液细胞学检查和胸膜活检。

2. 协助治疗

(1) 呼吸衰竭的救治 呼吸衰竭时,呼吸道分泌物黏稠阻塞气道。如用支气管镜通过气管插管的内径口或气管切开的气管套管口或直接插镜进行床边吸痰,效果良好。

(2) 胸腹手术后并发症的治疗 由于胸腹手术后患者咳嗽受限,使痰液滞留导致肺不张或肺部感染等。通过支气管镜吸引可避免或减少并发症的发生。

(3) 取异物 支气管镜直视下取异物,病人痛苦小,已广泛应用。如异物久留,被肉芽组织包绕,则取异物时需要慎重,因为这种情况特别易出血。

(4) 大气道狭窄的介入治疗。

(5) 肺部感染性疾病的治疗 对于有大量分泌物的肺脓肿、支气管扩张等,支气管镜可通过吸引分泌物以及局部给药进行治疗。

二、支气管肺泡灌洗

随着支气管镜检查技术的开发与应用,支气管肺泡灌洗术(broncho-alveolar lavage,BAL)在 20 世纪 70 年代中期开始有报道,并逐渐发展。支气管肺泡灌洗术是以支气管镜嵌入到肺段或亚段支气管水平,反复以灌洗液灌洗、回收的一种技术。通过对其回收液进行细胞学、生化学、酶学和免疫学及基因等一系列检测和分析,可为研究肺部疾病的病因、发病机制、诊断、评价疗效和判断预后提供有效手段,因此,有人将支气管肺泡灌洗液(BALF)检查称为"液性肺活检",是支气管镜应用的重要发展。依灌洗范围和应用的不同,支气管肺泡灌洗方法分为两种:肺段或亚段灌洗和全肺灌洗。这里主要介绍前者。

(一) 适应证

1. 凡能接受支气管镜检查的患者均能承受支气管肺泡灌洗的检查。

2. 弥漫性间质性肺疾病诊断 特发性肺纤维化、结节病、外源性过敏性肺泡炎、结缔组织病伴肺纤维化以及嗜酸细胞肺浸润等。

3. 弥漫性肺部肿瘤和免疫受损患者的肺部感染诊断,如卡氏肺孢子虫肺炎、细支气管肺泡癌。

4. 用于肺泡蛋白沉积症的诊断与治疗,行局部和全肺灌洗。

5. 用于肺部感染细菌学检测及肺化脓症冲洗引流治疗。

(二) 禁忌证

1. 凡支气管镜的禁忌证均为支气管肺泡灌洗的禁忌证。

2. 精神高度紧张不能配合完成支气管镜检查的患者。

3. 严重通气和换气功能障碍患者,PaO_2 小于 50 mmHg 或吸氧状态下 PaO_2 小于 70 mmHg。

4. 心律失常、频发心绞痛、冠心病、高血压病患者。

(三) 检查方法

1. 术前准备 同支气管镜术前准备,常规在支气管镜于活检、刷检前做 BAL。

2. 局部麻醉剂 2% 利多卡因。

3. 操作技术

(1) 灌洗部位选择 对弥漫性间质性肺疾病选择右肺中叶(B4 或 B5)或左肺舌叶,局限性肺病变则在相应支气管肺段进行 BAL。

(2) BAL 操作步骤 ① 首先要在灌洗的肺段经活检孔通过一细硅胶管,注入 2% 利多卡因 1~2 mL,做灌洗肺段局部麻醉;② 然后将支气管镜顶端紧密楔入段或亚段支气管开口处,再经活检孔通过硅胶管快速注入 37℃灭菌生理盐水,每次 25~50 mL,总量 100~250 mL,一般不超过 300 mL;③ 立即用 50~100 mmHg 负压吸引回收灌洗液,通常回收率为 40%~60%;④ 将回收液体立即用双层无菌纱布过滤除去黏液,并记录总量;⑤ 装入硅塑瓶或涂硅灭菌玻璃容器中(减少细胞黏附),置于含有冰块的保温瓶中,立即送往实验室检查。

(四) 并发症

虽然目前认为 BAL 是一种安全检查方法,但随着 BAL 应用范围不断扩大,其副作用及并发症亦在增加。并发症发生率 <3%,低于开胸肺活检的 13%,至今尚未见到直接由 BAL 引起死亡的病例报道。BAL

的副作用多不严重,包括灌洗时咳嗽、喘息,灌洗后数小时出现发热、寒战,术后 24 h 灌洗肺段短暂的肺泡浸润,肺功能如 VC、FEV1、PO$_2$ 可有暂时减低。有基础疾病者肺灌洗影响要比健康人更明显。

全肺灌洗:主要用于肺泡蛋白沉着症、严重哮喘发作、肺尘埃沉着病、肺泡微石症的治疗等。全肺灌洗技术操作较复杂,有一定风险,宜在手术室全麻下进行。

▶▶▶ 第六节 其他内镜检查 ◀◀◀

一、超声内镜检查

超声内镜(ultrasonic endoscope)的种类,按不同的检查部位可分成多种超声内镜,如超声胃镜、超声肠镜、超声腹腔镜、超声膀胱镜等。按扫描平面又分环扫超声内镜及纵轴超声内镜。还有与普通内镜临时组合使用的微型超声探头。微型超声探头和环扫超声内镜用于检查,纵轴超声内镜有利于引导穿刺和治疗。在此仅讨论超声胃镜检查。

(一)适应证

1. 判断消化道癌的浸润深度及判断有否淋巴结转移。
2. 对消化道黏膜下肿瘤进行诊断和鉴别诊断。
3. 判断食管胃底静脉曲张的程度及治疗效果。须注意临床必要性及风险,以用微探头为主。
4. 判断消化性溃疡的愈合与复发,可疑胃溃疡的良恶性鉴别。
5. 胃淋巴瘤的诊断和化疗疗效观察。
6. 十二指肠壶腹肿瘤。
7. 胆囊及胆总管中、下段良恶性病变。
8. 胰腺良恶性病变。

(二)禁忌证

1. 严重心肺疾病,如心肌梗死活动期、严重心律失常、心力衰竭、严重呼吸功能不全等。
2. 极度衰竭不能耐受检查者。
3. 精神失常检查不能合作者。
4. 食管、胃、十二指肠穿孔急性期。
5. 急性重症咽喉部疾病内镜不能插入者。
6. 腐蚀性食管损伤的急性期及严重胸主动脉瘤患者。

(三)检查方法

1. 检查前准备

(1)患者准备基本同本章第二节上消化道内镜检查,通常注射镇静药物及解痉药解除患者的不安和减少食管、胃蠕动。

(2)检查超声胃镜及配件,按操作要求安装,调试所用的超声内镜系统。

2. 超声探查方式 较多采用以下三种方式。

(1)直接接触法 将内镜顶端超声探头外水囊的空气抽尽后,直接接触消化管黏膜进行扫描。该法偶应用于食管囊性病变的检查。凸型线阵式超声内镜有时用此法。

(2)水囊法(water-filled balloon method) 经注水管道向探头外水囊内注入 3~5 mL 无气水,使其接触消化道壁以显示壁的层次及其外侧相应的器官,该法最常用,根据需要调节注入水囊内的水量,适合于所有病变的检查。

(3)无气水充盈法(浸泡法) 超声胃镜插至检查部位后,先抽胃内空气,再注入无气水 300~500 mL,进行检查。持续注水也可用于十二指肠病变的检查。临床通常联合应用水囊法 + 无气水充盈法,使已充水的水囊浸泡在水中,以达到满意的检查效果。

3. 超声胃镜的操作　通常情况下,疑及消化道病变而未做过常规胃镜检查者,超声胃镜术前均作胃镜检查。具体操作方法有:

(1) 观察消化道局部病变,可直接经水囊法、充盈法将探头靠近病灶,进行超声扫描。

(2) 观察消化道邻近脏器,如胰腺、胆道、胆囊、肝右叶、肝左叶,可将探头置于下述部位进行显示: ① 胰腺:胰头部(十二指肠降部)、胰体和尾部(胃窦、胃体后壁);② 胆道:下段(十二指肠降部)和中段(胃窦部);③ 胆囊:十二指肠球部或胃窦近幽门区。④ 肝右叶(十二指肠、胃窦部),肝左叶(贲门部、胃体上部);⑤ 脾(胃体上部)。

(3) 根据需要选用 5 MHz、7.5 MHz、12 MHz 及 20 MHz 甚至更高的频率。低频穿透深度较深,高频较清晰,但穿透深度较浅。

(四) 并发症

超声胃镜检查后部分人会有咽喉部不适,一般均属正常情况,不需特殊处理。如有特殊不适,发生以下并发症,应立即就诊。

1. 咽喉部损伤、梨状窝穿孔、食管穿孔。

2. 上消化道大出血。

3. 贲门黏膜撕裂。

4. 心脏意外、脑血管意外。

5. 注水造成误吸。

(五) 正常消化道的超声内镜声像图表现及常见肿瘤诊断

1. 正常消化道的超声内镜表现　食管、胃、肠各部分虽有差异,管壁均可分为五层结构。以胃壁为例,从内向外依次为(图 5-18-10):

第 1 层:高回声区,代表黏膜界面回声及浅表的黏膜。

第 2 层:低回声区,代表其余黏膜。

第 3 层:高回声区,代表黏膜下层。

第 4 层:低回声区,代表固有肌层。

第 5 层:高回声区,代表浆膜下层及浆膜层。

2. 胃癌　超声内镜声像图一般呈低回声,边缘不规则,内部不均匀的病变或肿块。早期、进展期胃癌分别伴有不同的胃壁结构层次破坏。腔外组织受侵表现为第 5 层回声带分辨不清,低回声肿块侵入外周组织。胃周淋巴结转移表现为胃周可见类圆形边界清楚、均匀的低回声结构。

3. 消化道黏膜下肿瘤　超声内镜能清楚显示肿瘤的位置,如间质瘤为固有肌层或黏膜肌层增厚,肿瘤两端呈梭形与肌层低回声带延续,间质瘤与平滑肌瘤的区分有赖于病理作免疫组化。脂肪瘤呈密集的强回声,常位于黏膜下层。声像图上黏膜下肿瘤的位置及不同的层次表现,提示了肿瘤的起源。

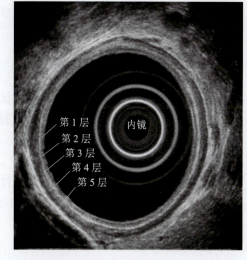

图 5-18-10　正常胃壁 5 层结构

4. 胆总管癌　基本声像图表现:肿瘤多呈低回声向胆管腔内隆起,边界清楚,肿瘤内部回声不均匀,起源胆管壁并侵犯胆管壁三层结构。

5. 胰腺癌

(1) 直接征象　胰腺形态的失常,肿瘤所在部位胰腺呈结节状、团块状或不规则状局限性肿大,胰腺癌肿块向外突起或向周围呈蟹足样或锯齿样浸润性伸展,其边缘不规则,边界较清楚;胰腺癌以低回声型多见,部分呈高回声型和混合回声型,少数为等回声型及无回声型。

(2) 间接征象　癌肿压迫浸润胆总管,引起梗阻以上部位的肝内外胆管和胆囊扩张。主胰管扩张和浸润性闭塞。胰腺周围血管及胰腺毗邻脏器浸润性征象,淋巴结转移征象、腹腔积液征。

二、胶囊内镜检查

胶囊内镜检查(capsule endoscopy)(图 5-18-11,图 5-18-12)已成为小肠疾病的重要诊断方法。经过近几年的临床实践,在胶囊内镜检查领域已积累了丰富的经验,逐步延伸出食管专用胶囊内镜检查、结肠专用胶囊内镜检查及探索胃专用胶囊内镜检查。这里主要介绍小肠胶囊内镜检查。

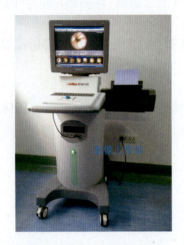

图5-18-11 影像工作站

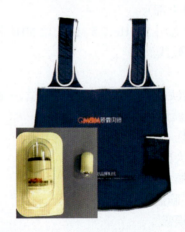

图5-18-12 记录仪背心和智能胶囊

(一) 适应证

1. 不明原因的消化道出血及缺铁性贫血。
2. 疑有小肠肿瘤。
3. 疑有小肠克罗恩病。
4. 监控小肠息肉的发展。
5. 疑有或难以控制的吸收不良综合征(如乳糜泻等)。
6. 检测非甾体消炎药相关性小肠黏膜损害。
7. 临床上需要排除小肠疾病者。

(二) 禁忌证

1. 绝对禁忌证 无手术条件或拒绝接受腹部手术者(一旦胶囊滞留将无法通过手术取出)。
2. 相对禁忌证 ①已知或怀疑有胃肠道梗阻、狭窄及瘘管。②心脏起搏器或其他电子仪器植入者。③吞咽障碍者。④孕妇。

(三) 检查方法

1. 检查前准备

(1) 知情同意 鉴于胶囊内镜检查可能发生胶囊滞留及诊断的不确定性,检查前应对受检者予以告知并签署知情同意书。

(2) 禁食 胶囊内镜检查前禁食 10~12 h。

(3) 肠道清洁准备 可于检查当日口服肠道清洁药。为使图像清晰,亦可在检查前夜行肠道清洁准备,常用的肠道清洁药为口服聚乙二醇电解质溶液或磷酸钠溶液;为减少消化道泡沫,术前半小时可服用适量去泡剂二甲硅油或西甲硅油。

(4) 不推荐使用胃肠促动力药 目前研究尚不支持促动力药能够帮助提高全小肠检查完成率。

2. 胶囊内镜检查步骤 受检者腹部体表粘贴阵列传感器或者穿戴记录仪背心,将数据记录仪导线与其连接。受检者吞服胶囊后,按时记录相关症状及监视数据记录仪上闪烁的指示灯,以确定检查设备的运行正常,避免进入强磁场区域及剧烈运动,以防图像信号受干扰。在服用胶囊 2 h 后可饮清水,4 h 后可以进少许清淡食物。在胶囊电池耗尽时从受检者身上取下数据记录仪,并嘱受检者注意胶囊的排出。检查者将数据记录仪连接到可进行数据处理的工作站,图像资料最终下载至工作站中,可用相关软件阅读及出报告。其中典型图片可被保存。

(四) 并发症

胶囊滞留:胶囊停留于胃肠道2周以上定义为胶囊滞留。可预先应用探路胶囊预防,但其安全性及有效性仍有争议。

(五) 临床应用

1. 不明原因消化道出血的诊断　总体诊断率在35%~77%之间,出血检出率的高低与出血状况密切相关,活动性显性出血和隐性出血的检出率分别达到92%和44%。但对以往有出血史患者的检出率仅为13%,因此,胶囊内镜的最佳检查时机为出血刚停止数天至2周内。最常见的出血病因为血管病变,其次为克罗恩病、间质瘤、小肠恶性肿瘤。小肠血管病变包括小肠动静脉畸形、毛细血管扩张、静脉扩张等。

2. 小肠肿瘤　小肠肿瘤大多见于因其他指征而进行的胶囊内镜检查中,尽管胶囊内镜的发现率高于CT检查,但仍存在约19%的漏诊率。最常见的临床表现为不明原因消化道出血或贫血(占80%)。小肠恶性肿瘤包括间质瘤、腺癌、类癌、黑色素瘤、淋巴瘤和肉瘤等,良性肿瘤包括血管瘤、错构瘤和腺瘤等。

(1) 小肠腺癌　位于十二指肠降段及曲氏韧带附近居多,空、回肠相对较少。腺癌病灶常呈隆起增殖性,多伴肠腔狭窄,病灶表面高低不平,结节或菜花状,表面质脆易出血,部分呈溃疡状,病变边界清晰可辨。

(2) 小肠间质瘤　是最常见的小肠间叶来源肿瘤,占消化道间质瘤的30%,直径小于2 cm被称为小间质瘤。约30%的间质瘤表现出转移、浸润等恶性生物学行为,约1/3可合并出血。胶囊内镜下小肠间质瘤主要表现为隆起或半球状,表面光滑,病灶中央可出现溃疡或溃烂,有时可见新鲜或陈旧血痂,部分可见裸露血管。

3. 克罗恩病　胶囊内镜可用于小肠克罗恩病的初次诊断,明确病变的范围、程度,评估对治疗的反应,监控疾病的复发。胶囊内镜对克罗恩病的诊断率为43%~77%。克罗恩病的胶囊内镜下表现主要为:小肠绒毛的缺失、黏膜充血水肿、黏膜糜烂、口疮样溃疡、纵行溃疡、卵石征、肉芽肿样改变、肠管狭窄、瘘管、多发假性息肉等,病变多呈跳跃式分布。需注意胶囊内镜亦属一种影像学检查,而对克罗恩病的诊断应是综合性的,必须结合病史及其他检查、活检病理等。

4. 遗传性息肉病　胶囊内镜作为一项无创检查手段,在非家族性腺瘤性息肉病,其息肉检出率显著高于磁共振小肠重建,尤其是在检出 <5 mm 的息肉方面更具优势。对于家族性腺瘤性息肉病、Peutz-Jeghes 综合征患者,由于需要定期随访和监控,则胶囊内镜更具优势,依从性更好。

5. 吸收不良综合征(如乳糜泻)。

6. 非甾体抗炎药相关性小肠黏膜损害。

7. 其他　胶囊内镜还有助于一些少见小肠疾病的诊断,如小肠憩室、梅克尔憩室、结核、寄生虫、放射性肠炎等。胶囊内镜还可用于胃肠动力障碍性疾病的研究,评估小肠移植术后的改变及对不明原因腹痛和腹泻的诊断等。

思考题

1. 胃镜、结肠镜、支气管镜检查有哪些适应证、禁忌证和并发症?

2. 试述常见上消化道疾病的内镜诊断。

3. 何为"数字化色素内镜"?

4. 试述常见结肠疾病的内镜诊断。

5. 支气管镜有哪些临床应用?

6. 超声内镜、胶囊内镜适用于哪些疾病的诊断？

7. 名词解释：ERCP、支气管肺泡灌洗、超声内镜、胶囊滞留。

（吴　明）

网上更多······

 教学 PPT　　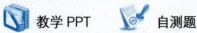 自测题

第十九章

超声检查

● 本 章 要 点 ●

1. 超声检查的基本方法和临床用途。
2. 正常和异常超声心动图的声像图特征。
3. 腹部脏器超声的正常声像图及病理声像图特征。
4. 血管超声检查的适应证。

超声检查是运用超声波的良好方向性,遇界面引起反射、折射,在组织中吸收初衰减,以及对运动界面所产生的多普勒效应等物理特性,对人体组织的物理特征、形态结构与功能状态作出判断的一种非创伤性检查方法。其操作简便,安全可靠,可多次重复,无特殊禁忌证,在现代医学影像诊断中占有重要地位。其主要用途是:① 检测实质性脏器的大小、形态及物理特性;② 检测囊性器官的大小、形状、走向及某些功能状态;③ 检测心脏、大血管及外周血管的结构、功能与血流动力学状态;④ 鉴定脏器内占位性病灶的物理特性;⑤ 检测浆膜腔积液,并对积液量作出初步估计;⑥ 随访经治疗后各种病变的动态变化;⑦ 引导穿刺、活检或导管置入,以及进行某些疾病的超声介入治疗。

目前临床应用的超声显示方法有:超声显像法(B 型)、超声光点扫描法(M 型)及超声多普勒法(D 型)三大类。

1. B 型超声诊断法　即辉度调制型。以光点的辉度表示界面反射讯号的强弱,反射强则亮,反射弱则暗,称灰阶(greyscale)成像。因其采用多声束连续扫描,故可显示脏器的二维图像。当扫描速度超过每秒 24 帧时,则能显示脏器的活动状态,称为实时(real-time)显像。高灰阶的实时 B 型超声扫描仪,可清晰显示脏器外形、内部结构以及毗邻关系,因此是目前临床使用最为广泛的超声诊断法(图 5-19-1)。

2. M 型(motion mode)超声诊断法　在单声束 B 型扫描中加入慢扫描锯齿波,使反射光点自左向右移动显示。纵坐标为扫描空间位置线,代表界面深浅;横坐标为光点慢扫描时间,以连续方式进行扫描时,可从光点移动观察被测结构在不同时相的深度及移动情况,所显示的扫描线称为距离－时间曲线(图 5-19-2)。自从扇扫出现并发展完善后,M 型超声常在扇扫的实时心脏成像中,调节 M 型取样线,作选定心脏或瓣膜结构在时相上的细致分析,M 型可丰富、完善扇扫的图像诊断。

3. D 型(Doppler mode)超声诊断法　利用声波的多普勒效应,使用多种方式显示多普勒频移,从而对疾病作出诊断。多与 B 型超声诊断法结合,在 B 型图像上进行多普勒采样。临床多用于检测心脏及血管的血流动力学状态(图 5-19-3),尤其是先天性心脏病和瓣膜病的分流及反流情况,有较大的诊断价值。

彩色多普勒血流显像(color Doppler flow imaging,CDFI)系在二维图像的基础上,以实时彩色编码显示血流的方法,即在显示屏上以不同色彩显示不同的血流方向和流速,从而使血流更加直观(图 5-19-4)。

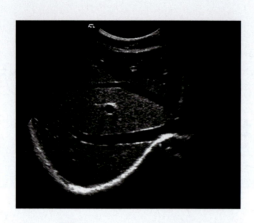

图 5-19-1　肝的二维图像

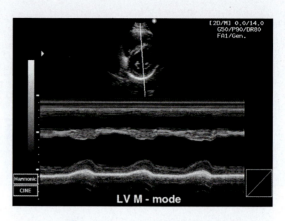

图 5-19-2　M 型超声心动图

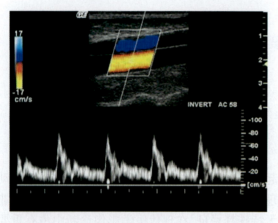

图 5-19-3　颈动脉脉冲多普勒血流频谱

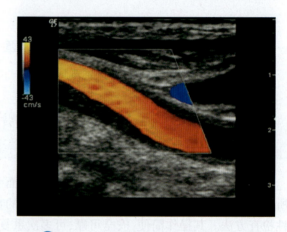

图 5-19-4　颈动脉彩色多普勒血流显像

▶▶▶ **第一节　超声心动图** ◀◀◀

超声心动图是研究心脏各结构的形态、空间关系、走向、活动以及心功能、血流动力学变化的一项技术。

一、常用超声心动图检查

目前应用于心脏检查的有 M 型超声心动图法、二维超声心动图法（two dimensional echocardiography）、多普勒超声心动图法（Doppler echocardiography）及彩色多普勒血流显像。

（一）M 型超声心动图

M 型超声心动图是指超声以光点辉度显示心脏与大血管各界面的反射。由于探头固定，随着心脏有节律地收缩与舒张，心脏各层组织和探头间的距离便发生节律性改变，代表界面反射的前后跳动的光点顺时间而展开，其轨迹在示波屏上形成曲线，称 M 型超声心动图。在一些标准区域作测量，可取得心脏和大血管的径线、搏动幅度与瓣膜活动度等的测值，并可根据不同的公式计算出各种心功能或血流动力学数据。

超声束在二维超声心动图的引导下，由心底向心尖作弧形扫描可获得以下 5 个标准曲线（图 5-19-5）：① 心底波群（4 区）：由前至后声束依次通过胸壁与右室前壁、右室流出道、主动脉根部和左心房。主动脉前后壁呈两条平行的活动曲线，收缩期向前，舒张期往后，在主动脉根部管腔内可见主动脉瓣开放与关闭的纤细回声，于收缩期瓣叶开放呈六边形长方盒状，舒张期关闭成线状，位于管腔中心，与前、后两线几乎平行。② 二尖瓣前叶波群（3 区）：声束依次通过右室前壁、右室腔、室间隔、左室流出道、二尖瓣前叶与左房后壁。二尖瓣收缩期为斜行向上的一条直线，称 CD 段；舒张期呈双峰状 M 样活动曲线，第一峰称 E 峰，代表舒张早期二尖瓣前叶开放的最低点，靠近室间隔的左室面。第二峰为 A 峰，代表心房收缩。正常情况下 A 峰小于 E 峰。③ 二尖瓣前后叶波群(2b 区):声束依次通过右室前壁、右室腔、室间隔、左室腔与左室后壁,左室腔内有二尖瓣前后叶活动曲线,舒张期呈双峰镜向运动曲线,前叶曲线呈"M"样,后叶则似"W"样曲线。④ 心室波群或腱索水平波群(2a 区):此区由右室前壁、右室腔、室间隔、左室腔与左室后壁组成。该区系测量左室腔内径,室间隔与左室后壁厚度与搏幅的标准区。

(二) 二维超声心动图

二维超声心动图(2DE)是应用多晶体发出的多声束或单晶体声束加快机械扫描器对心脏与大血管探查所取得的切面声像图,对观察心脏结构与心壁各部分的运动功能更为直观。常用切面有下列几种。

1. 胸骨旁左心室长轴切面(图 5-19-6) 探头置于胸骨左缘 3、4 肋间,探测方位与右胸锁关节至左乳头连线相平行。该切面所显示的结构为右室前壁、右室腔、室间隔、左室流出道和左室腔、二尖瓣前后叶及其腱索与乳头肌和左室后壁。心底部分的结构有右室流出道、主动脉根部、主动脉瓣和左心房。室间隔膜部与主动脉前壁相连续,二尖瓣前叶与主动脉后壁相连。

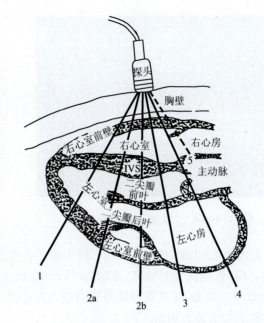

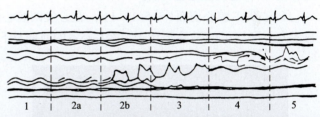

图 5-19-5 M 型超声心动图自心底向心尖作弧形扫描可获得 5 个标准曲线

2. 胸骨旁短轴切面 由心底至心尖可分别探测到以下切面。

(1) 大血管短轴切面(图 5-19-7) 探头置于胸骨左缘第 2、3 肋间,扫描平面与左室长轴相垂直,和左肩与右肋弓的连线基本平行。该切面显示主动脉根部、主动脉瓣、右室流出道、肺动脉及其分支、肺动脉瓣、房间隔、左右心房和三尖瓣,其中主动脉瓣为三个随心动周期开放与关闭的半月瓣,舒张期瓣膜关闭线呈"Y"形。

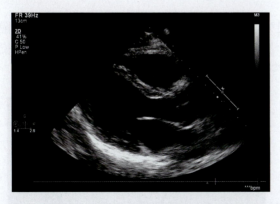

图 5-19-6 胸骨旁左心室长轴切面

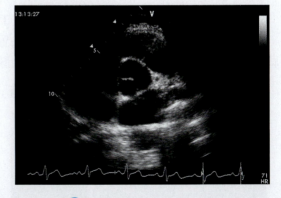

图 5-19-7 大血管短轴切面

(2) 二尖瓣水平短轴切面(图 5-19-8) 探头置于胸骨左缘第 3、4 肋间,扫描平面与左心室长轴相垂直,该切面可显示左右心室腔、室间隔与二尖瓣口,舒张期二尖瓣口开放呈鱼嘴状。

(3) 乳头肌水平短轴切面(图 5-19-9) 探头在二尖瓣水平短轴观基础上稍向下倾斜,可见左室腔内约在时钟 3 和 8 点的位置上两个突起的前外侧与后内侧乳头肌,收缩期随心壁增厚而增厚。

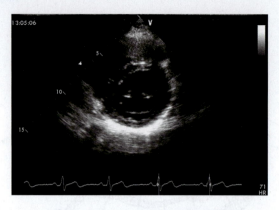
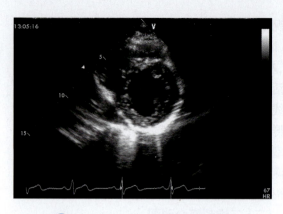

图5-19-8　二尖瓣水平短轴切面　　　　　　　图5-19-9　乳头肌水平短轴切面

3. 心尖四腔心切面(图5-19-10)　探头置于心尖搏动处,指向右侧胸锁关节,对四个心腔(左、右心室及左、右心房)作额面实时显像,该切面可同时显示左右心室、左右心房、室间隔与房间隔以及两组房室瓣,即二尖瓣与三尖瓣,还可看到肺静脉引流入左心房。将探头略向心底部上抬可显示左室流出道与主动脉根部,称心尖五腔心切面。

4. 心尖二腔心切面(图5-19-11)　在心尖四腔心切面位置上,将探头旋转90°,即可获得此切面,可显示左心房与左心室,主要用于观察左心室的前壁及下壁的舒缩功能。

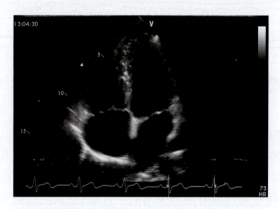
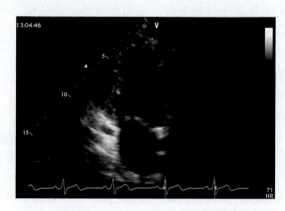

图5-19-10　心尖四腔心切面　　　　　　　图5-19-11　心尖二腔心切面

5. 剑突下四腔心切面(图5-19-12)　探头置于剑突下,可见左右心房、左右心室、房间隔与室间隔。

6. 主动脉弓长轴心切面(图5-19-13)　探头置于胸骨上窝,指向心脏,探测平面通过主动脉弓长轴,可显示升主动脉、主动脉弓及其主要分支(无名动脉、左颈总动脉和左锁骨下动脉)、降主动脉。

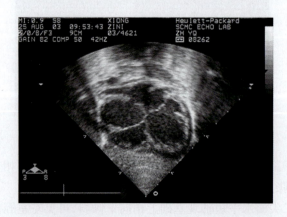
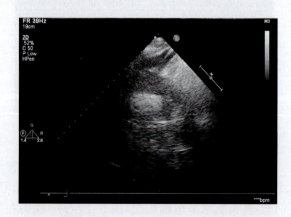

图5-19-12　剑突下四腔心切面　　　　　　　图5-19-13　主动脉弓长轴切面

(三) 多普勒超声心动图

多普勒超声心动图是指应用多普勒效应（Doppler effect）的音频改变现象测定心脏大血管内的血流方向与速度。与二维超声心动图结合可检测和确定心内分流与反流性、狭窄性病变，并可作出定量估价；如通过公式计算可得到压力阶差、瓣口面积、反流与分流量及多种心功能数据。

多普勒超声心动图可分为脉冲波（pulse wave，PW）与连续波（continuous wave，CW）多普勒超声心动图两种类型，前者的取样容积可选择性地置于心内和大血管的某一部位，测定该部位的血流速度，但在高速射血时易产生"混叠（aliasing）"。后者可探测超声束径路上的最大频移，记录人体任何深度心内和大血管内血流的最大速度，但不能确定精确的部位。

正常多普勒频谱分析（Doppler frequency spectrum analysis）：应用快速傅里叶变换法（fast Fourier transroform，FFT）分析显示多普勒频谱，横轴代表时间，纵轴代表频移或流速，血流朝向探头方向，频谱显示在零线以上（正性频谱），血流背离探头方向，频谱显示在零线以下（负性频谱）。正常血流中的血细胞以比较一致的方向与速度流动称层流，其多普勒血流频谱呈狭带形，与零基线间有一空窗，音频信号平稳。当血流通过狭窄处，流线发生改变，产生湍流或涡流，频谱光点疏散，与基线之间的空窗消失，呈单向（湍流）或双向（涡流）充填图像。音频信号粗糙，甚至呈尖啸声。多普勒频谱分析包括：① 血流速度。② 血流方向。③ 时相。④ 频谱幅值（图 5-19-14）。

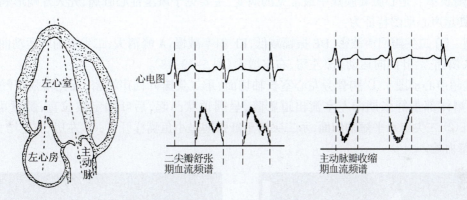

左心室

心电图

左心房　主动脉

二尖瓣舒张
期血流频谱

主动脉瓣收缩
期血流频谱

图 5-19-14　多普勒频谱分析

(四) 彩色多普勒血流显像

彩色多普勒血流显像（CDFI）是在二维多普勒显像基础上，以实时彩色编码显示血流。能更形象、直观地显示血流方向和相对速度的变化，可为心瓣膜狭窄、反流及心血管内分流等病变提供可靠的诊断信息。通常采用红色表示血流朝向探头，蓝色表示血流背离探头。色彩的明暗代表血流速度的快慢。正常血流显像特征如下。

1. 左心室长轴切面（图 5-19-15）　由于声束与血流方向几乎垂直，回收的信号较弱。此切面主要显示舒张期有一宽条红色血柱，自左房流入左室。收缩期则血流柱以蓝色显示，由左室流出道经主动脉瓣口流向主动脉。

2. 心尖长轴切面（图 5-19-16）　因声束与二尖瓣、三尖瓣和主动脉瓣口的血流几乎平行，血流显像较好。舒张期血流经二尖瓣、三尖瓣流向心室，朝向探头呈红色。收缩期则有一股蓝色血流背离心脏流向主动脉。

3. 大血管短轴切面（图 5-19-17）　由于声束与肺动脉血流平行，故可清晰地显示经肺动脉瓣流向肺动脉的蓝色血流。

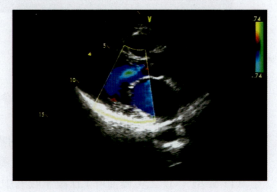

图 5-19-15　左心室长轴切面

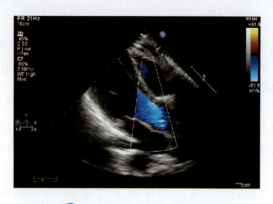

图5-19-16 心尖长轴切面

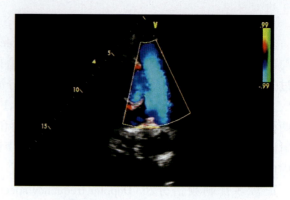

图5-19-17 大血管短轴切面

二、异常超声心动图

这里就临床常见且有较高诊断价值的异常超声心动图举例说明。

(一)心脏瓣膜病

1. 二尖瓣狭窄 是心脏瓣膜病中最常见的病变,主要见于风湿性心脏病,先天性畸形和老年性瓣膜退行性变。其超声心动图特征为:

(1)M型 ①二尖瓣回声浓密,DE振幅减低,EF斜率减慢,A峰消失,二尖瓣前叶运动曲线呈城墙样曲线;②二尖瓣前、后叶同向运动;③左房、右室增大(图5-19-18)。

(2)二维超声心动图 ①胸骨旁左心室长轴切面,示二尖瓣叶回声浓密,反光增强,开放活动受限,二尖瓣前叶瓣体部于舒张期向左室流出道膨隆,呈圆顶状凸起,后叶固定被拉直,腱索可增粗、缩短(图5-19-19);②二尖瓣水平短轴切面,示二尖瓣于舒张期呈小鱼嘴样开口;③左房、右室增大,左心房内有时可有附壁血栓。

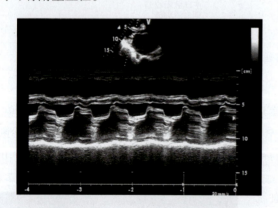

图5-19-18 二尖瓣前叶运动曲线
呈城墙样曲线,二尖瓣前、后叶同向运动

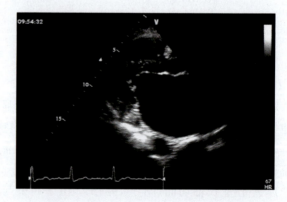

图5-19-19 胸骨旁左心室长轴切面
示二尖瓣叶回声浓密,反光增强,开放活动受限,
二尖瓣前叶瓣体部于舒张期呈圆顶状凸起

(3)多普勒超声心动图 示舒张期二尖瓣口血流频谱峰值流速急剧增加。彩色血流显像示经二尖瓣口五彩镶嵌的湍流征象。

2. 二尖瓣脱垂综合征 又称收缩中晚期喀喇音-收缩晚期杂音综合征。其人群发生率为1.6%~4%。以青少年多见,2/3为青年女性。常合并二尖瓣关闭不全。超声心动图是诊断本病的主要方法。

(1)M型 ①二尖瓣前叶CD段于收缩中晚期或全收缩期呈吊床样下垂,下沉距离大于3 mm;②当二尖瓣关闭不全时有左室容量负荷增加的表现:二尖瓣开放幅度增加,室间隔与左室后壁搏动幅度增大,左房、左室可增大。

(2)二维超声心动图 ①脱垂的二尖瓣瓣体收缩期向左房方向活动增大,超过房室瓣环水平线,脱入左房;② 二尖瓣前、后叶收缩期对合点错位,并向左房移位(图5-19-20);③ 合并二尖瓣关闭不全时,可有左房、左室增大及左室容量负荷增加的改变。

(3) 多普勒超声心动图　二尖瓣脱垂综合征伴二尖瓣关闭不全时,在左房内可探及收缩期宽带湍流。彩色血流显像示左房内收缩期以蓝色为主的五彩镶嵌的反流束。

3. 主动脉瓣狭窄　多为先天性、风湿性或老年性退行性病变所致。风湿性主动脉瓣狭窄大多合并二尖瓣狭窄和关闭不全。单纯性主动脉瓣狭窄在风湿性心瓣膜病中并不多见。其超声特征有:

(1) M型　① 主动脉瓣回声增强,瓣叶增厚,呈多条回声及钙化块状回声,瓣叶开放受限;② 室间隔与左室后壁对称性向心性肥厚;③ 主动脉运动低平;④ 先天性二叶式主动脉瓣,则可见到主动脉瓣关闭线偏心现象。

(2) 二维超声心动图　可见主动脉瓣增厚,回声增强,开放幅度减小(图5-19-21)。升主动脉可见狭窄后扩张现象。有时可见畸形的半月瓣,如先天性二叶式主动脉瓣,可见主动脉瓣呈二叶。

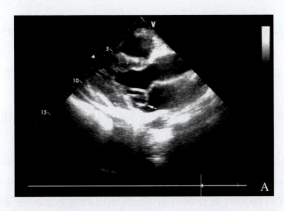

图5-19-20　脱垂的二尖瓣瓣体
脱垂的二尖瓣瓣体收缩期脱入左房,二尖瓣前、后叶收缩期
对合点错位,箭头所指为脱垂的二尖瓣后叶

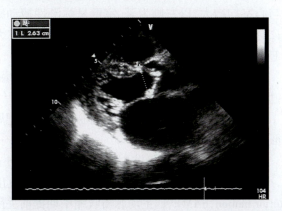

图5-19-21　主动脉瓣增厚,回声增强,
开放幅度减小

(3) 多普勒超声心动图　主动脉瓣口血流速度明显增快,连续多普勒于心尖五腔心切面可测出主动脉瓣血流速度的最大峰值,并计算出跨主动脉瓣口两端的压力阶差。CDFI可见收缩期经主动脉瓣口呈喷射状血流频谱,射向升主动脉。

(二) 左房黏液瘤

左房黏液瘤是最常见的心内原发性良性肿瘤,可发生在各心腔,以左心房最为多见,肿瘤带蒂,一般附着于房间隔。瘤体有活动性。其超声特征有:

1. M型　① 舒张期在二尖瓣前、后叶之间存在云雾状回声,收缩期消失,而出现在左心房;② 左心房可增大,二尖瓣前、后叶呈镜像运动。

2. 二维超声心动图　可见瘤体往返于左房和二尖瓣口之间,舒张期由左心房坠入二尖瓣口,收缩期又返回左房。瘤体内回声强弱不均,可见大小不等之低回声区,瘤体有蒂附着于房间隔(图5-19-22)。

3. 彩色多普勒血流显像　示收缩期左心房内见瘤体与左心房壁间的蓝色为主的五彩镶嵌的二尖瓣反流束。

(三) 心包积液

超声是检查心包积液最敏感的无创性方法。其

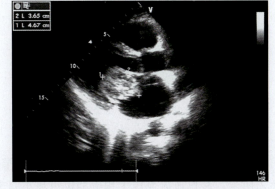

图5-19-22　左心房黏液瘤
瘤体内回声强弱不均,可见大小不等之低回声区,
瘤体有蒂附着于房间隔

超声特征为:心壁四周有液性暗区,心腔不大,搏动可增强(图5-19-23)。通过超声可粗略估计心包积液

量：① 积液位于左心室后下方，在心前区及心外侧无液性暗区或仅有少量，积液一般在 100 mL 以下；② 积液均匀分布于心脏周围，则积液量可达 100~500 mL；③ 液性暗区较宽，环抱心脏周围，心后最多，左心房后也可见到时，积液量可达 500 mL 以上。大量心包积液时可见心脏摇摆征，即右心室壁、室间隔及左心室壁同向运动，心尖荡击波等。

（四）心肌病

1. **扩张型心肌病** 本病以心脏普遍性增大，室壁搏动弥漫性减弱为主要表现。超声特征为：

（1）M 型 可见主动脉搏动幅度减低；左、右心房与心室均增大，以左侧为著，室壁呈弥漫性搏动减

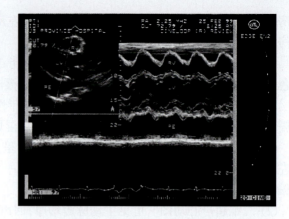

图 5-19-23 心包积液（PE）

弱；二尖瓣瓣口开放小，呈钻石样双峰图形。与扩大的心腔对比，呈大心腔小瓣口之特点；二尖瓣前叶曲线 E 峰与室间隔的距离（EPSS）大于 10 mm。

（2）二维超声心动图 心腔普遍增大，室壁弥漫性搏动减弱。二尖瓣开放幅度小，与扩大的左室腔比较，呈大心腔小瓣口的特点（图 5-19-24）。

2. **肥厚型心肌病** 本病以非对称性室间隔肥厚导致左室流出道梗阻为主要病理生理特点。其超声特征为：

（1）M 型 ① 室间隔非对称性肥厚（大于 15 mm），与左室后壁之比大于 1.5∶1；② 左室流出道狭窄，小于 20 mm；③ 二尖瓣前叶 CD 段向左心室流出道异常隆起，即二尖瓣前叶收缩期前向运动（systolic anterior motion，SAM）；④ 主动脉瓣收缩中期提前关闭后再部分开放伴瓣叶扑动，射血时间延长；⑤ 左室收缩增强，射血分数增高。

（2）二维超声心动图 室间隔非对称性肥厚，左室流出道狭窄（图 5-19-25），左心室室壁搏动增强，心腔稍小。收缩期二尖瓣前叶向左室流出道异常隆起。

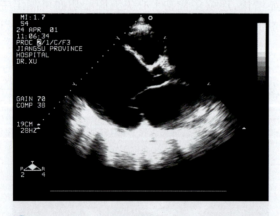

图 5-19-24 心腔普遍增大，室壁弥漫性搏动减弱
彩色多普勒血流显像示左心房内见二尖瓣收缩期反流束

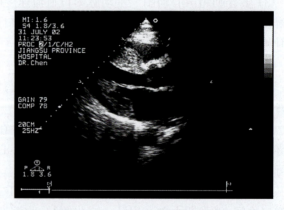

图 5-19-25 室间隔非对称性肥厚，
左心室流出道狭窄

（3）多普勒超声心动图 连续波多普勒于狭窄的左室流出道可探及收缩期高速湍流频谱，由此可计算压力阶差。彩色血流显像于相应部位可显示收缩期彩色射流。此外，CDFI 尚可显示二尖瓣收缩期反流征象。

（五）先天性心脏病

超声心动图是目前诊断先天性心脏病的最主要检查手段。常见的先天性心脏病有：

1. **房间隔缺损** 本病根据缺损部位的不同可分为原发孔型与继发孔型，而以继发孔型为多见。继发

孔型房间隔缺损的超声表现主要以右心室容量负荷过重为其病理生理基础。

(1) M型 右室增大，室间隔呈反常运动，即室间隔与左室后壁呈同向运动(图5-19-26)。

(2) 二维超声心动图 心尖四腔心切面及剑突下四腔心切面示右房、右室腔增大，房间隔上、中部回声失落，缺损残端回声可增强，呈火柴头样改变。

(3) 多普勒超声心动图 取样容积置于房间隔缺损口的右侧面，可探及房间隔部位舒张期湍流频谱，方向向上。彩色血流显像可见彩色血流束于舒张期自左房经缺损流向右房(图5-19-27)。

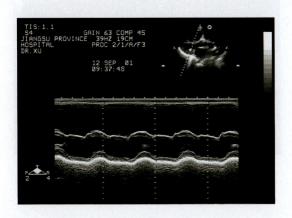

图5-19-26 房间隔缺损，室间隔与左室后壁呈同向运动

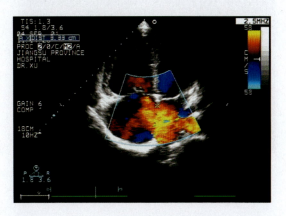

图5-19-27 彩色血流束自左房经缺损流向右房

2. 室间隔缺损 根据缺损部位的不同可分为：① 膜周型：约占70%，位于室上嵴下方；② 嵴上型：约占5%，常伴主动脉瓣脱垂和关闭不全；③ 流入道型：位于三尖瓣隔瓣下方；④ 肌部型：位于小梁间隔与心尖部。室间隔缺损的超声表现主要以左心室容量负荷过重为其病理生理基础。

(1) M型 左心室增大，室间隔与左心室后壁搏动增强。

(2) 二维超声心动图 左心房、左心室增大。根据缺损位置的不同，分别在胸骨旁长轴切面、心尖四腔心切面、大血管短轴切面等切面可见室间隔连续中断，残端似火柴头。肺动脉内径可增宽。

(3) 多普勒超声心动图 取样容积置于室间隔缺损的右心室面，可描记到收缩期湍流频谱。CDFI示心室水平收缩期左向右分流的彩色血流束(图5-19-28)。

3. Fallot四联症 本症是发绀型先天性心脏病中最常见的类型，其病理改变为主动脉骑跨、室间隔缺损、肺动脉口狭窄和右心室肥大。血流动力学的特点是心室水平右向左分流。超声心动图特征为：

(1) M型 自心底部(4区)向心尖部连续扫查，可见主动脉内径增宽、主动脉骑跨室间隔、室间隔肥厚、右心室增大等征象。

(2) 二维超声心动图 ① 左心室长轴切面上可见主动脉根部增宽；② 主动脉前壁与室间隔连续中断，骑跨于室间隔上；③ 大血管短轴观，示右室流出道肌性增厚、狭窄；④ 肺动脉瓣回声增强，开放受限；⑤ 右心室壁及室间隔肥厚(图5-19-29)。

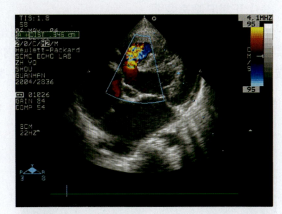

图5-19-28 室间隔缺损，心室水平左向右分流的彩色血流束

(3) 多普勒超声心动图 胸骨旁左心室长轴切面，示收缩期左、右心室两股彩色血流同时进入主动脉。并可见右室流出道，肺动脉瓣上收缩期湍流频谱及相应部位的五彩镶嵌的彩色血流束。

(六) 感染性心内膜炎

部分病例的起病及临床表现可无特征性，而由超声心动图检查首先发现赘生物，从而提供诊断线索。

1. **M 型** 除原有心脏病表现外,在心瓣膜上可有赘生物的异常回声。凡大于 2 mm 的赘生物均可被检出。瓣膜曲线可有粗糙不平的毛绒样回声。

2. **二维超声心动图** 可形象地显示二尖瓣或主动脉瓣上毛绒样赘生物附着(图 5-19-30)。彩色血流显像可显示瓣膜反流。

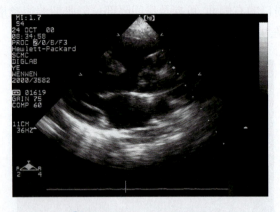

图 5-19-29 Fallot 四联症

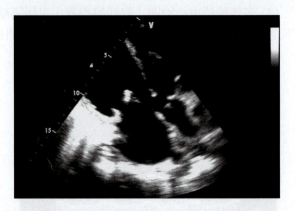

图 5-19-30 瓣膜上有赘生物的异常回声

▶▶▶ 第二节 腹部超声检查 ◀◀◀

腹部超声检查不仅涉及消化、泌尿和妇产科病变的诊断,而且还介入一些疾病的直接治疗,检查的途径也有:① 经腹壁检查;② 经腔内(包括直肠、阴道、食管、胃腔以及尿道、膀胱)检查;③ 术中超声检查,其中经腹壁超声检查是腹部超声检查的主要途径。

经腹壁超声诊断多采用 B 型诊断法,使用高分辨率扫描仪,探头频率成人为 2.5~5 MHz,婴幼儿为 5~7 MHz。检查肝、胆、胰的病人需当日空腹,输尿管、膀胱、子宫及附件的检查则需膀胱适度充盈。

一、肝脾声像图

(一) 正常肝脾声像图

肝被膜整齐,光滑,呈细线样回声。右肝膈面呈弧形,回声较强。左肝边缘锐利,右肝外下缘较钝。肝实质呈均匀的中等水平点状回声。门静脉主干内径 <14 mm,胆管分支与门脉分支伴行,在肝门部的门脉腹侧可见左、右肝管和其汇合为肝总管(图 5-19-31,图 5-19-32)。

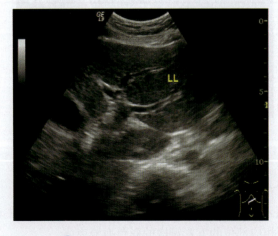

图 5-19-31 肝左叶(LL)图像

图中"工"字形的血管为门静脉左支的大分支

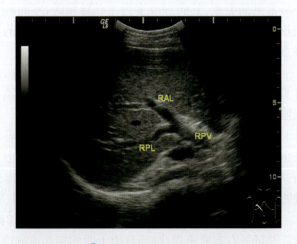

图 5-19-32 肝右叶图像

图中血管为门静脉右支(RPV)及其分支,其前、后分别为右前叶(RAL)和右后叶(RPL)

在左侧冠状切面可探及呈新月形的脾切面图像。其长径小于 12 cm，厚径小于 4 cm，以厚径测量较有意义。脾被膜光滑整齐，实质呈均匀一致的点状回声，回声强度略低于肝，于脾门处可见脾静脉断面。

（二）病理声像图

1. 肝内囊性占位性病变　肝囊肿具有下列声像图特征：① 圆形或椭圆形薄壁无回声区，壁光滑，有垂直或内收的侧方声影（图 5-19-33）；② 囊肿的后壁有增强效应；③ 如囊肿数目较多且大小不一，遍布整个肝，则为先天性多囊肝，常伴有肾、脾或胰腺的多囊性病变（图 5-19-34）；④ 如肝内囊肿壁较厚，囊内有漂浮的强回声光点或光斑，或见大囊内有多个小囊，即"囊中囊"现象，提示为肝包囊虫病。

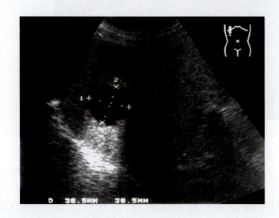

图5-19-33　肝囊肿
肝内见一圆形无回声区，界清、包膜纤细光整，后方回声增强

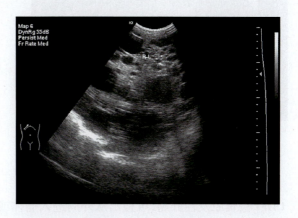

图5-19-34　多囊肝
肝内布满大小不等的液性暗区（RL:肝右叶）

2. 肝脓肿　早期肝实质内出现边界不清晰的光点增强区，经短期随访发现增强区缩小或中心出现液化的无回声区，则可初步确诊。典型的肝脓肿表现为圆形或椭圆形病灶，壁厚，外缘较整齐，内缘不平整呈虫蚀样，有的伴有发热症状。如脓液稀薄内部多为无回声；脓液黏稠时，可为均匀分布点状回声，随体位变动可见光点旋动，病灶后方有增强效应。如诊断困难，可用超声引导穿刺，明确诊断。

3. 肝癌　典型的原发性肝癌有以下特点：① 直接征象：肝实质内有一个或多个异常回声区，与正常肝组织分界欠清晰，边缘不规则。与正常肝实质回声强度对比，可将肝癌分为强回声型、等回声型、低回声型及混合回声型等。部分病灶可有后方的回声衰减，周边的低回声晕环等（图 5-19-35）。以上特征均与肿瘤病理组织学改变密切相关。② 间接征象：肿瘤所在肝叶呈非对称性肿大，形态失常，接近肝被膜的肿瘤可向表面突出，形成"驼峰征"；正常锐利的下缘角变钝，即所谓的"角征"；肿瘤压迫肝内血管时，可见血管扭曲，狭窄或推移（图 5-19-36）；肿瘤结节压迫肝外胆管，可致肝内胆管扩张；晚期病例可在门静脉或肝静脉内发现癌栓或在胸腹腔内出现胸腹腔积液等转移征象。

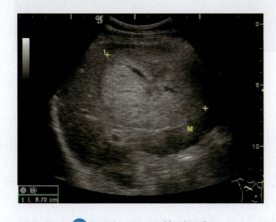

图5-19-35　巨块型肝癌
图中肝内见单个高回声团块（M），边界清伴有低回声声晕

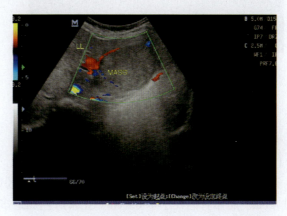

图5-19-36　肝癌血流（MASS），肿瘤边缘有血管绕行（LL:肝左叶）

转移性肝肿瘤多在肝内出现多个大小及图像特征相似的占位性病变(图 5-19-37,图 5-19-38)。乳腺癌、恶性淋巴瘤、黑色素瘤的肝转移灶表现为低回声或无回声区;肺癌转移常为牛眼样病灶;结肠、胃及泌尿系恶性肿瘤肝转移灶多为强回声区;卵巢癌、黏液腺癌、平滑肌肉瘤肝转移为混合性回声区。

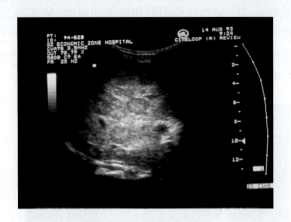

图 5-19-37 转移性肝癌
肝内见多个大小相似、中部回声高周围回声低的形似"靶环"的肿块图像

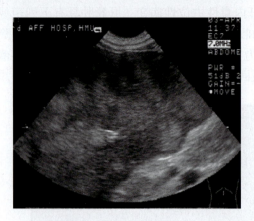

图 5-19-38 转移性肝癌
肝内见大小不等高回声团块,边缘有声晕

CDFI 检查原发性肝癌,可检出从外周进入瘤体或包绕瘤体的高速动脉血流,这与血管瘤(多数无血流信号)和转移癌(多为低速血流)有一定区别意义。超声检查是诊断肝癌较为敏感的手段,可检出直径在 1 cm 左右的病灶,因此,可作为诊断肝癌的首选检查方法。

4. 肝硬化　声像图:① 肝右叶萎缩,左叶及尾叶肿大。被膜不规整,粗糙或呈断线状。肝内回声弥漫性增强,不均匀(图 5-19-39);② 肝静脉变细、扭曲,内径小于 0.5 cm,末梢显示不清;③ 门静脉高压:门静脉主干、脾静脉及肠系膜上静脉扩张,脐静脉开放及胃左静脉扩张迂曲是侧支循环形成的佐证;④ 脾不同程度增大;⑤ 其他:可见胆囊壁增厚呈"双层"状及腹腔积液征象(图 5-19-40)。

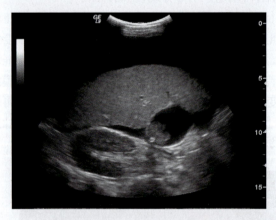

图 5-19-39 肝硬化伴腹腔积液
肝体积缩小,被膜不光整,肝周围包绕液性暗区

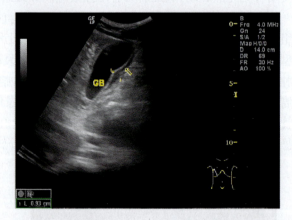

图 5-19-40 胆囊壁水肿
箭头处为胆囊壁呈双层(GB:胆囊)

二、胆道系统及胰腺声像图

(一) 正常声像图

正常胆囊切面呈梨形或长茄形,囊内为无回声区(图 5-19-41)。超声测量长度不超过 9 cm,前后径不超过 4 cm。胆总管内径小于 0.8 cm。正常肝内胆道多为并行门静脉内径的 1/3 左右,一般不易显示。

在上腹部横断切面可见胰腺回声呈带状结构,可分为蝌蚪型、腊肠型、哑铃型三种形态,边界光滑而整齐,有时与周围组织界限不甚清晰。胰头、胰体、胰尾前后径的超声测径分别不大于 2.5 cm、2 cm、2.5 cm。

胰腺呈均匀的中等强度回声,胰腺中部可见主胰管通过,其内径一般小于 0.3 cm(图 5-19-42)。

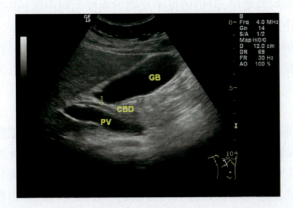

图 5-19-41　正常胆囊(GB)和胆总管(CBD)、门静脉(PV)
箭头处是与门脉伴行的胆总管,两者前部长圆形
无回声区为胆囊

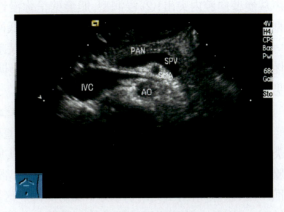

图 5-19-42　正常胰腺和其周围血管
图中胰腺(PAN)、脾静脉(SPV)、肠系膜上动脉(SMA)、
腹主动脉(AO)、下腔静脉(IVC)

(二) 病理声像图

1. 胆囊炎

(1) 急性胆囊炎　可见胆囊稍大,张力增高,囊壁轻度增厚等非特异性改变。化脓性胆囊炎可见胆囊肿大,轮廓模糊,囊壁弥漫增厚超过 0.3 cm,呈"双边征"表现。囊内无声区出现弥散分布的点状回声,呈云雾状。多伴胆囊结石,包括颈部嵌顿结石。

(2) 慢性胆囊炎　轻者仅有囊壁稍增厚。典型者可见胆囊肿大(积液)或萎缩。囊壁增厚,腔内可见结石或沉积性回声图像。部分胆囊丧失收缩功能。

2. 胆囊与胆管结石　超声诊断胆囊结石的准确率可达 95% 以上,因胃肠道气体的干扰,肝外胆管结石的超声诊断准确率为 80% 左右。

(1) 胆囊结石　典型的胆囊结石声像图为:① 胆囊腔内有一个或多个强回声团或斑点;② 在光团后方,有直线回声暗带——声影;③ 该回声团或斑点可随体位改变而移动(图 5-19-43)。胆囊充满结石时,在胆囊区呈现一半圆形或弧形强回声带,后方伴有浓黑声影即"囊壁-结石-声影"三合征,简称"WES 征"。

(2) 胆管结石　肝外胆管结石表现为胆管近端扩张,管腔内可见到固定不变的强回声团,后方有声影。横切面扫查时,可见强回声与管壁间有狭窄的胆汁透声区包绕,呈"海岛"征样改变。肝内胆管结石沿肝内胆管分布,为大小、形态不一的强回声团,后方亦有声影,其近端小胆管因受阻而呈"平行管征"或囊状扩张(图 5-19-44)。

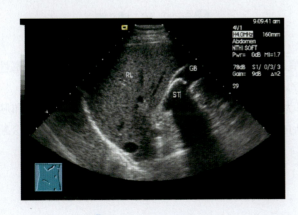

图 5-19-43　胆囊结石
图中胆囊(GB)内弧形强光带为结石(ST),结石后方是由于
结石强反射后产生的无回声带——声影(RL:肝右叶)

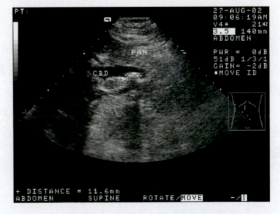

图 5-19-44　胆总管结石
胰腺(PAN)后部是扩张的胆总管(CBD),
其内可见一强光团伴声影

3. 胆囊癌 大多数为腺癌,胆囊癌声像图有三种基本类型:① 蕈伞型,可见基底宽、中等强度的肿块回声从囊壁向腔内突出;② 浸润型,胆囊壁呈弥漫性不均匀增厚,但仍可见不规则的囊腔无回声区;③ 实块型,癌块充满胆囊,囊腔消失,胆囊呈一不均质低回声实性肿块。

4. 先天性胆管囊状扩张症 本病是新生儿黄疸的病因之一。超声检查对本病的诊断简便准确。声像图见胆总管局限性扩大或胆总管及肝内胆管呈明显囊状扩张。壁薄而光滑清晰,腔内为无回声区,常可见结石。

5. 胰腺炎

(1) 急性胰腺炎 超声声像图可提供病理分型和病情的随访依据。急性胰腺炎可分为:① 水肿型胰腺炎:胰腺轮廓欠清,呈弥漫性均匀性肿大;胰腺实质回声正常或均匀减弱(图 5-19-45)。② 出血坏死型胰腺炎:胰腺显著增大,形态不规则,轮廓不清,内部可见非均匀性回声增强,其中有小片低回声区或液化无回声区,胰腺周围因渗出可出现不规则低回声区,甚至出现腹腔积液。部分病例可在胆囊或胆管内探及结石,或因肿大的胰头压迫胆总管而致胆管扩张。由于急性胰腺炎时胃肠道内积气,超声探查常有困难,以致其诊断价值受到一定限制,所以,本病诊断常需结合临床表现和血液生化检查。

(2) 慢性胰腺炎 声像图见胰腺一般不增大,轮廓不清,边界不规整,内部回声不均质增强,可见不规则光点或光带。有假性囊肿形成,胰管串珠样扩张(>3 mm)及胰管结石者易于确诊。

6. 胰腺囊肿 胰腺区出现圆形或卵圆形无回声区,壁薄而光滑,后方有增强效应,可见垂直或内收的侧方声影。超声检查诊断胰腺囊肿既简便又可靠。

7. 胰腺癌 超声对胰腺癌诊断的正确率可达 80% 左右(73%~93%)。胰腺癌声像图特征为:① 直接征象:癌肿不规则局限性肿大,边缘轮廓不规则,内为不均质低回声(图 5-19-46)。② 间接征象:癌肿压迫胆总管下段及主胰管时,可见肝外胆管及主胰管双扩张现象。胆总管阻塞可进一步引起胆囊和左、右肝管扩张。病变晚期,可有肝和周围淋巴结转移及腹腔积液。

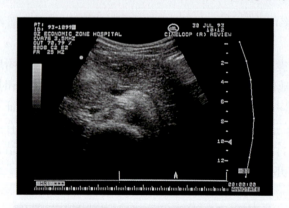

图5-19-45 急性胰腺炎
图中胰腺增大,内呈不均匀低回声,边缘不光整

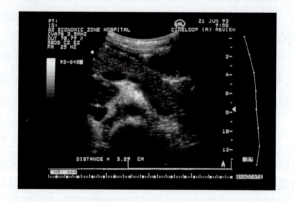

图5-19-46 胰头癌
胰腺头部两"+"之间为低回声肿块,胰体、尾正常

若临床表现及血液生化检查等确定为阻塞性黄疸,超声检查无胆管扩张,则提示为肝内胆管阻塞性黄疸,如硬化性胆管炎等。

超声检查对肝外阻塞性黄疸的病因诊断符合率为 70%~80%。由于病因为胆道结石、胆管癌和胰头癌者占 90% 以上,故鉴别结石和肿瘤是病因诊断的主要环节,超声对此可提供有价值的鉴别诊断依据。

三、肾、膀胱及前列腺声像图

(一) 正常声像图

1. 肾 肾纵切面呈椭圆形或扁卵圆形,被膜轮廓线明亮而光滑,长 10~12 cm,宽 5~6 cm,厚 3~5 cm。肾皮质呈均匀的中低回声,髓质呈圆形或三角形低回声区,较皮质回声低。中央部是由肾盏、肾盂、肾血管和脂肪组织回声结构形成的肾窦区,为密集而明亮的光点群,其宽度占肾厚度的 1/3~1/2(图 5-19-47)。

2. 膀胱　充盈时,横切面呈圆形、椭圆形或近四方形,纵切面略呈三角形。中心部为无回声区,周边为膀胱壁,呈完整、连续性的强回声带。

3. 前列腺　可经腹壁、直肠或会阴部探查。经腹壁探查时,横切面呈对称而圆钝的三角形;纵切面凸阵探头扫查大部分可以显示全貌。前列腺上下径、前后径和左右径分别为 3 cm、2 cm、4 cm。前列腺被膜整齐而明亮,实质呈低回声,内有均匀分布的细小光点回声(图 5-19-48)。

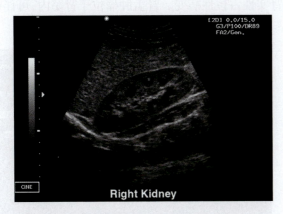

图 5-19-47　正常肾

图中肾为扁圆形,边界清楚,最外层环状光带是肾被膜(包括肾周脂肪囊),肾脏中部稍强回声光带为肾窦图像,围绕肾窦排列的类圆形暗区是肾锥体,锥体底部与肾被膜之间是肾皮质回声,两锥体之间是肾柱

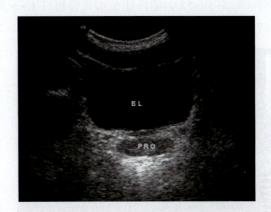

图 5-19-48　膀胱、前列腺

图中无回声区为膀胱(BL),膀胱后方类三角形低回声是前列腺(PRO)

(二) 病理声像图

1. 肾结石　20~40 岁男性多见,在肾窦区内出现点状或团状强回声,后方可出现声影。单纯肾结石一般不产生疼痛,输尿管结石引起尿路梗阻,肾盂、输尿管平滑肌强烈收缩则产生肾绞痛,并伴有血尿和镜下血尿,声像图上可显示肾积水并在扩张输尿管的远段显示结石强回声(图 5-19-49)。超声检查还能发现 X 线平片检查阴性的结石,弥补了 X 线检查之不足。

2. 肾积水　肾窦回声分离,其内出现前后径超过 1.0 cm 之长条形、圆形、椭圆形或不规则扇形的无回声区。重度积水时,肾实质明显变薄,肾窦区被巨大无回声区代替,其间有不完全分隔光带。

3. 肾囊性占位性病变　单纯性肾囊肿多为单侧性,声像图示实质内有边界整齐的圆形或椭圆形无回声区,壁薄,前后壁回声带清晰,囊肿后壁回声增强(图 5-19-50)。

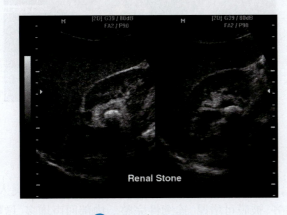

图 5-19-49　肾结石

两幅图显示双肾窦光带中均见结石光团,右图肾结石位于肾门处,所以结石伴有积水

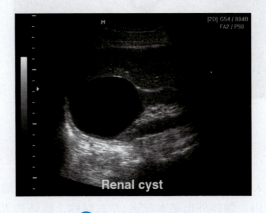

图 5-19-50　肾囊肿

图中肾上极圆形无回声区,边界清,后方回声增强

多囊肾常为双侧性,早期可见肾外形大致正常,实质回声增强,其内有多个小的圆形或椭圆形无回声区,肾窦区挤压变形。重症者肾显著增大,外形极不规则,失去正常形态。肾区见大小不等的无回声区,各囊肿边缘完整,互不相通,肾窦区回声缩小、变形或完全消失。

4. 肾肿瘤　肾肿瘤90%以上属恶性。成人多为肾细胞瘤,儿童多为肾胚细胞瘤(Wilms瘤)。声像图的基本特征是肾内出现实质性异常回声区,该回声区可为强回声、低回声或等回声,回声可均质或不均质(图5-19-51)。此外,肾肿瘤可引起不同程度的肾积水,或在肾静脉、腔静脉内显示肿瘤栓子,有助于预后的判断(图5-19-52)。超声能显示直径超过1 cm的肾实性占位性病变。肾盂肿瘤位于肾窦内,可伴有肾盂积水。

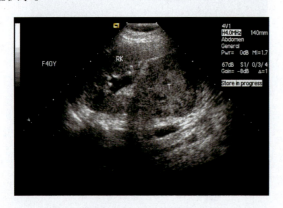

图5-19-51　肾癌
图中右肾(RK)中下极腹侧显示不均质中等回声包块(T),
包块境界清但边缘不光整,肿块压迫肾门导致积水

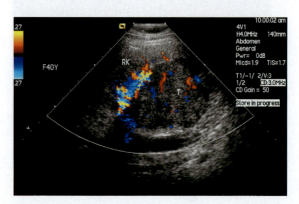

图5-19-52　肾癌血流
与图5-19-52为同一病人,右肾(RK)正常血管树
受压移位,瘤(T)内见细带状和点状血流

5. 膀胱结石　声像图表现与胆囊结石相似:于膀胱无回声区内可见到结石的强回声图像,伴有清晰声影。结石回声可随体位改变而出现重力运动(图5-19-53)。

6. 膀胱肿瘤　声像图可显示膀胱壁凸向腔内的中等强度赘生物,其性状多样,大小不一,部分可见肿瘤的蒂或肿瘤漂浮感。应用经尿道或经直肠腔内探查时,可观察到膀胱壁各层受侵犯的范围和程度(图5-19-54),以及与周围结构的粘连情况,可进一步估计肿瘤的病理分期。

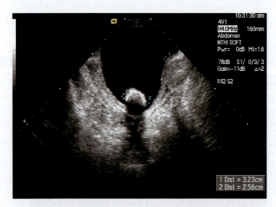

图5-19-53　膀胱结石
图中膀胱液性暗区中见一增强光团,后有声影。
光团可随体位改变而移位

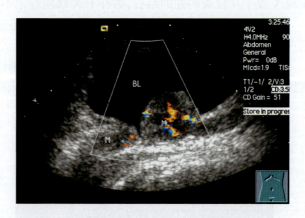

图5-19-54　膀胱肿瘤
膀胱壁见一隆起不均质稍低回声团块,CDFI内见血流
(BL:膀胱;M:包块)

7. 前列腺增生症　声像图显示前列腺各径增大,内腺为主,呈球形增大,外腺受压变薄,中叶突入膀胱腔内。腺体外形基本规则,左右对称。腺体边界整齐,被膜可增厚,连续性完整。内部回声增多、增粗,分布欠均匀。部分病例可伴发尿潴留。

8. 前列腺癌　早期通常为低回声结节,多为外腺区,病变较大时可为等回声,CDFI示局部血流增加,进展期前列腺不规则增大,左右形态不对称,轮廓不规整,被膜断裂失去连续性,内部出现分布不均匀的强回声或低回声。病变累及精囊或膀胱者,局部可见肿块回声。可疑病例可在超声引导下行穿刺活检,以获早期诊断。

四、妇产科超声检查

(一)妇科超声检查

1. 正常盆腔声像图　检查前膀胱适度充盈。子宫位于膀胱后方,可为前位、中位或后位。子宫纵切面呈倒梨形,横切面呈椭圆形,轮廓光滑清晰。子宫内部为均匀点状中低回声,中央为线状内膜稍强回声,其厚度、回声强度及子宫大小均随月经周期而呈规律性变化。成年妇女正常子宫超声测值为长5.5~7.5 cm(包括宫颈),宽4.5~5.5 cm,厚3~4 cm,三径相加约15 cm(图5-19-55,图5-19-56)。经产妇子宫略大,绝经期后妇女子宫逐渐萎缩。

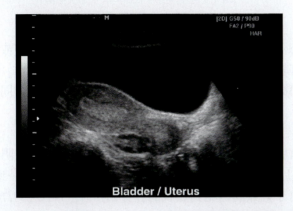

图5-19-55　正常子宫(经腹)
图中膀胱后方为子宫图像,子宫后方扁椭圆形
低回声区是一侧卵巢图像

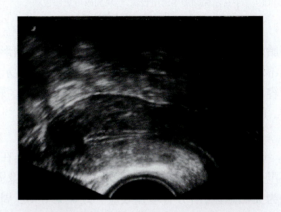

图5-19-56　正常子宫(经阴道)
子宫中间三条线为子宫内膜图像

正常卵巢切面呈扁椭圆形,位于子宫两侧外上方或宫体侧后方,约3 cm×2 cm×1 cm大小,内部回声强度略高于子宫。成熟卵泡直径≥2 cm,张力高,壁薄而光滑,用超声检测卵泡发育过程对不孕症的诊治及试管婴儿的培育等有肯定的临床实用价值。

2. 病理声像图

(1)子宫发育异常　正常子宫纵切面扫查时,宫体与宫颈长度比为2:1,而幼稚子宫则为1:1或1:2,并且子宫各测径均小于正常。其他如双角子宫、双子宫、纵隔子宫、单角子宫等先天性子宫发育异常,均有相应的声像图表现。

(2)子宫肌瘤　声像图示子宫不同程度增大。浆膜下、多发性或巨大肌瘤可致子宫形态异常。于子宫内可见瘤体的异常回声,边界多不甚清晰,其内部以低回声为主(图5-19-57,图5-19-58)。根据子宫浆膜或内膜移位情况,可初步判定是浆膜下、肌壁间或黏膜下肌瘤。

(3)子宫内膜癌　多见于50岁以上和绝经前后的妇女,临床表现为不规则阴道流血或流液。声像图早期内膜轻度增厚,宫腔积液;中晚期子宫增大,内膜增厚或子宫内部回声紊乱。CDFI见内膜丰富、不规则之血流。阴道超声可发现早期内膜癌。子宫内膜癌确诊还有赖于刮宫后组织病理检查。

(4)卵巢肿瘤　病理种类繁多,声像图表现多样。目前超声检查主要用于对其物理特性的判定,对鉴别肿瘤良、恶性有一定帮助。①浆液性囊腺瘤:多为单侧,单房,亦有多房者。多数肿瘤呈球形,内部为无回声区,囊壁薄而光滑,后方回声增强。多房者分隔光带纤细。②黏液性囊腺瘤:单侧多房为主,半数直径>10 cm,甚至可似足月妊娠;囊壁较厚,内部为大小不一的多房性蜂窝状结构,间隔光带稍粗糙。无回声区内有散在或密集光点,可随体位变动漂移。③囊性畸胎瘤:表现多种多样,有脂液分层征、壁立乳头、面团征、发球征(瀑布征或冰山顶征)等。④卵巢恶性肿瘤:卵巢的实质性肿瘤多系恶性,有卵巢癌、恶性

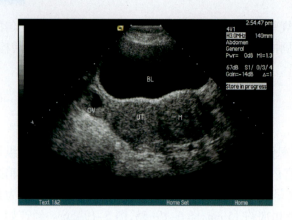

图 5-19-57 子宫肌瘤（经腹）
子宫左侧圆形等回声包块,包块周围可见假包膜
形成的低回声晕

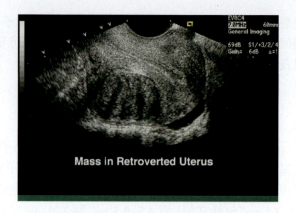

图 5-19-58 子宫肌瘤（经阴道）
子宫增大变形,内见多个低回声结节,较大的结节
位于后壁间,边界清楚,有假包膜

畸胎瘤、无性细胞瘤、内胚窦瘤等。声像图示肿瘤形态不规则,表面凹凸不平,内部呈低回声,中等回声或强弱不均匀。肿瘤的实性区域、囊壁或分隔上常显示有较丰富的血流信号。RI 指数常较低,多小于 0.4。肿瘤容易发生液化坏死,其内可见不规则无回声区。转移性卵巢肿瘤声像图特点与上述恶性肿瘤基本相同。

（二）产科超声检查

1. 超声估计胎儿孕龄

（1）早孕　超声诊断确定早孕的重要依据是在宫腔内探及妊娠囊,一般在妊娠第 5 周即可见到,阴道超声可比腹部检查早出现 3~4 天。妊娠囊在声像图上表现为圆形或椭圆形的光环,轮廓完整、均匀一致,内为无回声区,后方有增强效应。妊娠第 6~6.5 周可于妊娠囊内见到点状的胚芽回声（图 5-19-59）,7~8周可见原始心管的节律性搏动,8~9 周出现胎动,9~10 周见局部增厚的胎盘,至 12 周时可显示成形胎儿及椭圆形的胎头图像,12 周前以顶臀径（CRL）判断胎儿孕龄。

（2）中晚期妊娠　妊娠第 12~27 周为中孕（图 5-19-60）,28~40 周为晚期妊娠,可根据胎儿双顶径（BPD）判断胎龄。孕 20 周前,BPD=0.297×周数−1.649;孕 20 周后,BPD=0.21×周数+1.14。胎头双顶径于妊娠 31 周后平均每天增大 3 mm,妊娠 31~36 周平均每周增大 1.6 mm,妊娠 36 周后平均每周增大 1 mm,增长趋于缓慢。孕 36~40 周可以根据胎腹周径（AC）估计胎龄,AC=7.31+1.13×周数。此外,可根据胎儿股骨长度（FL）估计孕龄,根据胎儿头围、胸围和腹围等可估计胎儿体重（图 5-19-61,图 5-19-62）。

2. 多胎妊娠　超声检查于孕 7 周即可发现两个或两个以上的胚囊、胚芽及胎心等。中晚期妊娠可见到两个或两个以上的胎头和胎心,以及较多的肢体图像。此时,3 胎以上妊娠,由于显示图像范围的限制,确定胎儿数量有困难。早期多胎妊娠需随访观察,因其中一胎可停止发育,最终有 1/3~1/2 成为单胎足月分娩。中晚期妊娠作双胎诊断时,需除外先天性肢体双胎畸形。

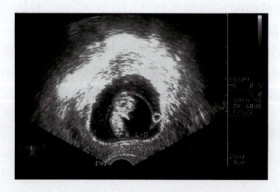

图 5-19-59 7 周胚胎
可见羊膜囊和卵黄囊

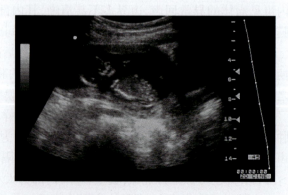

图 5-19-60 孕 4 月胎儿
可见头面、腹部、手、脚

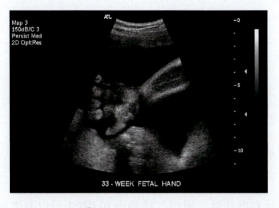

图5-19-61　胎儿手

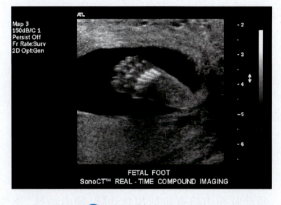

图5-19-62　胎儿脚

3. 死胎　超声检查最敏感的征象是胎心搏动和胎动的消失。继而出现由于组织分离所致的胎头及胎体等水肿,胎盘肿胀,回声不均及羊水混浊等。

4. 胎位　妊娠32周后胎位已经固定,可根据胎头及胎心搏动的位置判断胎位。另可辨认胎儿面部,结合胎儿脊柱位置,为临床确定方位提供可靠依据。

5. 胎盘

(1) 正常情况下,胎盘于妊娠7~8周开始形成,第9~10周可利用声像图定位,至第12周胎盘完全形成,呈"新月形",紧贴宫内壁,为密集的光点回声。胎盘边缘清晰,厚度随妊娠周数有相应变化,足月妊娠时为2.5~3.5 cm。此外,可根据不同孕期内胎盘声像图的阶段特征,对胎盘的成熟度进行分级测定。

(2) 前置胎盘　超声检查时要求膀胱适度充盈,以清晰显示膀胱、宫颈内口及胎盘下缘的位置关系。根据胎盘对宫颈内口的不同覆盖程度,可分为:① 边缘性前置胎盘:胎盘实质回声下缘到达宫颈内口边缘,但未覆盖;② 部分性前置胎盘:胎盘实质回声部分覆盖宫颈内口;③ 完全性前置胎盘:胎盘实质的一部分完全覆盖宫颈内口。

(3) 胎盘早剥　妊娠20周后至胎儿娩出前,胎盘完全或部分与宫壁分离,称胎盘早剥。声像图显示胎盘与宫壁间出现大小、形状及位置各异的弱或无回声区,其内有少许漂浮的光点回声。有些胎盘早剥往往只表现胎盘增厚。

6. 胎儿畸形　发病率虽不高,但种类繁多。目前超声检查对胎儿畸形的诊断优于其他常规产前检查方法,成为优生筛选及产前检查的首选方法。

(1) 脑积水　侧脑室率(脑中线至侧脑室壁宽度与脑中线至颅内内侧壁宽度之比)大于0.5时考虑本病。重症者颅内正常结构消失,代之以无回声区,其中可见线条状结构漂浮。

(2) 无脑儿　妊娠12周后,胎头缺乏颅骨光环,仅见一轮廓不规则的团块状强回声,可诊断本病。常伴羊水过多及脊柱裂等其他畸形。

(3) 其他　B型诊断法与彩色多普勒超声检查结合,可确定胎儿有无心脏瓣膜狭窄、瓣膜反流、大血管狭窄及分流性疾病,如房间隔、室间隔缺损,房室瓣畸形,肺动脉狭窄,永存动脉干,法洛四联症等先天性血管畸形,有利于这些疾病的早期诊断及正确处理。

7. 水泡状胎块(葡萄胎)　声像图显示子宫增大,大于孕周数,宫腔内充满中低回声软组织影像,形如蜂窝状,无妊娠囊、胎体及胎心搏动,多数伴有双侧卵巢黄素囊肿。

▶▶▶ 第三节　血管超声检查 ◀◀◀

一、经颅多普勒超声

超声可分别通过颞窗、枕窗、眼窗获得颅内血管的彩色多普勒血流显像(CDFI)和多普勒频谱图来诊断以下疾病。

1. 颅内动脉硬化。

2. 颅内血管狭窄。

3. 颅内血管痉挛。

4. 颅内大血管分支阻塞。

5. 颅内的动静脉畸形。

6. 椎 - 基底动脉供血不足。

二、颈动脉超声检查

颈动脉超声检查包括颈总动脉、颈内动脉、颈外动脉和椎动脉。通过二维超声和 CDFI 可以有效地显示颈动脉内、中膜厚度(图 5-19-63,图 5-19-64),检出并鉴别软、硬斑块(图 5-19-65),确定斑块是否有溃疡,确定狭窄的面积、程度。应用彩色多普勒频谱可了解狭窄引起的血流动力学改变(狭窄处血流流速增快)。但并非越狭窄血流速度就越高,当狭窄 >90% 时血流速度反而下降。

可诊断的疾病:

1. 颈动脉硬化闭塞症。

2. 动脉瘤

1)真性动脉瘤。

2)假性动脉瘤。

3)主动脉夹层。

3. 椎动脉型颈椎病。

4. 多发性大动脉炎。

5. 锁骨下动脉盗血综合征。

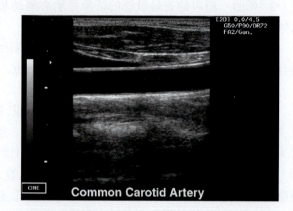

图 5-19-63 正常颈总动脉

图中血管壁内膜纤细光滑,中层为暗带区,外膜呈明亮光带

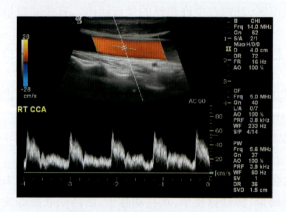

图 5-19-64 正常颈动脉血流

图上方颈总动脉红色血流充填良好,
下方为颈总动脉血流频谱

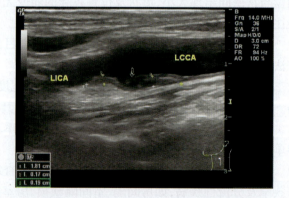

**图 5-19-65 颈总动脉窦和颈内动脉
起始部软斑块(箭头处)**

(LCCA:左颈总动脉;LICA:左颈内动脉)

三、肢体血管超声检查

肢体动静脉疾病多见于下肢动静脉,二维超声和彩色多普勒可以诊断的动静脉疾病常见于以下几种。

1. 动脉疾病

(1)下肢动脉硬化闭塞症。

(2)血栓闭塞性脉管炎。

（3）急性动脉栓塞。

（4）假性动脉瘤。

（5）动静脉瘘。

2. 静脉疾病

（1）下肢深静脉血栓形成。

（2）深静脉瓣功能不全。

四、腹部大血管超声检查

可诊断的疾病：

1. 腹主动脉瘤（图5-19-66，图5-19-67）：真性动脉瘤、假性动脉瘤。

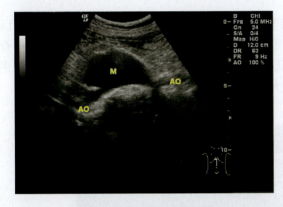

图5-19-66　腹主动脉瘤
腹主动脉局部呈球形扩张（M），图中可见扩张的血管腔和上、下正常管径的腹主动脉（AO）管腔相延续

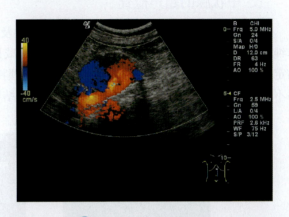

图5-19-67　腹主动脉瘤
与左图同一病人，CDFI可见血流在瘤腔内回旋，呈红、蓝两色血流

2. 主动脉夹层。

3. 下腔静脉阻塞性疾病（Budd-Chiari综合征）。

4. 肾动脉狭窄（图5-19-68）。

5. 肠系膜动脉狭窄。

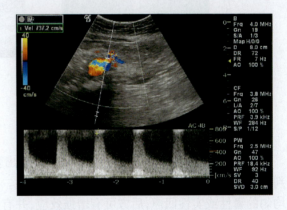

图5-19-68　肾主动脉起始部狭窄
血流流速高达737.2 cm/s

▶▶▶ 第四节　其他部位超声检查及三维超声 ◀◀◀

一、头颅超声检查

2岁以下婴儿通过囟门扫查，使用3.5~7 MHz扇形或凸阵探头，成人可在颅脑手术中行硬膜外探查。用于脑肿瘤、结核瘤及脓肿等颅内占位病变的精确定位，并可在超声引导下进行穿刺活检或引流，以利进一步诊断和处理。

1. 脑积水　声像图示侧脑室扩大，失去正常形态。侧脑室径线测值增加，新生儿侧脑室宽度超过

0.3 cm 或脑室率 >0.5 者,诊断可成立。严重者可伴大脑实质萎缩变薄。

2. 小脑幕上占位性病变   包括脓肿、血肿、囊肿和肿瘤等。声像图于颅内显示占位性病灶,其形状及内部回声特征取决于病灶本身的病理特征,可为实质性(肿瘤、出血)、囊性(囊肿)或混合性(脓肿)。此外,可出现邻近组织结构受压变形及脑室扩大等。

二、眼部超声检查

对眼部疾患作超声检查应使用 7~20 MHz 的高频探头。本法可作为对视网膜、脉络膜、玻璃体、眶内占位性病变及眼外伤等多种疾病的首选诊断方法,也是人工晶状体置换术前眼轴测量的必要手段(图 5-19-69)。

三、甲状腺的超声检查

甲状腺疾病的声像图改变可分为弥漫性增大及结节性改变两大类。前者主要见于甲状腺功能亢进、单纯性甲状腺肿、亚急性甲状腺炎及甲状腺功能减退等,较少具有诊断意义的特征性改变。超声检查可确定甲状腺结节性肿块的存在,并判断肿块的物理特征(图 5-19-70)。若肿块结节边界不清,内部回声强弱不均,有沙粒样钙化,后方有衰减或有颈部淋巴结肿大,应考虑为甲状腺癌。

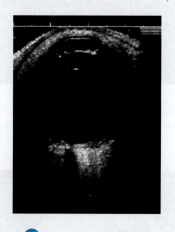 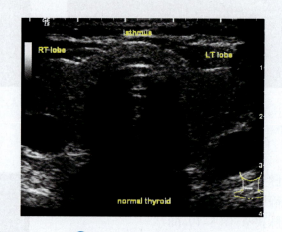

图 5-19-69 正常眼图

图 5-19-70 正常甲状腺

RT lobs:右叶   LT lobs:左叶   isthmus:峡部

四、乳腺超声检查

使用分辨率 7.5~10 MHz 超宽频探头,可分辨出乳腺内直径 2~3 mm 的囊肿及 5 mm 的实性肿块,加压可判断病灶的物理特性,初步鉴别病灶的良、恶性。良性肿块多为圆形或椭圆形,边界整齐、完整,内部多呈均匀的囊性或实性回声,后方可有增强效应,并有侧方声影;恶性肿块形状多不规则,无包膜,呈锯齿状或蟹足状,内部多为不均质的实性低回声,后方可有声能衰减,CDFI 可探及高速低阻的动脉血流及动静脉瘘血流。

五、体腔积液的超声检查

超声检查诊断体腔积液准确性极高,并可初步估计积液量(图 5-19-71,图 5-19-72)。

1. 心包积液   见心脏超声检查。

2. 腹腔积液   量少时,可于肝肾隐窝、直肠膀胱陷凹或直肠子宫陷凹探及细带状的无回声区,随积液量增加,于肝前、肠曲间及胆囊周围出现大片无回声区。

3. 胸腔积液   当 X 线检查不能确定是实质性占位性病变还是胸腔积液时,常需行超声检查进行鉴别或引导穿刺。胸腔积液声像图显示:① 肺下积液为肺底和膈上片状无回声区;② 包裹性积液可见到胸

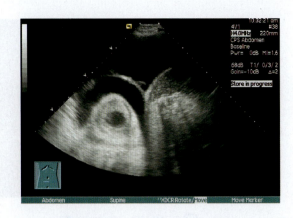
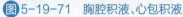

图5-19-71 胸腔积液、心包积液

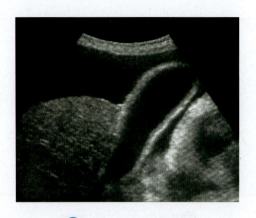

图5-19-72 腹腔积液

腔一侧或后壁不规则椭圆无回声区;③血性胸腔积液、渗出液或脓胸其内常见到条索状或点状回声漂浮,有时呈蜂窝状改变。

六、腹部肿块的超声检查

腹部肿块来源广泛,可来自肝、胆、胰、脾、肾、肾上腺、胃、肠、盆腔器官、血管、淋巴系统、腹膜、腹膜后间隙及前腹壁等,造成鉴别诊断的复杂性及困难性。声像图能清晰显示肿块的大小、形状及与周围脏器结构的毗邻关系,准确区分其内部结构的物理特性(囊性、实质性或混合性)及均匀程度,对肿块的良、恶性作出初步判断。

七、三维超声

三维超声成像技术(three-dimensional ultrasonography)的研究始于20世纪70年代,由于成像过程慢、使用复杂,限制了其在临床上的使用。最近随着计算机技术的飞速发展,三维超声成像取得长足进步,已经进入临床应用阶段。

(一)表面重建成像

对于不同灰阶进行分割,提取出感兴趣结构的表面轮廓,适用于膀胱、胆囊、子宫、胎儿等含液性的空腔和被液体环绕的结构,重建的三维B超图像清晰直观,立体感强(图5-19-73~图5-19-76)。

(二)透明成像

该技术采用透明算法实现三维超声重建,能淡化周围组织结构的灰阶信息,使之呈透明状态,着重显示感兴趣区域的结构,同时部分保留周围组织的灰阶信息,使重建结构具有透明感和立体感,从而显示实质性脏器内部感兴趣区域的空间位置。

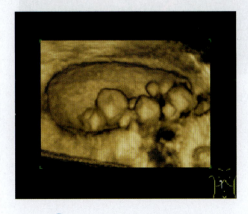

图5-19-73 三维胆囊结石

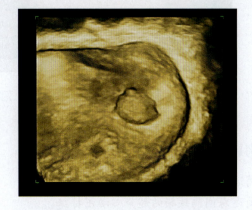

图5-19-74 膀胱肿瘤三维图

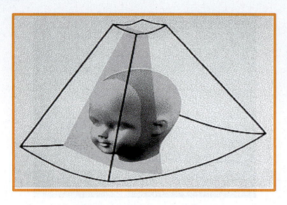

图5-19-75 三维示意图

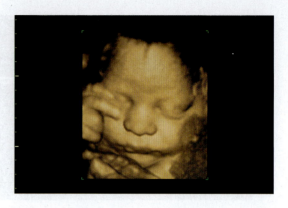

图5-19-76 三维胎头图

(三) 多平面成像

该方法对三维 B 超容积数据进行不同方向的剪切,生成新的平面图,主要用来获得 C 平面(即与探头表面平行的平面,又称冠状面)的回声信息。本软件采用透明成像与多平面成像融合技术,使平面剪切易于操作。

(四) 彩色多普勒血流三维成像

利用彩色多普勒血流显像和多普勒能量图等提供的血流信息,对血流的方向、范围进行三维成像,用于判断血管的走行、与周围组织的关系及感兴趣部位的血流灌注的评价(图 5-19-77)。

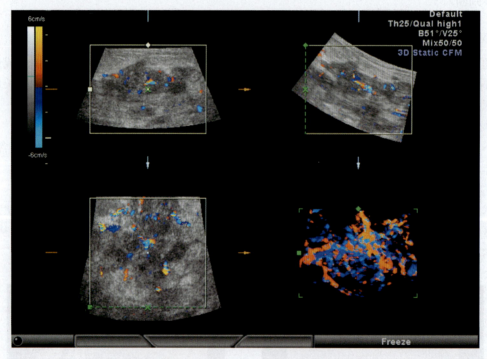

图5-19-77 肿瘤的纵、横、冠状切面和肿瘤内血流的三维分布

思考题

1. 简述二尖瓣狭窄的超声心动图特征。

2. 简述房间隔缺损的超声心动图特征。

3. 简述原发性肝癌的声像图特征。

4. 简述胆囊结石的声像图特征。

5. 名词解释：彩色多普勒血流显像、SAM 现象、EPSS。

（许 迪 胡建群）

网上更多 ......

 教学 PPT　　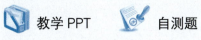 自测题

第六篇

疾病的临床诊断

临床诊断的步骤和思维方法

临床诊断是医生通过详细的问诊、体格检查和辅助检查所得的资料进行综合分析，判断推理所得出的结论。临床诊断是医生的基本实践活动，也是病人求医的目的之一。只有正确的诊断才能进行正确的治疗，才能解决病人的痛苦。在医疗实践中杜绝"头痛医头，脚痛医脚"的庸医作风，真正需要强调的是通过细致的询问和检查，敏捷的观察和联系，结合医学知识与经验进行全面的思考，揭示疾病固有的客观规律，建立正确的临床诊断，并由此作出进一步检查和治疗的决策。一个好的医师，必须具备良好的职业态度、丰富的医学知识、熟练的临床技能和正确的临床思维方法。

▶▶▶ 第一节　临床诊断步骤 ◀◀◀

在临床实践中，诊断过程就是医务人员对疾病从现象到本质、从感性到理性的认识，又从理性认识再回到医疗实践中去的反复验证的过程。因此，诊断的基本步骤通常包括以下四个方面。

一、资料的收集

收集资料和调查研究是诊断疾病的第一步。正确的诊断来源于完整的资料收集。询问病史、体格检查、实验室检查和器械检查等都是对疾病进行调查研究和收集资料的手段。在收集资料过程中，应强调资料的真实性、系统性和完整性，防止主观臆断和片面性的倾向。

首先，询问病史要全面系统，切忌带有提示性的问诊，应尽量让病人用自己的语言来叙述其症状或发现的问题。在收集病史资料时，尽量避免先入为主，或仅凭医生的主观推测有选择地只收集部分临床表现而抛弃其他表现，其次，在体格检查时，不能依据症状只做重点检查，而忽略细致全面的体格检查，在体格检查中，应不断地核实和补充病史资料。

在获得病史和体格检查结果的基础上，选择一些基本和必需的实验室检查和器械检查，医生在选择检查项目时，应考虑以下问题：① 检查的意义，即为什么做这些检查；② 检查的时机，即什么时候做什么样的检查；③ 检查的敏感性和特异性，即在筛查疾病时选择敏感度高的试验，在确诊疾病时选择特异度高的试验；④ 安全性，即病人能否耐受这些检查；⑤ 成本与效果分析，即医生希望能以最低的检查成本获得最有效的检查效果。

二、资料的整理、分析和评价

在资料的采集过程中，由于病情的复杂多样性、病人的文化层次与精神状态的不同以及医生临床技能水平的不同和影响实验结果的一些因素的存在，我们必须对所收集的原始资料进行归纳整理，分析比较，去粗取精，去伪存真，由此及彼，由表及里，总结分析与哪些疾病的症状、体征、病情相近或相同。辅助检查结果亦须与病史资料和体检结果结合分析、评价、整理，切不可单靠某项检查结果诊断疾病，找出它们之间的内在联系与规律，从而使资料具有真实性、系统性和完整性，才能为正确的诊断提供可靠的依据。

通过资料的整理和分析，医生一般会对即将要诊断的疾病有下列印象。

1. 疾病的发生有无诱因，病程发展是急性还是慢性。
2. 有哪些主要症状以及伴随症状和异常体征，初步判断疾病发生在哪一系统及部位。
3. 根据主要症状和体征，判断疾病是感染性、肿瘤性、血管性、免疫性等器质性疾病还是功能性疾病。

三、作出初步诊断

运用医学知识，结合临床经验进行分析判断，根据以上分析判断，比较典型的疾病往往可以作出初步诊断。对于比较复杂的疾病，要依据病人主要症状与体征，以及化验结果，罗列出可能产生这些异常现象的疾病，然后用辩证唯物的观点进行分析、比较。排除一些证据不足的疾病，找出一个或两个可能性最大的疾病，作出初步诊断。正确的诊断是建立在丰富的临床经验、扎实的基本功、渊博的医学基础和临床知识的基础上，初步诊断只是为疾病进行必要的治疗提供依据，初步诊断只有通过验证和修正，才能成为正确诊断。

四、验证和修正诊断

认识常常不能一次完成。即使是临床症状、体征非常典型的病人，经过初步诊断提供的治疗基础上，才能最后诊断，这就是一个验证的过程。对于比较复杂的疾病，随着病情的发展演变、疗效的观察、对疾病的认识应不断地深入，不断地修正错误，不断地发现新的依据，及时分析。如发现病情与初步诊断不符，应重新问诊、查体，补充新的材料，及时纠正或补充诊断，直到确诊，所以一个正确的最后诊断必须经过反复的验证和修正才能成立。这一过程包括以下四点：对全部资料（包括阳性和阴性的资料）进行复查；合理进行必要的化验与辅助检查；观察疾病过程，发现新的问题。查阅文献资料解决问题。

因此，诊断疾病是一个严密的思维过程，必须按照诊断疾病的步骤进行。诊断步骤见图 6-20-1。

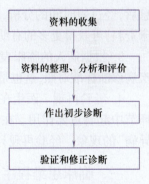

图 6-20-1　诊断疾病的步骤

▶▶▶　第二节　临床思维方法　◀◀◀

临床思维是指对疾病现象进行调查研究、分析综合、判断推理等过程中的一系列思维活动，由此认识疾病、判断鉴别，作出决策的一种逻辑方法。其两大要素包括临床实践和科学思维。临床思维是医学思维的一部分，是医务人员在认识疾病、判断疾病和治疗疾病等临床实践中所采用的一种逻辑推理方法。从一定意义上讲，一名医生能力的强弱，很重要的一点取决于其临床思维能力的强弱。"医学不能公式化，用公式化的办法对待临床医学就会出问题。"面对纷繁复杂的种种临床表现，如何构建正确的临床思维方式，是医学生面临的一个关键问题。

一、临床思维的两大要素

1. 临床实践　通过各种临床实践活动，包括病史采集、体格检查、必要的实验室检查和器械检查以及诊疗性操作等，来发现问题、分析问题和解决问题。

2. 科学思维   科学思维是对具体的临床问题比较、推理、判断的过程,在此基础上建立疾病的诊断。即使是暂时的诊断不清,也可对各种临床问题的属性范围作出相对正确的判断。这一过程是任何仪器设备都无法替代的思维活动。

科学的思维贯穿于整个临床诊断过程中,只有在扎实的基础知识和熟练的临床技能操作以及良好的心理素质的基础上,通过不断的临床实践,才能使这种思维过程越来越快捷,越来越接近正确诊断。

二、临床诊断的几种思维方法

临床诊断的思维方法包括:

1. 推理   是医生从获取临床资料和诊断信息到形成结论的中间思维过程。推理有前提和结论两个部分。推理不仅是一种思维形式,也是一种认识各种疾病的方法和表达诊断依据的手段。推理可帮助医生认识诊断依据之间的关系,正确认识疾病,提高医生的思维能力。

(1) 演绎推理   从带有共性和普遍性的原理出发,推论对个别事物的认识并导出的结论。结论是否正确取决于收集资料的准确性。演绎推理所得出的初步诊断具有一定的局限性。

(2) 归纳推理   从若干个个别性的前提出发,推出一个一般性的结论。用在临床中,则从多个临床表现和体征出发,归纳得出一个初步的临床诊断。

(3) 类比推理   是指一种由个体到个体、特殊到特殊的逻辑推理方式,是在对两个(类)对象之间的共同点或部分共同点进行分析和比较的基础上进行的一种推理。在临床上,多个疾病既有相同的临床表现,但也有不同的临床特征,经过比较和鉴别而确定其临床诊断,这即是医生通常所进行的鉴别诊断,是临床最常用的一种推理方法。

2. 根据所发现的诊断线索和信息去寻找更多的诊断依据。当医生获得临床资料中有价值的诊断信息后,经过短时间的分析,产生一种较为可能的临床印象,根据这一印象再进一步去分析、评价和收集临床资料,可获得更多的有助于证实诊断的依据。

3. 根据病人的临床表现,去对照疾病的诊断标准和诊断条件。将病人典型的特异的临床表现逐一与疾病诊断标准对照,这也是形成临床诊断的一种方法。

4. 经验再现   医生在临床实践过程中积累的知识和技能称为临床经验。它在临床诊断疾病的各个环节中起着重要作用。在临床诊断疾病的过程中,经验再现的例子很多,但应注意"同病异症"和"同症异病"的现象。经验再现只有与其他诊断疾病的临床思维方法结合起来,才能更好地避免诊断失误。

三、临床思维程序

对具体病例的诊断,一般可以按照以下的临床思维程序来进行。

1. 从解剖的观点,有何结构异常?

2. 从生理的观点,有何功能改变?

3. 从病理生理的观点,提出病理变化和发病机制的可能性。

4. 考虑几个可能的诊断。

5. 考虑病情的轻重,勿放过严重情况。

6. 提出 1~2 个特殊的假说。

7. 检验该假说的真伪,权衡支持与不支持的症状体征。

8. 寻找特殊的症状体征组合,进行鉴别诊断。

9. 缩小诊断范围,考虑诊断的最大可能性。

10. 提出进一步检查及处理措施。

四、诊断思维中必须注意的问题

1. 现象与本质   病人的症状、体征和其他检查结果都是疾病的临床现象。如何通过复杂的临床现象去认识疾病的本质,这就要求我们掌握各种症状、体征和各项检查结果与疾病本质的关系。透过现象看本质,不同原因的疾病可有相同的症状或体征,如病人发热,右上胸痛,咳铁锈痰,右上胸叩诊浊音,语颤增强,可闻及湿啰音,胸片显示片状阴影,血常规提示 WBC 增高的现象,提示感染——右肺感染——右上肺细菌感染——右上肺炎(大叶性肺炎),是本质。反之,同一疾病亦可有不同的症状与体征,如病毒性肺炎可以出现黄疸和肝大,但也有无黄疸者。在诊断中必须透过现象看本质,再以本质来解释全部临床表现,看有无不符合或矛盾的地方,进行客观的分析。若有矛盾的地方就要重新考虑是否抓住了主要问题,不要被某些现象所迷惑,而导致错误诊断,带来不良后果。

2. 局部与整体　局部可影响整体,整体也可以表现在局部。人体是一个复杂的有机整体。身体各系统脏器既是独立的又是互相联系的。因此,一个症状或体征既可是局部病变,也可能是某一系统或全身性病变在局部的表现,例如肝大可以是肝炎所造成,但也可能是心力衰竭肝淤血的后果。局部病变与全身病变的局部表现可以在一定条件下互相转变,并不是一成不变的。例如局部细菌性化脓性感染病灶,在机体抵抗力降低时,可以发展成败血症。对疾病的诊断必须结合整体来考虑,要防止孤立地对待临床症状与体征的片面性观点。

3. 共性与个性　既要重视疾病的特殊性,也要重视一般性。疾病的种类很多,表现也各式各样,但一种病的发生与发展有其特定的规律,既可包含着与某些疾病相同之处,也必定有与某些疾病不同点。抓住它的个性、特殊性,再与其共性联系起来分析,才能使诊断的范围缩小,得出正确结论。例如血沉增快,可以由许多疾病引起,这是共性。但若病人有午后低热、盗汗、咳嗽、肺部浸润性阴影的表现,就应考虑为肺结核。但每一个疾病在不同病人也可有特殊表现,并非千篇一律,例如大叶性肺炎可有发热、咳嗽、胸痛,但在老年、身体衰弱者,就不一定具备上述典型表现,这就是特殊性。因此,在诊断过程中既要注意共性、一般性及典型表现,也要注意个性、特殊性以及不典型表现,不能绝对化。

4. 主要和次要　疾病的临床表现过程一般比较复杂,往往包括许多症状和体征,医生要善于在复杂的临床表现过程中抓住主要矛盾。主要矛盾通常是那些反映发病本质以及威胁生命的矛盾。当然,抓住主要矛盾的同时也要兼顾次要矛盾。例如,患者有食欲不振、腹胀等消化系统症状,也有气促、下肢水肿、心悸等循环系统症状,但同时又有几十年慢性咳嗽、咳痰,并且十余年活动后气促的病史,这也许提示我们,呼吸系统疾病是主要矛盾,循环和消化系统疾病是次要矛盾,是继发于呼吸系统疾病所致。所以,只有抓住主要矛盾,才能更接近正确的诊断。

五、诊断思维的基本原则

在疾病诊断过程中,必须掌握以下几项诊断思维的基本原则。

1. 诊断疾病时应首先考虑常见病、多发病。疾病的发病率受多种因素的影响,当几种疾病的可能性同时存在时,要首先考虑常见病的诊断,这种选择原则符合概率分布的正态分布原理,在临床上可以大大减少诊断失误的机会。

2. 应考虑当地流行和发生的传染病和地方病。

3. "一元论"的观点,就是尽量用一个疾病去解释多种临床表现的原则。在临床实际中,同时存在多种关联性不大的疾病之概率较小,医生面对纷繁复杂的临床表现时,应尽量用一个病去概括或解释疾病的多种表现。比如,患者出现长期发热,皮肤、关节、心、肝、肾等多种病态表现时,按照一元论原则,就不应首先并列结核、肝炎、肾疾患等多种疾病的诊断,而是应该根据我们所掌握的知识,选择一个尽量可以解释所有症状的诊断,那么系统性红斑狼疮可能是一个更正确的选择。当然,经证实确有几种疾病同时存在时,也必须实事求是,分清主次和轻重缓急,不能牵强附会。

4. 首先考虑器质性疾病的诊断,然后考虑功能性疾病,以免错失器质性疾病的治疗良机。例如,对呼吸困难的女性患者,应首先排除循环及呼吸系统等器官的器质性疾病,再考虑是否精神或功能性疾病。当然,也应注意器质性疾病可能存在一些功能性的症状,甚至与功能性疾病并存,此时亦应重点考虑器质性疾病的诊断。

5. 首先考虑较易于治疗的疾病,以便早期及时地予以恰当的处理。如一胸片发现的右下肺阴影的咳嗽、发热患者,诊断时,应首先考虑肺炎的诊断,应用抗感染治疗,必要时再考虑肺炎性肺癌的可能。因为及时处理,常使事半而功倍。这样可最大限度地减少诊断过程中的周折,减轻患者的负担和痛苦。

6. 实事求是的原则　在疾病的过程中,偏离一般规律的个体化表现经常存在,医生在诊断时必须尽力掌握第一手资料,尊重事实、认真观察、深入分析、全面综合、实事求是地对待客观临床资料。不能仅仅根据自己的知识范围和局部的经验任意取舍,牵强附会地纳入自己理解的框架之中,此亦即避免主观性和片面性。

7. 简化思维程序的原则　疾病现象被感知之后,医生应参照疾病的多种表现逐一对照、逐一排除,抓住疾病的关键特征,把多种多样的诊断假设归纳到一个最小范围中去选择最大可能的诊断。这种简化程序的思维方式是有学识、有经验的医生通用的诊断思维原则。而且,知识及阅历越丰富,就应用得越熟练和快捷。这也常常是医学生在临床学习中仰慕、追求的目标。在急诊重症病例,只有按此原则迅速建立诊断的假设,才能及时决定进一步诊疗的方向。此时,这一原则就显得特别重要。

六、临床思维误区——常见诊断失误的原因

临床诊断的确立有时要经过反复实践、不断认识才能达到。再实践的结果可能会发现原先的诊断有误差,需要纠正;有漏诊,需要补充。从思维的角度看,临床上常见误诊、漏诊的原因如下。

1. 基本素材不齐　如病史资料不完整、不确切,未能反映疾病进程和个体的特征,体检不全面、不系统,因而难以作为诊断的依据,或因资料失实而引起误导。

2. 观察不细致或检验结果误差　临床观察和检查中遗漏关键征象,不加分析地依赖检验结果或对检验结果解释错误,都可能得出错误的结论。

3. 先入为主,主观臆断　这种思维往往凭借主观印象对疾病进行诊断,对符合自己印象的病史、体征及检查结果尤为重视,对不符合自己印象的结果却有意或无意地淡化处理,某些个案的经验或错误的印象占据了思维的主导地位,妨碍了客观而全面地考虑问题,致使判断偏离了疾病的本质。

4. 医学知识不足,缺乏临床经验　思路不开阔,把自己的思路局限在熟悉的、有限的病症上,考虑问题过于狭窄,对一些病因复杂、临床罕见疾病的知识匮乏,经验不足,又未能及时有效地学习各种知识,是构成误诊的另一常见原因。

5. 其他　如病情表现不典型,诊断条件不具备以及复杂的社会因素等,均可能是导致诊断失误的因素。

临床经验是靠自己或他人在临床实践中不断地误诊和漏诊的基础上积累起来的,只有通过反复实践、不断总结,才可以提高临床思维能力,从而也提高诊断疾病的水平。

▶▶▶　第三节　临床诊断的方法、内容和格式　◀◀◀

一、临床诊断的方法

确定诊断的方法各有不同,有的仅根据病史和体检资料,有的尚需通过 X 线、细菌学或病理学等检查。临床上根据疾病的难易程度和直观与否有以下几种建立临床诊断的方法。

1. 直接诊断　病情简单、直观,根据病史或体征,无需化验和特殊检查即能作出诊断。如荨麻疹、丹毒、急性扁桃体炎、急性胃肠炎等。

2. 排除诊断　临床症状、体征不具特异性,有多种疾病可能性,经深入检查,综合分析,容易发现不符之点,予以摒除,留下 1~2 个可能的诊断进一步证实。

3. 鉴别诊断　主要症状体征有多种可能性,一时难以区分,无法确定诊断,需不断地比较和权衡,并

收集多种资料予以鉴别。若新的资料不支持原有的诊断,应将原有的可能性剔除,或提出新的诊断。如此步步为营,在不断搜集和使用新旧材料,不断的比较和衡量中分清主要与次要、相容与相反,把最可能的诊断从多种相似的病群中辨别出来。由于疾病表现多种多样,即使有的症状不全符合,只要抓住了重点,根据主要的资料提出诊断,仍可确定最可能的诊断,必要时用试验性治疗予以证实。

二、临床诊断的内容和格式

综合的临床诊断是医生制订治疗方案的重要依据,必须是概括、全面和重点突出。一个完善的临床诊断,除了反映确切的疾病性质以外,还要反映机体的全面状态。临床诊断的内容和格式包括:

1. 病因诊断 根据临床的典型表现,明确提出致病原因和本质。如风湿性心瓣膜病、结核性脑膜炎、血友病等。病因诊断对疾病的发展、转归、治疗和预防都有指导意义,因而是最重要的,也是最理想的临床诊断内容。

2. 病理解剖诊断 对病变部位、性质、细微结构变化的判断。如二尖瓣狭窄、肝硬化、肾小球肾炎、骨髓增生异常综合征等,其中有的部分自然需要组织学检查,但有的部分也可由临床表现联系病理学知识推断而提出。

3. 病理生理诊断 是疾病引起的机体功能变化,如心功能不全、肝肾功能障碍等,它不仅是机体和脏器功能判断所必需的,而且也可由此作出预后判断和劳动力鉴定。

4. 疾病的分型与分期 不少疾病有不同的型别与程期,其治疗及预后意义各不相同,诊断中亦应予以明确。如传染性肝炎可分甲、乙、丙、丁、戊、己、庚等多种类型;肝硬化有肝功能代偿期与失代偿期之分。对疾病进行分型、分期,可以充分发挥其对治疗抉择的指导作用。

5. 并发症的诊断 并发症是指原发病的发展,导致机体、脏器的进一步损害,虽然与主要疾病性质不同,但在发病机制上有密切的因果关系。如慢性肺部疾病并发肺性脑病、风湿性心瓣膜病并发亚急性感染性心内膜炎等。

6. 伴发疾病诊断 是指同时存在的、与主要诊断的疾病不存在因果关系的疾病,其对机体和主要疾病可能发生影响,如风湿性心脏病患者同时患有的龋齿、蛔虫病等。

有些疾病一时难以明确诊断,临床上常以其突出症状或体征为主题的“待诊”方式来处理,如发热待诊、腹泻待诊、黄疸待诊、血尿待诊等,对此,应尽可能根据收集资料的分析综合,提出一些诊断的可能性,按可能性大小排列,反映诊断的倾向性。如发热待诊:① 伤寒;② 恶性组织细胞增多症待排除。黄疸待诊:① 药物性肝内胆汁淤积性黄疸;② 毛细胆管性肝炎待排除。以便合理安排进一步检查和治疗,在尽可能短的时间内明确诊断。如果没有提出诊断的倾向性,仅仅一个症状的待诊等于未作诊断。

临床综合诊断的内容应按重要性依次排列,一般书写在病历记录末页的中线右侧。诊断之后要有医生签名,以示负责。

临床综合诊断内容和格式举例如下:

诊断举例1:

> 1. 冠状动脉粥样硬化性心脏病
>   急性广泛前壁心肌梗死
>   室性期前收缩
>   心功能 KillipⅡ级
> 2. 原发性高血压2级(极高危)
> 3. 高脂血症

诊断举例2:

> 1. 慢性阻塞性肺疾病急性发作(重度)
>   Ⅱ型呼吸衰竭
>   肺性脑病

2. 慢性肺源性心脏病
心律失常：房性期前收缩
心功能Ⅲ级
3. 胆囊切除术后

思考题

1. 诊断思维的基本原则有哪些？
2. 临床诊断的步骤包括哪些基本内容？
3. 简述临床诊断的种类、内容和格式。
4. 名词解释：临床思维、演绎推理、直接诊断。

（陈芳源）

网上更多……

 教学 PPT　　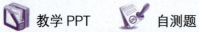 自测题

第七篇

诊 断 技 术

第二十一章

临床常用诊断技术

● 本 章 要 点 ●

1. 经体表穿刺操作的穿刺点定位和局部麻醉方法。
2. 胸腔、腹腔、腰椎、骨髓、外周血管穿刺的基本步骤和操作。
3. 心包、肝、肾、淋巴结、关节穿刺的基本步骤和操作要点。
4. 洗胃、导尿、中心静脉压测定、眼底镜检查的基本方法。

▶▶▶ **第一节　胃管插管与洗胃术** ◀◀◀

胃管插管与洗胃术(gastric intubation and lavage):

一、适应证

① 各种口服物质中毒需紧急洗胃。② 肠梗阻或腹部手术后须行胃肠减压。③ 食管、胃底双囊三腔管压迫止血。④ 昏迷病人鼻饲营养和预防吸入性肺炎。

二、禁忌证

① 腐蚀性胃炎。② 食管、贲门狭窄或梗阻。③ 严重心肺疾患。

三、方法步骤

1. 患者侧卧,清除口腔内异物(包括义齿),昏迷病人先气管插管以防误吸。

2. 术者戴消毒手套,将表面涂抹液状石蜡的胃管经鼻或口腔缓缓插入患者食管,深度依病人身高以55~60 cm 为度。

3. 病人呛咳提示误入气道,立即将胃管回撤后重新插入。

4. 注射器从胃管尾端抽吸到胃内容物可确认胃管已达胃腔,还可经注射器向胃管内快速注入空气30 mL,同时听诊患者上腹部,闻及胃泡区气过水声可确认胃管到达胃腔。在确保胃管通畅的前提下继续推送胃管10 cm。必要时抽吸胃内容物送检。

5. 人工洗胃时将盛水器提高到距病人50 cm,经漏斗部加注洗胃液500 mL,当容器内洗胃液靠重力即将全部流进病人胃腔时,迅速将盛水器漏斗部倒置并降低至患者胃底部以下水平,正对下方污物桶,借助虹吸原理引流出胃内液体,重复多次直到胃内引流出的液体清澈、无药物、无食物残渣、无异味为止。

6. 洗胃机洗胃时将洗胃液加注到洁净的盛水桶内,将洗胃机管道与胃管连通,开启洗胃机,按先出后入、快入快出、出入量大致相等的原则反复循环,直至效果满意。洗胃机洗胃时要特别注意控制每次的入量,每次 500 mL 左右为宜。

7. 插入双囊三腔止血胃管后,确保深度足够,先向胃囊注入适量生理盐水,轻轻回撤胃管至感觉明显阻力并妥善固定胃管体外部分保持足够张力,然后向食管囊注入适量生理盐水,轻轻推送胃管感觉明显阻力即可。

8. 插入胃肠减压管后,确认胃管深度满意并妥善固定胃管体外部分,将胃管尾端与负压引流瓶或引流盒接通,适时观察、登记和更换引流容器(图 7-21-1)。

9. 经胃管鼻饲营养,需先确认胃管通畅、位置正确,才将温度、总量适宜的流质饮食用注射器经胃管尾端缓慢推注进胃腔,严防误吸和呕吐。

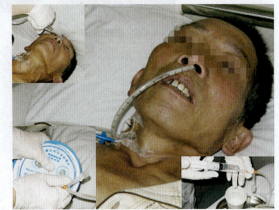

图 7-21-1　经鼻插管胃肠减压
无菌胃管经左鼻孔插入,回抽确认位置正确后妥善固定,
连接负压盒持续引流

四、操作要点

1. 置管期间妥善固定胃管体外部分,避免患者躁动时脱出造成重复插管。

2. 留置胃管期间发生胃管堵塞,在确认胃管未滑入气道的前提下,可向胃管内推注 30 mL 生理盐水疏通胃管,失败则拔除原胃管,插入并留置新胃管。

3. 留置较久的胃管拔除前,给患者口服 10 mL 液状石蜡,避免拔管时损伤黏膜。

▶▶▶ 第二节　导　尿　术 ◀◀◀

导尿术(urethral catheterization):

一、适应证

① 急、慢性尿潴留拟行膀胱引流减压。② 留尿做细菌培养,包括普通培养和膀胱灭菌尿培养。③ 泌尿系统手术和其他全麻手术围术期以及危重症抢救期间观察尿量和尿液性状。④ 不明原因少尿、无尿,探测尿道有无狭窄。⑤ 测定残余尿量、膀胱容量和膀胱压力。⑥ 逆行膀胱及尿道造影、膀胱冲洗、膀胱内给药。⑦ 拟行盆腔、会阴区手术。

二、禁忌证

① 逆行尿路造影证实骨盆骨折导致尿道创伤。② 既往尿管插入致患者极度不适,且患者清醒,能自行排尿。

三、方法步骤

1. 病人取仰卧位,女病人需两腿屈膝自然分开,暴露会阴区。

2. 用黏膜消毒液棉球,女病人依次擦洗尿道口、前庭、大小阴唇、阴阜;男病人依次擦洗尿道口、龟头、翻开的包皮、阴茎;每次一个棉球,共消毒 3 次。女性用无菌洞巾覆盖阴部,男性用无菌巾裹住阴茎,露出尿道口。

3. 术者戴无菌手套站于患者右侧,左手指分开女病人的大小阴唇,显露并固定尿道口,右手钳夹消毒棉球,自上而下再次消毒尿道口,然后夹持涂有液状石蜡的导尿管轻轻插入尿道至膀胱(深度 6~8 cm);左手指挟持男病人的阴茎,右手钳夹消毒棉球自尿道口向外旋转擦拭阴茎数次,将阴茎提起使其与腹壁成钝角,右手夹持涂有液状石蜡之导尿管慢慢插入尿道至膀胱(深度 15~20 cm)。将导尿管尾端置于消毒弯盘中,松开夹闭导尿管的止血钳,收集引流出的尿液。

4. 尿液引流结束后,如需留置导尿管,则向导尿管气囊注入生理盐水或空气约 15 mL,牵拉导尿管证实形成阻力后用胶布妥善固定尿管,外端接通延长管后连接无菌集尿袋并妥善安放、固定(图 7-21-2)。如需拔出导尿管,则将导尿管夹闭、抽空气囊后徐徐从尿道口拔出。

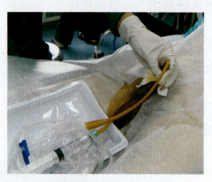
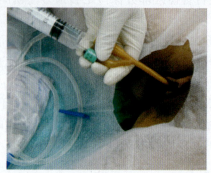

男性尿管插入　　　　　　　　　　　女性尿管插入

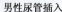

图 7-21-2　导尿管插管

5. 经导尿管注入 10%~20% 泛影葡胺 100~200 mL,嘱病人排尿的同时拍摄正、侧位骨盆片可显示男性尿道病变。

四、操作要点

1. 根据患者年龄、性别、体型、病史等,选取粗细、软硬合适的导尿管。

2. 插管动作轻柔,遇阻力可稍回撤导尿管后更换方向再次插入,还可经尿道口注射少许液状石蜡,为确保气囊全部进入膀胱,见尿后应再推送尿管约 5 cm。

3. 遇病人紧张致尿道括约肌痉挛、尿管过粗、男性前列腺增生、老年女性尿道口内陷、尿管抵在尿道膜部等致插管困难,应暂停操作,嘱病人深慢呼吸,经尿道口注入 1% 普鲁卡因 10 mL 或液状石蜡 5 mL,再行尝试。

4. 膀胱显著充盈的老年患者,引流尿液宜缓慢,首次放出 500~1 000 mL,1 h 后再引流剩余部分,以免患者不适。

5. 测定残余尿,嘱患者自行排尿一次后再实施导尿术收集尿液。

6. 尿管留置 1 周以上需用抗菌药液每日冲洗膀胱,每 6 天更换导尿管 1 次。

7. 拔除留置较久的尿管前 3 天,间断夹闭 / 开放尿管以利恢复膀胱功能,经尿管注射 10 mL 液状石蜡可避免拔管时损伤黏膜。

▶▶▶　第三节　胸膜腔穿刺和胸膜活检　◀◀◀

胸膜腔穿刺和胸膜活检(thoracentesis and pleura biopsy):

一、适应证

① 明确胸腔积液性质、数量、来源。② 大量胸腔积液或保守治疗后未吸收,须抽液或置管引流。③ 大量胸腔积气或张力性气胸,须抽气或置管引流。④ 脓胸抽脓灌洗。⑤ 各种诊断、治疗须胸膜腔内给药。⑥ 为细胞学、组织学、生化学、细菌学、遗传学、免疫学检查采集标本。⑦ 采集胸膜或胸腔积液细胞培养和药敏试验,为放 / 化疗提供依据和评价疗效。

二、禁忌证

① 出血性疾病或接受抗凝治疗有出血倾向者。② 精神病或不合作患者,无法选择体位和控制操作

过程。③ 穿刺局部皮肤感染。④ 胸腔积液或积气量过少,估计难于采集到标本或容易刺破肺组织。⑤ 大咯血、重症肺结核、肺气肿、体质衰弱、心肺功能极差难以耐受操作者。

三、方法步骤

1. 告知病人及其家属手术风险并征得其签字同意。查血常规和凝血机能,必要时查心、肝、肾功能,停服抗凝药 1 周。

2. 根据胸部 X 线片、CT 和超声确定的穿刺、活检点调整病人体位:面向椅背前倾坐位,两前臂置于椅背上,前额伏于前臂;不能起床者可半卧位,前臂上举抱于枕部。综合胸部叩诊实音或鼓音最明显区和胸片、B 超检查结果,预先确定穿刺部位及进针深度:胸腔抽液选患侧腋中线第 6~7 肋间隙或腋后线第 7~8 肋间隙或肩胛下角线第 7~9 肋间隙或腋前线第 5 肋间隙;胸腔抽气选患侧第 2 前肋间隙锁骨中线外 2 cm 或腋中线上第 4~5 肋间隙。

3. 常规消毒,术者戴无菌手套,铺无菌洞巾。细针注射 2% 利多卡因,从表皮到壁层胸膜浸润麻醉,边进针边回抽以防麻醉药误入血管,刚抽出积液 / 积气时的进针深度可估算胸壁厚度。拔出麻醉针,左手指固定穿刺点皮肤,右手持针尾橡胶管被夹闭或三通阀门关闭的穿刺针从局麻皮丘入皮,左手拇指尖抵紧穿刺点肋间隙,指腹正对肋骨下缘、指甲正对肋骨上缘以阻挡针尖误刺沿肋骨下缘走行的肋间动脉和神经,右手确保针尖垂直于胸壁,紧贴肋骨上缘缓慢推进,阻力突然消失提示针尖进入胸膜腔,立即停止进针,助手用止血钳固定针管体外部分,确保抽吸期间穿刺针方位、角度和深度不变。

4. 将 50 mL 注射器与橡胶管或三通阀门紧密连接,开启三通阀门或助手松开血管钳使注射器与胸腔相通,术者负压抽吸积液或积气,抽吸不畅时微调针尖深度、角度和方位,并由助手重新固定穿刺针,注射器抽满后关闭三通阀门或助手夹闭橡胶管严防空气进入胸腔,取下注射器排出液 / 气体,计量后重复以上抽吸操作,所获标本及时送检。如为脓液,抽尽后需注入生理盐水或 5% 碳酸氢钠溶液反复灌洗,必要时选用抗生素稀释后注入胸膜腔保留 (图 7–21–3)。

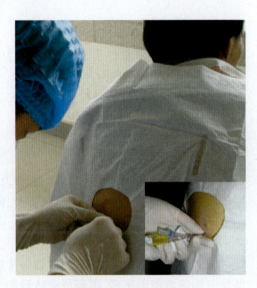

图 7-21-3 胸腔穿刺
确保针尖紧贴肋骨上缘进针,有突破感或抽出液 / 气后停止进针、固定深度和角度

5. 严重的交通性气胸、张力性气胸、大量血气胸或急 / 慢性脓胸在反复胸穿直接抽气 / 抽液未愈时,应果断改行插管引流:用胸壁开孔器在穿刺点钻孔,插入胸腔引流导管,借助水封瓶闭式胸腔引流装置持续排气 / 排液,必要时间断或持续负压引流。

6. 胸液细胞学检查不能明确诊断时,可行胸膜穿刺活检:局麻后将专用 Cope 套管针刺入胸壁,抵达胸膜腔后拔出针芯,将套管针稍稍回撤至壁层胸膜(胸液不再流出),左手固定针套,右手将钝头钩针全部送入针套内,钩针前端必然超出套管进入胸膜腔,调整钩针使切口向下,针体与肋骨成 30° 角,一边左右旋转一边回拉钩针,切取米粒大小的胸膜组织,改变钩针切口方向后重复 2~3 次,亦可缓缓回撤钩针至出现阻力(提示钩针前端已钩住胸膜),然后固定钩针,推进套管少许使套管尖端重新进入胸膜腔,旋转套管 360° 后与钩针一并拔出。获取的胸膜组织浸泡在 10% 甲醛或 95% 乙醇中送检。

7. 排液 / 气或取材完毕,术者关闭三通阀门或助手夹闭橡胶管后,术者右手沿进针路径迅速拔出穿刺针,左手立即用酒精纱布压紧穿刺点片刻,胶布固定。嘱患者取健侧卧位休息,2 天内监测呼吸、脉搏、血压,以及疼痛、出血、胸腔积气 / 积液征、肺水肿、胸腔感染等任何异常,酌情处理并发症。

四、操作要点

1. 患者紧张,可术前半小时口服地西泮 10 mg 或可待因 30 mg。操作全程中确保患者体位固定,避免深大呼吸或咳嗽,及时夹闭橡胶管,始终保持胸腔负压以防气体进入。

2. 术中密切观察,如患者出现头晕、面色苍白、软弱无力、虚汗、血压明显下降、心悸、胸部压迫感或剧痛、剧烈咳嗽、气短、晕厥等提示胸膜反应的表现,应立即退针,终止操作,就地抢救,让病人平卧、吸氧、静脉补液扩容,休克者给肾上腺素 1 mg 皮下注射和其他抗休克措施。

3. 一次抽液勿过快、过多,诊断性抽液 50~100 mL 即可;抽液减压首次不超过 600 mL,以后每次不超过 1 000 mL;脓胸则每次尽量抽尽加灌洗。疑为化脓性感染时,标本送涂片镜检、细菌培养及药敏试验。细胞学检查需至少 100 mL 胸腔积液并立即送检,以免细胞自溶。

4. 避免在第 9 肋间以下穿刺,以免损伤腹腔脏器。

5. 实时超声引导下操作的效率和安全性更优。

 胸膜腔穿刺及闭式引流术

▶▶▶ 第四节 腹腔穿刺术 ◀◀◀

腹腔穿刺术(abdominocentesis):

一、适应证

① 明确腹腔积液性质,协助诊断。② 放出适量腹腔积液,减轻腹腔压力,缓解压迫症状。③ 因诊断或治疗目的行腹膜腔内给药或腹膜透析。④ 为病理学、遗传学、免疫学、生化学和细菌学检查采集标本。⑤ 各种诊断或治疗性腹腔置管。⑥ 失去手术机会的腹腔脏器恶性肿瘤,取腹腔积液脱落细胞病理检查、培养和药敏试验,为放/化疗提供依据。

二、禁忌证

① 腹腔内巨大肿瘤(尤其动脉瘤)。② 腹腔内病灶被内脏粘连包裹。③ 胃肠高度胀气。④ 腹壁手术瘢痕区或明显肠襻区。⑤ 粘连型腹膜炎、卵巢肿瘤、棘球蚴病。⑥ 有肝性脑病前驱期表现者。

三、方法步骤

1. 征得病人及家属签字同意,查血常规、凝血功能,必要时查心、肝、肾功能,穿刺前 1 周停服抗凝药。肠胀气明显者服消胀药、泻药或清洁灌肠。患者排空膀胱或导尿,根据超声锁定的最佳穿刺点选取暴露充分、舒适的体位。

2. 结合腹部叩诊浊音最明显区域和超声探查结果选取下列穿刺点:脐与髂前上棘连线中、外 1/3 交点;脐水平线与腋前线交点;脐水平线与腹直肌外缘交点;脐与耻骨联合连线中点的腹白线外 1 cm,一般首选左下腹。急腹症穿刺点选压痛和肌紧张最明显部位。

3. 常规消毒,术者戴口罩及无菌手套,铺无菌洞巾,助手用超声穿刺探头显示病灶或目标,确定皮肤进针点和进针角度、深度后,术者细针注射 2% 利多卡因,从皮肤到腹膜壁层浸润麻醉,左手固定皮肤,右手持针尖较钝的穿刺套针从局麻皮丘入皮,与腹壁垂直缓慢推送针尖至预定深度或出现阻力突然减弱的"落空感"时停止进针,左手固定穿刺针,右手拔出针芯,连接注射器试抽腹腔积液,如能抽出少量腹腔积液则分别留取标本。如未抽出液体,可稍稍调整穿刺针角度、深度,必要时更换穿刺部位,需要时可经穿刺针将药液注入腹腔内(图 7-21-4)。

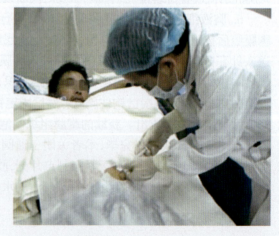

图 7-21-4 腹腔穿刺

4. 单次放液可经穿刺针反复抽吸减轻腹腔内压。需多次放液或实施腹膜透析者则选用可容纳硅胶引流管的薄壁穿刺套管针,确认针尖进入腹膜腔后撤除针芯,将多侧孔硅胶引流管经穿刺针套管内腔送入腹腔深处,缓慢撤除穿刺针套管,缝扎固定引流管,酒精纱布包扎穿刺部位,连接无菌腹腔积液收集袋,分次开放引流或抽吸腹腔积液,引流或抽吸不畅时可在无菌操作下调整引流管深度,用肝素盐水 10 mL 冲洗引流管,改变患者体位后重新负压抽吸。

5. 抽液完毕,拔出穿刺针,酒精纱布覆盖并压迫片刻,胶布固定。束紧多头腹带,卧床休息 2 h。记录腹腔积液量、性质、颜色,分别及时送检。

四、操作要点

1. 穿刺可造成少量空气进入腹腔,必要时术前腹部 X 线透视排除原有的胃肠道穿孔。单次腹腔穿刺阴性不能排除腹腔内病变或内脏损伤,必要时可加做诊断性腹腔灌洗或择期重复穿刺。

2. 大量放腹腔积液前应测量患者体重、血压、脉搏,放液速度不可过快,用多头腹带自上而下逐渐束紧,以防腹内压骤降引发虚脱或休克。患者出现面色苍白、出汗、心悸、头晕、恶心等,应立即停止放液,卧床休息,给予补充血容量等急救措施。

3. 勿在手术瘢痕部位或肠祥明显处进针,距妊娠子宫外缘至少 1 cm。

4. 腹腔积液量少者穿刺前可借助超声定位,并嘱患者向穿刺部位侧卧数分钟。腹腔积液量多者则进针前先将腹壁皮肤向下、向外牵拉,以利皮肤针眼与腹肌针眼错开,阻止拔针后腹腔积液外溢,腹腔积液从穿刺点外溢可用火棉胶涂抹,及时更换敷料防止感染。

5. 治疗性放液,一般初次不宜超过 1 000 mL,以后不超过 3 000 mL,如有腹腔积液回输设备,初次放液不宜超过 3 000 mL,针尖避开腹壁下动脉,血性腹腔积液留取标本后停止放液。大量放液后应卧床 8 h,必要时输注白蛋白。

6. 抽出物为胃肠内容物时需鉴别是误穿胃肠还是自发胃肠穿孔,必要时改行对侧穿刺,仍能抽出相同内容物方可确认胃肠穿孔。疑为穿刺针误入胃肠道,为促进破口闭合,应尽量抽净此处气体或胃肠液,降低胃肠道内压力。

 腹腔穿刺术

▶▶▶ 第五节 心包穿刺术 ◀◀◀

心包穿刺术(pericardiocentesis):

一、适应证

① 明确心包有无积液及其性质。② 解除心脏压塞或实施心包腔排脓和置管引流。③ 为诊断、治疗目的行心包腔内给药。④ 如怀疑感染性心包炎,采集心包积液行病原学检查和药敏试验。⑤ 为细胞学、组织学、生化学、遗传学、免疫学检查采集脱落细胞。⑥ 观察心包肿瘤的疗效。

二、禁忌证

① 超声未检出中等量以上心包积液。② 穿刺局部皮肤感染溃烂。

三、方法步骤

1. 向病人和家属告知手术风险,征得其签字同意。查血常规、凝血功能,必要时查心、肝、肾功能。操作前 1 周停服抗凝药。情况允许时洗澡,更衣,剃胸毛。

2. 通常取坐位、半卧位或左侧半卧位,腰背部垫软枕固定。嘱患者不在穿刺过程中咳嗽或深呼吸,情绪紧张者术前半小时服地西泮 10 mg 或可待因 30 mg。建立心电监护、吸氧、静脉输液通道。

3. 仔细叩出心浊音界,首选心尖区穿刺点:位于左侧第 5 肋间心尖搏动点外 1 cm 或心浊音界内 1 cm;心包裸区穿刺点则位于剑突与左肋弓缘夹角处,必要时用超声探头确定穿刺点、进针角度和深度。

4. 常规消毒,术者及助手穿衣戴帽、口罩、消毒手套,铺无菌洞巾。

5. 细针注射 2% 利多卡因,完成从表皮至心包壁层浸润麻醉,局麻进针深度为 3~5 cm,针尖阻力突然消失时停止进针,回抽注射器如有液体提示进针角度深度正确,可作为后续穿刺参考。助手持血管钳夹闭与穿刺针连接的橡皮管,术者右手持穿刺针在左手扶持下经局麻皮丘入皮,心尖区穿刺的针尖指向脊柱缓缓推进 2~4 cm;心包裸区穿刺的针尖指向脊柱并稍向心底和左肩方向倾斜,使针体与腹壁成 35° 夹角缓缓进针 3~5 cm,术者手上的进针阻力感突然消失提示针尖已穿破心包壁层,立即停止进针,如从针尖传来心脏搏动感提示针尖碰触心包脏层,应将针尖稍回撤至搏动感消失。

6. 嘱病人勿咳嗽和深呼吸,助手用血管钳夹持针体以固定进针深度,术者用 20 mL 注射器连接橡皮管后松开夹闭橡皮管的止血钳,缓慢负压抽吸心包腔内液体,移开注射器前再次夹闭橡皮管以防空气进入。如无液体或液体流出不畅,可微调针尖深度和角度(图 7-21-5)。

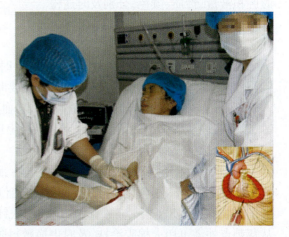

图 7-21-5 心包穿刺
超声引导下剑突旁心包穿刺抽液

7. 抽液结束,拔出穿刺针,酒精纱布压迫穿刺点片刻后胶布固定。记录抽液总量并分别保存标本尽快送检。需要时可在拔针前将配制好的药液经橡皮管注入心包腔。需置管间断引流,则将导引钢丝经针管送入心包腔,拔除穿刺针,沿导引钢丝将硅胶引流管送入心包腔,或借助 12 号薄壁穿刺针直接将硅胶引流管送入心包腔,拔除穿刺针和钢丝,调整引流管深度,确认引流通畅后缝扎固定。

8. 术后 2 h 内监测呼吸、脉搏、血压,以及疼痛、出血、栓塞、心音、呼吸音和穿刺点等,酌情处理并发症。

四、操作要点

1. 严格掌握适应证,尽量在有经验医师指导和心电、超声引导下实施。

2. 局麻充分以免疼痛诱发休克。只要能抽出积液,进针宜浅不宜深。

3. 抽液过程中适时夹闭橡皮管,避免空气进入心包腔;为减少针管堵塞,抽液速度宜慢;抽液过多、过快可使心脏急性扩张或回心血量过多,引发肺水肿,除非紧急心包减压,首次放液不宜超过 200 mL,血性积液尤应谨慎。引流管间断放液或抽液每次 300~500 mL。

4. 进针手法轻柔,出现针尖搏动感时立即回撤穿刺针少许,避免损伤心肌和心脏表面血管,抽液期间小心固定针管体外段勿使针尖滑出心包腔,降低重复穿刺新增的风险。心尖区穿刺有引发血气胸风险,心包裸区穿刺有伤及乳内动脉和冠状动脉风险,抽吸液转红或抽出气体时应暂停抽吸,退针观察。

5. 操作期间新发严重症状、体征或心电图异常,应退针观察,如无缓解则终止操作,就地抢救。实时超声引导可精确定位穿刺点,进针角度、方向和深度,判断减压效果和发现并发症。

▶▶▶ 第六节 肝穿刺活检与抽脓 ◀◀◀

肝穿刺活检与抽脓(liver biopsy and abscess puncture):

一、适应证

① 慢性肝炎分期、分级,酒精性肝病诊断与分期。② 原因不明肝功能异常、肝 / 脾大、肝硬化、发热。③ 肝肉芽肿和全身性炎症,疑诊多系统浸润性疾病。④ 经皮穿刺肝门静脉置管化疗、肝囊肿 / 脓肿置管

引流、胆管造影等。⑤ 药物性或工业中毒性肝病的确定,评价治疗药物的肝毒性。⑥ 肝癌肿内射频消融、冷冻消融、激光热疗、微波固化以及肝内注射抗癌药、无水酒精或鱼肝油酸钠等硬化剂。⑦ 肝内胆汁淤积、肝内占位性病变。⑧ 了解肝移植后肝的情况或肾移植后肝并发症。⑨ 采集并培养肝细胞行药敏试验,评估化疗效果和安全性。⑩ 为细胞学、组织学、生化学、细菌学、遗传学、免疫学检查采集标本。

二、禁忌证

① 不能确保输血,疑诊海绵状肝血管瘤或肝棘球蚴病。② 有明显出血倾向或严重贫血(如凝血酶原活动度 <50%、血小板计数和血红蛋白显著减少、出血时间 ≥10 min)。③ 重度黄疸(尤其肝外梗阻性黄疸伴胆囊肿大)。④ 右胸膜腔或右膈下感染、脓肿,局部皮肤感染、腹膜炎。⑤ 肝明显萎缩或大量腹腔积液。⑥ 患者精神状态异常,神志不清或昏迷不能配合操作。

三、方法步骤

1. 告知病人及家属手术风险,征得其签字同意。术前 2 天复查肝功能、血常规、出 / 凝血功能、血型、X 线胸片和腹部超声,必要时查心、肾功能。停服抗凝剂 1 周,必要时术前 1 天和当天各肌内注射维生素 K_1 10 mg。术前 1 h 可口服地西泮 10 mg。腹胀明显者清洁灌肠。

2. 酌情选取仰卧位、侧卧位或俯卧位,必要时用软枕稳定病人体位,仰卧时病人右手置于枕后。

3. 超声确定穿刺点和进针角度、深度,通常为右侧腋中线第 8 或第 9 肋间、叩诊肝实音区,疑诊肝癌则首选超声探及的较大结节,肝穿刺抽脓可选明显压痛点。指导患者练习深呼气末和深吸气末屏气动作。

4. 常规消毒,术者戴无菌手套,铺无菌洞巾,细针注射 2% 利多卡因实施从表皮至肝被膜的全路径浸润麻醉。

5. Menghini 针快速肝穿刺　用橡皮管将快速肝穿刺套针尾部与 10 mL 注射器连通,吸入无菌生理盐水 3 mL,先用穿刺锥在局麻皮丘处钻刺开孔,右手持穿刺套针紧贴肋骨上缘垂直刺透胸壁但不进入肝被膜(约 7 mm),推注生理盐水 1 mL 冲出可能进入针管的软组织,用力回抽注射器保持针管内负压,嘱患者吸气后深呼气末屏气,术者按预定角度和深度将穿刺针迅速刺入肝后立即拔出(肝内停留 1 s 左右),进针总深度不超过 6 cm,拔针后左手立即用酒精纱布按压穿刺点 10 min,确认无出血后胶布固定,多头腹带束紧胸腹部,盐袋压迫穿刺部位。推送注射器内生理盐水将肝组织条从套针内冲出于弯盘,小心移入装有 95% 乙醇或 10% 甲醛液的小瓶中浸泡固定和送检(图 7-21-6)。

6. Tru-Cut 活检针肝穿刺　术者左手固定皮肤,右手将装配为一个整体的针芯与针套从局麻皮丘处刺入皮肤、皮下组织和肋肌,在患者呼气末屏气状态下,继续进针 1 cm 入肝,然后先单独推送针芯深入肝 3 cm,随后单独推送针套再进入肝同样深度,然后立即将针芯、针套同时拔出体外,活检针肝内停留仅 2~3 s。拔针后伤口处理和标本处理同前(图 7-21-7)。

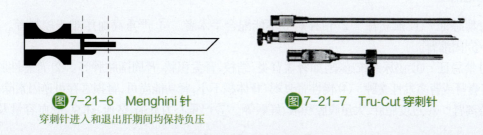

图 7-21-6　Menghini 针
穿刺针进入和退出肝期间均保持负压

图 7-21-7　Tru-Cut 穿刺针

7. 超声引导下细针肝穿刺　术者左手固定皮肤,右手持外径 <1 mm 的细针穿过超声导引孔并在实时超声探头获取的导引线指引下从局麻皮丘入皮,在患者深呼气末屏气状态下,迅速进针到肝内病灶边缘,拔除针芯,连接 10 mL 注射器,在保持针管负压状态下推送针管快速、小幅进出病灶数次以抽吸肝细胞,抽吸完毕先将注射器从针尾取下解除负压,再重新接上注射器后拔除穿刺针。穿刺点处理同前。迅速将针管内抽吸物推射在清洁载玻片上制成涂片送检,病检申请单应填写既往病检号、主要症状 / 体征、既往史、家族

史和取材位置、大小、颜色、界限、毗邻等关键信息(图7-21-8)。

8. **肝穿刺抽脓** 术者持尾端连接橡皮管被止血钳夹闭的穿刺针从局麻皮丘入皮,在患者深呼气末屏气状态下按预定的角度和深度缓缓进针刺入肝,出现针尖阻力突然消失的手感提示穿刺针进入脓腔则停止进针,助手用止血钳固定穿刺针,术者将50 mL注射器与针尾的橡皮管接通,松开钳夹开始负压抽吸脓液,抽脓不畅时可在保持负压状态下微调进针角度和深度,必要时重新穿刺,脓液黏稠难抽可注射适量无菌生理盐水稀释后抽吸,尽量将积脓抽尽。抽脓过程中不再用血管钳固定穿刺针,任其随呼吸摆动,以减少肝组织损伤。脓腔大需反复抽吸时,可经套管针留置硅胶管持续引流。拔针后穿刺点处理同前。

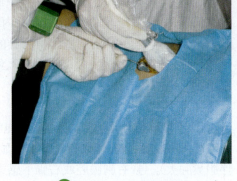

图7-21-8 肝穿刺活检
超声引导下经皮肝穿刺活组织检查

9. 术后卧床,每15 min测呼吸、脉搏、血压及疼痛,无内出血等异常情况4 h后可去除盐袋,改为每2 h测呼吸、血压、脉搏至24 h。

四、操作要点

1. 实时超声监视或引导下快速肝穿刺的诊断价值和安全性更优,应首选。
2. 疑诊阿米巴性或细菌性肝脓肿,穿刺前应分别给予特异性药物治疗1周。
3. 术前超声定位穿刺点,了解周围有无大血管或肿大的胆囊。
4. 术中、术后严密监测,一旦发现脉搏增快细弱、血压下降、烦躁不安、面色苍白、出冷汗等内出血征象或气胸、胸膜性休克、内脏穿孔和胆汁性腹膜炎等并发症,立即抢救,必要时输血和外科干预。

▶▶▶ 第七节 肾穿刺活检 ◀◀◀

肾穿刺活检(renal needle biopsy):

一、适应证

① 急性肾炎综合征伴肾功能急剧减退,怀疑急进性肾炎或治疗效果差。② 疑诊原发性肾病综合征。③ 无症状性血尿查因。④ 无症状性持续尿蛋白 >1 g/d 查因。⑤ 疑诊各种移植肾疾病。⑥ 为细胞学、组织学、细菌学、遗传学、免疫学检查采集肾实质标本。⑦ 失去手术机会的恶性肿瘤患者,取针吸细胞病理检查,为放/化疗提供依据或观察疗效。

二、禁忌证

1. **绝对禁忌证** ① 孤立肾。② 精神病或不能配合手术者。③ 严重高血压难于控制者。④ 明显出血倾向者。⑤ 固缩肾。

2. **相对禁忌证** ① 泌尿系统感染:如肾盂肾炎、结核、肾盂积脓、肾周围脓肿等。② 肾恶性肿瘤或大动脉瘤。③ 多囊肾或肾多发性囊肿。④ 慢性肾衰竭(肾体积不小,肾功能尚可,肾损害存可逆因素除外)。⑤ 肾位置不佳,游离肾。⑥ 过度肥胖、大量腹腔积液、妊娠等。⑦ 严重心力衰竭、贫血、休克、低血容量及年迈者。

三、方法步骤

1. 向病人和家属告知风险,征得其签字同意。术前查血、尿常规及凝血功能,必要时查心、肝、肾功能,停服抗凝药1周。训练病人吸气末屏气动作。

2. 根据超声锁定的右肾下极选取暴露充分而又让患者舒适的体位,相当于脊柱中线右侧旁开约7 cm的第1腰椎水平或第12肋缘下约1 cm,常用俯卧位或右侧卧位,相应在躯干下部和其他部位垫软枕减少右肾滑动移位和稳定病人于舒适体位。建立心电、血压监护和静脉给药通道。

3. 穿刺区常规消毒，术者戴无菌手套，铺无菌洞巾，细针注射 2% 利多卡因行穿刺点皮肤局麻，改用腰穿针从局麻皮丘入皮，在患者吸气末屏气时缓缓进针至术前超声测得的皮肾距离，见针尾随呼吸摆动后停止进针，取出针芯，边退针边注入 2% 利多卡因，完成全路径浸润麻醉，测量腰穿针体内段的长度，校正皮肾距离。

4. 超声引导下细针肾穿刺　术者左手固定皮肤，右手持外径 <1 mm 的细针穿过超声导引孔从局麻皮丘入皮，在实时超声探头获取的导引线指引下，在患者深吸气末屏气状态下，以局麻测得的皮肾距离迅速进针达右肾被膜脂肪囊，见针尾随呼吸摆动后停止进针，拔除针芯，连接 10 mL 注射器，在患者吸气末屏气期间保持针筒负压推送针管快速、小幅进出右肾下极数次抽吸肾实质细胞，抽吸完毕先将注射器从针尾取下解除负压，再重新接上注射器后循原路拔除穿刺针，迅速将针管内抽吸物推射在清洁载玻片上制成涂片送检(图 7-21-9)。

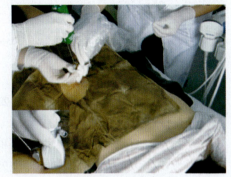

图7-21-9　肾穿刺活检
实时超声引导下左肾穿刺活检

5. Menghini 自动负压吸引快速肾穿刺　用橡皮管将快速肾穿刺套针尾部与 10 mL 注射器连通，吸入无菌生理盐水 3 mL，先用穿刺锥在局麻皮丘处钻刺开孔，右手持穿刺套针沿超声探头实时定位的角度和深度或局麻校正的皮肾距离进针到肾周脂肪囊，推注生理盐水 1 mL，冲出可能进入针管的软组织，助手用力回抽注射器保持针管内负压，嘱患者吸气末屏气，术者按预定角度和深度将穿刺针迅速刺入肾后立即拔出(肾内停留 1 s 左右)，进入肾实质深度不超过 3 cm；自动穿刺针由超声引导针尖准确定位于右肾下极，在患者吸气末屏气期间 1 s 内自动穿刺切割肾下极组织长约 2.0 cm。拔针后助手立即用酒精纱布按压穿刺点 5 min。术者推送注射器内生理盐水，将肾活组织条从套针内冲出于弯盘，电镜标本切为 0.5 mm 大小，3% 戊二醛固定，4℃ 保存；免疫荧光标本切为 5 mm 大小，生理盐水浸泡，-20℃ 保存；光镜标本 10% 甲醛固定，常温保存，尽快送检。

6. Tru-Cut 活检针肾穿刺　术者左手固定皮肤，右手将装配为一个整体的针芯与针套从局麻皮丘处刺入皮肤、皮下组织和右肾被膜脂肪囊，在患者吸气末屏气状态下，先单独推送针芯深入肾实质 2 cm，随后单独推送针套再进入肾同样深度，然后立即将针芯、针套同时拔出体外，活检针肾内停留仅 2~3 s，穿刺点和标本处理同前。

7. 确认穿刺点无出血后胶布固定，多头腹带加压包扎腰腹部，盐袋压迫。卧床 24 h，密切观察血压、脉搏、呼吸、尿液改变，疼痛、出血、栓塞等，酌情处理并发症。

四、操作要点

1. 为确保安全，术前应检测出 / 凝血功能，摄泌尿系 X 线平片辅助定位，查尿常规和中段尿培养除外上尿路感染，控制严重高血压。

2. 有肉眼血尿者延长卧床时间，饮水，72 h 肉眼血尿不消失或尿中出现大量血块，可给用止血药、输血等，仍出血不止可行动脉造影寻找出血部位，选择性栓塞治疗或外科手术止血。

3. 其他并发症包括肾周血肿、感染、损伤周围脏器、肾实质撕裂、动静脉瘘、肾绞痛、损伤大血管致出血 / 休克等，应及时诊断和救治。

4. 实时超声引导下，借助自动穿刺活检针，效果优于常规活检。

▶▶▶　第八节　骨髓穿刺术及骨髓组织活检　◀◀◀

骨髓穿刺术及骨髓组织活检(bone marrow puncture and biopsy)：

一、适应证

① 不明原因的各类血细胞数量增或减及形态或功能异常。② 各种血液系统疾病的诊断、鉴别和疗效随访。③ 不明原因发热的诊断和鉴别。

二、禁忌证

① 严重凝血功能障碍者绝对禁忌。② 穿刺局部皮肤和软组织感染相对禁忌。

三、方法步骤

1. 术前查血常规及凝血机能,必要时查心、肝、肾功能,穿刺前 1 周停服抗凝药。取仰卧或俯卧体位充分暴露穿刺点。

2. 穿刺点可选 ① 髂前上棘:髂前上棘后 1~2 cm 平整处正中点,肥胖患者首选。② 髂后上棘:第 5 腰椎水平旁开 3 cm 处,触诊呈钝圆形突起的正中点。③ 胸骨:常选胸骨柄/体对应第 1、2 肋间节段的中心区域。④ 腰椎棘突。

3. 常规消毒,术者戴无菌手套,铺无菌洞巾,细针注射 2% 利多卡因从皮丘逐层浸润至骨膜,左手拇、示指牵拉固定穿刺区皮肤,右手持骨穿套管针从局麻点入皮后,握刀式或执笔式持针,左右旋转垂直加压缓缓钻刺入骨,出现骨性抵抗突然消失的落空感提示针尖进入骨髓腔,成人进针深度约为针尖抵达骨膜后再进针 5~10 mm,儿童酌减,取出穿刺针内芯,连接 10 mL 干燥注射器,负压抽吸骨髓液 0.2 mL 立即推片数张,涂片晾干后尽快送检,骨髓液含骨髓小粒或抽吸时患者感瞬间酸痛提示骨髓取材满意(图 7-21-10)。

4. 将针芯重新插入穿刺针内,缓慢左右旋转中将整个穿刺套管针拔出,酒精纱布压迫片刻后包扎穿刺点。术后 3 日内保持穿刺部位干燥。

5. 骨髓分层穿刺时选用有内芯的穿刺针,从压痛最明显的干骺端刺入,边抽吸边深入,勿一次深达骨髓腔,以免将软组织脓肿的病原带入骨髓,分层抽吸采集的混浊液体或血性液体分别涂片送检。

6. 骨髓活检操作步骤与骨髓穿刺基本相同,借助专用骨髓活检针(由针管、针座、接柱和手柄组成)分步实施,先将针管插入针座并连接手柄,从局麻点入皮和顺时针方向进针至锁定深度(活检针刚进入骨髓腔)后取下手柄与接柱串联,重新连接手柄、针座和针管,加长活检针内芯,继续顺时针旋转推进手柄深入骨髓组织约 1 cm,左右转动数次使骨髓组织碎裂,然后顺时针方向将活检针缓慢退至体外,取出的骨髓标本用含磷酸缓冲液的甲醛固定送检,酒精纱布压迫并包扎穿刺点(图 7-21-11)。

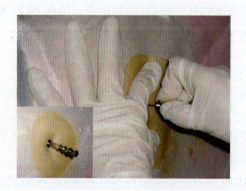

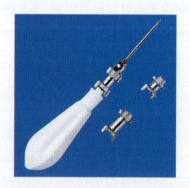

图 7-21-10 骨髓穿刺
右髂后上棘穿刺

图 7-21-11 骨髓活检针

四、操作要点

1. 注射器与穿刺针须干燥以免溶血。
2. 穿刺针进入骨质后勿大幅摆动以免折断。

3. 进针勿用力过猛,以防穿透内侧骨板伤及深部结构。

4. 骨髓活检可弥补骨髓涂片仅反映血细胞形态、数量和比例变化的不足,更全面评价造血细胞增生程度、造血组织、脂肪组织或纤维组织容积比例,骨髓增生极度活跃或极度低下时,活检价值优于涂片。

5. 骨髓分层穿刺病理检查对化脓性骨髓炎病因诊断价值极高,镜下发现脓细胞即可明确诊断,穿刺液一律加做细菌培养和药敏试验。

 骨髓穿刺术

▶▶▶ 第九节　淋巴结穿刺术及活检 ◀◀◀

淋巴结穿刺术及活检(lymph node puncture and biopsy):

一、适应证

① 局部或全身淋巴结肿大,采集淋巴结抽取液行细胞学、病原学诊断。② 失去手术机会的恶性肿瘤,肿大浅表淋巴结取材病检,为放 / 化疗提供依据和评价疗效。③ 采集淋巴结针吸细胞行细胞培养和(或)药敏试验。④ 穿刺取材未能明确诊断时,切开皮肤直接摘取部分淋巴组织送病理检查。

二、禁忌证

① 触诊和超声均不能定位的过小或深部淋巴结。② 取材区皮肤感染溃烂。

三、方法步骤

1. 选择体表可触及、适于穿刺或切开的肿大淋巴结。

2. 患者取能充分暴露取材区的舒适体位,常规消毒,术者戴无菌手套,铺无菌洞巾。

3. 术者左手拇、示指固定皮下肿大淋巴结,右手持连接 18 号针头(外径 0.9 mm)的 10 mL 干燥注射器,沿淋巴结长轴方向斜行刺入淋巴结内,深度依淋巴结大小而定,然后用力抽吸保持负压,在淋巴结内迅速进退针尖数次,较大淋巴结还可变换针尖方向数次,借助针管内负压吸出淋巴结内组织液和细胞成分。

4. 抽吸完毕拔针之前先将注射器从针尾取下,解除负压后再与留在体内的穿刺针重新连接,整体拔除,迅速将针管内吸出物推射在清洁载玻片上,及时制备涂片送检。

5. 切开取材选择术前标记过的明显肿大、质地变硬、表浅或与恶性肿瘤转移区域吻合的淋巴结,2% 利多卡因细针局麻,切开皮肤、逐层分离皮下组织直达淋巴结,根据淋巴结大小、深度及周围解剖关系,部分或完全摘取该淋巴结,结扎止血并分层缝合伤口,立即将摘取的淋巴组织浸泡在 10% 甲醛或 95% 乙醇中送检。

6. 穿刺或切开取材完毕,2% 碘酊棉球消毒,酒精纱布包扎,胶布固定。

四、操作要点

1. 操作轻柔、仔细,避免伤及重要血管和神经。

2. 仔细结扎淋巴结周围组织,避免术后局部淋巴液淤积。

3. 穿刺取材不能明确诊断时,应果断改行淋巴结切开取材。

4. 标本固定前,可切开淋巴结,用新鲜断面贴压载玻片制作印片送检。

5. 尽量选易于固定、肿大明显、质地较硬且远离大血管的淋巴结。

6. 最好在进餐前穿刺,以免抽吸物中脂质过多影响结果。

▶▶▶ 第十节　腰椎穿刺术 ◀◀◀

腰椎穿刺术(lumbar puncture):

一、适应证

① 测定脑脊液压力和进行脑脊液动力学检查。② 采集脑脊液标本作常规、生化学、细胞学、免疫学和细菌学等检查。③ 蛛网膜下腔注入造影剂行空气或碘液脊髓造影。④ 引流血性脑脊液、炎性分泌物或蛛网膜下腔内给药。⑤ 正压性脑积水和脑炎时，适量脑脊液引流以降低颅内压。⑥ 椎管内脑脊液置换治疗蛛网膜下腔出血。⑦ 注入放射性示踪药了解脑脊液循环和吸收过程。

二、禁忌证

① 处于休克、衰竭或濒危状态，体位变动可能影响呼吸和生命征平稳。② 颅内占位性病变（尤其疑诊后颅窝肿瘤）伴严重颅内压增高（视神经乳头水肿明显）或已出现脑疝迹象。③ 高位脊髓肿物或脊髓外伤的急性期。④ 败血症、穿刺局部化脓性感染、脊椎结核使受压脊髓功能即将丧失。⑤ 各种原因的出血倾向未被纠治。

三、方法步骤

1. 向病人及家属告知手术风险，征得其签字同意。查血常规、凝血功能，必要时查心、肝、肾功能。穿刺前 1 周停服抗凝血药。

2. 患者紧靠床沿屈曲左侧卧于硬板床，屈颈并两手抱膝紧贴腹部，使躯干尽可能弓形弯曲，耳下垫枕，背部与床面垂直，躯干与床面平行。术者对面的助手可协助患者保持体位，尽量增大进针间隙。

3. 常规消毒，术者戴无菌手套，铺无菌洞巾，触诊定位双侧髂嵴最高点连线与后正中线交点（第 4 腰椎棘突），选择其头侧的腰 3/4 椎间隙或尾侧的腰 4/5 椎间隙为穿刺点。细针注射 2% 利多卡因在穿刺点制作皮丘并刺入椎间韧带，证实无回血后，边退针边注药行全路径局麻。

4. 术者左手固定穿刺区皮肤，右手持插有针芯的腰穿针从皮丘入皮，进针方向与背平面横轴垂直、针尖向脊柱尾端或头端稍倾斜、缓慢刺入有一定阻力的椎间韧带，针尖遇到骨质受阻时退针至皮下，调整角度重新进针，进针深度成人为 4~6 cm、儿童为 2~4 cm，出现针尖阻力突然消失的"落空感"，提示穿破黄韧带和硬脊膜进入蛛网膜下腔，立即停止进针，慢慢拔出针芯，转动针尾，可见脑脊液从针尾流出（图 7-21-12）。

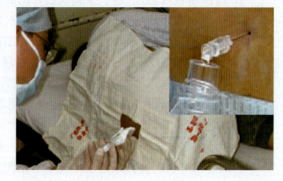

图 7-21-12　腰椎穿刺

5. 将针尾与测压管连接，助手协助病人放松全身、伸直头和下肢，测压管内脑脊液液面缓缓升高到仅随呼吸微小波动，此时的读数即为脑脊液压力，正常侧卧位为 7~18 cmH$_2$O（0.686~1.764 kPa）或 40~50 滴 /min。疑诊蛛网膜下腔梗阻可加做 Queckenstedt 试验：测取初压后，助手先后和同时压迫双侧颈静脉各约 10 s，测量压迫颈静脉期间脑脊液压力升高幅度和解除压迫后 20 s 内压力回落幅度，如果压力未迅速倍增及迅速复原，提示蛛网膜下腔梗阻。颅内压增高者禁做此试验。

6. 撤去测压管，收集自然滴出的脑脊液 2~5 mL 送检。若实测初压超过 30 cmH$_2$O（2.94 kPa）则不宜放液，仅将测压管内的脑脊液送细胞计数和蛋白定量即可。

7. 术毕，将重新插入针芯的穿刺针整体循原路拔出，酒精纱布压迫片刻后胶布固定，去枕平卧 4 h，注意呼吸、脉搏、血压及疼痛、出血、栓塞等。酌情处理并发症。

四、操作要点

1. 凡疑诊颅内压增高者须先查眼底，视神经乳头水肿明显或脑疝先兆者禁忌腰穿。

2. 腰穿应在神经系统 CT 或 MRI 检查之后酌情选做。术中患者出现呼吸、脉搏、面色异常等,应立即停止操作,酌情处理。

3. 鞘内给药应先放出等量脑脊液,然后再等量注入药液。

4. 可出现低颅压性头痛、腰背痛及神经根痛、脑疝、出血、感染、原有神经系统表现突然加重、复视、面瘫、耳鸣、耳聋等手术并发症,需及时诊治。

▶▶▶ 第十一节　膝关节腔穿刺术 ◀◀◀

膝关节腔穿刺术(knee joint cavity paracentesis):

一、适应证

① 急性发病的膝关节红、肿、热、痛,怀疑感染性或创伤性关节炎。② 为诊断目的采集关节腔积液。③ 膝关节炎经久不愈伴关节腔大量积液,影响关节功能。④ 为诊断或治疗目的行膝关节腔内给药和灌洗。⑤ 拟行膝关节腔造影。⑥ 拟行膝关节镜或经膝关节镜活检。

二、禁忌证

① 全身或关节部位严重感染(皮肤破溃、严重皮疹)。② 严重心、肺、肝、肾疾病或糖尿病控制不满意。③ 膝关节强直变形。④ 严重凝血机制障碍,出血倾向未得到有效控制。

三、方法步骤

1. 患者取坐位,选择易于进入关节腔且避开血管、神经、肌腱、皮损的部位进针。前外侧入路:髌腱外侧 1 cm 与外侧半月板前角上方(或关节间隙上方)1 cm;前内侧入路:髌腱内侧 1 cm 与内侧关节线上 1 cm;后内侧入路:股骨髁后内缘和胫骨后所形成的三角形软组织凹陷处,即后内关节线上 1 cm 与股骨内髁后缘处;后外侧入路:膝关节屈曲 90°,后关节线上 2 cm 与髂胫束的后缘和股二头肌前缘交点上;髌上外侧入路:股四头肌肌腱外侧与髌骨外上角各 2 cm 处。

2. 常规消毒,术者戴无菌手套,铺无菌洞巾,操作期间术者手指勿直接接触穿刺点皮肤。

3. 2% 利多卡因细针局麻,右手持穿刺针从皮丘入皮,调整针尖指向关节腔的方位和角度,负压状态下缓慢进针至抽出关节腔内液体,尽量将关节腔内积液全部抽出送检,必要时行关节腔灌洗和给药。进针途中遇骨性阻挡时,稍退针后微调针尖方向、角度,再次边抽吸边进针;发现尚未进入关节腔就已抽出脓性液体时须立即停止进针,放弃本次关节腔穿刺,改行局部软组织感染诊治(如脓肿切开引流),探明感染灶范围、与关节腔是否相通,切忌将感染原引入关节腔(图 7-21-13)。

4. 穿刺完毕,拔除穿刺针,碘酊棉球消毒,酒精纱布压迫穿刺点,胶布固定。术后 1 天内避免站立、走动,接受抗凝治疗患者需制动 2 天,必要时局部使用弹性绷带或冰块降温。穿刺区保持干燥 3 天。

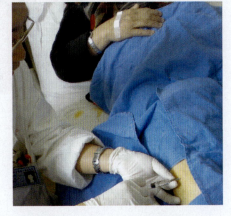

图7-21-13　右膝关节腔穿刺

四、操作要点

1. 进针前消除患者紧张情绪,避免关节腔内压力增高而影响穿刺。

2. 拔针前切忌大幅摆动针尖和反复穿刺,以免损伤关节面。

3. 严格无菌操作,一年内同一关节腔注射皮质类固醇不宜超过 3 次。

▶▶▶ 第十二节　前列腺检查及按摩术 ◀◀◀

前列腺检查及按摩术（examination and massage of prostate）：

一、适应证

① 疑诊前列腺病变。② 收集前列腺液行病原学、病理学、免疫学诊断。

二、禁忌证

① 各种禁忌直肠指检的情形。② 怀疑前列腺结核、脓肿或肿瘤。

三、方法步骤

1. 患者取膝胸位或截石位，病情严重或虚弱者可取侧卧位。
2. 术者立于患者右侧，戴指端涂有凡士林或液状石蜡的橡皮手套。
3. 左手扶稳患者臀部，右手示指先在肛门口轻轻按摩，待患者肛门括约肌放松后，将示指缓缓插入肛门，指端深达距肛门口约 5 cm 处，于直肠前壁触诊前列腺，明确前列腺的大小、形状、硬度、有无结节、有无触痛、有无波动感以及正中沟是否消失或偏移等。疑诊慢性前列腺炎则行前列腺按摩收集前列腺液。
4. 按摩前列腺时，以右手示指末节指腹分别从中央沟两侧向内、向下轻轻按摩 5 次，然后将指腹移至腺体膀胱侧，沿中央沟向尿道口方向轻轻挤压，收集按摩期间由尿道口滴出的前列腺液立即送检。若无分泌物滴出，可收集按摩后初段尿液 15 mL 送检（图 7-21-14）。

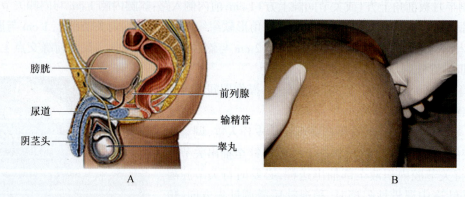

图 7-21-14　前列腺检查
A. 前列腺解剖；B. 按摩手法

四、操作要点

1. 前列腺按摩须严格指征，通常只用于慢性前列腺炎。
2. 按摩前列腺应力度适当、方向/顺序正确，太轻不能挤出前列腺液，太重则引发疼痛和损伤腺体。
3. 两次前列腺检查的间隔不少于 3 天。
4. 发现前列腺压痛明显、质地坚硬、表面硬节等，应进一步查明诊断。

▶▶▶ 第十三节　外周血管穿刺插管术 ◀◀◀

外周血管穿刺插管术（Seldinger technique）：

一、适应证

需经外周动、静脉插管方能实现,涉及临床各科的介入性诊断和治疗手术。

二、禁忌证

① 所要实施的介入手术存在禁忌证。② 穿刺局部皮肤和软组织感染。

三、方法步骤

1. 告知病人及家属手术风险并征得其签字同意。术前复查血常规,必要时查心、肝、肾功能和出、凝血功能。

2. 患者仰卧,暴露穿刺区,常规消毒,铺无菌洞巾,术者戴无菌手套,细针注射 2% 利多卡因先在选定穿刺点形成皮丘,再经皮丘继续进针到血管所在深度,回抽证实未误入血管后边退针边注药完成全路径浸润麻醉,进针角度、方位与后续穿刺一致。

3. 股动脉穿刺选腹股沟韧带中点下 3 cm、触诊动脉搏动最清楚部位,左手反向牵拉固定皮肤,右手持 18 号薄壁、连接 5 mL 注射器的空心针从皮丘处入皮,左手示指、中指、环指 3 指端并排触摸到并紧压住股动脉,右手保持针管与血管长轴同平面呈 30°~60° 夹角,沿左手 3 指端标出的股动脉走向进针,缓慢推送穿刺针时,仔细体会针尖搏动感,尽量在搏动最强的角度和方位刺入动脉。股静脉穿刺选股动脉穿刺点内侧 1 cm。颈内静脉穿刺取垂头仰卧位且面部转向对侧,暴露胸锁乳突肌胸骨头、锁骨头和锁骨上缘围成的颈前三角,穿刺针在该三角的顶角入皮,针尖沿胸锁乳突肌胸骨头外缘前行指向第 1 肋骨。锁骨下静脉穿刺取垂头仰卧位且面部转向对侧,暴露锁骨下窝,增加锁骨与第 1 肋骨的间隙,从锁骨下窝中心点入皮,针尖指向对侧胸锁关节与环状软骨之间的扇形区域,紧贴锁骨内面进针 4~5 cm,儿童及瘦弱者酌减,针尖被骨性结构阻挡则退针少许,调整方位重新进针,切忌在深入锁骨内面后改变进针方向。桡动脉穿刺时上肢伸直稍外展且掌心向上,从腕关节掌面桡侧上方 2 cm、桡动脉搏动最清楚部位进针。

4. 进针达预定深度或出现针尖阻力突然减小的"落空感"或针尖受深部骨性阻挡或血液自行从针管涌入注射器内均立即停止进针,左手示指和拇指紧持针柄,尺侧手掌支撑于体表,右手回抽注射器形成针筒内负压,左右手联动,非常缓慢地退针,一旦回血流畅立即停止退针,左手确保穿刺针不再有任何角度和深度变化,右手旋松并取下注射器,确认回血仍流畅则将导引钢丝软头送入穿刺针尾孔内,缓慢推送至超出针尖 15 cm,如遇阻力可小幅度旋转、进退钢丝或穿刺针,确保导引钢丝继续深入血管无阻力后,左手用纱布压紧已进入血管的导引钢丝,右手迅速逆进针方向拔出穿刺针(图 7-21-15)。

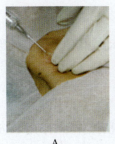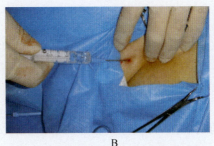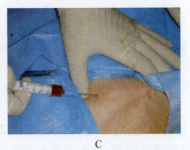

A　　　　　　　　　　B　　　　　　　　　　C

图7-21-15　外周血管穿刺

A. 右颈内静脉穿刺;B. 右股静脉穿刺;C. 右锁骨下静脉穿刺

5. 以导引钢丝为中心,用手术尖刀片或眼科剪扩开穿刺点皮肤 3 mm,深达皮下组织,将扩张管内鞘插入外鞘内,将导引钢丝尾端插入扩张管内鞘尖端并从尾端露出至少 5 cm,左手反向牵拉皮肤,右手沿导引钢丝将扩张管内外鞘依次缓慢推送进皮肤缺口和靶血管内,直到外鞘可达的最大深度,遇阻力时撤退鞘管少许并小幅度旋转后重新推送。

6. 左手固定外鞘,右手将导引钢丝和内鞘一并拔除,借助与外鞘尾端侧通管三通阀门连接的注射器,用 10 mL 肝素盐水对外鞘进行排气和冲洗后关闭阀门,根据后续介入诊疗手术所需,经带止血阀的外鞘尾端插入不同用途的心导管(图 7-21-16)。

7. 手术结束如不需保留外鞘,则左手持酒精纱布压紧穿刺点,右手沿插管反方向迅速拔除外鞘,静脉穿刺持续压迫 5 min、动脉穿刺持续压迫 10 min,确认无活动性出血后用蝶形宽胶布或绷带加压包扎、固定,必要时外加盐袋压迫。患者卧床和穿刺侧肢体制动静脉至少 4 h,制动动脉至少 12 h,无出血可除去盐袋,18 h 后下床轻微活动无异常可解除压迫。术后留观期间监测呼吸、脉搏、血压以及出汗、皮温、尿量、穿刺点、肢端皮肤颜色和动脉搏动等,及时发现和纠治出血、血肿、假性动脉瘤、栓塞等并发症。

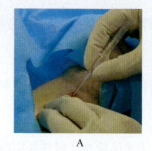 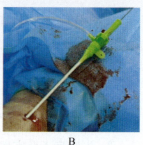

A   B

图 7-21-16 桡动脉插管
A. 左桡动脉穿刺手法;B. 带侧通管的动脉扩张内 / 外鞘沿导引钢丝插入桡动脉

四、操作要点

1. 严格无菌操作,必要时预防性使用抗生素。

2. 进针方向切忌与血管长轴垂直,以免降低穿刺成功率和伤及深部结构。

3. 因为穿刺针斜行刺入,动脉穿刺后加压止血的中心应偏向局麻皮丘的近心端少许,正对动脉壁上的针眼,肥胖病人尤其如此。

4. 酌情调整拔管后加压包扎的松紧度和持续时间,既要避免出血、血肿,又要避免肢端缺血和深静脉血栓形成。

▶▶▶ 第十四节 中心静脉压测定 ◀◀◀

中心静脉压(central venous pressure,CVP)测定:

一、适应证

① 急性循环衰竭者,鉴别血容量不足与泵衰竭。② 大量输血、补液情况下,监测血容量动态变化,防止医源性容量超负荷。③ 血压正常伴少尿或无尿时,鉴别肾前性与肾性少尿。

二、禁忌证

① 穿刺点皮肤感染溃疡。② 细菌性心内膜炎痊愈后不足 3 个月。③ 躁动或其他原因不能绝对卧床者。④ 严重的血气胸或出血倾向。

三、方法步骤

1. 患者仰卧,通常选取左 / 右颈内静脉、左 / 右锁骨下静脉插管,严格无菌操作下,采用 Seldinger 技术完成外周静脉穿刺(见本章第十三节)。

2. 经扩张管外鞘插入中心静脉测压导管,缓慢推进至 45 cm,用肝素水冲洗确认通畅后妥善固定和包扎,接通静脉滴注装置,将靠近患者身体的一段透明输液管线轻轻拉直并与床面垂直,将一把 30 cm 直尺与拉直段输液管平行贴靠,零点取患者右心房水平(通常在腋前线与腋中线之间第 4 肋间),将输液管上端暂时向大气开放,管内液体在大气压推动下将缓慢向下移动,当管内液平面停止下移时,读取液平对应的厘米(cm)数即为中心静脉压。测量完毕应排空管内空气,继续接通静脉输液装置,保持管道通畅(图 7-21-17)。

3. 如用三通接头将有创血流动力学监测仪的压力传感器与测压导管接通,排净空气、设置增益、定准调零后开启测压,在监测心电示波的同时,还可获得 CVP 压力读数和观察 CVP 的压力波形变化。

4. CVP 是上、下腔静脉内血压,正常值 6~12 cmH_2O(0.588~1.176 kPa)。可间接代表右心房内血压,主要反映右心室充盈压。升高见于右心衰竭和全心衰竭、房颤、肺栓塞、支气管痉挛、输血补液过量过快、纵隔压迫、张力性气胸及大量胸腔积液、各种慢性肺部疾病、心脏压塞以及应用血管收缩药、缺氧、病人躁动等;降低见于有效循环血量不足和(或)周围血管扩张(如血管扩张药过量、麻醉过深等)。应结合患者的动脉压、肺部啰音和尿量综合判断,必要时加测肺毛细血管楔压。

5. CVP 压力曲线的每个周期有 a、c、x、v、y 5 个波形成分,分别代表右房收缩、右室收缩、右房开始舒张、右房快速充盈和右室快速充盈。窦性心动过速时 a、c 波融合,心房颤动时 a 波消失。右心房排空受阻(如三尖瓣狭窄、右心室肥厚、急性肺损伤、慢性阻塞性肺疾病、肺动脉高压等)时 a 波增大,三尖瓣反流时 v 波增大。右心室顺应性下降时 a、v 波增大。急性心脏压塞时 x 波变陡峭而 y 波变平坦(图 7-21-18)。

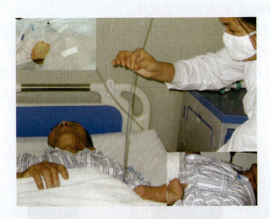

图 7-21-17 CVP 测定

经右侧颈静脉穿刺插管建立输液通道,以水平为零点,将输液管和直尺垂直于患者胸表,让输液管上端暂时向大气开放,待输液管内液面降低且稳定后读取标尺上的液面高度值即为 CVP

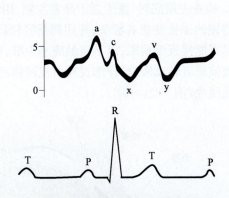

图 7-21-18 CVP 压力曲线

压力曲线的 5 个波形成分与 ECG 的对应关系

四、操作要点

1. 确保测压导管不误入动脉、胸膜腔或其他静脉外结构。

2. 确保换能器或测压直尺的零点位于第 4 肋间腋中线水平或右心房水平。

3. 压力波形失真或液面不随心搏波动,提示导管部分或完全堵塞,可用 10 mL 无菌注射器抽出导管内血块、气泡,推注 5 mL 肝素盐水疏通,稍稍进退导管,必要时更换导管。

4. 留置测压导管期间,调整导管深度,更换敷料和经测压管输液给药等,必须无菌操作,严防感染。

▶▶▶ 第十五节 眼底检查法 ◀◀◀

眼底检查法(fundus examination):

一、适应证

① 明确眼内结构(玻璃体、视网膜、脉络膜、黄斑和视神经)病变性质。② 高血压患者眼底视网膜病变分级。③ 辅助判断有无颅内压增高和脑水肿及其程度、原因。④ 辅助发现、诊断和随访多种全身性疾病。

二、禁忌证

① 不能配合的精神病患者或儿童。② 已致盲的白内障或角膜溃疡、混浊、穿孔。

三、方法步骤

1. 直接检眼镜手柄装有电池,前端为装有凸透镜及三棱镜的光学装置,三棱镜上端有一观察孔,其下有一可转动镜盘。镜盘上装有 25 屈光度的凸透镜(黑"+")和凹透镜(红"+")。用以矫正检查者和患者的屈光不正,清晰显示眼底。镜盘上凸透镜使光线聚焦,增强亮度,三棱镜将聚焦的光线反射入患者眼内,照亮眼底。

无赤光眼底检查则借助绿色滤光片滤去来自眼底的橘红色反光,便于发现视网膜浅层病变和黄斑早期病变。

2. 患者坐或仰卧于暗室,先用透照法检查眼球屈光间质是否混浊:将检眼镜盘拨到 +10°,距受检眼 20~30 cm,将检眼镜光线与患者视线呈 15° 角射入受检眼瞳孔,正常时呈红色反光,如角膜、房水、晶状体或玻璃体混浊,则在橘红色反光中见黑影,令患者转动眼球,黑影与眼球转动方向一致,则混浊位于晶状体前方,方向相反则位于玻璃体,黑影位置不随眼球转动,则混浊在晶状体。

3. 检查左眼底时,医生立于患者左侧、用左手持镜、左眼观察,反之亦然。嘱患者向正前方直视,检查者未持镜的手扶住患者额头,并用拇指轻轻固定被检眼的上睑,持镜手的拇指将镜盘拨回到"0",检眼镜移到尽可能接近受检眼,以不碰触睫毛为准,微调拨盘刻度至看清眼底结构。先观察视盘,然后改变镜面角度或嘱患者转动眼球,仔细观察由视网膜动、静脉分支隔开的鼻上 / 下、颞上 / 下 4 个象限区,必要时拍摄眼底照片(图 7-21-19)。

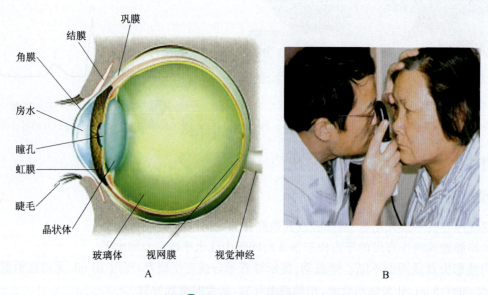

图7-21-19 眼底检查
A. 眼球的内部结构;B. 直接检眼镜观察眼底

4. 检查视盘时,光线自颞侧约 15° 角处射入,观察视盘的形状、大小、色泽、边缘;检查眼底周边视网膜时,嘱病人上、下、左、右转动眼球,观察动 / 静脉的粗细、行径、管壁反光、分支角度及动 / 静脉交叉处有无压迹或拱桥现象以及视网膜有无水肿、渗出、出血、脱离及新生血管;检查黄斑时,嘱病人注视检眼镜光源,观察黄斑部中心凹反射是否存在,有无水肿、出血、渗出及色素紊乱等(图 7-21-20)。

5. 观察视网膜浅层病变和黄斑早期病变,可在检眼镜光源上加装绿色滤光片,挡住来自眼底的橘红色反光。判断视网膜血管通畅情况和有无眼底出血,可在检眼镜光源和观察孔分别加装激发滤光片和屏障滤光片,静脉注射荧光素钠溶液前后观察眼底荧光出现、消退时间和有无荧光素漏出血管。观察不满意时可采用裂隙灯获得更好的放大和立体感。

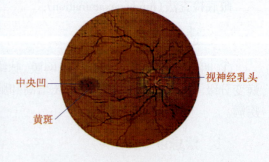

图7-21-20 正常眼底镜所见(右侧)

6. 填写眼底检查记录,以视盘、视网膜中央动 / 静脉和黄斑为解剖标志,标明眼底病变的部位、大小、范围、性质及与上述解剖标志的空间关系。以视神经乳头直径(1PD=1.5 mm)的倍数表示距离,以看清病变中心区和周围视网膜所需屈光度(D)的差值表示高差,每 3 个屈光度 =1 mm。

四、操作要点

1. 眼底包括眼球后部的玻璃体、脉络膜和视网膜,是唯一可肉眼直接观察到动脉、静脉、毛细血管、视神经乳头、黄斑的区域。选取任何屈光刻度均不能看清眼底,提示屈光间质混浊,需作裂隙灯检查。

2. 瞳孔小而难窥视,用苯肾上腺素或阿托品滴眼扩瞳前,须确认无青光眼。

3. 高血压病眼底视网膜改变可分为:Ⅰ级:视网膜动脉变细,动 / 静脉直径比值 2/3,或动脉稍变细,比值 1/2。Ⅱ级:视网膜动脉明显变细,动静脉交叉处有压迹。Ⅲ级:Ⅱ级改变 + 视网膜棉絮样渗出物或出血。Ⅳ级:Ⅲ级改变 + 视神经乳头水肿(图 7-21-21)。

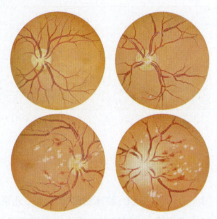

图 7-21-21　高血压眼底改变
Ⅰ期(左上),Ⅱ期(右上),Ⅲ期(左下),Ⅳ期(右下)

思考题

1. 胸膜腔穿刺术中怎样确保穿刺针不损伤肋间动脉?
2. 怎样预防和抢救腹腔穿刺放液引发的休克?
3. 骨髓穿刺可选哪些部位?
4. 简述左锁骨下静脉穿刺插管的基本步骤?
5. 高血压性视网膜病变如何分级?
6. 名词解释:残余尿、胸膜反应、CVP。

(郭　涛)

网上更多······

 教学 PPT　　 自测题

参 考 文 献

［1］万学红,陈红.临床诊断学.3版.北京:人民卫生出版社,2015.

［2］戈之铮.中国胶囊内镜临床应用指南.中华消化内镜杂志,2014,31(10):549-551.

［3］葛均波,徐永健.内科学.8版.北京:人民卫生出版社,2013.

［4］万学红,卢雪峰.诊断学.8版.北京:人民卫生出版社,2013.

［5］医师资格考试指导用书专家编写组.国家医师资格考试实践技能应试指南:临床执业医师.北京:人民卫生出版社,
2013.

［6］许迪,张玉奇.超声心动图诊断进阶解析.南京:江苏科学技术出版社,2011.

［7］中华医学会消化内镜学分会.消化道静脉曲张及出血的内镜诊断和治疗规范试行方案(2009年).中华消化内镜杂志,
2010,27(1):1-3.

［8］欧阳钦.临床诊断学.2版.北京:人民卫生出版社,2010.

［9］江洪.心脏物理检查技巧.北京:科学出版社.2009.

［10］马智,于柏龙.临床症状体征鉴别诊断学.北京:军事医学科学出版社,2009.

［11］潘祥林.临床医师基本素质与能力.北京:人民军医出版社,2009.

［12］于中麟.消化内镜诊断金标准与操作手册.北京:人民军医出版社,2009.

［13］赵博文.心血管超声诊断学图解.北京:人民军医出版社,2009.

［14］刘成玉.临床技能学.北京:人民卫生出版社,2008.

［15］陆凤翔,胡淑芳.超声读片指南.南京:江苏科学技术出版社,2008.

［16］邱蔚六.口腔颌面外科学.7版.北京:人民卫生出版社,2008.

［17］田勇泉.耳鼻咽喉头颈外科学.7版.北京:人民卫生出版社,2008.

［18］王新房.超声心动图学.北京:人民卫生出版社,2008.

［19］张数基,王巨德.诊断学基础.北京:北京大学医学出版社,2008.

［20］赵堪兴,杨培增.眼科学.7版.北京:人民卫生出版社,2008.

［21］中华医学会呼吸病学分会.诊断性可弯曲支气管镜应用指南(2008年版).中华结核和呼吸杂志,2008,31(1):14-16.

［22］贾译清.临床超声鉴别诊断.南京:江苏科学技术出版社,2007.

［23］张福奎.外科基本操作处置技术.2版.北京:人民卫生出版社,2007.

［24］陈灏珠.实用内科学.12版.北京:人民卫生出版社,2006.

［25］黄宛,黄大显,王思让,等.临床心电图学.北京:人民卫生出版社,2006.

［26］邝贺龄,胡品津.内科疾病鉴别诊断学.5版.北京:人民卫生出版社,2006.

［27］郭涛.临床特殊检查.昆明:云南科学技术出版社,2005.

［28］张桂英.诊断学.北京:高等教育出版社,2004.

［29］Allan Ropper,Martin Samuels. Adams and Victor's Principles of Neurology. 9th ed. New York:The McGraw-Hill Companies,

Inc, 2009.

[30] Otto. Textbook of Clinical echocardiography.4th ed. London:Sounders Elsevier,2009.

[31] Porter RS, Kaplan JL, Homeier BP. The Merck manual of patient symptoms. New Jersey:Merck and CO, Inc, 2009.

[32] Bickley LS.Bates-guide to physical examination and history taking.10th ed. Philadelphia:Lippincott Williams & Wilkins, 2008.

[33] Lerner A, Reis D. Severe Injuries to the Limbs:Staged Treatment. Philadelphia:Springer,2007.

[34] Gerber J, Bergwerk A, Fleischer D, et al. A capsule endoscopy guide for the practicing clinician:technology and troubleshooting. Gastrointest Endosc., 2007.

[35] Goldman L, Ausiello DA, Arend W, et al. Cecil textbook of medicine. 23rd ed. Philadelphia:W.B. Saunders Company, 2007.

[36] Paulman PM, Paulman AA, Harrison JD. Taylor's 10-minute diagnosis manual. Philadelphia: Lippincott Williams and Wilkins Inc, 2007.

[37] Herkowitz, HN. Rothman-Simeone The Spine. 5th ed. New York:Elsevier, 2006.

[38] Talley NJ, O'Connor S. Clinical examination. 5th ed. Sydney: Churchill Livingstone, 2006.

[39] Carlos A.Roldon. The ultimate echo guide. Philadelphia:Lippincott Williams & Wilkins, 2005.

[40] Mumenthaler, Mattle. Neurology. 4th ed. Thieme Medical Publishers, 2004.

[41] Swartz MH. Physical Diagnosis History and Examination.4th ed. New York:Elsevier Science, 2002.

[42] Jo-ann Reteguiz, Beverly Cornel-Avendano. Physical Diagnosis:PreTest Self-Assessment and Review. New York:McGraw-Hill, 2001.

[43] Braunwald E. Heart Disease:A Textbook of Cardiovascular Medicine. 6th ed. Philadelphia:W.B. Saunders Company, 2001.

[44] Kondo, Kubota, Tachibana, et al. Glibenclamide attenuates peaked T wave in early phase of myocardial ischemia. Cardiovasc Res, 1996, 31:683-687.

[45] Walker HK, Hall WD, Hurst JW. Clinical Methods:the history, physical and laboratory examinations.3rd ed. London: Butterworths, 1990.

[46] Macfarlane PW, Lawrie TDV. Comprehensive Electrocardiology:Theory and Practice in Health and Disease. New York: Pergamon Press:1944.

[47] Wilson FN, Johnston FD, Rosenbaum FF, et al. The precordial electrocardiogram. Am Heart J, 1944, 27:79-85.

[48] Wilson FN, Macleod AG, Barker PS. Potential variations produced by the heart beat at the apices of Einthoven's triangle. Am Heart J, 1931, 7:207-211.

常用中英文名词索引

郑重声明

高等教育出版社依法对本书享有专有出版权。任何未经许可的复制、销售行为均违反《中华人民共和国著作权法》,其行为人将承担相应的民事责任和行政责任;构成犯罪的,将被依法追究刑事责任。为了维护市场秩序,保护读者的合法权益,避免读者误用盗版书造成不良后果,我社将配合行政执法部门和司法机关对违法犯罪的单位和个人进行严厉打击。社会各界人士如发现上述侵权行为,希望及时举报,我社将奖励举报有功人员。

反盗版举报电话　　(010)58581999　58582371

反盗版举报邮箱　dd@hep.com.cn

通信地址　北京市西城区德外大街4号　高等教育出版社法律事务部

邮政编码　100120

读者意见反馈

为收集对教材的意见建议,进一步完善教材编写并做好服务工作,读者可将对本教材的意见建议通过如下渠道反馈至我社。

咨询电话　400-810-0598

反馈邮箱　gjdzfwb@pub.hep.cn

通信地址　北京市朝阳区惠新东街4号富盛大厦1座

　　　　　高等教育出版社总编辑办公室

邮政编码　100029

防伪查询说明

用户购书后刮开封底防伪涂层,使用手机微信等软件扫描二维码,会跳转至防伪查询网页,获得所购图书详细信息。

防伪客服电话　　(010)58582300